NEWエッセンシャル
眼科学

New Essentials of Ophthalmology

第8版

丸尾 敏夫 著

医歯薬出版株式会社

This book was originally published in Japanese
under the title of :

Nyū Essensharu Gankagaku
(New Essentials of Ophthalmology)

Maruo Toshio
  Professor Emeritus, Teikyo University
  Guest Professor, Faculty of Medical Technology, Teikyo University

© 1977 1st ed, © 2014 8th ed.

ISHIYAKU PUBLISHERS, INC.
  7-10, Honkomagome 1 chome, Bunkyo-ku,
  Tokyo 113-8612, Japan

第 8 版の序

　本書の第 7 版第 7 刷は平成 22 年（2010 年）に発行された．「医師国家試験出題基準（平成 21 年版）」，「眼科用語集第 5 版」および「日本薬局方」に準拠し，「眼科専門医認定試験出題基準」を参考にした．長い間使用されていた，たとえば眼科用語では赤緑色覚異常が 1 型色覚・2 型色覚に，薬剤名では硫酸アトロピンがアトロピン硫酸塩水和物に改められたのに対応した．

　第 8 版では，「医師国家試験出題基準（平成 25 年版）」に従い改訂を行った．

　各論では大文字・小文字の区別をなくした．従来，小文字を使用していた病名が高齢化や検査法の進歩により，小項目として取り上げられたのがその理由である．

　36 年前の初版発行以来，本書の特徴としてきた見開き方式，すなわち本文と図・写真とを対応頁になるように記述するのは踏襲した．

　本書を従来のように眼科学の学習のために活用いただければ幸いである．

2014 年 7 月

丸尾　敏夫

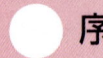
序

　医学教育において眼科学の要求される内容としては，一方では眼科学が本来卒後教育として教育されていることから，眼科を専門としない一般医師に必要な常識となる眼科学の概要，他方では眼科学の医師国家試験の問題を十分解答でき，眼科に入局したばかりの新人医師にも役立つ眼科学の基礎知識ということになろう．近年，医師国家試験も難解になりつつあり，後者を基本とするならば，眼科学のかなり新しい知識が要求される部分もある．

　眼科学の教科書には，すでに権威者によるすぐれたものがいくつか刊行されている．同じような形式の教科書では，新たに執筆する意義もないと考え，本書では従来のものにない方式をとってみた．

　第一に，従来の教科書が眼の機能の異常と部位別の疾患とに大別して記述しているのに対し，まず解剖学と機能学とを独立させ，機能の異常と疾患とを小児眼科学，全身病と眼，一般眼科学，神経眼科学の4章に分類した．これは全身疾患との関連を考えてのことである．

　第二に，図説形式をとり，ある一つの項目を1ページ，もしくは見開き2ページにおさめて見やすくし，かつなるべく箇条書にしたことである．

　さらに，第三の医学としてのリハビリテーション眼科学の章を設け，診断学では各種検査法を一括し，治療学では手術・処置・訓練以外の各項目におさまらない眼鏡，コンタクトレンズなどの光学的治療法および薬物療法をまとめて記述した．そのほか，医師国家試験に出題されることが少なく，基礎の科目である程度講義を受けているような基礎的な面はできるだけ省略し，臨床面では新しい分野を含め，実際に役立つ眼科学の記述に努めた．このため，機能や疾患についての記載が同一箇所にないことによるふつごうが生じたが，それは巻末の横観および縦観の一覧表を参考にしていただければ，ある機能に関連した異常またはある部位の疾患について，解剖・生理・疾患・検査法などがわかるようになっている．教科書としてはそれほど必要のない部分は小文字や脚注にしてある．

　本書は教科書としてはもちろん，特徴ある形式から医師国家試験受験のための知識の整理に参考書としてご利用いただければと期待している．

　本書の完成にあたっては，久保田伸枝助教授はじめ，教室員諸氏の多大な協力を得たことを記して感謝の意を表する．

1977年9月

丸尾　敏夫

目　次

第8版の序 …………………………… iii
序 …………………………………………… iv
眼科学とは …………………………… xx

必修の基本的事項

主要症候 ……………………………………………………………………… S-2
1. 視力障害 …………………… S-2
2. 視野異常 …………………… S-2
3. 複視 ………………………… S-2
4. 眼球運動障害 ……………… S-4
5. 結膜の発赤（充血・出血） … S-4
6. 飛蚊症 ……………………… S-4

一般的な身体診察 …………………………………………………………… S-6
1. 眼の診察 …………………… S-6
2. 検眼鏡（眼底鏡）検査 …… S-8

初期救急 ……………………………………………………………………… S-11
1. 眼痛 ………………………… S-11
2. 眼の化学的損傷 …………… S-11

主要疾患 ……………………………………………………………………… S-12
1. 結膜炎・角膜炎 …………… S-12
2. 白内障 ……………………… S-12
3. 緑内障 ……………………… S-13
4. 糖尿病・高血圧・動脈硬化による眼底変化 ……………………… S-14

総　論

第I章　構　造 ……………………………………………………………… 1
〔1〕視覚器 …………………… 1
1. 視覚器の構成 ……………… 1

2．眼球の外壁 …………………… 2
　3．眼球の内容 …………………… 2
〔2〕眼　球 ………………………… 3
　1．角膜・強膜 …………………… 3
　　1）角　膜 ……………………… 3
　　2）強　膜 ……………………… 3
　2．ぶどう膜 ……………………… 4
　　1）虹　彩 ……………………… 4
　　2）毛様体 ……………………… 4
　　3）脈絡膜 ……………………… 4
　3．網　膜 ………………………… 6
　　1）網膜の構造 ………………… 6
　　2）網膜の視細胞 ……………… 6
　4．水晶体・硝子体 ……………… 9
　　1）水晶体 ……………………… 9
　　2）Zinn 小帯 …………………… 9
　　3）硝子体 ……………………… 9
　　4）透光体 ……………………… 9
　5．眼房・隅角 …………………… 10
　　1）眼　房 ……………………… 10
　　2）隅　角 ……………………… 10
　6．眼球の血管系 ………………… 11
　　1）眼球の動脈系 ……………… 11
　　2）眼球の静脈系 ……………… 12
〔3〕視神経・視路 ………………… 13
　1．視神経 ………………………… 13
　　1）視神経鞘 …………………… 13
　　2）視神経の血管 ……………… 13
　2．視覚路 ………………………… 14

　　1）視覚路 ……………………… 14
　　2）視中枢 ……………………… 14
〔4〕眼球付属器 …………………… 16
　1．眼　瞼 ………………………… 16
　　1）眼瞼の機能 ………………… 16
　　2）眼瞼の構造 ………………… 16
　　3）眼瞼付属器 ………………… 16
　　4）眼瞼の組織 ………………… 17
　　5）眼瞼の知覚 ………………… 18
　　6）眼瞼の血管系 ……………… 18
　2．涙　器 ………………………… 20
　　1）分泌系 ……………………… 20
　　2）排泄系 ……………………… 20
　　3）涙腺の神経支配 …………… 20
　3．結　膜 ………………………… 22
　　1）結膜の機能 ………………… 22
　　2）結膜の構成 ………………… 22
　　3）結膜の分泌腺 ……………… 22
　　4）結膜の血管系 ……………… 22
　4．外眼筋 ………………………… 24
　　1）外眼筋の機能 ……………… 24
　　2）外眼筋の種類と神経支配 … 24
　　3）外眼筋の解剖 ……………… 24
　5．眼　窩 ………………………… 26
　　1）眼窩の機能 ………………… 26
　　2）眼窩壁 ……………………… 26
　　3）眼窩の孔・裂 ……………… 26
　　4）眼窩骨膜・眼窩隔膜 ……… 26

第Ⅱ章　機　能　28

〔1〕視　力 ………………………… 28
　1．視力の定義 …………………… 28
　2．視力の単位 …………………… 28
　3．視力の種類 …………………… 28
　4．中心視力と中心外視力 ……… 30
　5．小児の視力の特性 …………… 30

〔2〕視　野 ………………………… 32
　1．視野の定義 …………………… 32
　2．視野の広さ …………………… 32
　3．Mariotte 盲点 ………………… 32
　4．量的視野 ……………………… 32
　5．動的視野と静的視野 ………… 32

〔3〕色　覚 ……………………………………34
　1．色覚の定義 …………………………34
　2．色覚の要素 …………………………34
　3．色覚の学説 …………………………34
〔4〕光　覚（暗順応） ………………………36
　1．光覚の定義 …………………………36
　2．暗順応・明順応 ……………………36
〔5〕屈　折 ……………………………………37
　1．屈折の定義 …………………………37
　2．眼の光学系・幾何学系 ……………37
　　1）点 …………………………………37
　　2）線 …………………………………38
　　3）角 …………………………………38
　　4）面 …………………………………38
　3．眼の屈折状態 ………………………38
　4．レンズ ………………………………40
　　1）球面レンズ ………………………40
　　2）円柱レンズ ………………………40
　　3）レンズの単位 ……………………40
〔6〕調　節 ……………………………………41
　1．調節の定義 …………………………41
　2．調節の機構 …………………………41
　3．近点・遠点 …………………………41
　4．調節力 ………………………………42
　　1）調節域・調節力の定義 …………42
　　2）調節力の年齢による変化 ………42
　5．調節系の神経支配 …………………43
　　1）求心路 ……………………………43
　　2）遠心路 ……………………………43
　6．調節の異常 …………………………43
〔7〕両眼視 ……………………………………44
　1．両眼視の定義 ………………………44
　2．両眼視機能 …………………………44
　　1）同時視 ……………………………44
　　2）融　像 ……………………………44
　　3）立体視 ……………………………44
　　4）抑　制 ……………………………44
　　5）網膜対応 …………………………44

　3．両眼視の異常 ………………………46
〔8〕輻湊・開散 ………………………………48
　1．輻湊・開散の定義 …………………48
　　1）輻湊（内よせ） …………………48
　　2）開散（外よせ） …………………48
　2．輻湊近点・輻湊遠点 ………………48
　　1）輻湊近点 …………………………48
　　2）輻湊遠点 …………………………48
　3．輻湊の範囲 …………………………48
　　1）輻湊角 ……………………………48
　　2）融像角 ……………………………48
　4．近見反応 ……………………………48
　5．輻湊の分析 …………………………48
　6．輻湊・開散の異常 …………………49
〔9〕眼　位 ……………………………………50
　1．眼位の定義 …………………………50
　2．眼位の種類 …………………………50
　　1）安静位 ……………………………50
　　2）融像除去眼位 ……………………50
　3．眼位の状態 …………………………50
　　1）正位 ………………………………50
　　2）斜視・斜位 ………………………50
　4．眼位の異常 …………………………51
〔10〕眼球運動 …………………………………52
　1．眼球運動 ……………………………52
　　1）眼球の単眼運動 …………………52
　　2）外眼筋の作用 ……………………52
　　3）上下筋の作用と解剖 ……………53
　　4）眼球の両眼運動 …………………54
　　5）眼球の単眼運動の正常範囲 ……54
　　6）むき眼位 …………………………54
　　7）共同筋と拮抗筋 …………………54
　　8）眼球運動の異常 …………………54
　2．眼球運動の神経支配 ………………56
　　1）眼球運動系 ………………………56
　　2）眼球運動の神経支配のしくみ …56
　　3）眼球運動の中枢性支配 …………56
　　4）眼球運動の末梢性支配 …………58

5）眼球の随意運動と反射運動 ‥‥58
〔11〕瞳　孔 ‥‥‥‥‥‥‥‥‥‥‥‥‥‥60
　1．瞳孔の生理 ‥‥‥‥‥‥‥‥‥‥‥60
　　1）瞳孔筋 ‥‥‥‥‥‥‥‥‥‥‥‥60
　　2）瞳孔の大きさ ‥‥‥‥‥‥‥‥‥60
　　3）瞳孔反応 ‥‥‥‥‥‥‥‥‥‥‥60
　2．瞳孔系の神経支配 ‥‥‥‥‥‥‥‥60
　　1）副交感神経系の神経支配 ‥‥‥‥60
　　2）交感神経系の神経支配 ‥‥‥‥‥60
　　3）対光反応の経路 ‥‥‥‥‥‥‥‥60
　　4）輻湊反応の経路 ‥‥‥‥‥‥‥‥60
〔12〕眼　圧 ‥‥‥‥‥‥‥‥‥‥‥‥‥‥62
　1．房水循環 ‥‥‥‥‥‥‥‥‥‥‥‥62
　2．眼　圧 ‥‥‥‥‥‥‥‥‥‥‥‥‥62
〔13〕開瞼・閉瞼 ‥‥‥‥‥‥‥‥‥‥‥‥63
　1．眼瞼運動に関与する筋肉 ‥‥‥‥‥63
　2．開瞼障害 ‥‥‥‥‥‥‥‥‥‥‥‥63
　3．閉瞼障害－兎眼 ‥‥‥‥‥‥‥‥‥63

第Ⅲ章　発生，成長・発達，加齢　　64

〔1〕眼の発生 ‥‥‥‥‥‥‥‥‥‥‥‥‥64
　1．第1次眼胞 ‥‥‥‥‥‥‥‥‥‥‥64
　2．第2次眼胞 ‥‥‥‥‥‥‥‥‥‥‥64
　3．眼内循環 ‥‥‥‥‥‥‥‥‥‥‥‥64
　4．硝子体 ‥‥‥‥‥‥‥‥‥‥‥‥‥65
　5．眼　瞼 ‥‥‥‥‥‥‥‥‥‥‥‥‥65
〔2〕視機能の発達 ‥‥‥‥‥‥‥‥‥‥‥66
　1．視力の発達 ‥‥‥‥‥‥‥‥‥‥‥66
　2．両眼視の発達 ‥‥‥‥‥‥‥‥‥‥66
〔3〕眼球の発達 ‥‥‥‥‥‥‥‥‥‥‥‥67
〔4〕加齢による変化 ‥‥‥‥‥‥‥‥‥‥68
　1．瞳　孔 ‥‥‥‥‥‥‥‥‥‥‥‥‥68
　2．角　膜 ‥‥‥‥‥‥‥‥‥‥‥‥‥68
　3．前　房 ‥‥‥‥‥‥‥‥‥‥‥‥‥69
　4．水晶体 ‥‥‥‥‥‥‥‥‥‥‥‥‥69
　5．硝子体 ‥‥‥‥‥‥‥‥‥‥‥‥‥69
　6．網膜・脈絡膜 ‥‥‥‥‥‥‥‥‥‥69
〔5〕加齢による疾患 ‥‥‥‥‥‥‥‥‥‥70
　　1）調　節 ‥‥‥‥‥‥‥‥‥‥‥‥70
　　2）水晶体 ‥‥‥‥‥‥‥‥‥‥‥‥70
　　3）緑内障 ‥‥‥‥‥‥‥‥‥‥‥‥70
　　4）網　膜 ‥‥‥‥‥‥‥‥‥‥‥‥70
　　5）視神経 ‥‥‥‥‥‥‥‥‥‥‥‥70
　　6）眼　瞼 ‥‥‥‥‥‥‥‥‥‥‥‥70
　　7）涙　器 ‥‥‥‥‥‥‥‥‥‥‥‥70
〔6〕眼の遺伝 ‥‥‥‥‥‥‥‥‥‥‥‥‥72
　1．遺伝学の基礎 ‥‥‥‥‥‥‥‥‥‥72
　2．遺伝性眼疾患 ‥‥‥‥‥‥‥‥‥‥72
　　1）単一遺伝子病 ‥‥‥‥‥‥‥‥‥72
　　2）ミトコンドリア遺伝子病 ‥‥‥‥73
　　3）多因子遺伝病 ‥‥‥‥‥‥‥‥‥73
　　4）染色体異常 ‥‥‥‥‥‥‥‥‥‥73
　　5）体細胞遺伝病 ‥‥‥‥‥‥‥‥‥73

第Ⅳ章　症　　候　　74

Ⅰ．視機能障害 ‥‥‥‥‥‥‥‥‥‥‥‥74
〔1〕視力障害 ‥‥‥‥‥‥‥‥‥‥‥‥‥74
　1．視力障害の原因 ‥‥‥‥‥‥‥‥‥74
　2．視力障害の原因疾患 ‥‥‥‥‥‥‥74
　　1）発病と程度 ‥‥‥‥‥‥‥‥‥‥74
　　2）距　離 ‥‥‥‥‥‥‥‥‥‥‥‥74
　3．視力障害の鑑別診断 ‥‥‥‥‥‥‥75
〔2〕視野異常 ‥‥‥‥‥‥‥‥‥‥‥‥‥76
　1．視野異常の種類 ‥‥‥‥‥‥‥‥‥76
　2．視野異常の原因 ‥‥‥‥‥‥‥‥‥76
　3．狭　窄 ‥‥‥‥‥‥‥‥‥‥‥‥‥76
　4．半　盲 ‥‥‥‥‥‥‥‥‥‥‥‥‥77

- 5．暗　点 ……………………… 80
- 6．閃輝暗点 …………………… 80
- 〔3〕色覚異常 …………………… 82
  - 1．色覚異常の病態生理 ……… 82
  - 2．色覚異常の種類 …………… 82
    - 1）先天色覚異常 …………… 82
    - 2）後天色覚異常 …………… 82
- 〔4〕夜盲・昼盲 ………………… 83
  - 1．夜盲の定義 ………………… 83
  - 2．夜盲の病態生理 …………… 83
  - 3．夜盲の原因疾患 …………… 83
  - 4．昼　盲 ……………………… 83
- 〔5〕眼位異常（斜視）………… 84
  - 1．眼位異常 …………………… 84
  - 2．眼球運動障害 ……………… 85
  - 3．頭位異常 …………………… 86
- 〔6〕異常眼球運動 ……………… 87
  - 1．眼　振 ……………………… 87
    - 1）眼振の定義 ……………… 87
    - 2）眼振の分類 ……………… 87
    - 3）眼振の発現機序 ………… 88
    - 4）眼科眼振 ………………… 89
    - 5）眼振の表し方 …………… 89
  - 2．非共同運動 ………………… 89
- II．眼症状 ………………………… 91
- 〔1〕眼精疲労 …………………… 91
  - 1．眼精疲労の定義 …………… 91
  - 2．眼精疲労の種類 …………… 91
    - 1）調節性眼精疲労 ………… 91
    - 2）筋性眼精疲労 …………… 91
    - 3）症状性眼精疲労 ………… 91
    - 4）不等像性眼精疲労 ……… 91
    - 5）神経性眼精疲労 ………… 91
  - 3．眼精疲労の治療 …………… 92
- 〔2〕眼　痛 ……………………… 92
  - 眼痛の原因 …………………… 92
- 〔3〕眼の充血 …………………… 92
  - 1．眼の充血の定義 …………… 92
- 2．眼の充血の種類と病態生理 ……… 92
- 〔4〕眼　脂 ……………………… 93
  - 1．眼脂の定義 ………………… 93
  - 2．眼脂の原因 ………………… 93
  - 3．眼脂の種類 ………………… 93
- 〔5〕流　涙 ……………………… 93
  - 1．流涙の定義 ………………… 93
  - 2．涙の生理 …………………… 94
    - 1）涙の分泌 ………………… 94
    - 2）涙の排泄 ………………… 94
  - 3．流涙の病態生理 …………… 94
    - 1）涙道通過障害 …………… 94
    - 2）涙液分泌過多 …………… 94
  - 4．涙道検査 …………………… 95
    - 1）涙道通過障害の検査 …… 95
    - 2）涙道排泄機能検査 ……… 95
    - 3）涙道造影法 ……………… 95
- 〔6〕眼の乾燥感 dry eye ……… 95
  - 乾性角結膜炎 ………………… 95
- 〔7〕羞　明 ……………………… 96
  - 1．羞明の定義 ………………… 96
  - 2．羞明の病態生理 …………… 96
- 〔8〕飛蚊症・光視症 …………… 96
  - 1．飛蚊症の定義 ……………… 96
  - 2．飛蚊症の病態生理 ………… 96
  - 3．飛蚊症の原因 ……………… 96
    - 1）急性発症 ………………… 96
    - 2）慢性発症 ………………… 96
  - 4．光視症の定義 ……………… 96
  - 5．光視症の病態生理 ………… 96
- 〔9〕変視症 ……………………… 97
  - 変視症・小視症 ……………… 97
- 〔10〕複　視 ……………………… 97
  - 1．複視の定義 ………………… 97
  - 2．複視の病態生理 …………… 97
  - 3．眼筋麻痺の定義 …………… 97
  - 4．眼筋麻痺の自覚症状 ……… 98
    - 1）複　視 …………………… 98

2）混乱視 …………………………98
3）定位の誤認 ……………………98
4）眼性眩暈 ………………………98
5．眼筋麻痺の他覚症状 ……………98
1）眼位異常 ………………………98
Ⅲ．眼組織の異常 ……………………100
〔1〕角膜混濁 …………………………100
1．角膜混濁の原因 …………………100
2．角膜混濁の症状 …………………100
〔2〕房水セル・房水フレア …………100
1．房水セル・房水フレアの定義 ……100
2．房水セル・房水フレアの病態生理 100
〔3〕虹彩ルベオーシス ………………100
〔4〕水晶体混濁 ………………………100
〔5〕白色瞳孔 …………………………101
1．白色瞳孔の定義 …………………101
2．白色瞳孔の鑑別診断 ……………101
〔6〕眼底出血 …………………………102
1．網膜出血 …………………………102
1）表在性出血 ……………………102
2）深層出血 ………………………102
3）網膜前出血 ……………………102
4）網膜下出血 ……………………102
2．硝子体出血 ………………………102
3．脈絡膜出血 ………………………102
〔7〕瞳孔異常 …………………………104
1．瞳孔の障害 ………………………104
1）大きさの異常 …………………104
2）反応の異常 ……………………104
3）瞳孔不同 ………………………104
4）瞳孔変形 ………………………104
2．散　瞳 ……………………………104
1）麻痺性散瞳 ……………………104
2）痙攣性散瞳 ……………………104
3．縮　瞳 ……………………………104
1）痙攣性縮瞳 ……………………104
2）麻痺性縮瞳 ……………………104
3）Horner 症候群 …………………104

4．瞳孔反応の異常 …………………106
1）黒内障性瞳孔強直 ……………106
2）絶対瞳孔強直 …………………106
3）Adie 症候群 ……………………106
4）Argyll Robertson 瞳孔 …………106
5）pseudo Argyll Robertson 瞳孔 …………………………………106
〔8〕その他の症候 ……………………108
1．後退視症 …………………………108
2．大視症 ……………………………108
3．虹視症 ……………………………108
4．色視症 ……………………………108
5．眼瞼腫脹 …………………………108
6．瘙痒感 ……………………………108
Ⅳ．外眼部の異常 ……………………109
〔1〕眼瞼下垂・（眼）瞼裂縮小 ………109
1．眼瞼下垂の定義 …………………109
2．眼瞼下垂の原因 …………………109
1）先天眼瞼下垂 …………………109
2）Marcus Gunn 現象 ……………110
3）（眼）瞼裂縮小 …………………110
4）動眼神経麻痺 …………………110
5）重症筋無力症 …………………110
6）外眼筋ミオパチー ……………110
7）Horner 症候群 …………………110
8）加齢眼瞼下垂（老人性眼瞼下垂） …………………………………110
9）外傷性眼瞼下垂 ………………110
Ⅴ．眼球の異常 ………………………111
〔1〕眼球突出 …………………………111
1．眼球突出の定義 …………………111
2．眼球突出の病態生理 ……………111
3．眼球突出の検査 …………………111
1）眼球突出度検査 ………………111
2）眼球突出の原因検査 …………111
〔2〕眼球陥凹 …………………………112
1．眼球陥凹の定義 …………………112
2．眼球陥凹の原因 …………………112

3．眼球陥凹の検査 ……………………112

第Ⅴ章　検　　査　　　　　　　　113

〔1〕視器一般検査 …………………………113
　1．斜照法 …………………………………113
　2．徹照法 …………………………………113
　3．細隙灯顕微鏡検査 ……………………114
　　1）細隙灯顕微鏡検査 …………………114
　　2）細隙灯顕微鏡検査の順序 …………114
　　3）フルオレセイン染色 ………………114
　4．眼圧検査 ………………………………115
　　1）圧平眼圧検査 ………………………115
　　2）圧入眼圧検査 ………………………116
　　3）トノグラフィ ………………………116
　　4）触診法 ………………………………116
　5．眼底検査 ………………………………118
　　1）眼底病変の大きさ・位置・
　　　　高低 …………………………………118
　　2）主要眼底変化 ………………………118
　　3）眼底撮影 ……………………………120
　　4）螢光眼底造影 ………………………120
　6．隅角検査 ………………………………121
　7．涙液分泌検査 …………………………121
　8．フレアセルフォトメトリ ……………121
　9．スペキュラーマイクロスコピー ……121
　10．角膜知覚検査 …………………………121
〔2〕視機能検査 ……………………………122
　1．視力検査 ………………………………122
　　1）裸眼視力検査 ………………………122
　　2）視力の判定 …………………………124
　　3）近見視力検査 ………………………124
　　4）小児の視力検査 ……………………124
　2．視野検査 ………………………………126
　　1）視野検査法 …………………………126
　　2）簡単な視野検査 ……………………126
　　3）量的視野検査 ………………………126
　　4）その他の視野検査 …………………126

　3．色覚検査 ………………………………128
　　1）色覚検査法 …………………………128
　　2）色盲検査表 …………………………128
　　3）アノマロスコープ …………………128
　　4）色相配列検査 ………………………128
　　5）ランタンテスト ……………………128
　4．光覚検査（暗順応検査） ……………130
　　1）光覚検査の原理 ……………………130
　　2）暗順応計 ……………………………130
　　3）暗順応曲線 …………………………130
　5．屈折検査 ………………………………132
　　1）自覚的屈折検査（矯正視力
　　　　検査） ………………………………132
　　2）他覚的屈折検査 ……………………132
　　3）屈折検査の基本 ……………………134
　　4）乱視の検査 …………………………134
　　5）眼鏡度 ………………………………134
　6．調節検査 ………………………………136
　　1）近点計 ………………………………136
　　2）アコモドメータ ……………………136
　　3）他覚的調節検査 ……………………136
　7．眼位検査 ………………………………137
　　1）遮閉試験 ……………………………137
　　2）遮閉－遮閉除去試験 ………………137
　　3）交代遮閉試験 ………………………137
　8．眼球運動検査 …………………………138
　　1）眼球偏位の定量検査 ………………138
　　2）輻湊近点の検査 ……………………138
　9．両眼視機能検査 ………………………138
　10．網膜電図（ERG）検査 ………………140
　　1）ERGの定義 …………………………140
　　2）ERGの検査 …………………………140
　　3）ERGの種類 …………………………140
　　4）正常ERG ……………………………140

5）ERG の臨床 …………………140
11. 視覚誘発電位（VEP）検査 ………142
　　1）VEP の定義 …………………142
　　2）VEP の検査 …………………142
　　3）正常 VEP …………………142
　　4）VEP の臨床 …………………142
12. EOG 検査 ……………………143
　　1）EOG の定義 …………………143
　　2）EOG の検査 …………………143
　　3）EOG の種類 …………………143
　　4）EOG 網膜機能検査 …………143
　　5）EOG 眼筋機能検査 …………144
13. EMG 検査 ……………………146
　　1）EMG の定義 …………………146
　　2）EMG の検査 …………………146
　　3）正常 EMG …………………146
　　4）EMG の臨床 …………………146
〔3〕放射線検査 ……………………148
　1．エックス線撮影 ………………148
　2．CT …………………………150
　3．MRI ………………………150
　4．シンチグラフィ ………………150
　5．その他の放射線検査 …………150
〔4〕超音波検査 ……………………152
　1．超音波診断法とその種類 ……152
　2．超音波診断装置 ………………152
　3．正常超音波所見 ………………152
　4．超音波診断法の臨床応用 ……152

第Ⅵ章　治　　療　　　　　　　　155

〔1〕点眼 ……………………………155
〔2〕眼内レンズ ……………………157
　1．眼内レンズ（人工水晶体）……157
　2．眼内レンズの種類 ……………157
　　1）後房レンズ …………………157
　　2）前房レンズ …………………157
　3．眼内レンズの禁忌 ……………157
〔3〕角膜移植・アイバンク ………158
　1．角膜移植術の種類 ……………158
　　1）移植の目的による分類 ……158
　　2）移植方法による分類 ………158
　2．アイバンク ……………………159
　3．角膜移植術後の管理 …………159
〔4〕光凝固・冷凍凝固 ……………160
　1．レーザー光凝固 ………………160
　2．YAG レーザー光凝固 …………161
　3．冷凍凝固 ………………………161
〔5〕リハビリテーション …………162
　1．視覚障害者とそのリハビリテーション
　　　………………………………162
　　1）視覚障害者と社会生活 ……162
　　2）視覚障害者のリハビリテーション …………………………162
　2．視覚障害者の教育 ……………164
　　1）視覚障害者と学校教育 ……164
　　2）盲教育と弱視教育 …………164
　3．中途失明者のリハビリテーション ……166
　4．視覚障害者の補装具 …………167
　　1）視覚障害者の補装具 ………167
　　2）弱視眼鏡 ……………………167
　　3）義　眼 ………………………168

第Ⅶ章　予防と健康管理　　　　　169

〔1〕乳幼児健診 ……………………169
　1．3 歳児健康診査 ………………169
　　1）家庭での一次検査 …………169
　　2）保健所での二次検査 ………169

2．視覚障害児の原因疾患 ……………170
　　1）器質疾患 …………………………170
　　2）機能疾患 …………………………170
3．視覚障害児の早期発見 ……………170

〔2〕学校保健 ……………………………171
　1．学校健康診断 ………………………171
　2．学校伝染病 …………………………171

各　　論

第Ⅰ章　視機能異常・視神経疾患　　172

〔1〕屈折異常 ……………………………172
　1．近　視 ………………………………172
　　1）近視の定義 ………………………172
　　2）近視の種類 ………………………172
　　3）近視と調節 ………………………172
　　4）近視の症状 ………………………173
　　5）近視の治療 ………………………173
　2．遠　視 ………………………………174
　　1）遠視の定義 ………………………174
　　2）遠視と調節 ………………………174
　　3）遠視の症状 ………………………175
　　4）遠視の治療 ………………………175
　3．乱　視 ………………………………176
　　1）乱視の定義 ………………………176
　　2）乱視の種類 ………………………176
　　3）乱視の症状 ………………………177
　　4）乱視の治療 ………………………177
　4．屈折異常の成因 ……………………178
　5．不同視・不等像視 …………………179
　　1）不同視 ……………………………179
　　2）不等像視 …………………………179
　6．眼　鏡 ………………………………180
　　1）眼鏡の種類 ………………………180
　　2）眼鏡レンズ ………………………180
　　3）眼鏡レンズの度の検査 …………181
　　4）眼鏡の処方 ………………………181
　7．コンタクトレンズ …………………183
　　1）コンタクトレンズの種類 ………183
　　2）コンタクトレンズと角膜 ………184
　　3）コンタクトレンズと眼鏡と
　　　　の比較 ……………………………184
　　4）コンタクトレンズの適応 ………185
　　5）コンタクトレンズの処方 ………185
〔2〕調節異常 ……………………………186
　1．老　視 ………………………………186
　　1）老視の定義 ………………………186
　　2）老視の発生 ………………………186
　　3）屈折状態と老視・調節域 ………186
　　4）老視の症状 ………………………186
　　5）老視の治療 ………………………187
　2．その他の調節異常 …………………187
　　1）調節麻痺 …………………………187
　　2）調節痙攣 …………………………187
〔3〕斜　視 ………………………………188
　1．斜視の定義 …………………………188
　2．斜視の原因 …………………………188
　3．斜視の種類 …………………………188
　4．斜視の診断 …………………………190
　5．斜視の治療 …………………………192
　　1）屈折矯正 …………………………192
　　2）手　術 ……………………………192
　　3）斜視視能矯正 ……………………192
〔4〕弱　視 ………………………………194
　1．弱視の原因 …………………………194
　2．弱視の二つの意味 …………………194
　3．弱視の種類 …………………………194
　　1）斜視弱視 …………………………194
　　2）遠視性弱視 ………………………196

3）廃用性弱視 …………………………196
4．弱視の診断 ………………………………196
5．弱視の治療 ………………………………196
　　1）屈折矯正 …………………………196
　　2）遮閉法 ……………………………196
　　3）固視矯正 …………………………196
6．眼の心身症 ………………………………198
　　1）眼の心身症 ………………………198
　　2）眼の心身症の症状 ………………198
　　3）眼の心身症の鑑別診断 …………198
　　4）詐盲 ………………………………198

〔5〕眼筋麻痺 ……………………………………200
1．中枢性神経性障害 ………………………200
　　1）水平注視麻痺 ……………………200
　　2）垂直注視麻痺（上下注視麻
　　　　痺）…………………………………200
　　3）輻湊麻痺 …………………………202
　　4）開散麻痺 …………………………202
　　5）核間麻痺 …………………………203
2．末梢性神経性障害 ………………………204
　　1）動眼神経麻痺 ……………………204
　　2）滑車神経麻痺 ……………………206
　　3）外転神経麻痺 ……………………206
　　4）全眼筋神経麻痺 …………………207
3．筋性障害 …………………………………208
　　1）重症筋無力症 ……………………208
　　2）外眼筋ミオパチー ………………209
　　3）外眼筋炎 …………………………209
4．機械的眼球運動障害 ……………………209
5．眼筋麻痺の原因・診断・治療 …………210
　　1）眼筋麻痺の原因 …………………210
　　2）眼筋麻痺の診断 …………………210
　　3）眼筋麻痺の治療 …………………210

〔6〕先天色覚異常 ………………………………212
1．1色覚（全色盲）…………………………212

　　1）杆体1色覚 ………………………212
　　2）錐体1色覚 ………………………212
2．2色覚 ……………………………………212
　　1）1型2色覚（赤色盲）……………212
　　2）2型2色覚（緑色盲）……………212
　　3）3型2色覚（青黄色盲）…………212
3．異常3色覚 ………………………………213
　　1）1型3色覚（赤色弱）……………213
　　2）2型3色覚（緑色弱）……………213
　　3）3型3色覚（青黄色弱）…………213
4．色覚異常の遺伝 …………………………213

〔7〕視神経・視路疾患 …………………………214
1．視神経炎・症 ……………………………214
　　1）分類 ………………………………214
　　2）症状 ………………………………214
　　3）原因 ………………………………216
　　4）治療 ………………………………216
2．視神経萎縮 ………………………………217
　　1）単性視神経萎縮 …………………217
　　2）炎性視神経萎縮 …………………217
　　3）網膜性視神経萎縮 ………………218
　　4）緑内障性視神経萎縮 ……………218
　　5）遺伝性視神経萎縮，Leber視
　　　　神経症 ……………………………218
3．うっ血乳頭 ………………………………218
　　1）定義 ………………………………218
　　2）症状 ………………………………218
　　3）鑑別診断 …………………………218
4．その他の視神経疾患 ……………………220
　　1）視神経の先天異常 ………………220
　　2）視神経の腫瘍 ……………………220
　　3）脳血管閉塞症 ……………………222
5．視路疾患 …………………………………222
　　1）視交叉疾患 ………………………222
　　2）視索以上の疾患 …………………226

第Ⅱ章　外眼部・前眼部疾患　228

〔1〕眼瞼疾患 ································228
　1．眼瞼内反（内反症）················228
　2．眼瞼外反（外反症）················228
　3．兎眼 ···230
　4．麦粒腫 ·····································230
　5．霰粒腫 ·····································230
　6．眼瞼炎 ·····································231
　　1）眼瞼皮膚炎 ························231
　　2）眼瞼縁炎 ····························231
　　3）眼角眼瞼炎 ························231
　　4）眼瞼炎の治療 ····················231
　7．眼部帯状疱疹 ·························231
　8．眼瞼痙攣 ·································232
　9．その他の眼瞼疾患 ·················232
　　1）睫毛乱生 ····························232
　　2）眼瞼皮膚弛緩 ····················232
　　3）潜伏眼球，無眼瞼 ············232
　　4）眼瞼欠損 ····························232
　　5）内眼角贅皮 ························232
　　6）瞼縁癒着 ····························232
　　7）睫毛重生 ····························232
　　8）眼瞼ミオキミア ················232
　　9）眼瞼良性腫瘍 ····················233
　　10）眼瞼悪性腫瘍 ··················233
〔2〕涙器疾患 ································234
　1．涙道疾患 ·································234
　　1）鼻涙管閉塞・狭窄 ············234
　　2）慢性涙囊炎 ························234
　　3）急性涙囊炎 ························234
　　4）新生児涙囊炎 ····················235
　　5）その他の涙道疾患 ············236
　2．涙腺疾患 ·································237
　　1）涙液分泌障害 ····················237
　　2）その他の涙腺疾患 ············240
〔3〕結膜疾患 ································241
　1．結膜炎 ·····································241
　　1）結膜炎の症状 ····················241
　　2）結膜炎の分類 ····················242
　2．細菌性結膜炎 ·························242
　　1）急性カタル性結膜炎 ········242
　　2）淋菌性結膜炎 ····················242
　3．新生児眼炎 ·····························243
　　1）淋菌性結膜炎 ····················243
　　2）封入体性結膜炎 ················243
　　3）非淋菌性細菌性結膜炎 ····243
　　4）薬剤による結膜炎 ············243
　4．ウイルス性結膜炎 ·················244
　　1）流行性角結膜炎 ················244
　　2）咽頭結膜熱 ························245
　　3）急性出血性結膜炎 ············245
　5．トラコーマ ·····························246
　6．アレルギー性結膜炎 ·············247
　　1）アレルギー性結膜炎・眼瞼炎
　　　 ···247
　　2）春季カタル ························247
　7．翼状片 ·····································248
　8．その他の結膜疾患 ·················248
　　1）フリクテン性角結膜炎 ····248
　　2）眼球乾燥症 ························249
　　3）瞼裂斑 ································249
　　4）結膜結石 ····························249
〔4〕角膜疾患 ································250
　1．角膜炎・角膜潰瘍の症候 ·····250
　2．角膜感染症 ·····························252
　　1）細菌性角膜潰瘍 ················252
　　2）角膜真菌症 ························252
　3．単純ヘルペス角膜炎 ·············254
　4．角膜炎・角膜潰瘍 ·················256
　　1）点状表層角膜症 ················256
　　2）乾性角結膜炎 ····················256
　　3）糸状角膜炎 ························256
　　4）兎眼性角膜炎 ····················256

5）神経麻痺性角膜炎 ……………256
　　　6）カタル性角膜潰瘍，角膜辺縁潰瘍
　　　　 ………………………………258
　　　7）蚕蝕性角膜潰瘍，Mooren潰瘍
　　　　 ………………………………258
　　　8）角膜実質炎 ……………………258
　5．角膜ジストロフィ ………………………259
　6．角膜変性 …………………………………260
　　　1）老人環 …………………………260
　　　2）若年環，前部胎生環 …………260
　　　3）帯状角膜混濁 …………………260
　7．角膜瘢痕 …………………………………260
　8．その他の角膜疾患 ………………………262
　　　1）角膜の先天異常 ………………262
　　　2）角膜の色素沈着 ………………262
　　　3）角膜腫瘍 ………………………262

〔5〕強膜疾患 …………………………………264
　1．強膜炎，上強膜炎 ………………………264
　2．青色強膜 …………………………………264

〔6〕緑内障 ……………………………………265
　1．緑内障 ……………………………………265
　　　1）緑内障の定義 …………………265
　　　2）緑内障の分類 …………………265
　2．閉塞隅角緑内障 …………………………266
　3．開放隅角緑内障 …………………………268
　4．先天緑内障 ………………………………270
　5．続発緑内障 ………………………………271
　　　1）閉塞隅角緑内障 ………………271
　　　2）開放隅角緑内障 ………………271
　　　3）絶対緑内障 ……………………271

〔7〕水晶体疾患 ………………………………272
　1．白内障 ……………………………………272
　　　1）白内障の定義 …………………272
　　　2）白内障の種類 …………………272
　　　3）白内障の原因 …………………272
　　　4）白内障の症状 …………………273
　　　5）白内障手術 ……………………274
　2．加齢白内障（白内障）…………………276
　　　1）加齢白内障の病型 ……………276
　　　2）加齢白内障の薬物療法 ………277
　3．先天白内障 ………………………………278
　4．水晶体偏位・脱臼 ………………………280
　　　1）水晶体偏位 ……………………280
　　　2）水晶体脱臼 ……………………280
　　　3）その他の水晶体疾患 …………280

〔8〕眼窩疾患 …………………………………282
　1．眼窩腫瘍 …………………………………282
　2．眼窩炎性偽腫瘍 …………………………282
　3．眼窩蜂巣炎 ………………………………282
　4．Basedow病 ………………………………284
　　　1）甲状腺中毒性眼症 ……………284
　　　2）甲状腺刺激性眼症 ……………284
　5．その他の眼窩疾患 ………………………286
　　　1）眼窩の先天異常 ………………286
　　　2）内頸動脈海綿静脈洞瘻 ………288
　　　3）全眼筋麻痺を伴う症候群 ……288

第Ⅲ章　ぶどう膜・網膜・硝子体疾患　289

〔1〕ぶどう膜疾患 ……………………………289
　1．ぶどう膜炎 ………………………………289
　　　1）ぶどう膜炎の定義 ……………289
　　　2）ぶどう膜炎の分類 ……………289
　　　3）ぶどう膜炎の原因 ……………289
　　　4）ぶどう膜炎の診断 ……………289
　　　5）ぶどう膜炎の治療 ……………290
　2．虹彩毛様体炎 ……………………………290
　　　1）虹彩毛様体炎の他覚症状 ……290
　　　2）虹彩毛様体炎の合併症・後
　　　　 遺症 ……………………………290
　　　3）虹彩毛様体炎の自覚症状 ……290
　3．脈絡膜炎 …………………………………292
　　　1）脈絡膜炎の他覚症状 …………292

2）脈絡膜炎の後遺症 …………292
3）脈絡膜炎の自覚症状 ………292
4．Behçet 病 ………………………294
5．原田病 …………………………296
6．サルコイドーシス ……………296
7．トキソプラズマ症 ……………298
8．眼内炎・全眼球炎・交感性眼炎 …299
1）眼内炎・全眼球炎 …………299
2）交感性眼炎 …………………299
9．その他のぶどう膜疾患 ………299
1）ぶどう膜欠損 ………………299
2）虹彩の先天異常 ……………300
3）ぶどう膜腫瘍 ………………302
4）その他の真菌・原虫・寄生虫感染症 ……………………302

〔2〕網膜・硝子体疾患 ……………304
1．高血圧症・動脈硬化症の眼底 …304
1）高血圧性眼底変化 …………304
2）動脈硬化性眼底変化 ………304
3）高血圧・動脈硬化症の眼底所見の分類 ………………………306
4）高血圧症・動脈硬化症の眼底 ……………………………306
5）高血圧症・動脈硬化症の眼底所見の診断 ……………………306
6）妊娠中毒性網膜症 …………306
2．網膜静脈閉塞症 ………………308
3．網膜動脈閉塞症 ………………310
4．糖尿病網膜症 …………………312
5．網膜色素変性 …………………314
6．中心性網脈絡膜症 ……………316
1）中心性漿液性網脈絡膜症

（増田型）………………………316
2）Rieger 型中心性滲出性網脈絡膜症 ……………………………316
7．黄斑変性 ………………………318
1）加齢黄斑変性 ………………318
2）黄斑円孔 ……………………318
3）網膜上膜，網膜前膜 ………318
4）遺伝性黄斑変性 ……………318
8．網膜剥離 ………………………320
1）網膜剥離の定義 ……………320
2）網膜剥離の種類 ……………320
3）裂孔原性網膜剥離の原因 …320
4）網膜剥離の症状 ……………320
5）網膜剥離の治療 ……………322
9．網膜芽細胞腫 …………………324
1）網膜芽細胞腫の疫学 ………324
2）網膜芽細胞腫の症状 ………324
3）網膜芽細胞腫の治療 ………324
4）網膜芽細胞腫の分類 ………324
10．未熟児網膜症 …………………326
1）未熟児網膜症 ………………326
2）未熟児の白内障 ……………326
3）未熟児の近視 ………………326
11．硝子体疾患 ……………………328
1）硝子体疾患の症状 …………328
2）硝子体混濁の原因 …………328
3）硝子体疾患の治療 …………330
4）硝子体の先天異常 …………331
12．その他の網膜・硝子体疾患 …332
1）Coats 病 ……………………332
2）Eales 病 ……………………332

第Ⅳ章 外　　傷

〔1〕鈍的眼外傷 ……………………334
1．虹彩・毛様体の鈍的眼外傷 …334
2．水晶体の鈍的眼外傷 …………334
3．硝子体の鈍的眼外傷 …………334
4．脈絡膜の鈍的眼外傷 …………336
5．網膜の鈍的眼外傷 ……………336

6．視神経の鈍的眼外傷……………336
　7．眼窩の鈍的眼外傷………………336
〔2〕穿孔性眼外傷……………………337
　1．眼瞼裂傷…………………………337
　2．涙小管断裂………………………337
　3．眼球穿孔性外傷…………………337
〔3〕眼異物……………………………338
　1．結膜異物…………………………338
　2．角膜異物…………………………338
　3．眼球内異物………………………338
〔4〕角・結膜腐蝕（化学損傷）………339
　1．酸…………………………………339
　2．アルカリ…………………………339
〔5〕光線性眼障害……………………340
　1．紫外線……………………………340
　2．赤外線……………………………340
　3．電離放射線………………………340
　4．レーザー光線……………………340
　5．可視光線…………………………340
〔6〕眼窩骨折…………………………342
〔7〕視神経損傷………………………344

第Ⅴ章　全身病と眼　346

〔1〕血液疾患…………………………346
　1．白血病……………………………346
　　1）白血病網膜症…………………346
　　2）眼球突出………………………346
　2．貧　血……………………………346
〔2〕母斑症……………………………348
　1．神経線維腫症……………………348
　2．結節性硬化症……………………348
　3．Sturge-Weber症候群……………348
　4．von Hippel-Lindau病……………348
〔3〕先天代謝異常……………………350
　1．アミノ酸代謝異常………………350
　　1）白　子…………………………350
　　2）ホモシスチン尿症……………350
　　3）フェニルケトン尿症…………350
　2．金属代謝異常……………………350
　3．脂質代謝異常……………………352
　　1）Tay-Sachs病（黒内障性
　　　　家族性白痴）…………………352
　　2）Niemann-Pick病………………352
　　3）Gaucher病……………………352
　4．糖質代謝異常……………………353
　　1）ガラクトース血症……………353
　　2）ムコ多糖症……………………353
　5．蛋白代謝異常……………………353
〔4〕代謝疾患…………………………354
　1．糖尿病……………………………354
　　1）糖尿病網膜症…………………354
　　2）水晶体…………………………354
　　3）眼　筋…………………………354
　　4）虹　彩…………………………354
　　5）眼　圧…………………………354
　2．痛　風……………………………354
　3．アミロイドーシス………………354
　4．骨形成不全症……………………354
　5．筋強直（緊張）性ジストロフィ…354
　6．Grönblad-Strandberg症候群……355
　7．Ehlers-Danlos症候群……………355
　8．Laurence-Moon-Biedl症候群……355
　9．Marfan症候群……………………355
〔5〕ビタミン欠乏症…………………356
　1．ビタミンA欠乏症………………356
　　1）特発夜盲………………………356
　　2）眼球乾燥症……………………356
　2．ビタミンB1欠乏症………………356
　　1）軸性視神経炎…………………356
　　2）眼筋麻痺………………………356
　3．ビタミンB$_2$欠乏症………………356

4．ビタミンB_{12}欠乏症 …………356
　5．ビタミンC欠乏症 ………………356
　6．ビタミンD欠乏症 ………………356
〔6〕膠原病と近縁疾患 ………………357
　1．全身性エリテマトーデス ………357
　2．強皮症 ……………………………357
　3．皮膚筋炎 …………………………357
　4．Sjögren症候群 …………………358
　5．結節性多発動脈炎 ………………358
　6．Wegener肉芽腫症 ………………358
　7．脈なし病，高安病，大動脈炎症候群
　　　…………………………………358
　8．関節リウマチ ……………………358
　　1）Still病 ………………………358
　　2）穿孔性強膜軟化症 …………358
〔7〕全身感染症 ………………………360
　1．先天風疹 …………………………360
　2．先天巨大細胞封入体症 …………360
　3．先天梅毒 …………………………361
　　1）角膜実質炎 …………………361

　　2）網脈絡膜炎 …………………361
　4．後天梅毒 …………………………362
　　1）虹彩毛様体炎 ………………362
　　2）網脈絡膜炎 …………………362
　　3）神経梅毒 ……………………362
　5．後天免疫不全症候群 ……………362
〔8〕皮膚疾患 …………………………363
　1．アトピー性皮膚炎 ………………363
　2．皮膚粘膜眼症候群 ………………363
　　1）Stevens-Johnson症候群 ……363
　　2）天疱瘡 ………………………363
　　3）Reiter症候群 ………………363
〔9〕薬物中毒 …………………………364
　1．副腎皮質ステロイド薬 …………364
　　1）ステロイド緑内障 …………364
　　2）ステロイド白内障 …………364
　2．エタンブトール …………………364
　3．クロロキン ………………………365
　4．キノホルム ………………………365

索　引 ………………………………………………367

眼科学とは

　眼は外界からの情報の取り入れ口であり，現在，情報の80％が視覚を通じて入ってくる．視力が失われた暗黒の世界を考えるとき，失明は死よりもおそろしい人生の悲劇であることが容易に理解されるであろう．また，眼は容貌の中心である．このため，眼を病む患者の苦痛はとくに大きいことを知らねばならない．

　眼はきわめて数多くの全身疾患の際に，多彩な症状をあらわしてくる．眼症状をもってはじめて全身疾患の診断がくだされることもまれではない．眼底の血管は全身の血管のうち直接見ることのできる数少ないものの一つであるから，眼底検査は高血圧症，動脈硬化症，その他の血管系に変化をきたす疾患の診断に有力な示唆を与える．しかも，眼底の血管は脳へ血流を供給する内頸動脈の枝であることから，眼底の血管から脳の血管の状況をある程度類推することが可能である．眼は発生上脳が突出してきた先端で，網膜は大脳皮質に相似であり，視神経は大脳髄質の延長であるから，中枢神経系の疾患において，視神経乳頭はもとより眼底に種々の変化を引き起こす．眼は遺伝性疾患が多く，先天異常や出産辺縁期の疾患で眼に関連したものも少なくない．むしろ，臨床各科において眼の症状が無縁であることのほうがまれなくらいであり，眼科を専門としなくても，眼科の知識は必要である．一方，他科の十分な知識なくして眼科の診療は満足にできないといってよい．

　過去の眼科はトラコーマをはじめとする外眼部感染症が主体で，赤い眼を中心とした眼科，すなわち red eye clinic といわれていたのが，抗生物質の出現によって，トラコーマはほとんどなくなり，現在の眼科は，視力をはじめ視機能に関連のある疾患を主体とする白い眼を中心とした眼科，すなわち white eye clinic といわれるようになってから久しい．そのため，眼科の診療をかつて洗眼など処置を中心としていたものが，現在では検査と手術を主要な内容としている．眼科は機能検査がもっとも多い科であることはいうまでもないが，全身疾患との関連において種々の検査を行わなくてはならない．さらに，全科の手術件数のうち，眼科の占める割合がもっとも多い病院もまれではない．眼科はもっとも早く分化した専門科目でいわゆる小さい科と思われがちであるが，このように検査が多く，全身疾患を背景にし内科的な色彩も強い反面，手術が多いことから外科的でもあり，これら両面を合せもった幅広くかつ深みのある科であることを理解しておくことがまず必要である．

必修の基本的事項

主要症候　　　　　　　　　　S-2

1. 視力障害
2. 視野異常
3. 複視
4. 眼球運動障害
5. 結膜の発赤(充血・出血)
6. 飛蚊症

一般的な身体診察　　　　　　S-6

1. 眼の診察
2. 眼底鏡(検眼鏡)検査

初期救急　　　　　　　　　　S-11

1. 眼痛
2. 眼の化学的損傷

主要疾患　　　　　　　　　　S-12

1. 結膜炎・角膜炎
2. 白内障
3. 緑内障
4. 糖尿病・高血圧・動脈硬化による眼底変化

主要症候

1 視力障害

視力は，遠見の矯正視力が問題．

遠見が見えなくなったかどうか，眼鏡・コンタクトレンズを所持していれば，それを装用したうえで見えなくなったかどうかを尋ねる．

遠見の矯正視力が従来どおりに見えていれば，視力障害はないと判定する．

視力障害が高度の場合は，指数が判別できるか，手動を弁じるか，明暗がわかるかをみる．

視力障害の病変部位：視力障害があれば眼球・視神経・脳の病変（**図1**）．
(1) 眼球（角膜・水晶体・硝子体・網膜・ぶどう膜）
(2) 視神経
(3) 脳（視覚路・視中枢－大脳後頭葉）

2 視野異常

視野は，見える範囲のこと．視野異常の種類は3つ（**図2**）．
(1) 狭窄：視野が狭くなる．網膜色素変性，網膜剥離，緑内障．
(2) 半盲：視野の半分が見えない．視路の病変．
 a．両耳側半盲：両眼視野の耳側半分が見えない．視交叉病変，下垂体腫瘍．
 b．同名半盲：両眼視野の右半分または左半分が見えない．視索・視放線・後頭葉の病変，脳血管障害が多い．
(3) 暗点：視野の中に見えない部分がある．黄斑疾患，視神経疾患．

3 複視

複視は，見ているものが2つに見えること．片眼を閉じれば1つに見える．複視は，斜視で起こる．後天性の斜視，すなわち眼筋麻痺によることが多い．

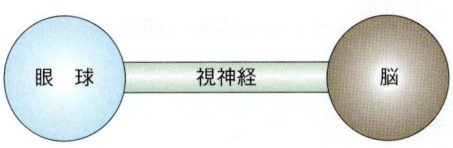

図1 視力障害の病変部位

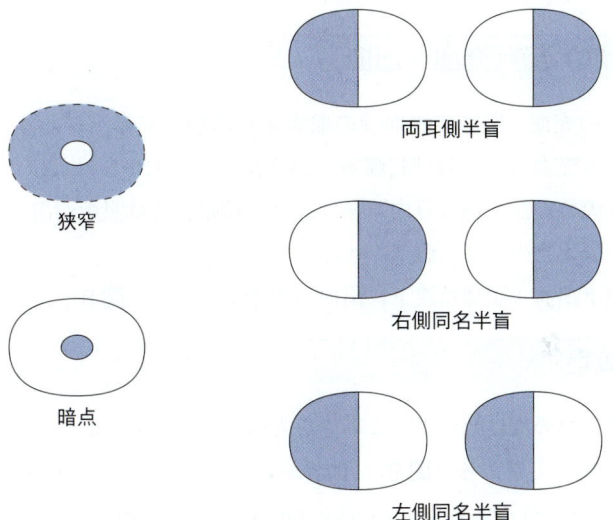

図2 視野異常
　　■は見えない部分

複視の種類は3つ．
- (1) 水平複視 ｛内斜視→外転神経麻痺（**図3**）
                外斜視→動眼神経麻痺（**図4**）
- (2) 上下複視－上下斜視 ｝滑車神経麻痺（**図5**）
- (3) 回旋複視－回旋斜視

4 眼球運動障害

眼球運動障害は，外眼筋が麻痺して，その筋の作用方向に起こる（**図13**，S-7頁参照）．

外転障害：外直筋麻痺

内転障害：内直筋麻痺

上転障害：上直筋麻痺・下斜筋麻痺

下転障害：下直筋麻痺・上斜筋麻痺

5 結膜の発赤（充血・出血）

(1) 結膜の充血：眼球結膜血管の血流量が増加して赤くみえる（**図6**）．眼瞼結膜も充血していれば結膜炎．眼瞼結膜の充血がなければ角膜・強膜・ぶどう膜の炎症，急性緑内障発作など．結膜炎では眼脂が出る．眼脂は眼からの分泌物のこと（**図7**）．俗に「目やに」．

(2) 結膜下出血：眼球結膜下に出血して赤くみえる（**図8**）．

6 飛蚊症

飛蚊症は，眼の前に蚊のような小さなものが飛んで見えること．硝子体の混濁が網膜に映って見える（**図9**）．生理的にもみられることが多いが，中高年や近視では後部硝子体剥離 posterior vitreous detachment に伴って起こる．後部硝子体剥離は，硝子体が変性して液化しゲル状の硝子体が前方へ縮んでいき，後面の影が網膜に映って見える（**図10**）．後部硝子体剥離のとき網膜裂孔ができると網膜剥離の原因になる（**図11**）．

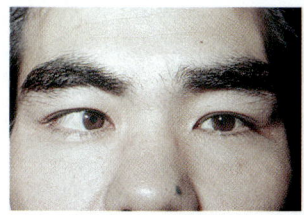 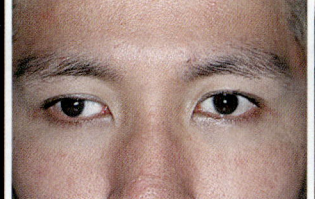 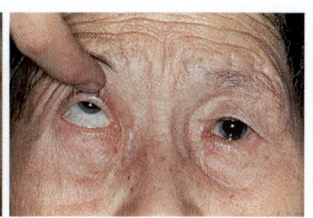

図3　内斜視　　　　図4　外斜視　　　　図5　上斜視

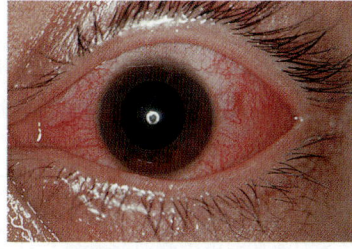 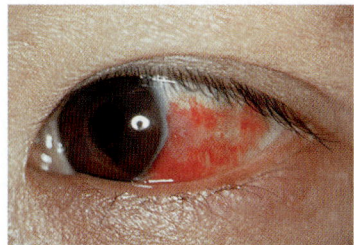

図6　結膜の充血　　　　図7　結膜下出血

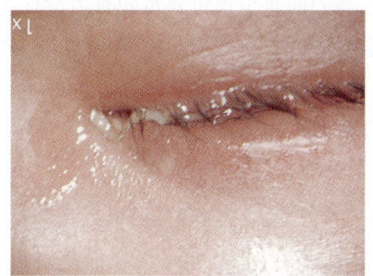

図8　眼脂

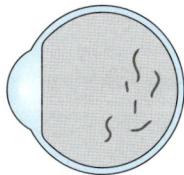 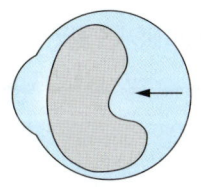 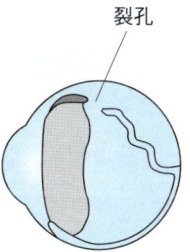

図9　硝子体混濁　　　　図10　後部硝子体剝離　　　　図11　網膜剝離

一般的な身体診察

1 眼の診察

1. 病　歴

簡単で適切な病歴をとることが必要である．とくに"いつから，どちらの眼が，どうなったか"ということを知らねばならない．

眼疾患は，全身病と関連するものが多いから，患者の全身状態にも注意する．外傷・手術などの既往歴とともに，遺伝性について家族歴も簡単に聞いておく．

2. 全身の観察

病歴をとる前に，患者が診察室に入ってくるとき，あるいは患者がすでに診察室にいるときには，患者の眼はもちろんであるが，常に患者の態度に注意し，全身を観察することが大切である．

歩行などの様子から，視力障害や視野異常の有無や程度を知ることができる．頭位異常があれば眼筋麻痺や眼振が疑われ，目立たない斜視を見出すことも珍しくない．

3. 眼の診察

1）眼　瞼

眼瞼の形態，運動の異常，発赤，腫脹，睫毛の状態をみる．

眼瞼下垂（**図12**），瞼裂狭小，瞼裂開大，兎眼の有無をみる．

2）眼　位

正面を向かせたとき正位（斜視がない）か，斜視かをみる（**図13**）．

斜視があればその反対方向に働く筋の麻痺のことがある．

3）眼球運動

水平・上下・斜上下の9方向に眼球を動かす（**図13**）．

眼球運動が障害されていれば，その方向を見る筋の麻痺のことが多い．

次に輻湊運動をみる．

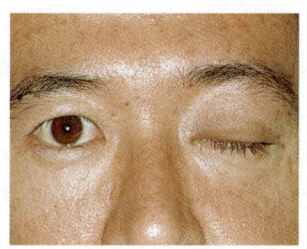

図 12 眼の診察(1)
左眼眼瞼下垂

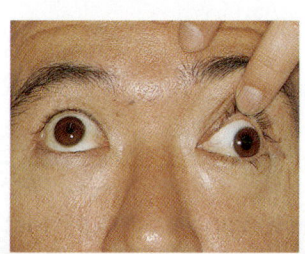

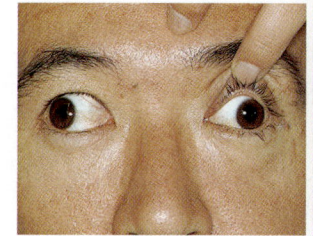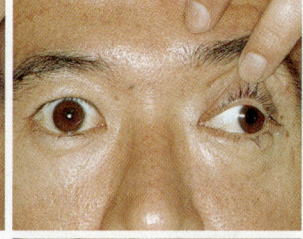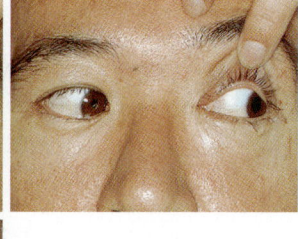

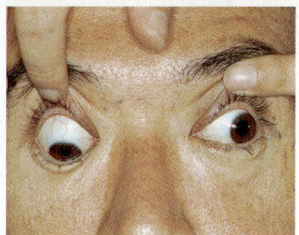

図 13 眼の診察(2)
　図 13 の左眼上眼瞼を挙上すると
眼位：外斜視
眼球運動：左眼の内転・上転・下転の障害
結膜
角膜 ｝異常ない
瞳孔：左眼散大

4）結　膜

(1) 眼球結膜：充血，浮腫をみる．充血では結膜充血（結膜の炎症），毛様充血（角膜・強膜・ぶどう膜の炎症）を区別する．
(2) 眼瞼結膜：充血，混濁，濾胞をみる．上眼瞼および下眼瞼とも反転してみるが，小児では上眼瞼の反転を嫌うから，必要があれば他の検査が終了してから行ったほうがよい．
(3) 結膜円蓋：必要に応じて検査する．上結膜円蓋の検査には二重反転鉤を用いる．

5）角　膜

大きさ，形，透明，混濁，上皮欠損などをみる．

6）瞳　孔

大きさ，形，瞳孔反応（対光反応・近見反応）をみる．

交互点滅対光反射試験 **swinging flash light test**：一眼から他眼へ急速に光を移して対光反応をみる方法．

光を当てると縮瞳せずかえって散瞳する場合，その眼の瞳孔求心路（網膜・視神経）の障害があり，**Marcus Gunn** 瞳孔という（**図15**）．

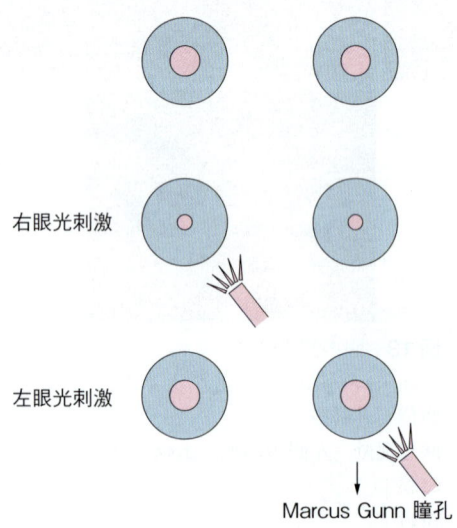

図14　交互点滅対光反射試験

2 眼底鏡(検眼鏡)検査

1. 眼底検査の種類

眼底検査は検眼鏡によって瞳孔を通して眼底,すなわち,視神経乳頭,網膜および脈絡膜を観察する方法で,倒像(鏡)検査と直像(鏡)検査がある(**表1**).

	器 具	像の拡大	観察範囲
倒像(鏡)検査	倒像鏡と凸レンズ	小(5倍)	広い
直像(鏡)検査	直像鏡	大(15倍)	狭い

表1 眼底検査の種類

2. 眼底検査の順序

まず,視神経乳頭を,次いで,その耳側にある黄斑をはじめ後極部を,その後,周辺部を観察する.網膜,脈絡膜とともに網膜血管を観察する.正常眼底所見を**図15**に示す.

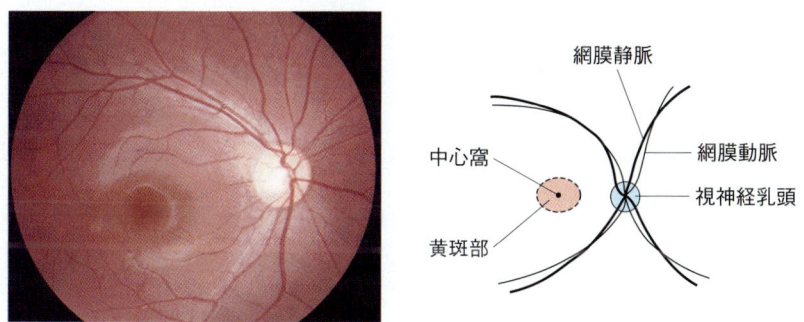

図15 正常眼底所見(右眼)

3. 眼　底

眼底 fundus の検眼鏡的所見を**図15**に示す．眼底における視神経の部分を視神経乳頭 optic disc という．その耳側にある円形の部分が黄斑 **macula lutea** で，その中心が中心窩 fovea centralis である．これが健常眼の固視点となる．

網膜中心動・静脈は，視神経乳頭面上で4本に分枝する．これを上耳側，上鼻側，下耳側および下鼻側動・静脈という．網膜の静脈は，動脈より太く，その比は3：2で，静脈は暗赤色で濃く，動脈は鮮紅色で薄くみえる．

4. 主要眼底所見

(1) 視神経乳頭　　発赤・境界不鮮明→うっ血乳頭
　　　　　　　　　蒼白→視神経萎縮
　　　　　　　　　陥凹→緑内障
(2) 網膜　　　　　出血・白斑→糖尿病・高血圧
(3) 網膜血管　　　口径狭細→高血圧
　　　　　　　　　反射亢進→動脈硬化

5. 散瞳薬

眼底検査を精密に行うためには，普通の大きさの瞳孔では困難なことが少なくない．そのため散瞳薬を点眼して散瞳してから検査する．散瞳薬としては，トロピカミドまたはフェニレフリンが通常用いられる．閉塞隅角緑内障の疑いのある患者では注意する．

初期救急

1 眼　痛

(1) 表面の眼痛：結膜異物・角膜異物は除去する．
(2) 深部の眼痛：急性緑内障発作（S-13頁参照）

2 眼の化学的損傷

　水道水または生理的食塩水で，十分に洗眼し，薬物を洗い流す（**図16**）．酸・アルカリなど中和を考えなくてよい．

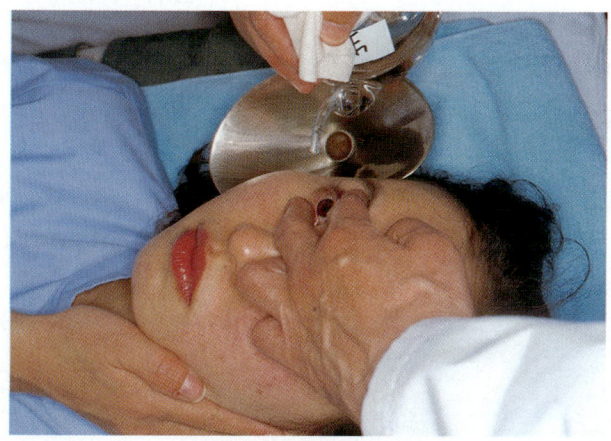

図16　洗　眼

主要疾患

1 結膜炎・角膜炎

結膜炎は結膜の炎症．症状は，充血，眼脂，流涙．感染性・アレルギー性があるが，ウイルス性結膜炎が重要．伝染力が非常に強い．感染予防が重要．通常の消毒薬は無効．患者が手に触れた場合，手指は流水で洗い流し，煮沸できるものは煮沸消毒する．特効薬はない．

(1) 流行性角結膜炎（**図17**）
(2) 咽頭結膜熱
(3) 急性出血性結膜炎

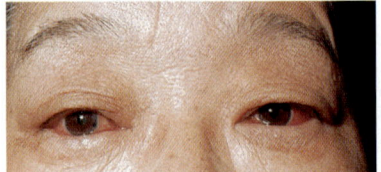

図17 流行性角結膜炎

角膜炎は角膜の炎症．症状は角膜の混濁，結膜の充血，眼痛，視力障害．

2 白内障

白内障は水晶体の混濁．加齢白内障（老人性白内障）が主．進行すると視力障害．日常生活が不便になれば手術．手術は混濁した水晶体を摘出し，代わりに眼内レンズを挿入する（**図18**）．

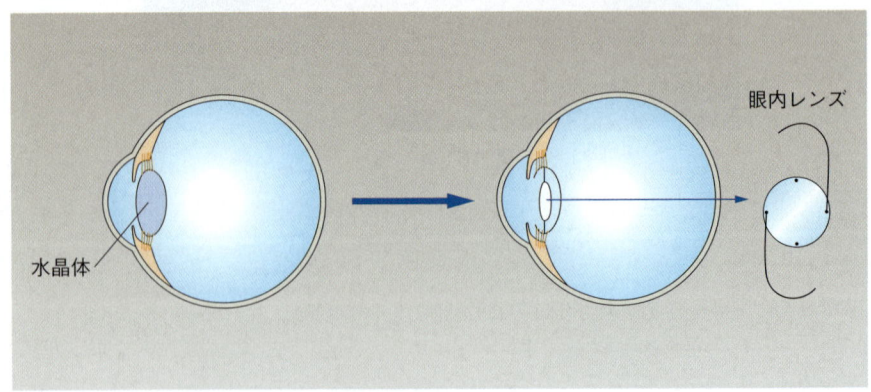

図18 白内障の手術

3 緑内障

緑内障は眼圧が健常眼圧を超えるため，視神経が障害される疾患．健常眼圧は個人により異なる．

1．開放隅角緑内障

慢性に経過．自覚症状は初期にはない．眼圧も正常範囲のことが多い．進行すると視野異常，眼底は視神経の萎縮と陥凹．治療はまず眼圧下降の点眼薬，効果がないときは手術．

2．閉塞隅角緑内障

急性発作を起こす．前房は浅い．発作を起こすと視力低下，眼痛・頭痛・悪心・嘔吐，角膜浮腫，瞳孔散大，結膜充血，眼圧は高い（図19，20）．放置すれば失明．

治療は，
(1) 縮瞳薬（ピロカルピン）の点眼
(2) 炭酸脱水酵素阻害薬（アセタゾラミド・ジクロルフェナミド）の内服
(3) 高浸透圧薬（マニトール）の点滴静注
(4) 手術：レーザー虹彩切除術

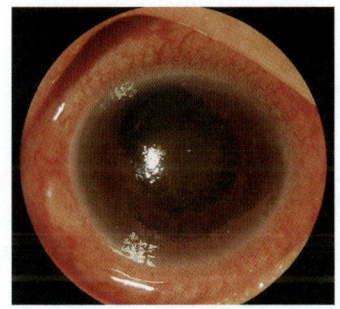

図19　急性緑内障発作(1)

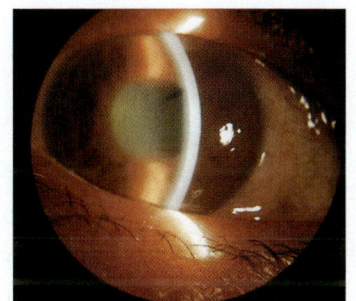

図20　急性緑内障発作(2)
　　　細隙灯顕微鏡所見

4 糖尿病・高血圧・動脈硬化による眼底変化

1. 糖尿病網膜症（**図 21**）：毛細血管瘤・出血・白斑・血管閉塞・新生血管・繊維血管性増殖膜・牽引性網膜剥離
2. 高血圧による眼底変化（**図 22**）：動脈狭細・口径不同・出血・白斑（高血圧網膜症）
3. 動脈硬化による眼底変化：動脈反射亢進・交差現象（**図 23**）・出血・白斑（網膜静脈閉塞症）

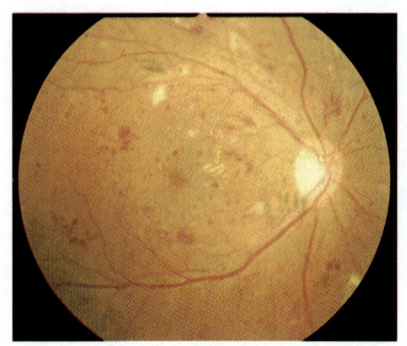

図 21　糖尿病網膜症
（出血と小白斑）

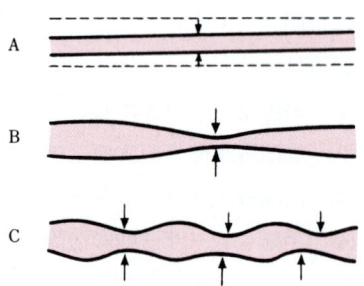

図 22　高血圧性眼底変化　動脈の収縮
A：全般的狭細
B：
C：　口径不同

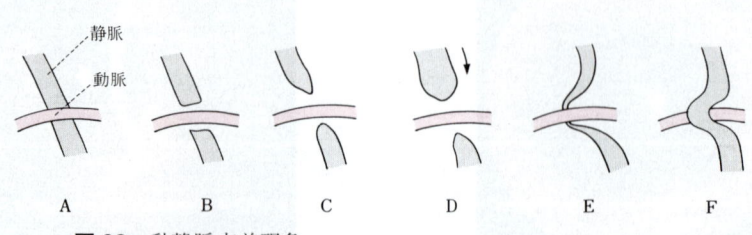

図 23　動静脈交差現象
　　A：正常交差　　　B：静脈の隠伏　　C：静脈の先細り
　　D：静脈の塞ぎ止め　E：Salus 交叉弓　F：静脈の乗り越え

総論

第Ⅰ章　構　造

〔1〕　視　覚　器

表Ⅰ-1　視覚器のまとめ

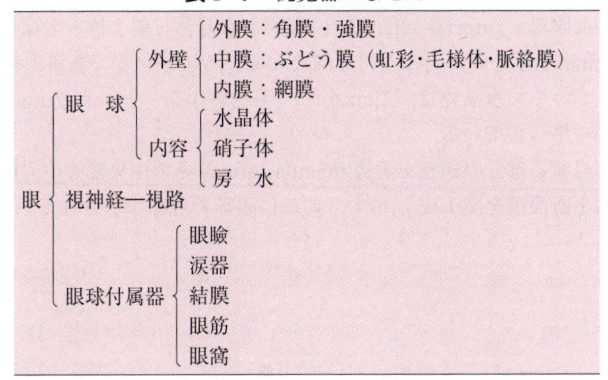

```
          ┌ 眼　球 ┬ 外壁 ┬ 外膜：角膜・強膜
          │        │      ├ 中膜：ぶどう膜（虹彩・毛様体・脈絡膜）
          │        │      └ 内膜：網膜
          │        └ 内容 ┬ 水晶体
          │               ├ 硝子体
眼 ┤               └ 房　水
          ├ 視神経—視路
          │
          └ 眼球付属器 ┬ 眼瞼
                       ├ 涙器
                       ├ 結膜
                       ├ 眼筋
                       └ 眼窩
```

1．視覚器の構成

　眼 eye は，眼球 eye ball と視神経 optic nerve とから成り立つ．これに眼球付属器 ocular adnexa といわれる眼瞼 lid，結膜 conjunctiva，涙器 lacrimal apparatus，眼筋 ocular muscle，眉毛 eye brow および眼窩 orbit が加わって視覚器を構成している．図Ⅰ-1のように，眼球は，眼窩の中に入っていて，上下の眼瞼の間から外へ開き，視神経で脳と連絡している．

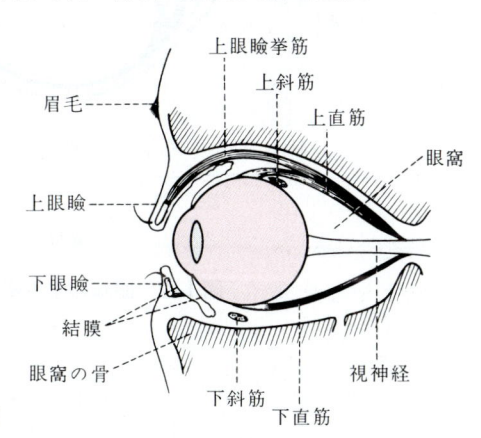

図Ⅰ-1　視覚器の垂直断面図

2. 眼球の外壁

眼球の外壁は，次の三つの膜でできている．
(1) 外膜………角膜 cornea，強膜 sclera
(2) 中膜………ぶどう膜 uvea（虹彩 iris，毛様体 ciliary body，脈絡膜 choroid）
(3) 内膜………網膜 retina

3. 眼球の内容

　眼球の内容は，水晶体 lens，硝子体 vitreous，および房水 aqueous humor である．角膜と虹彩の間を前房（前眼房）anterior chamber，虹彩と水晶体・硝子体・毛様体の間を後房（後眼房）posterior chamber といい，この間を満たしているのが房水である．前房と後房とは瞳孔 pupil で連絡している．水晶体は，Zinn 小帯（毛様体小帯）zonula Zinni（zonula ciliaris）によって毛様体から吊られている．

　眼球の後極に相当する部分の網膜を黄斑 macula lutea，その中央部を中心窩 fovea centralis という．眼球の水平断面図を図Ⅰ-2に示す．ここに眼球の各部が示されている．

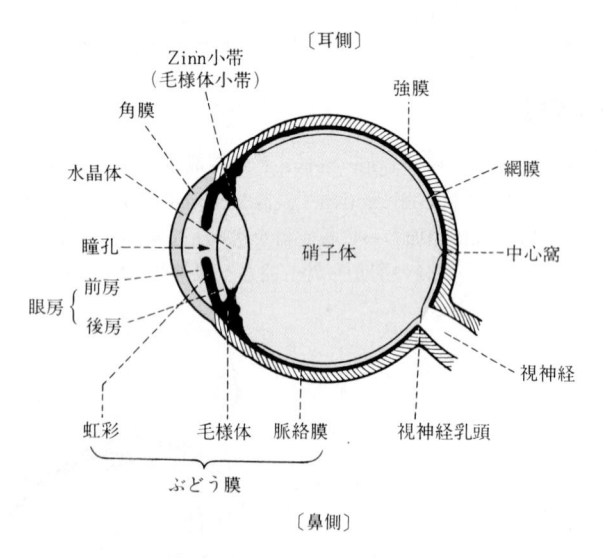

図Ⅰ-2　眼球の水平断面図

〔2〕 眼 球

1．角膜・強膜
1）角 膜
　角膜 cornea は，強膜とともに眼球の外壁を構成し，その形を保つ．透明で光線を通過させて屈折し，瞳孔を通して眼内に光を送る（図Ⅰ-3）．
　角膜の直径は，横11 mm，縦10 mm で，横径が縦径より1 mm 大きい．角膜の厚さは，約1 mm で，中央部は周辺部に比べやや薄い．
　角膜は，組織学的に次の5層から成る（図Ⅰ-4）．
(1)　上皮 epithelium
(2)　Bowman 膜（外境界膜）Bowman's membrane
(3)　実質 stroma
(4)　Descemet 膜（内境界膜）Descemet's membrane
(5)　内皮 endothelium

　　上皮には神経終末が多数分布し，知覚が鋭敏である．角膜の知覚は，三叉神経による．上皮は，角膜と強膜の境にある角膜縁で結膜上皮に連絡する．Bowman 膜は，無構造の薄い膜で，再生能力がないため，障害されると跡に瘢痕を残す．実質は，角膜の大部分を占める．Descemet 膜は無構造の薄い膜で，強靭で弾力性に富み，再生能力がある．Descemet 膜は，隅角の強角膜線維柱帯の前端で終わり，この部分を Schwalbe 線という（☞図Ⅰ-16）．内皮は，最内層で隅角を経て虹彩上皮に移行する．

2）強 膜
　強膜 sclera は，白く不透明な硬く強い膜で，角膜とともに眼球の外壁を構成し，その形を保つ．
　　強膜の厚さは，約1 mm であるが，外眼筋の付着部と赤道部では薄い．眼球後極に近いところで視神経が強膜を貫いて，眼球内へ入る．この部分の強膜は，薄くなり，ふるい状となっているので，強膜篩状野 lamina cribrosa という．強膜の表層を上強膜 episclera という．

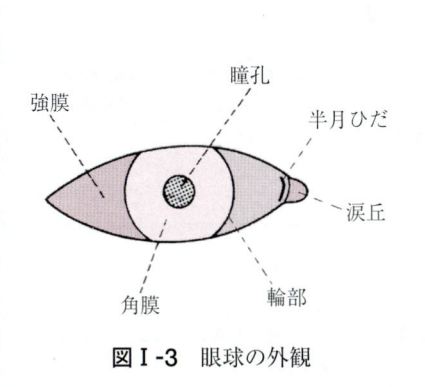

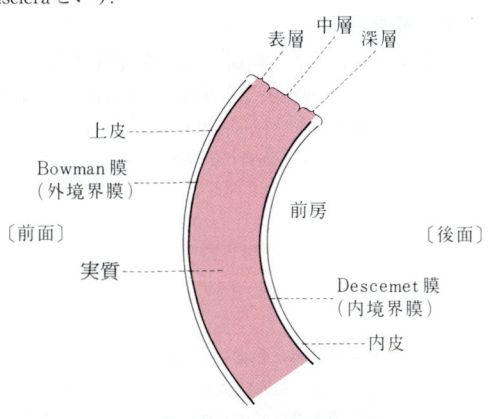

図Ⅰ-3　眼球の外観

図Ⅰ-4　角膜の構造

2．ぶどう膜

ぶどう膜 uvea は，虹彩，毛様体および脈絡膜の三つから成り立つ．ぶどう膜は，色素と血管に富み，瞳孔以外から光線が眼球内に入ってくるのを妨げるとともに，眼内に栄養を供給する．

1）虹　彩

虹彩 iris にある二つの筋肉の働きによって，瞳孔の大きさが小さくなったり，大きくなったりして，眼球内に入ってくる光線の量が加減される．

虹彩筋は，次の二つである（図Ⅰ-6）．

(1) 瞳孔括約筋 sphincter pupillae………瞳孔を縮小する．動眼神経（副交感神経）支配．
(2) 瞳孔散大筋 dilator pupillae………瞳孔を散大する．交感神経支配．

> 虹彩は，日本人では茶褐色で[*]，表面には紋理が見られる．瞳孔縁から約3mmの所に輪状の小環があり，これを虹彩分割輪 iris frill といい，小虹彩動脈輪（☞眼球の血管系 p.11）に一致する．虹彩分割輪より中央部を小虹彩輪 annulus iridis minor（瞳孔部 pars pupillaris），周辺部を大虹彩輪 anulus iridis major（毛様体部 pars ciliaris）という（図Ⅰ-5）．虹彩にはいくつかの小孔が見られ，これを虹彩窩 iris crypt という．

2）毛様体

毛様体 ciliary body は，房水を産出し，毛様体筋の働きによって調節の機能を営む．

> 毛様体は，二つの部分に分けられる（図Ⅰ-6, 7）．前部，すなわち虹彩に近い部分を毛様体冠 corona ciliaris（皺襞部 pars plicata）といい，多数の毛様体突起 ciliary processes を出す．後部，すなわち脈絡膜に近い部分を毛様体輪 orbicularis ciliaris（扁平部 pars plana）といい，毛様体と網膜の境の鋸歯状の部分を鋸状縁 ora serrata という．毛様体表面は，上皮で覆われる．

毛様体筋 ciliary muscle は，次の三つである（図Ⅰ-6）．

(1) Müller筋 Müller's muscle………輪状筋，近方を見るときに働く．動眼神経（副交感神経）支配．
(2) Brücke筋 Brücke's muscle………縦走筋，遠方を見るときに働く．交感神経支配．
 (3) 放射状部 radial portion………斜行筋，作用は明らかでない．

虹彩筋と毛様体筋とを合わせて内眼筋 intraocular muscle という．

3）脈絡膜

脈絡膜 choroid は，網膜の外層を栄養する．

> 脈絡膜は，強膜側から上脈絡膜 suprachoroid，血管層 vessel layer，脈絡毛細血管板 choriocapillaris，網膜に接する最内層の Bruch膜 Bruch's membrane の4層から成る（図Ⅰ-8）．Bruch膜は，網膜色素上皮に接し，脈絡膜から無血管の網膜外層へ栄養を送る通路[**]である．

---

 [*] 虹彩の色は，色素の量で決められる．日本人でも色は一様でなく，濃い茶褐色の人と淡い茶褐色の人がいる．白人では青色，黒人では黒褐色に見えるのはこのためである．
 [**] 脈絡膜血管に対する血液網膜関門は，網膜色素上皮にある（→ p.6）

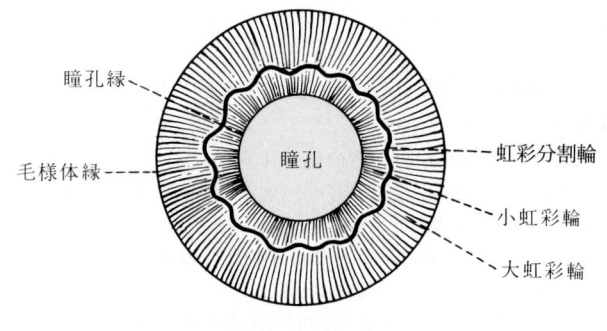

図I-5　虹彩の外観

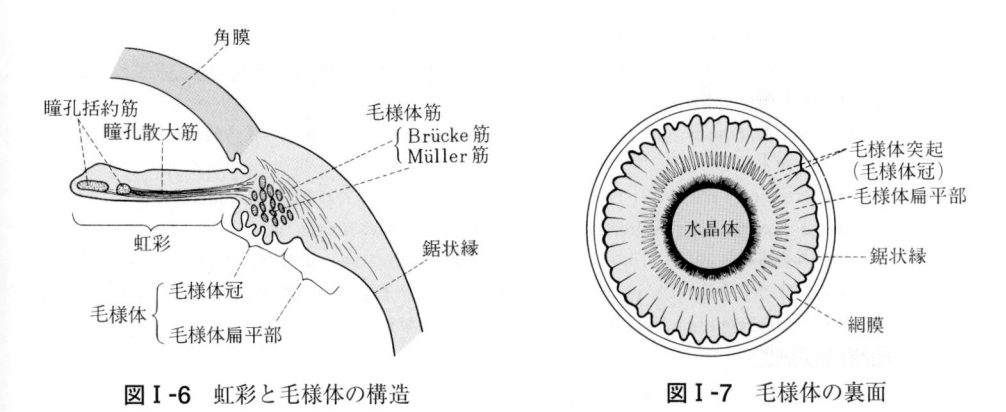

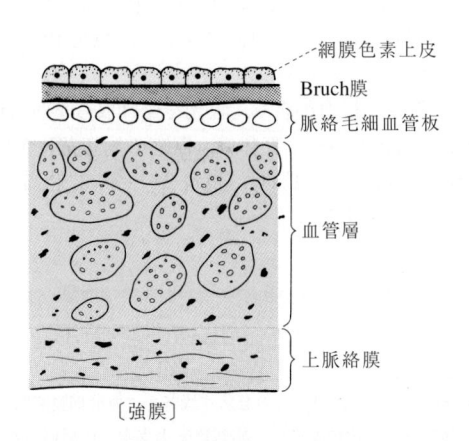

図I-6　虹彩と毛様体の構造

図I-7　毛様体の裏面

図I-8　脈絡膜の構造

3. 網膜

網膜 retina には，2種類の視細胞があって，光や色を感じる．

1) 網膜の構造

網膜の構造は，外側の脈絡膜側から内側の硝子体側に数えて，次の10層から成る(図Ⅰ-9)．

(1) 網膜色素上皮 retinal pigment epithelium………視細胞に栄養と感光物質を供給する．
(2) 視細胞層 visual cells………視細胞，すなわち錐体 cone と杆体 rod がある．
(3) 外境界膜 outer limiting membrane………無構造の膜で，視細胞を固定する．
(4) 外顆粒層 outer nuclear layer………視細胞の核．
(5) 外網状層 outer plexiform layer………視細胞の突起と双極細胞 bipolar cell とが連絡する．水平細胞 horizontal cell が横の連絡をする．
(6) 内顆粒層 inner nuclear layer………外側，すなわち外網状層よりに，水平細胞の核，内側，すなわち内網状層よりに無軸索細胞 amacrine cell の核，その中間に双極細胞の核がある．双極細胞は内外に突起をだし，視細胞と神経節細胞とを連絡する．
(7) 内網状層 inner plexiform layer………双極細胞の突起と神経節細胞 ganglion cell の突起とが連絡する．無軸索細胞が横の連絡をする．
(8) 神経節細胞層 ganglion cell layer………神経節細胞があり，内網状層に多くの突起と神経線維層に1本の軸索突起をだす．
(9) 神経線維層 nerve fiber layer………神経節細胞の軸索突起．視神経乳頭を経て視神経となる．
(10) 内境界膜 inner limiting membrane………網膜と硝子体の間の境界膜．

このほか，神経膠細胞 glia cell があり，神経要素の間隙を埋めている．網膜の各層のうち，外側の色素上皮から外顆粒層までを神経上皮層 neuroepithelial layer といい，脈絡膜血管で栄養される．内側の外網状層から内境界膜までを脳層 brain layer といい，網膜中心動脈で栄養される*．

2) 網膜の視細胞

網膜の視細胞には，錐体と杆体の2種類がある（図Ⅰ-10）．

(1) 錐体………明るい所で働き，視力が良く，色光を受け取る．錐体が主として働いている状態を明所視 scotopic vision という．錐体は，眼底の中心部に多い．すなわち，中心窩は錐体のみから成り，これより周辺に向かって急激に減少し，視角10°に相当する部分から周辺では密度は変わらない**．

(2) 杆体………暗い所で働き，視力が悪く，色光を受け取らない．杆体が主として働いている状態を暗所視 photopic vision という．杆体は，眼底の周辺部に多い．すなわち，中心窩には存在せず，これより周辺に向かって増加し，視角20°～30°に相当する部分で最も多くなり，それより周辺では再び次第に減少する．

---

* 血液の成分が網膜に無制限に流出するのを防ぐ機能を，血液網膜関門 blood-retinal barrier という．外層のそれを外側血液網膜関門といい，網膜色素上皮が，内層のそれを内側血液網膜関門といい，網膜血管内皮細胞が当たる．

図 I-9　網膜の構造

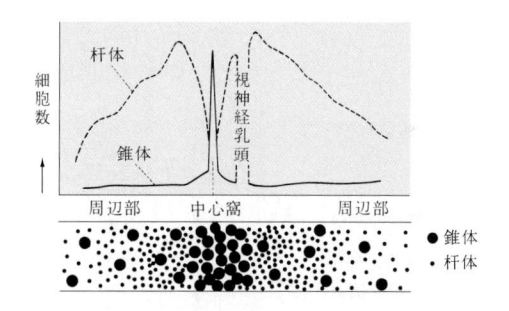

図 I-10　網膜各部における錐体と杆体の分布の模式図

** 黄斑部では脳層が薄くなり，中心窩は錐体のみから成る（図 I-11，I-12）．中心窩の一つの錐体は，一つの双極細胞および一つの神経節細胞と 1：1 で連絡するのが，周辺部では一つの双極細胞に多数の錐体あるいは杆体が連絡し，さらにこの双極細胞のいくつかが一つの神経節細胞と連絡する（図 I-13）．そのため，中心窩の視力は良好で，そこからずれると視力は急激に悪くなる．

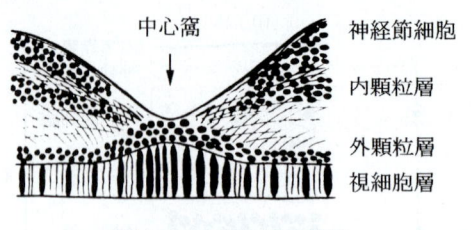

図Ⅰ-11 中心窩の構造

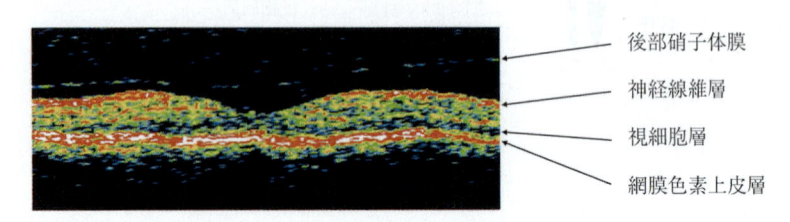

図Ⅰ-12 光干渉断層計*による黄斑部像

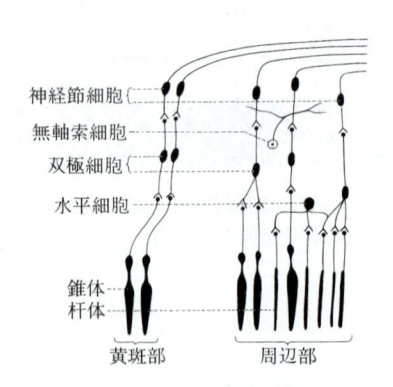

図Ⅰ-13 視細胞と神経節細胞の関係

---

* 光干渉断層計 optical coherence tomograph（OCT）は，眼底の断面を光学組織切片に近い精度で画像化する装置

4．水晶体・硝子体

1) 水晶体
水晶体 lens は，透明で，光線を通過させて屈折し，毛様体筋の働きによって調節作用を営む．

　水晶体は，直径 10 mm で，凸レンズの形をしている（図Ⅰ-14）．外面は，前面，後面および赤道部 equator に分けられる．前面の中心を前極 anterior pole，後面の中心を後極 posterior pole という．水晶体の表面は，被膜，すなわち水晶体嚢 lens capsule によって覆われ，前嚢 anterior capsule と後嚢 posterior capsule がある．中心には水晶体核 lens nucleus があり，核と嚢との間の部分を水晶体皮質 lens cortex といい，前皮質 anterior substance と後皮質 posterior substance がある．水晶体核は，小児では硬化していないが，おおむね 25 歳くらいで硬化する．水晶体は組織学的には水晶体線維から成り，これが同心状に配列している．水晶体線維が合する所を縫合 suture といい，前方では Y 字形，後方では逆 Y 字形を示す．

　水晶体の混濁が白内障 cataract である（☞ p.272）．

2) Zinn 小帯
水晶体は，Zinn 小帯 zonule of Zinn，毛様（体）小帯 zonula ciliaris によって毛様体から吊られている．毛様体筋の Müller 筋が収縮すると，Zinn 小帯は弛緩して，水晶体は厚みを増す．これが調節である（図Ⅰ-15）（☞ p.41）．

3) 硝子体
硝子体 vitreous は，ゲル様組織で，眼球の形を保ち，外力による変形に抵抗するとともに，透明で，網膜まで光線を通過させる．

4) 透光体
眼に入った光線が網膜に達するまでの透明な部分を透光体 optic media という．角膜，前房，水晶体および硝子体の総称．

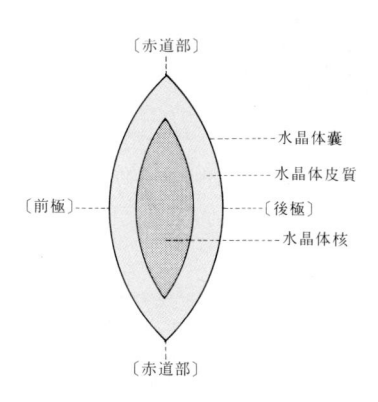

図Ⅰ-14　水晶体の構造

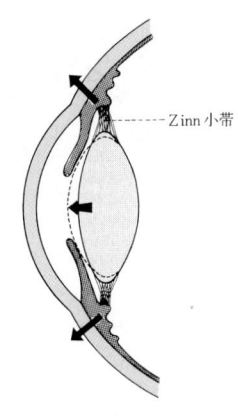

図Ⅰ-15　水晶体と Zinn 小帯・毛様体の関係
　　　　実線：調節休止時の水晶体
　　　　点線：最大調節時の水晶体

5. 眼房・隅角

1) 眼房

眼房は，前房と後房があり，この間を房水が満たしている．

房水 aqueous humor は，毛様体で産生され，眼房内を循環し，無血管組織である角膜と水晶体に栄養を与えるとともに，眼圧を維持する（☞ p.62）．

房水は，後房から，瞳孔を通って前房へ入る．

房水の産生に当たって毛様体上皮で物質を選択的に通過させ，これを血液房水関門 blood-aqueous barrier という*．

2) 隅角

房水は，隅角（前房隅角）anterior chamber angle から，眼球外へ排出される．

隅角は，角膜，強膜，ぶどう膜の連絡部分で，解剖学的には，Descemet 膜の終わりである Schwalbe 線 Schwalbe's line から虹彩根部までをいう．角膜と強膜との境界を強膜岬 scleral spur という（図Ⅰ-16）．

房水は，隅角の線維柱帯網状組織 trabecular meshwork を通って，Schlemm 管 canal of Schlemm（強膜静脈洞 sinus venosus sclerae）に入る．Schlemm 管からは強膜内静脈叢 intrascleral plexus か，房水静脈 aqueous vein を通って，前毛様静脈，上強膜静脈に入り，上下眼静脈を経て，海綿静脈洞に入る．

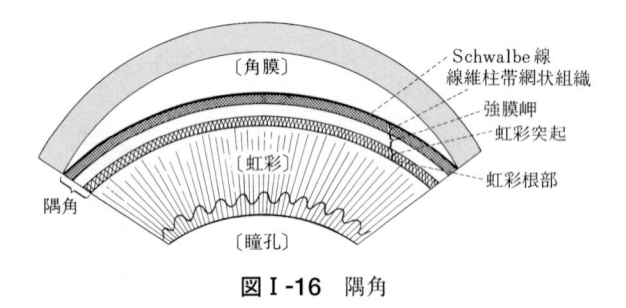

図Ⅰ-16　隅角

---

* 血液眼関門 blood-ocular barrier：血液房水関門のほか，血液網膜関門がある（☞ p.6）

6．眼球の血管系

1） 眼球の動脈系
眼球の動脈系は，内頸動脈の枝である眼動脈 ophthalmic artery による（図Ⅰ-17, 18）．

a．網膜中心動脈
(1) 網膜中心動脈 central retinal artery は，網膜内層と視神経を栄養する．網膜中心動脈は，眼球後方 10 mm で視神経に入り，その中央を通って視神経乳頭に達する．
    視神経乳頭までの間，視神経線維に豊富な枝を出す．網膜動脈は，終動脈 end artery である．

b．毛様動脈
毛様動脈 ciliary artery は，ぶどう膜に分布し，次の三つがある．
   (1) 短後毛様動脈 short posterior ciliary artery………約20本，視神経の周囲で強膜を直角に貫き，脈絡膜を栄養する．さらに Bruch 膜を通して網膜外層も栄養する．一部は視神経周囲に近い強膜内で Zinn-Haller 動脈輪 circle of Zinn-Haller を形成し，視神経乳頭を栄養する．
   (2) 長後毛様動脈 long posterior ciliary artery………2本，視神経の周囲で耳側と鼻側とで斜めに強膜を貫く．
   (3) 前毛様動脈 anterior ciliary artery………4本，直筋の走行に沿い，前部の強膜を直角に貫く．
     長後毛様動脈と前毛様動脈とは吻合して，大虹彩動脈輪 circulus arteriosus iridis major を形成し，虹彩および毛様体を栄養する．
     虹彩分枝は小虹彩動脈輪 circulus arteriosus iridis minor を形成し，虹彩分割輪と一致する（☞ p.4）．

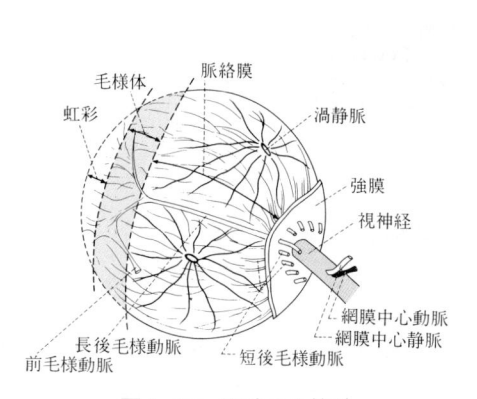

図Ⅰ-17　眼球の血管系

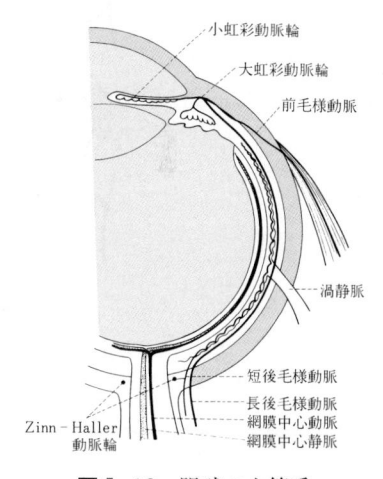

図Ⅰ-18　眼球の血管系

2) 眼球の静脈系

眼球の静脈系には次の二つがある（図Ⅰ-17, 18, 19）.

a．渦静脈

渦静脈 vortex vein は，ぶどう膜からの血流を受け取る．渦静脈は，4本あり，赤道部より後で，垂直子午線の左右で，斜めに眼球から出る．渦静脈は，上下の眼静脈 ophthalmic vein を経て海綿静脈洞 cavernous sinus に入る.

> 毛様体からの一部は，毛様体静脈叢 ciliary venous plexus を作り，前毛様静脈 anterior ciliary vein および上強膜静脈 episcleral vein に入る.

b．網膜中心静脈

網膜中心静脈 central retinal vein は，網膜からの血流を受け取る．視神経乳頭から視神経に入り，網膜中心動脈と同じ走行で，上眼静脈を経て，海綿静脈洞に入る.

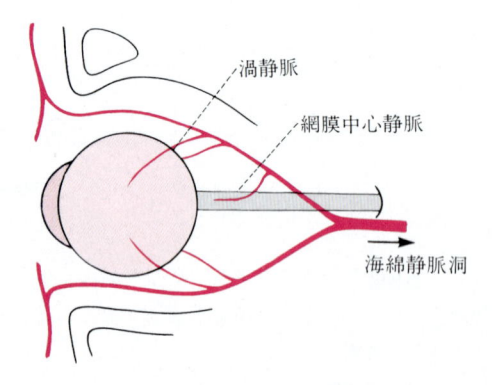

図Ⅰ-19　眼球の静脈系

〔3〕 視神経・視路

1．視神経

　視神経 optic nerve は，直径3 mm，長さ 35～50 mm で，末梢神経ではなく，中枢神経の白質に相当する．視神経の神経線維は，網膜の神経節細胞の軸索突起であり，末梢神経の特徴である神経鞘(Schwann 鞘)を欠いている．視神経は，眼窩から蝶形骨小翼にある視神経管 optic canal を通って，頭蓋内に入る（図Ⅰ-20）．

1) 視神経鞘

　視神経鞘 optic nerve sheath は，視神経を包み，髄膜鞘の延長で，次の三つがある（図Ⅰ-20）.
   (1) 硬膜 dura mater………強膜へ移行する．
   (2) クモ膜 arachnoidea
   (3) 軟膜 pia mater
　視神経鞘の間をそれぞれ硬膜下腔 subdural space およびクモ膜下腔 subarachnoidal space という．

2) 視神経の血管
   (1) 網膜中心動脈………視神経を栄養する．
   (2) 短後毛様動脈………Zinn-Haller 動脈輪を形成し，視神経乳頭を栄養する．

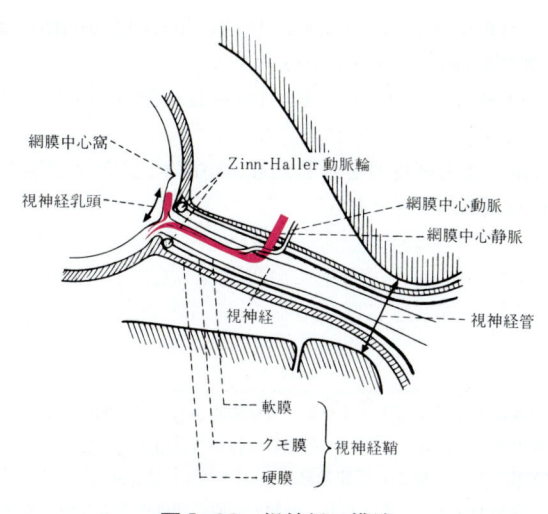

図Ⅰ-20　視神経の構造

2. 視覚路

1) 視覚路

眼に外から入ってくる光線は，まず角膜で屈折される．次いで瞳孔を通過し，水晶体でさらに屈折されて硝子体に入り，網膜の視細胞を刺激する．網膜の視細胞からの神経要素は双極細胞を経て神経節細胞に達する．ここまでの神経要素を第1ノイロン first neuron＊という．

神経節細胞から出た神経線維は，集まって視神経となり，視交叉（視神経交叉）optic chiasm に達する．視交叉では，左右の視神経線維のうち，耳側の線維はそのまま同側にいくが，鼻側の線維はそれぞれ反対側にいくという半交叉＊＊を行い，視索 optic tract となって，外側膝状体 lateral geniculate body に達する．ここまでの神経要素を第2ノイロン second neuron という．外側膝状体は，第1次視中枢 first visual center ともいう．

外側膝状体を出た神経線維は，視放線 optic radiation となって，大脳後頭葉皮質に達する．外側膝状体からここまでの神経要素を第3ノイロン third neuron という．大脳後頭葉に視中枢 visual center あるいは第2次視中枢 second visual center がある．

このように，網膜視細胞に与えられた刺激は，視神経を経て大脳後頭葉に達して，初めて視覚を生じる．この視覚伝導の経路を視覚路（視路，視覚伝導路）visual pathway という（図Ⅰ-21，22）．

2) 視中枢

視覚の知覚される視知覚皮質 visual sensory cortex は，大脳後頭葉の鳥距溝 calcarine fissure を中心とした有線領 striate area（Brodmann17野 area17）である．

有線領を取り囲む傍有線領 parastriate area（Brodmann18野 area18）は，視覚に関連した運動の中枢で，視運動皮質 visual motor cortex という．

傍有線領の周囲の周有線領 peristriate area（Brodmann19野 area19）は，高次の視活動を営む．

これらの視覚と関係ある大脳皮質を示したものが図Ⅰ-23および図Ⅰ-24である．Brodmann 8野 area 8は眼球運動の中枢である．

＊ 視細胞から双極細胞までを第1ノイロン，双極細胞から神経節細胞までを第2ノイロン，神経節細胞から外側膝状体までを第3ノイロン，外側膝状体から後頭葉までを第4ノイロンとすることもある．

＊＊ 下等な脊椎動物では，一眼からの視神経線維は，すべて反対側へ交叉し，全交叉が行われている．交叉線維は，原始的なものと考えられ，動物の両眼の視野の重なりが広くなるに従って，非交叉線維の割合が増していく．トリでは全交叉，家兎ではきわめてわずかの非交叉線維があり，イヌではそれが多くなり，サルではさらに多くなり，ヒトでは最も多い．しかし，視交叉では半交叉といっても，交叉線維の方が非交叉線維より50％多い．したがって，交叉線維と非交叉線維の比率は，3：2となる．

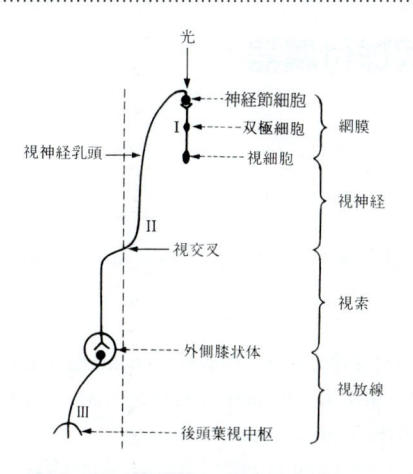

図Ⅰ-21　視覚路におけるノイロン
　　　Ⅰ：第1ノイロン
　　　Ⅱ：第2ノイロン
　　　Ⅲ：第3ノイロン

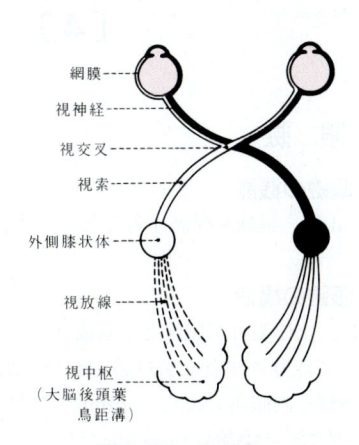

図Ⅰ-22　視覚路

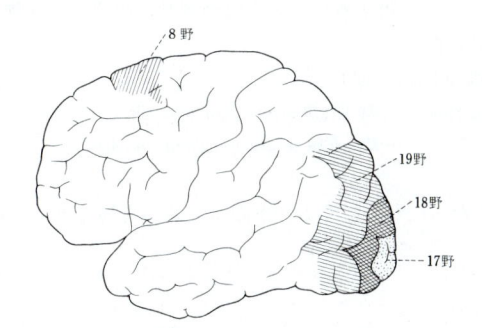

図Ⅰ-23　視覚と関係ある大脳皮質―外側面

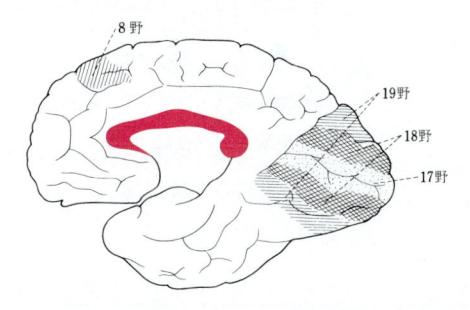

図Ⅰ-24　視覚と関係ある大脳皮質―内側面

〔4〕 眼球付属器

1. 眼　瞼

1) 眼瞼の機能
眼瞼 lid は，眼球を保護することと，まばたきによって，角膜の表面を潤すことが主な働きである．

2) 眼瞼の構造
眼瞼は，上眼瞼と下眼瞼とから成り，眼瞼の遊離縁を瞼縁（眼瞼縁）lid margin という．瞼縁によって取り囲まれた裂け目の部分が瞼裂（眼瞼裂）palpebral fissure である（図Ⅰ-25）．瞼裂の鼻側を内眼角 medial canthus，耳側を外眼角 lateral canthus という．

　　　内眼角部には涙湖 lacrimal lake があり，その中に涙丘 caruncle が隆起している．涙丘の耳側には半月皺襞* plica semilunaris がある．上下の瞼縁の鼻側には涙点 lacrimal punctum がある．瞼縁の前縁は，睫毛，後縁は，Meibom 腺の開口部で，前縁と後縁の間を縁間 intermarginal space という．

3) 眼瞼付属器
a. 睫　毛
睫毛 cilia, lashes は，根元に知覚神経があるため刺激に敏感で，異物が触れると眼瞼が閉じて，それが瞼裂に入るのを防ぐ．

　　　睫毛には，汗腺と脂腺がある（☞図Ⅰ-34）．
　　(1) Moll 腺 glands of Moll………睫毛汗腺 sweat glands of cilia
　　(2) Zeis 腺 glands of Zeis………睫毛脂腺 sebaceous glands of cilia

b. 眉　毛
眉毛 eye brow は，額から伝わってくる汗が眼に入るのを防ぐといわれる．

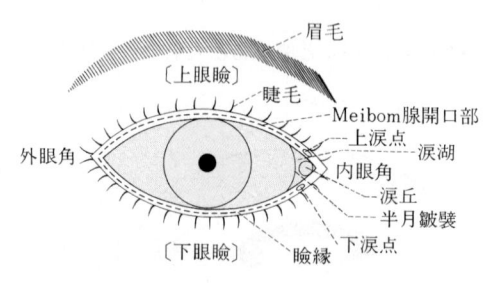

図Ⅰ-25　眼瞼の外観（右眼）

---

　　　*　半月皺襞………下等動物の第3眼瞼，すなわち瞬膜 nictitating membrane の遺物である．

4) 眼瞼の組織
眼瞼は，外側から内側に向かって，皮膚，筋，瞼板，結膜の4層から成る（図Ⅰ-26）．
a．眼瞼皮膚
眼瞼皮膚層 skin layer は，身体のなかで最も薄い．皮下組織が疎であるため，動きやすいが，腫脹もしやすい．
b．眼瞼筋
眼瞼筋層 muscle layer には，次の三つの筋がある．
(1) 眼輪筋 orbicular muscle………眼瞼を閉じる．横紋筋，顔面神経支配．
(2) 上眼瞼挙筋（眼瞼挙筋）levator muscle………上眼瞼を挙上する．横紋筋，動眼神経支配．
　総腱輪から起こり，瞼板上縁に付着する．一部は上眼瞼皮膚に付着する．
(3) 瞼板筋 tarsal muscle（Müller筋 Müller's muscle）………瞼裂を開大する．平滑筋，交感神経支配．
　上瞼板筋は上眼瞼挙筋から起こり，上瞼板上縁に付着する．下瞼板筋は下直筋および眼球被膜から起こり，下瞼板下縁に付着する．

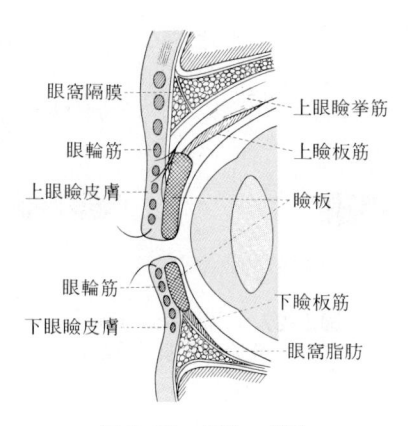

図Ⅰ-26　眼瞼の構造

c. 瞼 板

瞼板 tarsus は，硬い結合組織で，眼瞼の芯に当たる．瞼板には，瞼板腺 tarsal gland, Meibom 腺 Meibomian gland がある．

　瞼板腺は，脂腺で，上眼瞼に 30 個，下眼瞼にはそれより少なく存在し瞼縁に開口する．瞼板腺の分泌物は，瞼縁を滑らかにし，涙液の瞼裂外への流出を防ぎ，角膜表面を潤す涙液（涙層 tear film）の表面に広がってその蒸発を防ぐ．

5) 眼瞼の知覚
(1)　上眼瞼………眼神経（三叉神経第 1 枝）
(2)　下眼瞼………上顎神経（三叉神経第 2 枝）

6) 眼瞼の血管系
　(1)　眼瞼の動脈系：内頸動脈の枝である眼動脈・涙腺動脈と，外頸動脈の枝である浅側頭動脈・眼窩下動脈・眼角動脈からの動脈が上下の眼瞼内で吻合し，動脈弓と豊富な血管網を形成する（図 I -28, 29）．
　(2)　眼瞼の静脈系：上下の眼静脈から海綿静脈洞に入るものと，眼角静脈から顔面静脈を経て内頸静脈に入るものとがある．

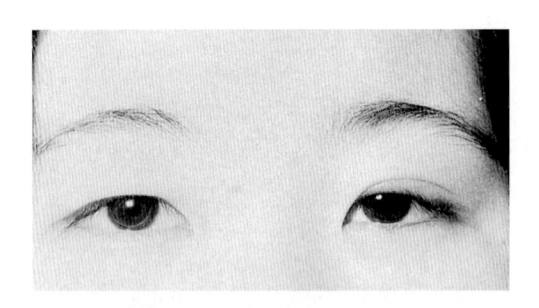

図 I -27　一重瞼と二重瞼*
（右眼一重瞼，左眼二重瞼）

---

*　　眼瞼には一重瞼と二重瞼とがある（図 I -27）．瞼板と眼瞼皮膚との結合が疎であるときに一重瞼に，密であるときに二重瞼になる．

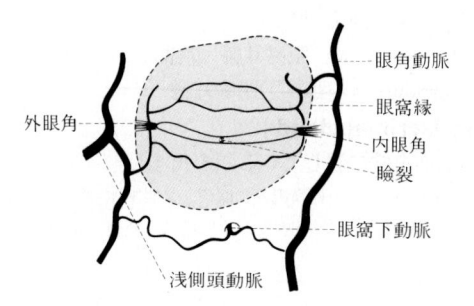

図Ⅰ-28 眼瞼の動脈弓（右眼）

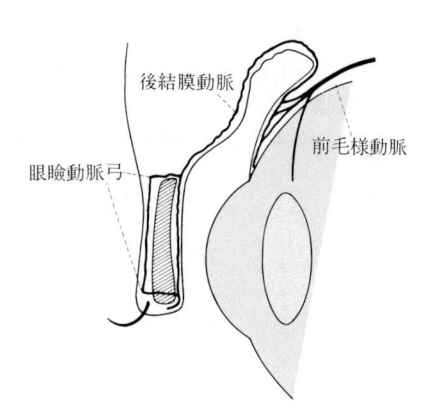

図Ⅰ-29 眼瞼と結膜の血管系

2．涙　器

涙器 lacrimal apparatus は，分泌系 secretory system と排泄系 excretory system とから成る．涙は，眼球の表面を潤し，角膜の乾燥を防ぐのが主な働きである．

1）分泌系
a．涙腺 lacrimal gland
涙腺からは，大量の涙を出す（図Ⅰ-30）．
- (1) 眼窩部 orbital portion………大，眼窩耳側・前部
- (2) 眼瞼部 palpebral portion………小，上眼瞼耳側

b．副涙腺 accessory lacrimal glands
副涙腺からは，眼球の表面を常に潤している涙を出す．
- (1) Krause 腺 gland of Krause………結膜円蓋に開口，上眼瞼 40 個，下眼瞼数個
- (2) Wolfring 腺 gland of Wolfring………瞼板上縁に開口，数個，結膜の上皮下組織に見られる（図Ⅰ-30, 34）．

2）排泄系
涙は，角膜と結膜の表面を潤し，鼻側に流れ，内眼角付近にある涙湖 lacrimal lake にたまる．上下の涙点 lacrimal puncta から，涙小管 canaliculus を通って涙嚢 lacrimal sac に入る．涙嚢からは鼻涙管 nasolacrimal duct を通って下鼻道に出る．この涙の排泄系を涙道 lacrimal passage という（図Ⅰ-31）．鼻涙管の開口部は Hasner 弁 valve of Hasner という鼻粘膜の弁によって覆われている．

3）涙腺の神経支配
各神経の役割は，明らかでないが，三叉神経と副交感神経が主要である．
- (1) 三叉神経………眼神経の枝の涙腺神経．
- (2) 副交感神経………中間神経核から始まり，顔面神経を経て，涙腺神経と吻合する．
- (3) 交感神経

図 I-30 涙器（分泌系）

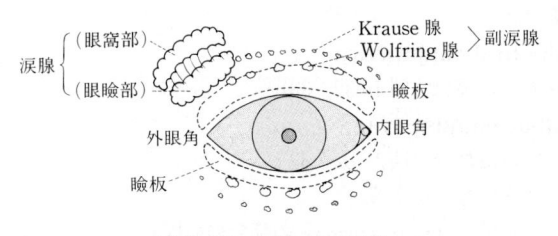

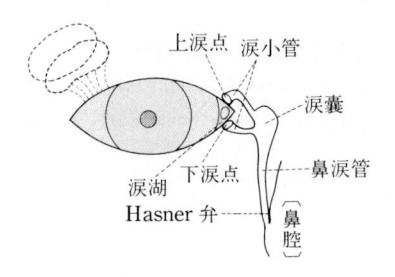

図 I-31 涙器（排泄系）

3．結　膜

1）結膜の機能
結膜 conjunctiva は，眼球の表面と眼瞼の裏面とを覆っている薄い膜で，眼球と眼瞼とを連絡し，その運動を円滑に行わせる．結膜は杯細胞から粘液を分泌し，副涙腺から涙液を分泌して，眼球の表面を常に潤している．

2）結膜の構成
a．眼瞼結膜 palpebral conjunctiva
眼瞼の裏面を覆っている部分（図Ⅰ-32, 33）．

b．眼球結膜 bulbar conjunctiva
眼球の表面を覆っている部分（図Ⅰ-32, 33）．
特別な部分として，次のものがある．
(1) 輪部結膜………角膜縁 limbus corneae の部分の結膜．
(2) 半月皺襞………涙湖の中にある半月状の皺襞（☞ p.16）．

c．結膜円蓋 fornix
眼球結膜と眼瞼結膜とを連絡している部分（図Ⅰ-33）．

d．結膜嚢 conjunctival sac, conjunctival cul-de-sac
結膜は全体として，瞼裂を口とする嚢を形成する．

3）結膜の分泌腺
a．杯細胞 goblet cell
粘液を分泌する．

b．副涙腺 accessory lacrimal glands
涙液を分泌する（☞ p.20）．

4）結膜の血管系
結膜の動脈系は，次の二つの系統がある（図Ⅰ-29）．
(1) 前結膜動脈 anterior conjunctival artery………前毛様動脈から，眼球結膜前半部に分布する．
(2) 後結膜動脈 posterior conjunctival artery………眼瞼動脈弓から，眼球結膜後半部，円蓋および眼瞼結膜に分布する．

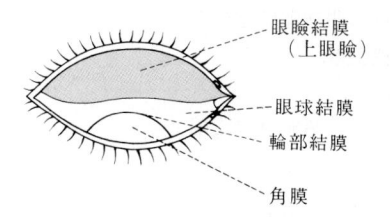

図Ⅰ-32 結膜の外観
上眼瞼を反転して前から見たところ

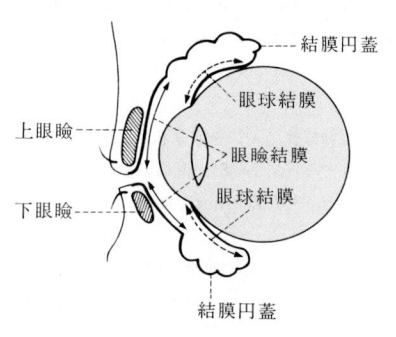

図Ⅰ-33 結膜嚢の構成

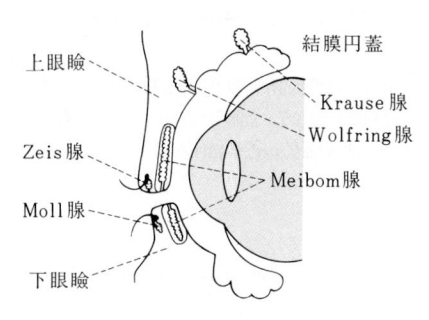

図Ⅰ-34 眼瞼と結膜の分泌腺

4．外眼筋

1） 外眼筋の機能
外眼筋 extraocular muscle は眼球運動を行う．

2） 外眼筋の種類と神経支配
外眼筋には，次の六つがある．
(1) 外直筋 lateral rectus………外転神経支配
(2) 内直筋 medial rectus ┐
(3) 上直筋 superior rectus │
(4) 下直筋 inferior rectus ├……動眼神経支配
(5) 下斜筋 inferior oblique ┘
(6) 上斜筋 superior oblique………滑車神経支配

このうち，外直筋，内直筋，上直筋，下直筋を直筋 rectus muscle，下斜筋，上斜筋を斜筋 oblique muscle ということがある．また，外直筋，内直筋を水平筋 horizontal muscle，上直筋，下直筋，下斜筋，上斜筋を上下筋（垂直筋）vertical muscle ということがある．

3） 外眼筋の解剖

a．直筋
直筋は，眼窩の先端にあり，視神経管の入口を取り巻いている総腱輪 annulus tendineus communis から始まり，前方へ進んで強膜に付着する（図I-35）．直筋の強膜への付着部位は角膜縁から，おおむね内直筋 5 mm，下直筋 6 mm，外直筋 7 mm，上直筋 8 mm である（図I-37）．

b．上斜筋
上斜筋は総腱輪から始まるが，前方へ進んで眼窩の内上縁に達する．そこに滑車 trochlea という軟骨があり，それを迂回して後外方へと方向を変え，上直筋の下を通って，強膜の後上面に付着する（図I-35，36，37，38）．

c．下斜筋
下斜筋は，他の外眼筋と異なり，下眼窩縁の内側から始まり，上斜筋と平行に後方に向かい，下直筋の下を通って，強膜の後外面に付着する（図I-38）．外直筋の付着部から約 10 mm 後方で外下方に見られる．

d．Tenon 嚢
外眼筋は，筋膜で包まれている．筋膜は前部では眼球を取り囲み，これを Tenon 嚢 Tenon's capsule あるいは眼球被膜（眼球鞘）fascia bulbi という．筋膜の延長は，結合組織で眼窩壁の骨膜に付着する．これを制動靱帯 check ligament といい，眼球運動が正常範囲を超えないよう過度の運動を制御する（図I-39）．

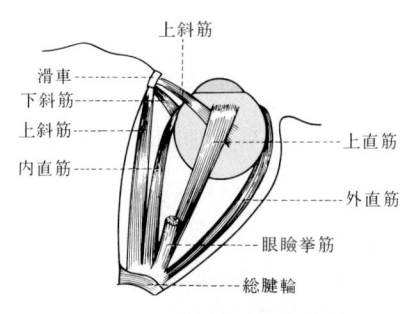

図Ⅰ-35　外眼筋の解剖（右眼）
　　　　上方から見たところ

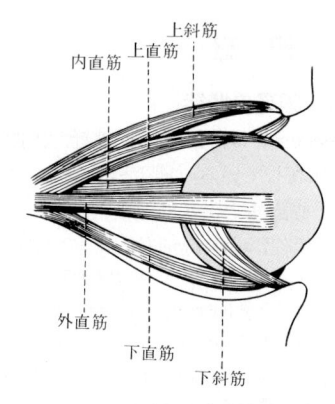

図Ⅰ-36　外眼筋の解剖（右眼）
　　　　外側から見たところ

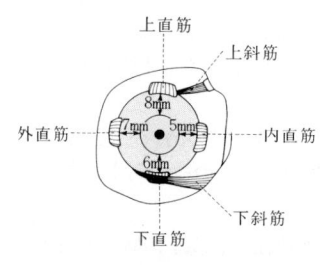

図Ⅰ-37　外眼筋の解剖（右眼）
　　　　前方から見たところ

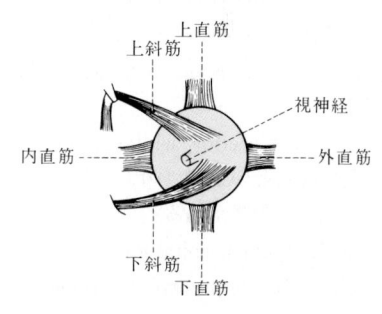

図Ⅰ-38　外眼筋の解剖（右眼）
　　　　後方から見たところ

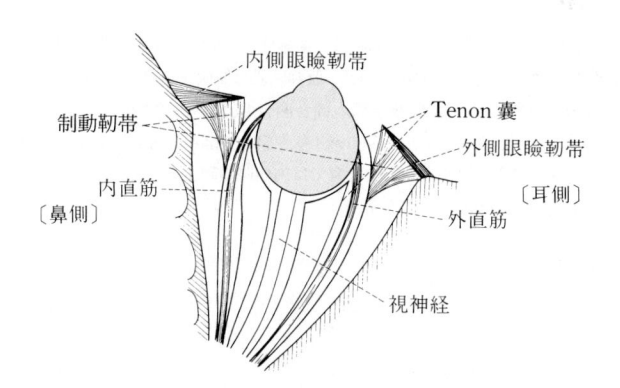

図Ⅰ-39　Tenon嚢と制動靱帯（右眼）
　　　　上方から見たところ

5. 眼　窩

1) 眼窩の機能
眼窩 orbit は，眼球，視神経，外眼筋，涙腺，血管，神経を含み，脂肪組織があって，これらを保護している（図Ⅰ-42）．

2) 眼窩壁
眼窩壁 orbital wall は，七つの骨に囲まれている（図Ⅰ-40, 41）．
(1) 上壁 roof………前頭骨眼窩部（前部），蝶形骨小翼（後部）．薄く，頭蓋腔，前頭洞に隣接する．
(2) 下壁 floor………上顎骨，頬骨，口蓋骨．非常に薄い．上顎洞と隣接する．
(3) 外壁 lateral wall………頬骨（前部），蝶形骨大翼（後部）．最も厚い．
(4) 内壁 medial wall………上顎骨，涙骨（前部），篩骨，蝶形骨（後部）．篩骨洞に隣接する部分は，薄い．鼻腔，蝶形骨洞に隣接する．

3) 眼窩の孔・裂
(1) 視神経管 optic canal………眼窩先端．蝶形骨．長さ8～9mmで，頭蓋腔に通じる（図Ⅰ-40, 41）．視神経管の入口を視神経孔 optic foramen という．視神経，眼動脈が通る．
(2) 上眼窩裂 superior orbital fissure………視神経孔の耳側．蝶形骨．頭蓋腔と連絡（図Ⅰ-40, 41, 43）．動眼神経，滑車神経，外転神経，交感神経，眼神経（三叉神経第1枝），眼静脈が通る．
(3) 下眼窩裂 inferior orbital fissure………上眼窩裂の下，蝶形骨大翼と上顎骨の間．側頭下窩，翼口蓋窩との連絡（図Ⅰ-40）．上顎神経（三叉神経第2枝）の枝である眼窩下神経，頬骨神経，眼窩下動脈が通る．
(4) 眼窩下孔 infraorbital foramen………上顎骨．眼窩下神経，眼窩下動脈が通る．
(5) 眼窩上切痕 supraorbital foramen………前頭骨．眼窩上神経，眼窩上静脈が通る．
(6) 鼻涙管 nasolacrimal duct………上顎骨

4) 眼窩骨膜・眼窩隔膜
(1) 眼窩骨膜 periorbita………眼窩骨膜は，眼窩を覆い，骨と密着している．眼窩骨膜は視神経管を通って硬膜と連なる．
(2) 眼窩隔膜 orbital septum………眼窩隔膜は，線維性・弾性結合組織の膜で，眼窩縁の骨膜から起こり，眼輪筋の下に広がり，瞼板に達する（図Ⅰ-44）．眼窩隔膜は眼瞼を支持するのに役立つ．

上眼瞼では，瞼板より数mm上で眼瞼挙筋の腱と融合し，瞼板に付着する．それよりさらに上方では，上横走靱帯 superior transverse ligament, Whitnall 靱帯 Whitnall's ligament として，眼瞼挙筋の制動靱帯となる．上眼瞼と下眼瞼の眼窩隔膜が合して，鼻側では内側眼瞼靱帯 medial palpebral ligament，耳側では外側眼瞼靱帯 lateral palpebral ligament となる．

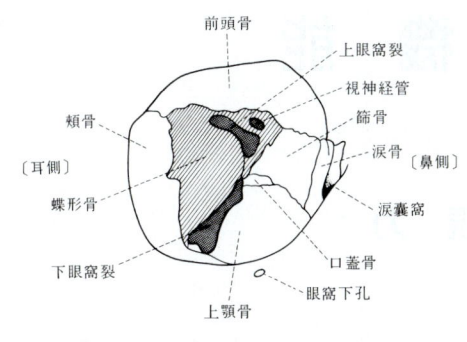

図Ⅰ-40 眼窩の骨（右眼）前面

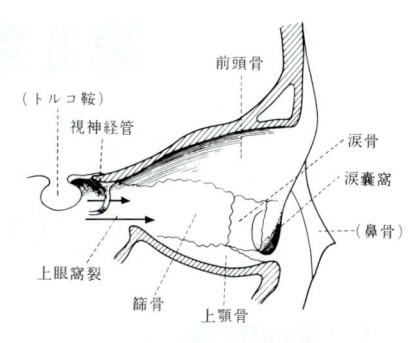

図Ⅰ-41 眼窩の骨（右眼）鼻側壁

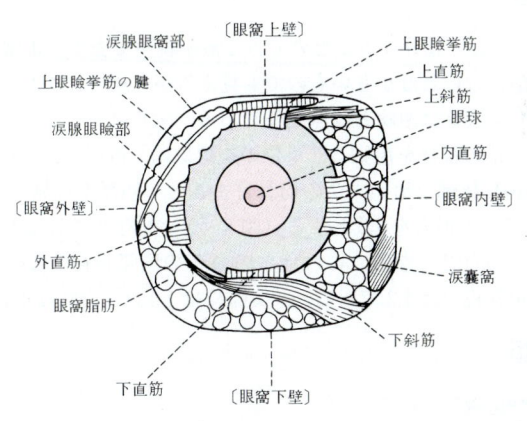

図Ⅰ-42 眼窩の内容（右眼）

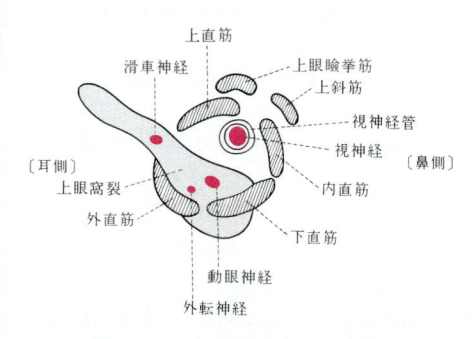

図Ⅰ-43 上眼窩裂付近の神経および外眼筋（右眼）

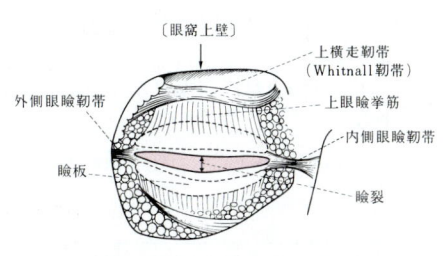

図Ⅰ-44 眼窩隔膜（右眼）

第Ⅱ章　機　能

〔1〕　視　力

1．視力の定義

視力 visual acuity とは，物体の形や存在を認識する眼の能力である．

2．視力の単位

視力は，2点を2点として見分けることのできる最小視角で表す．正常の最小視角は，1′である．眼と物体の距離が近ければ小さいものでも見えるが，遠ければ大きいものでないと見えない．視力を最小視角で表せば距離とは無関係である（図Ⅱ-1）．

視力を表すのに，単位の視標を用いる．単位の視標には，直径7.5 mm，太さ1.5 mm，切れ目の幅1.5 mm の **Landolt 環**を用い，この切れ目を5 m の距離から見ると視角1′となり，これを見分けることのできる視力を1.0 とする（図Ⅱ-2）．視角が2′になれば視力は1/2 の 0.5，視角が5′になれば1/5 の 0.2 となる．これは，1909年の国際眼科学会の協定で定められたものである．日本人の健常視力は1.2であるが，実際には1.0以上あれば正常とする．

3．視力の種類

a．分離最小閾と可読最小閾[*]

(1) 分離最小閾 minimum separable………Landolt 環の切れ目によるように，2点を2点として分離して読める視力．

(2) 可読最小閾 minimum legible………文字や図形を読むことのできる視力．分離最小閾と厳密に同じではないが実用的に手軽に検査できる．可読最小閾を測定する視標には種々のものがある（図Ⅱ-3,4）．

b．字ひとつ視力と字づまり視力

(1) 字ひとつ視力（角視力）angular vision（AV）………単一視標，すなわち1個ずつの視標を用いて測定した視力．

(2) 字づまり視力（皮質視力）cortical vision（CV）………並列視標，すなわち視力表によって測定した視力．

---

[*] そのほか，視認最小閾と副尺視力とがある．視認最小閾 minimum cognostibile は点視力，線視力のように点や線の存在を認識する能力である．副尺視力 vernier acuity は2線の位置の違いを認識する能力である．

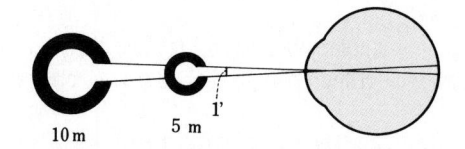

図Ⅱ-1 視角および視標の大きさと距離との関係

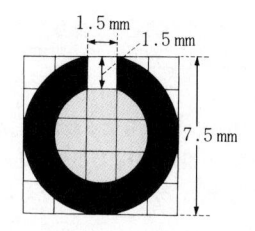

図Ⅱ-2 Landolt 環
単位の視標

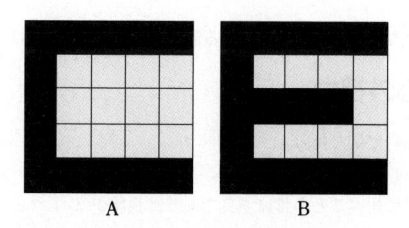

図Ⅱ-3 Snellen 視標
A：Snellen 鉤
B：E 視標

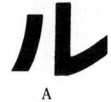

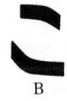

図Ⅱ-4 文字視標
A：片仮名
B：平仮名
C：数　字

c．遠見視力と近見視力
(1) 遠見視力 far vision………遠距離で測定した視力．我が国では通常 5m で測定する．
(2) 近見視力 near vision………近距離で測定した視力．通常 30cm で測定する．

d．裸眼視力と矯正視力
(1) 裸眼視力 naked vision………屈折異常を矯正しないで測定した視力．
(2) 矯正視力 corrected vision………屈折異常を矯正して測定した視力．単に視力といえば矯正視力を意味する．したがって，視力が悪いというのは矯正視力が不良であることを意味する．

e．片眼視力と両眼視力*
(1) 片眼視力………一眼を遮閉して片眼ずつ測定した視力．
(2) 両眼視力………両眼を開いたまま測定した視力．

f．小数視力と分数視力
(1) 小数視力………視力を 1.0 とか 0.1 というように小数で表した視力．
(2) 分数視力………視力を分数で表した視力．分子は視標が見えた検査距離，分母は検査に用いた視標を視力 1.0 の眼が辛うじて見分ける距離である．分数視力はそのまま小数に直せば小数視力となる**．

g．対数視力
視力を視角の対数で表したもの．log MAR（minimum angle of resolusion）が用いられる．例えば，視力 1.0（視角 1'）は log MAR 0，視力 0.1（視角 10'）は log MAR 1 となる．視力の悪いほうが視力値は大きくなり，小数視力と逆になる．

h．動体視力
視標を動かして測定した視力．通常の視力である静止視力より悪くなる．

4．中心視力と中心外視力
(1) 中心視力………中心窩で見た視力．
(2) 中心外視力………中心窩以外で見た視力．
中心外視力は，中心視力に比べると非常に不良であり，視線が 2°ずれると 0.4，5°ずれると 0.1 に下がる．中心窩で固視できない弱視の視力は，中心外視力であるため，視力は悪い．網膜の部位と視力の関係を示したものが図Ⅱ-5 である．

5．小児の視力の特性
(1) 分離最小閾が可読最小閾より良い．
(2) 字ひとつ視力が字づまり視力より良い．この現象を読み分け困難（こみあい現象）separation difficulty, crowding phenomenon という．
(3) 近見視力が遠見視力より良い．

---

*　両眼視力に比べ片眼視力が著しく良くない場合には潜伏眼振が疑われる（☞眼振 p.89）．
**　例えば，検査距離 6 m であれば 6/6，検査距離が 20 フィートであれば 20/40 となる．6/6 は 1.0，20/40 は 0.5 である．

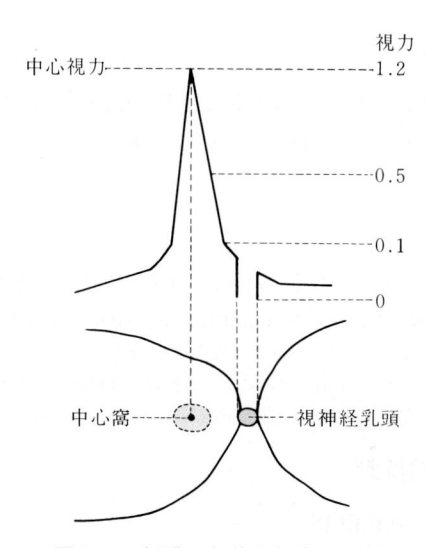

図Ⅱ-5 網膜の部位と視力の関係

〔2〕 視　野

1．視野の定義

視野 visual field は，眼を動かさないで見ることのできる範囲である*．

2．視野の広さ

視野は，固視点を中心として角度で表す．正常視野の広さは，外方 100°，下方 70°，内方および上方 60° である．色を感じる範囲を色視野といい，白，青，赤，緑色の順で狭くなる（図Ⅱ-6）．

3．Mariotte 盲点

固視点の耳側 15° の位置に，直径 5° の円形の視野欠損があり，これを Mariotte 盲点 blind spot of Mariotte という（図Ⅱ-7）．Mariotte 盲点は，眼底における視神経乳頭の部分に相当する．

4．量的視野

視野の広さは，視標の色ばかりでなく，大きさ，明るさを変えると変化する．視標の大きさ，明るさを変えて測定した視野を量的視野 quantitative visual field という．

　　一定の条件の視標を認める点を結んだ線を等感度線 isopter という．等感度線は，視野のなかで等しい感度をもった点の軌跡である（図Ⅱ-8,9）．このことから視野とは視覚の感度分布ということができる．そのような意味から，視野は，盲目の海に浮かぶ視覚の島 visual island という考え方もある．

5．動的視野と静的視野

a．動的視野 kinetic visual field

視標を動かして，見えた点の軌跡（図Ⅱ-8, 10）．

b．静的視野 static visual field

視標を固定して明るくしていき，見えた点の軌跡（図Ⅱ-9, 11）．

＊　注視野 field of fixation：頭部を固定し，眼を動かして直接視することのできる範囲．眼球運動の範囲を示す．

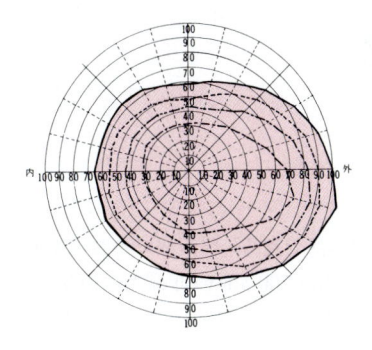

図Ⅱ-6 正常周辺視野（右眼）
外側から白，青，赤，緑視野を示す

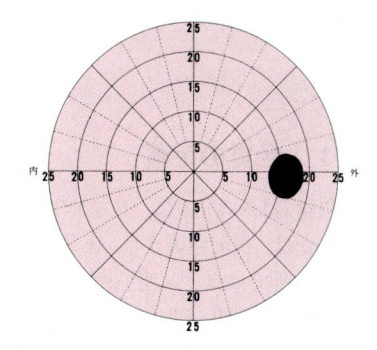

図Ⅱ-7 正常中心視野（右眼）

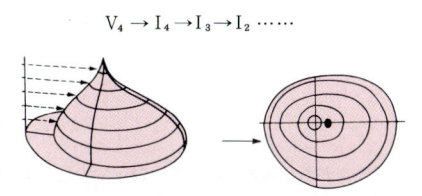

図Ⅱ-8 量的動的視野

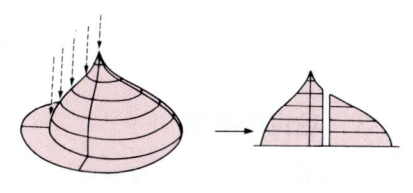

図Ⅱ-9 量的静的視野

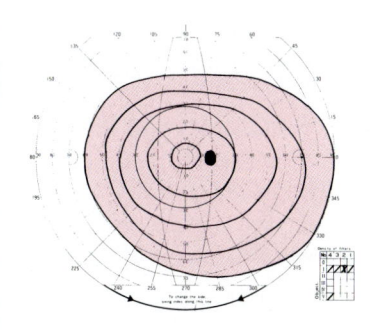

図Ⅱ-10 正常量的動的視野（右眼）

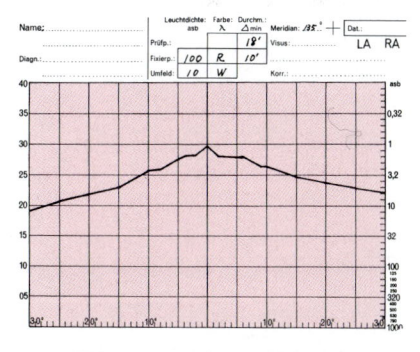

図Ⅱ-11 正常量的静的視野

〔3〕色　覚

1. 色覚の定義

色覚 color sense は，色を感じる眼の機能である．

色覚は，視細胞のうち，錐体の機能であるから，網膜の中心部で良く，周辺部で不良であり，明るい所では良く，暗い所では不良である．色覚は，波長 400～700 nm の可視光線の範囲に限られる（図Ⅱ-12）．

2. 色覚の要素

色覚は，次の三つの要素に分けることができる．これを色の三属性 3 attributes of color vision という．
(1) 色調（色相）hue………例えば，赤・緑・青のような色で，波長の差によって起こる．
(2) 明度 lightness………色の明るさのこと，例えば明るい赤と暗い赤があるように，明るい所では黄緑が最も明るく，黄昏時には青緑が最も明るく感じる．この現象を Purkinje 現象 Purkinje's phenomenon という（図Ⅱ-13）．
(3) 飽和度（彩度）chroma………色調の純粋度，例えば白や黒を混ぜると白っぽくなったり，黒っぽくなったりする．

3. 色覚の学説

Young-Helmholtz 三色説 trichromatic theory で説明される．すなわち，錐体には，赤・緑・紫の色によりそれぞれ最も強く興奮する三つの要素があり，その興奮する割合によって色の感覚が生じる．

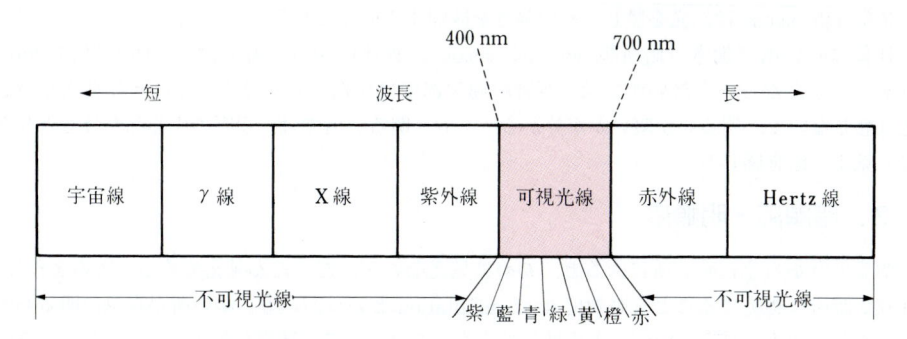

図Ⅱ-12　電磁波のスペクトル

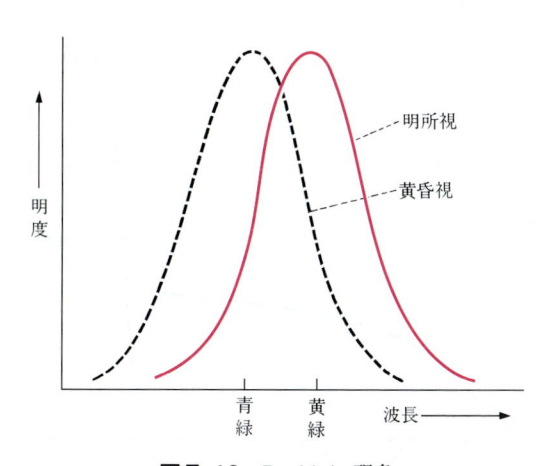

図Ⅱ-13　Purkinje 現象

〔4〕 光　覚（暗順応）

1．光覚の定義

光覚 light sense は，光を感じ，その強さを区別する機能である．

杆体は暗い所で働き（暗所視 scotopic vision），錐体は明るい所で働く（明所視 photopic vision）．したがって，暗い所では，視野の周辺部では比較的良く見え，はっきり見えないが色は感じないで，明るいか暗いかが分かる．一方，明るい所では，視野の中心部がはっきりと良く見え，色を感じる．

2．暗順応・明順応

明るい所から急に暗い所に入ると，初めは見えないが，だんだん見えてくる．このように，網膜が暗所に適応することを暗順応 dark adaptation という．一方，暗い所から急に明るい所に入ると，初めは見えないが，すぐ見えてくる．このように，網膜が明所に適応することを明順応 light adaptation という．暗順応の時間は，約30分と長く，明順応の時間は約1分と短い（図Ⅱ-14）．

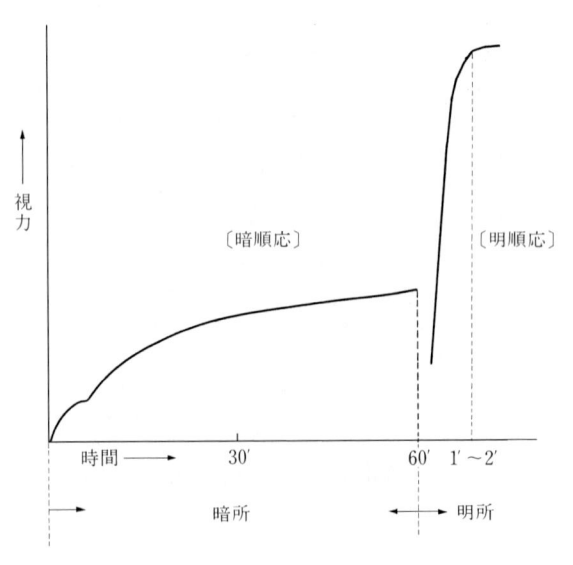

図Ⅱ-14　暗順応と明順応

〔5〕屈　折

1．屈折の定義

　眼の光学系は，角膜，房水，水晶体および硝子体で構成されている．眼に入ってきた光線は，屈折率*の関係から，角膜で強く屈折され，前房ではあまり強く屈折されず，水晶体ではかなり屈折され，硝子体ではわずかに拡散して網膜に結像する．この機能が眼の屈折 refraction である．

　網膜上に結像した像は，目標の上下左右が逆になっている．しかし，大脳は逆転した像を正常と見なすように慣らされているので，網膜で上下左右が逆になっていても目標が正しい位置にあるように認識される（図Ⅱ-15）．

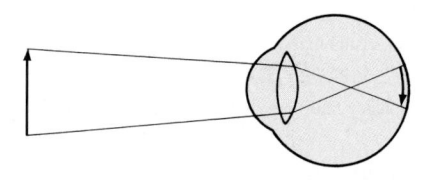

図Ⅱ-15　屈　折

2．眼の光学系・幾何学系

1）点（図Ⅱ-16）
　（1）焦点 focus
　　① 前焦点（第1焦点）：硝子体中で平行光線になるような光線が発する点．角膜前方約 15 mm．
　　② 後焦点（第2焦点）：眼に入った平行光線が結像する点．角膜後方約 23 mm．

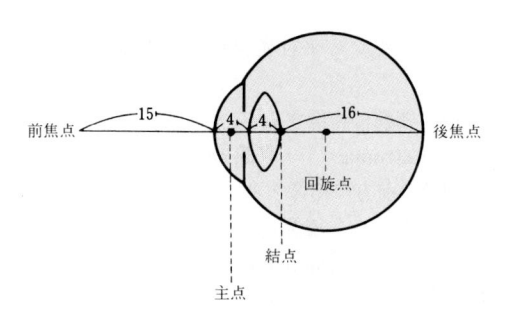

図Ⅱ-16　眼球の点

---

　*　屈折率は，空気 1，角膜 1.38，房水 1.34，水晶体 1.41，硝子体 1.34．
　　屈折力は，角膜 43.05 D，水晶体 19.11 D（最大調節時 33.06 D）．

(2) 主点 principal point………物体と像とがともに光軸に垂直・同大・同方向のときの点.
　① 前主点（第1主点）：前方にあるもの.
　② 後主点（第2主点）：後方にあるもの.
　両者は，ほぼ一致し，前房中央で角膜後方約 1.5 mm.
　(3) 結点 nodular point………光軸上のある点に入った光線が屈折後入射光線の延長になるか，または平行になるときの点.
　① 前結点（第1結点）：眼内に入射するときの結点.
　② 後結点（第2結点）：眼内から出ていくときの結点.
　両者は，ほぼ一致し，水晶体後極付近，角膜後方約 7 mm.
　(4) 回旋点 center of rotation………眼球運動の中心，角膜後方約 13 mm.
　眼の光学的構造を知るのに，簡単には眼球を模型化した模式眼を用いる.

2) **線**（図Ⅱ-17）
　(1) 眼軸（光軸）optic axis………眼球の前極と後極とを結ぶ線. 角膜の中心・結点・後焦点を結ぶ線. 中心窩より5°鼻側.
　(2) 視線（視軸）visual line, visual axis………注視点と中心窩を結ぶ線.
　(3) 注視線 fixation line………注視点と回旋点とを結ぶ線.
　(4) 瞳孔中心線 central pupillary line………瞳孔中心を通り，角膜に垂直な線.

3) **角**（図Ⅱ-17）
　(1) γ 角………眼軸と注視線の成す角.
　(2) a 角………眼軸と視線の成す角.
　(3) κ 角………瞳孔中心線と視線の成す角.
　γ 角は，注視線が眼軸より鼻側にあるときは正（＋），耳側にあるときは負（－）であるという. 通常5°以内である. 斜視がないのに，γ 角が±5°の範囲を超えると斜視のように見えることがある（☞偽斜視 p.190）. γ 角は，測定が困難なので，κ 角を測定し，これを臨床的 γ 角とする.

4) **面**（図Ⅱ-18）
　(1) 赤道面 equatorial plane………眼球の前極と後極から等しい距離の点の軌跡.
　(2) 経線 meridional plane………眼球の前極と後極を通る円弧の方向.

3．眼の屈折状態

調節休止のときに，眼に入ってくる平行光線が結像する部位によって決められる（図Ⅱ-19）.
　(1) 正視 emmetropia………網膜に結像する.
　(2) 遠視 hyperopia, hypermetropia………網膜の後方に結像する.
　(3) 近視 myopia………網膜の前方に結像する.
　(4) 乱視 astigmatism………どこにも結像しない.
正視以外を，屈折異常 ametropia, refractive error という.

調節力の屈折に及ぼす影響
小児では，調節力が大きくて，それを休止させることが困難であるから，屈折状態を決定するには，調節麻痺薬を点眼して，一時的に調節を麻痺させないと正確なことは分からない.

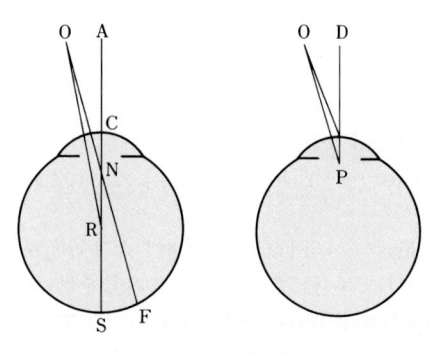

図Ⅱ-17　眼球の線と角

O：注視点　　　C：前極　　　S：後極
A：前極と後極とを結んだ線の延長
N：結点　　R：回旋点　　F：中心窩
D：瞳孔の中心を通り角膜中央に立てた垂線の延長
ACNS：光軸　　　∠ORA：γ角
CS：眼軸　　　　∠ONA：α角
OF：視線　　　　∠OPD：κ角
OR：注視線
PD：瞳孔中心線

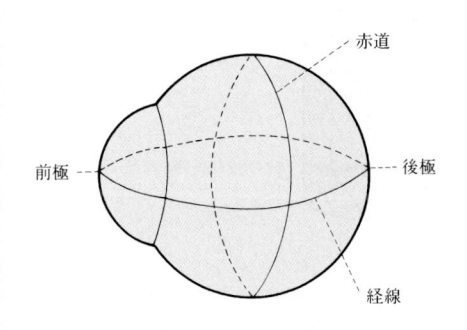

図Ⅱ-18　眼球の面

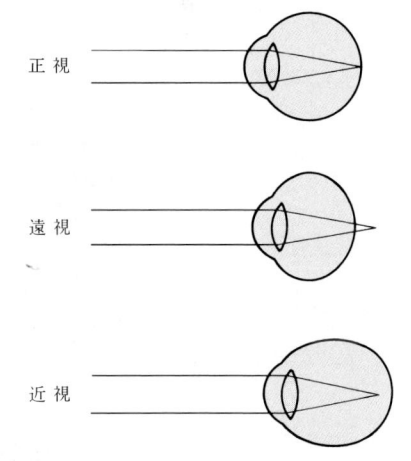

図Ⅱ-19　眼の屈折状態

4．レンズ

レンズには，次の種類がある（図Ⅱ-20）．

1) 球面レンズ spherical lens（sphと略）

(1) 凸レンズ convex lens………凸レンズに入射した平行光線はその焦点に結像する．（+）の符号を付ける．

(2) 凹レンズ concave lens………凹レンズに入射した平行光線は拡散する．その焦点から発した光線が凹レンズに入射して平行になる．（−）の符号を付ける．

2) 円柱レンズ cylindrical lens, cylinder（cylと略）

硝子円柱をその軸に平行な平面で切ったもの．円柱軸に平行の向きを軸 axis という．円柱レンズの屈折力は，軸の方向はなく，軸と直角の方向にある．円柱レンズにも凸レンズと凹レンズとがある．

3) レンズの単位

ジオプター diopter で表し，Dと略す．1Dは焦点距離1mのレンズである．

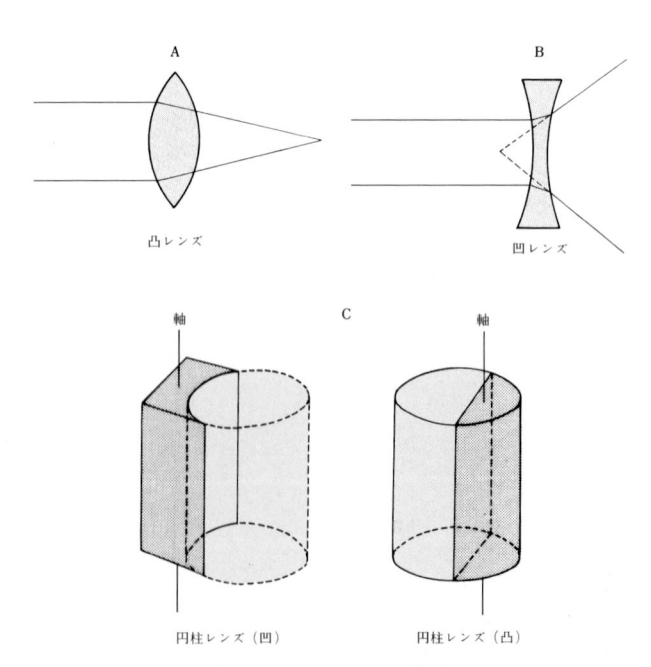

$$D = \frac{1\,m}{\text{焦点距離}}$$

図Ⅱ-20　レンズの種類
A・B：球面レンズ　C：円柱レンズ

〔6〕 調　節

1．調節の定義

　調節 accommodation は，毛様体筋の働きによって，水晶体の厚さを変え，水晶体の屈折力を変化させて網膜に鮮明な像を結ぶ機能である．通常，近方を見るときには水晶体は厚くなり，遠方を見るときには，薄くなる（図Ⅱ-21）．

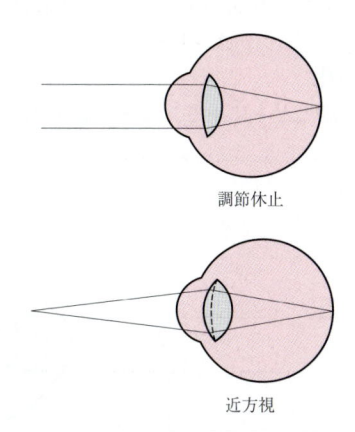

図Ⅱ-21　調　節
近方視では水晶体の厚さを増して網膜に結像する

2．調節の機構

　毛様体筋の Müller 筋（輪状筋）が収縮すると，Zinn 小帯が弛緩し，水晶体はその被膜の弾性によって厚くなる．Müller 筋が弛緩するか，Brücke 筋（縦走筋）が収縮すると，Zinn 小帯が緊張し，水晶体は薄くなる．調節に際しては水晶体の前面が厚くなる（☞図Ⅰ-15，p.9）．
　調節は，反射として行われ，その刺激は，網膜像の"ぼけ"である．

3．近点・遠点

a．近点 near point
調節を最大に働かせたときに，明視できる点，すなわち，網膜中心窩に結像する点．
b．遠点 far point
調節を休止させたときに，明視できる点，すなわち，網膜中心窩に結像する点．

4. 調節力

1) 調節域・調節力の定義

近点と遠点との距離を調節域（調節範囲）region of accommodation といい，調節域をレンズの単位で表したものを調節力 power of accommodation または調節幅 range of accommodation という（図Ⅱ-22）．

近点距離を a cm，遠点距離を b cm，調節力を A ジオプター（D）（☞ p.40）とすれば，

$$A = \frac{100}{a} - \frac{100}{b}$$

近点での屈折力を P（D），遠点での屈折力を Q（D）とすれば，

$$A = P - Q$$

2) 調節力の年齢による変化

調節力は小児では大きく，年齢とともに小さくなる（表Ⅱ-1，図Ⅱ-23）．

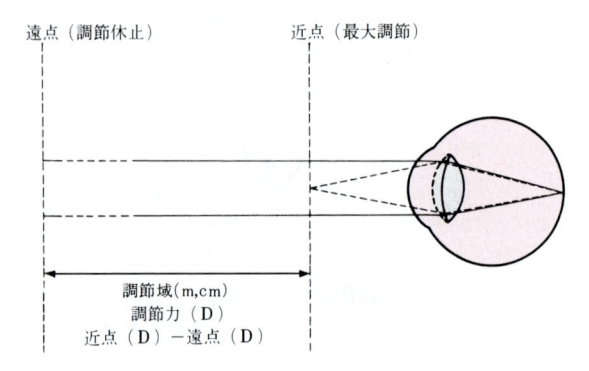

図Ⅱ-22　遠点・近点・調節域・調節力

表Ⅱ-1　年齢と調節力

年齢	調節力（D）
10	12
20	9
30	6
40	4
50	2

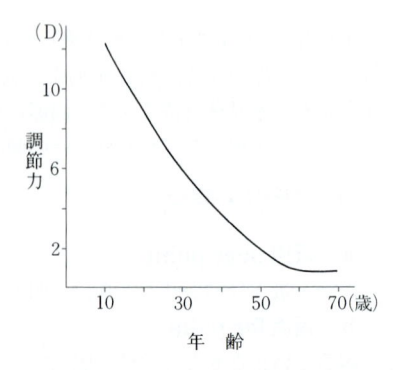

図Ⅱ-23　年齢と調節力

5. 調節系の神経支配

調節反射は，次の経路で行われる（図Ⅱ-24）．

1）求心路
網膜上のぼけが調節刺激となる．
網膜—視神経—視交叉—視索—外側膝状体—視放線—後頭葉有線領（Brodmann 17 野）

2）遠心路
後頭葉傍有線領（Brodmann 18 野）—視蓋—Edinger-Westphal 核—動眼神経—毛様神経節—毛様体筋．
調節は二重支配が行われているとされている．
副交感神経：毛様体筋収縮，近方調節　　交感神経：毛様体筋弛緩，遠方調節

6. 調節の異常

水晶体の弾性低下か，動眼神経または毛様体筋の異常による．
(1) 老視………水晶体の弾性低下，40歳前後から近見障害（☞ p.69, 186）
(2) 調節麻痺………毛様体筋の麻痺，近見障害（☞ p.187）
(3) 調節痙攣………毛様体筋の痙攣，遠見障害（☞ p.187, 198）

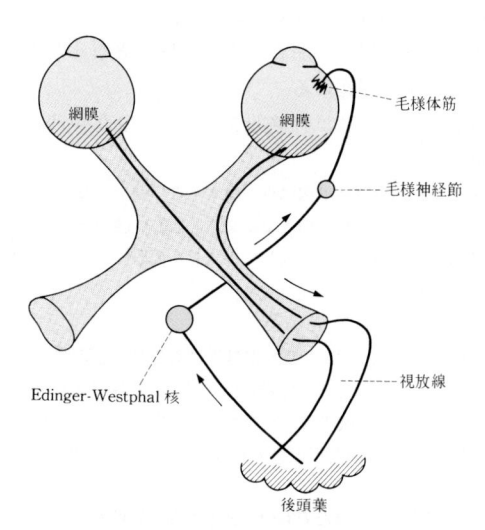

図Ⅱ-24　調節系の神経支配

〔7〕 両眼視

1．両眼視の定義

両眼視 binocular vision は，両眼で受け入れた感覚を，統合して生じる視覚である．
　左右の眼のそれぞれの視野について，注視点，水平線および垂直線を重ね合わせると図Ⅱ-25のようになる．これを両眼視野 binocular field of vision といい，両眼視野の重なった円形の部分で両眼視が行われている．

2．両眼視機能

1）同時視 simultaneous perception（SP）
　左右の眼の網膜に映った像を同時に重ねて見る機能（図Ⅱ-26）．
　大型弱視鏡による検査の用語である（☞ p.136）．

2）融像 fusion
左右の眼の網膜に映った像を一つにまとめて見る．すなわち，単一視する機能（図Ⅱ-27）．
　融像のうち，単一視を維持するために行われる眼球運動を融像運動 fusional movement，あるいは運動性融像 motor fusion という．これに対して普通の融像を感覚性融像 sensory fusion という．融像運動は物体に対する注意のみが意識されるだけであって，眼球運動は意思と無関係に反射的に行われる．

3）立体視 stereopsis, stereoscopic vision
ものを立体的に見る感覚．立体視は，左右の眼の位置が異なるため，それぞれの眼の網膜に映った像の位置が違うことによって起こる．
　遠近感は，片眼でも分かるが，これは経験的なもので，立体視は両眼でないと分からない．

4）抑制 suppression
　左右の眼の網膜に映った異なった物体の像は単一視することができない．左右の眼に異なった図形を見せると，一方の像は抑制 suppression されて見えなくなり，他方の眼の像だけが見えるようになるか，あるいはそれぞれの眼の像の全部あるいは一部が交代して出現し，両眼の間には常に闘争があることが分かる．これを視野闘争 retinal rivalry という．

5）網膜対応
　(1) 実際空間と視空間 visual space………我々が外界にあるものを見るとき，それをそのままに感じるわけではない．例えば，サイコロを見るとき，実際にはサイコロは各面が正方形であるが，我々はある面は正方形に感じるが，ある面は菱形として感じる．すなわち，実際にある外界と，それを眼で見て頭で感じたこととは異なる．この客観的な外界を実際空間といい，これに対して主観的な視覚の場を視空間という（図Ⅱ-28）．
　このように，実際空間と視空間とは異なるものであるから，外界の一点がそれに相当する方向線によって網膜に結像するとき，その網膜の部位は必ずしもその一点をその位置に認識しない．すなわち，客観的な実際空間における方向線は，我々が主観的に見ている物体の方向とは異なる．この主観的に見た物体の方向を視方向 visual direction という．
　(2) 網膜対応 retinal correspondence………網膜の各部位は，常に一定の視方向をもつ．共通の視方向をもつ両眼の網膜の部位を網膜対応点 retinal corresponding points という．例えば，両眼の中心窩は共通の

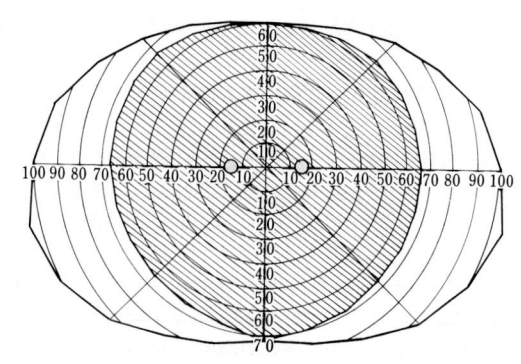

図Ⅱ-25　両眼視野

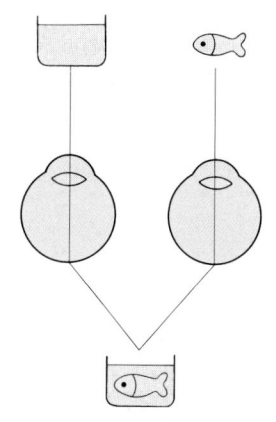

図Ⅱ-26　同時視

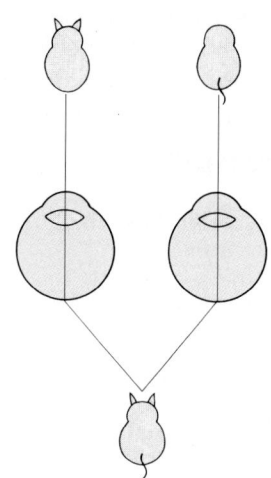

図Ⅱ-27　融　像

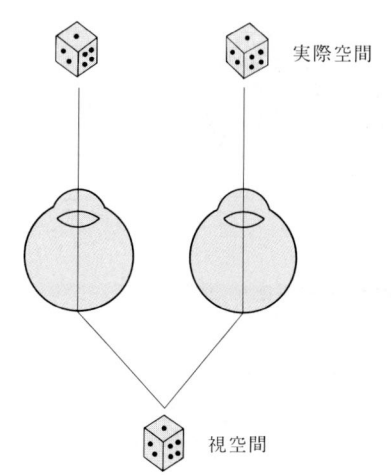

図Ⅱ-28　実際空間と視空間

視方向をもつので対応点である．両眼の網膜の各部位の視方向の共通性を網膜対応という（図Ⅱ-29）．両眼の網膜対応点が共通の視方向をもっているとき，網膜正常対応 normal retinal correspondence（NRC）という．両眼の網膜対応点が共通の視方向をもっていないものを網膜対応異常 anomalous retinal correspondence（ARC）という．

(3) 重複眼 cyclopean eye*………日常我々は両眼が用いられているという事実を意識しない．空間にある物体の像は，ただ一つの眼から来るように思われる．その眼は，両眼の間にあり，両眼から大体等距離にある頭の中に存在するように感じられる．この想像の眼を重複眼という（図Ⅱ-30）．重複眼では両眼の網膜対応点は重なる．

(4) ホロプテル horopter………両眼の網膜対応点に結像するような点は幾何学的に一つの面をつくる．これをホロプテルという．ホロプテルによって作られた円を Vieth-Müller ホロプテル円 horopter circle という（図Ⅱ-31）．しかし，ホロプテルは理論的産物であって，実際には円にならず，前額平行面に近い．

(5) Panum 融像圏 Panum's fusional area
融像はホロプテル上にある物体に制限されるはずであり，ホロプテル上にない物体はすべて複視を生じるはずであるが，ホロプテルの前後にある物体は融像されることが実際的に証明される．この部分は Panum 融像圏といわれ，両眼で単一視でき，複視を生じない（図Ⅱ-32）．

3．両眼視の異常

網膜対応異常，斜視，弱視，複視，不等像視．

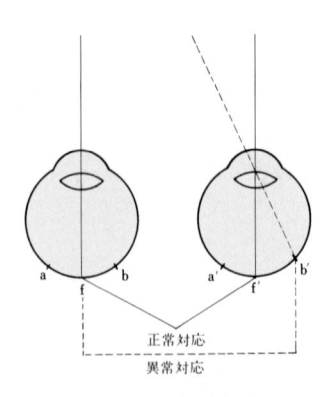

図Ⅱ-29　網膜対応

---

*　一眼の巨人 cyclops から来ている．

第Ⅱ章 機能　47

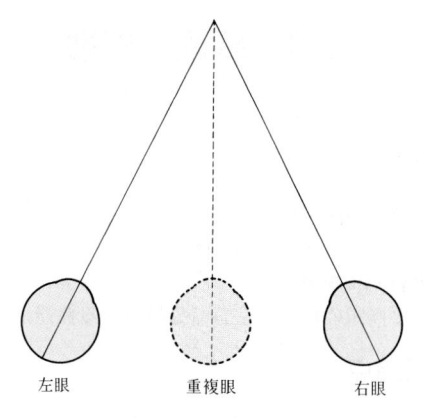

図Ⅱ-30　重複眼

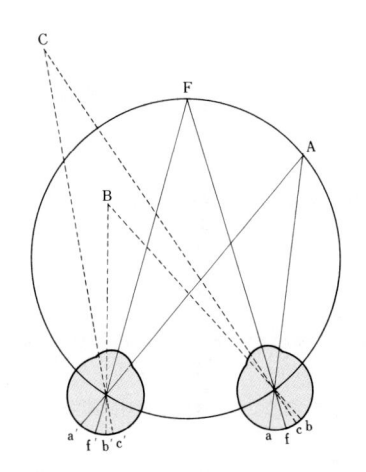

図Ⅱ-31　Vieth-Müllerホロプテル円
ホロプテル円上のFおよびAは網膜の対応点に結像し単一視できる．CおよびBは網膜対応点に結像しないため複視を生じる．

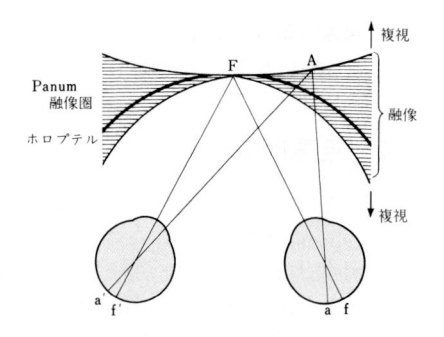

図Ⅱ-32　Panum融像圏
Panum融像圏にあるA点はホロプテル上にないが，融像できる．それを超えると複視を生じる．

〔8〕 輻湊・開散

1. 輻湊・開散の定義

1) 輻湊（内よせ）convergence
眼前の一点に両眼の視線を集中させる機能（図Ⅱ-33）．

2) 開散（外よせ）divergence
眼前の一点に集中していた両眼の視線を左右に分散させる機能（図Ⅱ-34）．

2. 輻湊近点・輻湊遠点

1) 輻湊近点 near point of convergence
極度に輻湊してこれ以上輻湊できない限界．正常では眼前約8cm．

2) 輻湊遠点 far point of convergence
両眼視線を極度に開散し，これ以上開散することのできない限界．眼球後方にある．

3. 輻湊の範囲

1) 輻湊角 angle of convergence
輻湊したときに両眼の注視線が成す角を輻湊角といい，メートル角 meter angle で表す（図Ⅱ-35）．眼前（正確には注視点から）1mの位置に輻湊したときの輻湊角を1メートル角とする．したがって，輻湊角は1mを輻湊近点で割った値となる．例えば，輻湊近点が8cmであれば，その輻湊角は100/8=12.5メートル角となる．

2) 融像角 fusion angle
融像角は，融像できる範囲で，大型弱視鏡で測定できる．輻湊方向の融像域の限界が輻湊近点ということになる．

4. 近見反応

近くの物体を見ようとするとき，輻湊とともに調節および縮瞳が起こる．これを近見反応 near response という．

調節と輻湊とはある程度分離することができる．輻湊を一定にして，調節できる範囲を相対調節幅といい，調節を一定にして輻湊できる範囲を相対輻湊幅という．

5. 輻湊の分析

輻湊を分析すると，次の四つの要素から成り立っている（図Ⅱ-36）．

(1) 緊張性輻湊 tonic convergence
両眼が遠方の一点を単一視するまでの輻湊．覚醒時には常に存在し，睡眠時にはない．

(2) 調節性輻湊 accommodative convergence
調節に伴う輻湊．輻湊と調節とは近見反応として相伴うものであるが，多少の過不足はあるものである．そこで，その過不足を示すものとして，AC/A比（ratio）がある．

AC/A比は単位調節量に対する調節性輻湊量のことである．

$$AC/A = \frac{調節性輻湊\ \text{accommodative convergence}（AC）}{調節\ \text{accommodation}（A）}$$

⑶ **融像性輻湊 fusional convergence**
融像に伴う輻湊．調節性輻湊は常に一定していないから，この過不足を調整するために融像が必要となる．

⑷ **近接性輻湊 proximal convergence**
物体が近くにあるという感覚によって起こる輻湊．

6．輻湊・開散の異常

⑴ 輻湊麻痺………輻湊ができなくなった状態（☞p.200）．
⑵ 輻湊痙攣………輻湊が異常に過剰になった状態．内斜視となり，調節痙攣を伴う（☞p.43，185，196）．
⑶ 開散麻痺………開散ができなくなった状態（☞p.200）．

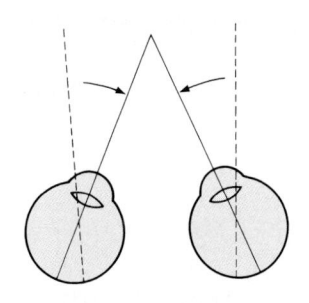

図Ⅱ-33　輻　湊

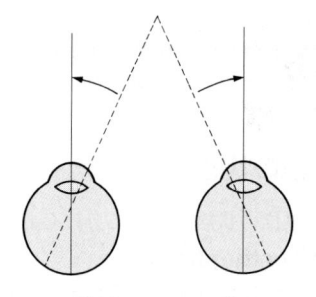

図Ⅱ-34　開　散

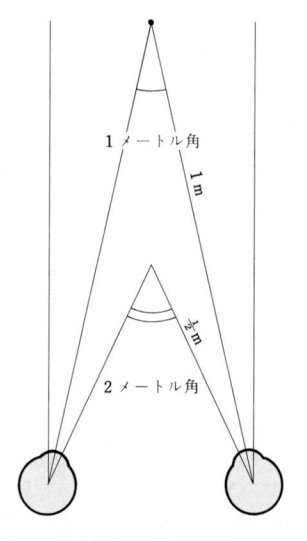

図Ⅱ-35　輻湊角

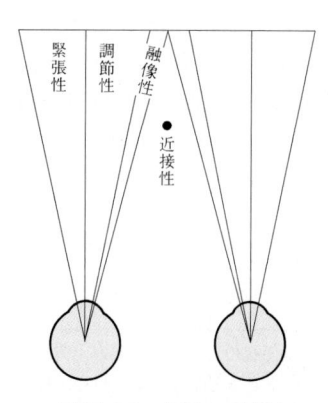

図Ⅱ-36　輻湊の分析

〔9〕 眼　位

1．眼位の定義

眼位 position of eye は，両眼の相互間の位置関係である．

2．眼位の種類

眼位には次の種類がある（図Ⅱ-37）．

1）安静位 position of rest

両眼があらゆる原因の緊張から開放されたときの眼位．

(1) 絶対的安静位 absolute position of rest………死後，昏睡，深麻酔時の眼位．わずかに開散し，上を向いている．

(2) 生理的安静位 physiologic position of rest………麻酔，深睡眠中の眼位．通常得られる安静位．

2）融像除去眼位 fusion-free position

安静位から緊張性輻湊と融像性輻湊が加わって通常の眼位となる．一眼を遮閉し，融像性輻湊が起こらないようにしたときの眼位．

3．眼位の状態

融像除去眼位の状態によって分けられる．

1）正位 orthophoria

融像除去眼位にずれがないもの．一眼を遮閉したときに，視線が正しく目標に向かっているもの．

2）斜視 heterotropia，斜位 heterophoria

融像除去眼位にずれがあるもの．一眼を遮閉したときに，視線がずれるもの．ずれの方向で次の種類がある（図Ⅱ-38）．

(1) 内斜視 esotropia（ET），内斜位 esophoria（EP）
(2) 外斜視 exotropia（XT），外斜位 exophoria（XP）
(3) 上斜視 hypertropia，上斜位* hyperphoria
(4) 下斜視 hypotropia，下斜位* hypophoria
(5) 回旋斜視 cyclotropia，回旋斜位 cyclophoria

---

* 右眼固視のときに，左眼が上方にずれれば，左眼上斜位であるが，この場合，左眼固視にすれば，右眼下斜位となる．すなわち，左眼上斜位と右眼下斜位は同一である．同じように，右眼上斜位と左眼下斜位は同一である．一般に，上斜位を用いる．

4．眼位の異常

(1) 斜視*（☞ p.186），(2) 斜位．

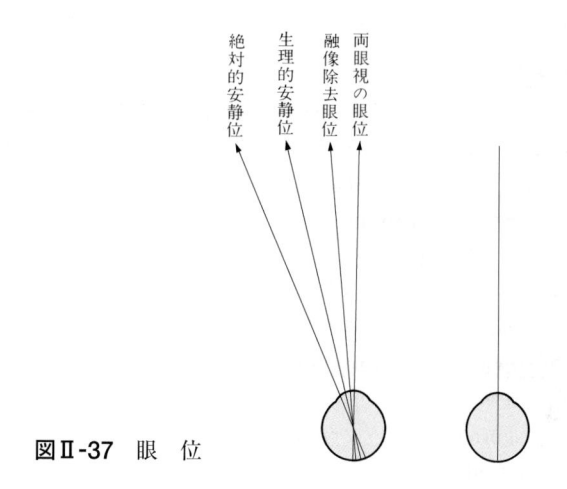

図Ⅱ-37　眼　位

（図中ラベル：両眼視の眼位／融像除去眼位／生理的安静位／絶対的安静位）

	右眼固視		左眼固視	
内斜視				
外斜視				
上下斜視 (上斜視 下斜視)				
回旋斜視 (外方回旋)				
回旋斜視 (内方回旋)				

図Ⅱ-38　眼位の種類

---

* 斜視と斜位との違い：斜視は，融像除去をしなくとも眼位にずれがあるもの．両眼視の異常を伴う．斜位には両眼視の異常はない．

〔10〕 眼球運動

1．眼球運動
1）眼球の単眼運動
眼球運動 ocular movement は，外眼筋の収縮によって起こる．眼球運動は回旋点を中心に行われる．眼球運動は，一眼と両眼とに分けて考えることができる．眼球の単眼運動 monocular movement はひき運動 duction という（図Ⅱ-39）．

a．水平運動 horizontal movement
眼球の内方または外方への運動．
(1) 内転（内ひき）adduction………内方への運動
(2) 外転（外ひき）abduction………外方への運動

b．上下運動（垂直運動）vertical movement
眼球の上方または下方への運動．
(1) 上転（上ひき）supraduction………上方への運動
(2) 下転（下ひき）infraduction………下方への運動

c．回旋運動 torsional movement
角膜の上部を鼻側あるいは耳側へまわす運動．
(1) 内方回旋（内まわし）intorsion………角膜の上部を鼻側へまわす運動
(2) 外方回旋（外まわし）extorsion………角膜の上部を耳側へまわす運動

2）外眼筋の作用
(1) 内直筋………内転
(2) 外直筋………外転
(3) 上直筋………上転，内方回旋，内転
(4) 下直筋………下転，外方回旋，内転
(5) 下斜筋………上転，外方回旋，外転
(6) 上斜筋………下転，内方回旋，外転

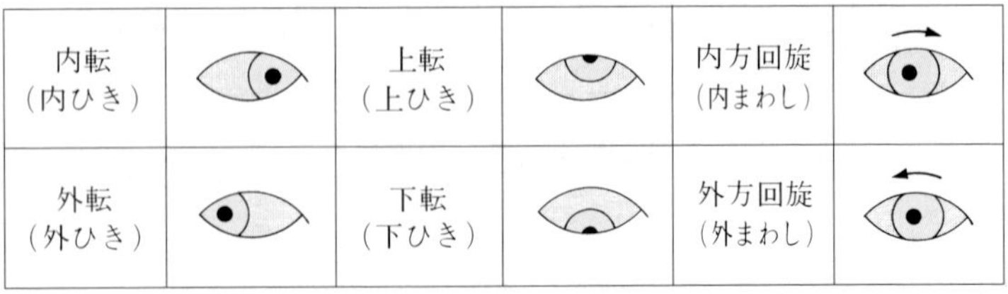

図Ⅱ-39　眼球の単眼運動（右眼）

3) 上下筋の作用と解剖

　上下筋の作用は,眼球の位置によってその効果は異なる.これを理解するためには,次のような解剖を知っておく必要がある.

　上直筋は,眼球が23°外転した位置でその走行が視線と一致するので,上転作用は最も強い.これより内転した位置では,上転作用は次第に弱くなり,逆に回旋作用および水平作用は強くなる(図Ⅱ-40).下直筋もこれと同様に,23°外転した位置で下転作用が最も強く,これより内転した位置では下転作用は次第に弱くなり,逆に回旋作用および水平作用は強くなる.

　上斜筋は,眼球が51°内転した位置でその走行が視線と一致するので,下転作用は最も強い.これより外転した位置では,下転作用は次第に弱くなり,逆に回旋作用および水平作用は強くなる(図Ⅱ-41).下斜筋もこれと同様に,51°内転した位置で上転作用が最も強く,これより外転した位置では上転作用は次第に弱くなり,逆に回旋作用および水平作用は強くなる.

　直筋と斜筋の各作用力は,まったく同じではない.上下作用については,直筋の方が斜筋よりも作用力が大きい.また,回旋作用については,斜筋の方が直筋よりも作用力が大きい.したがって,臨床的に大きな回旋偏位が見られたら斜筋の異常が考えられ,回旋偏位があまり著明でないのに上下偏位が著明であれば直筋の異常が考えられる.

　上下筋の回旋作用を理解するためには,図Ⅱ-42に示すような模式図が便利である.上直筋および上斜筋は眼球の上部に付着しているから,これが収縮すれば眼球の上部を鼻側へまわす.すなわち,内方回旋を起こす.下直筋および下斜筋は眼球の下部に付着しているから,これが収縮すれば眼球の上部を耳側へまわす.すなわち,外方回旋を起こす.

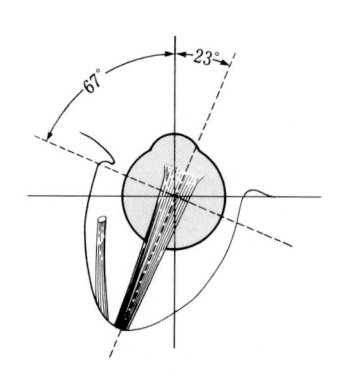

図Ⅱ-40　上直筋の解剖(右眼)

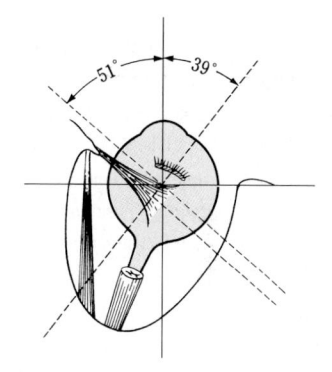

図Ⅱ-41　上斜筋の解剖(右眼)

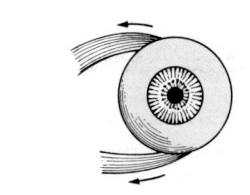

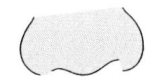

図Ⅱ-42　上下筋の回旋作用(左眼)

4) 眼球の両眼運動

眼球は，常に両眼同時に運動している．例えば，右を見るときには右眼の外転と左眼の内転が起こる．眼球の両眼運動 binocular movement は次のものがある（図Ⅱ-43）．

a．共同運動，むき運動 version

両眼の同じ方向への運動．

(1) 水平共同運動………両眼の右方または左方への共同運動．
   - 右方視（右むき）dextroversion
   - 左方視（左むき）levoversion

(2) 上下（垂直）共同運動………両眼の上方または下方への共同運動．
   - 上方視（上むき）supraversion
   - 下方視（下むき）infraversion

b．離反運動，よせ運動 vergence

(1) 輻湊（内よせ）convergence
(2) 開散（外よせ）divergence

5) 眼球の単眼運動の正常範囲

眼球の単眼運動の正常範囲は，おおむね次のとおりである（図Ⅱ-43）．

(1) 内転（内ひき）………瞳孔内縁が上下の涙点を結ぶ線まで達する．
(2) 外転（外ひき）………角膜外縁が外眼角まで達する．
(3) 上転（上ひき）………角膜下縁が内外眼角を結ぶ線まで達する．
(4) 下転（下ひき）………角膜上縁が内外眼角を結ぶ線まで達する．

6) むき眼位

眼球の両眼共同運動，すなわち，むき運動によって眼球が到達した眼位をむき眼位 position of gaze という（図Ⅱ-44）．図には共同運動をする筋を示してある．

(1) 第1眼位 primary position………まっすぐ前方を見ているときの眼位．
(2) 第2眼位 secondary position………水平および上下の方向を見ているときの眼位．
(3) 第3眼位 tertiary position………斜めの方向を見ているときの眼位．

7) 共同筋と拮抗筋

a．共同筋

眼球運動に当たっては，一眼または両眼の特定の筋群が共同して働く．

(1) ともひき筋 synergist………ともにひき運動を行う筋群．一眼で二つの筋が同じ方向への運動を行うとき，これらの筋群をともひき筋という．例えば，上転（上ひき）に際して上直筋と下斜筋．
(2) ともむき筋 yoke muscle………ともにむき運動を行う筋群．すなわち，両眼で二つの筋が同じ方向に働くとき，これらの筋群をともむき筋という．例えば，右方視（右むき）に際して右眼外直筋と左眼内直筋．
(3) ともよせ筋………ともによせ運動を行う筋群．例：輻湊（内よせ）に際して両眼内直筋．

b．拮抗筋（はりあい筋）antagonist

運動する方向と反対方向への運動をする筋群．例えば，同じ眼の内直筋と外直筋．拮抗筋に対して，一方を作動筋 agonist という．

8) 眼球運動の異常

眼筋麻痺，眼振．

水平運動	右方視 （右むき）		
	左方視 （左むき）		
上下運動	上方視 （上むき）		
	下方視 （下むき）		

図Ⅱ-43 　眼球の両眼運動
眼球の単眼運動の正常範囲
---：上下の涙点を結ぶ線

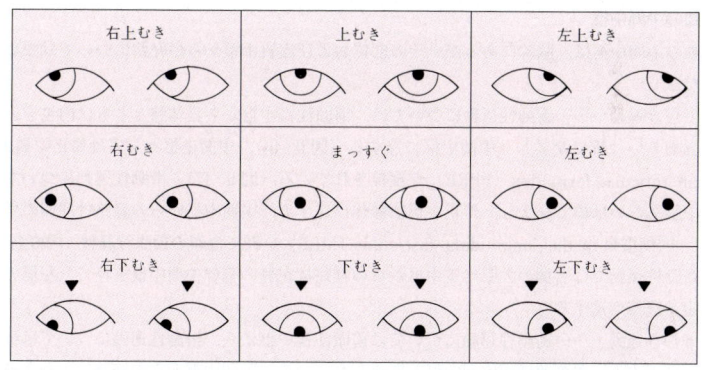

右上むき	上むき	左上むき
右むき	まっすぐ	左むき
右下むき	下むき	左下むき

▼：他動的に上眼瞼を挙上

図Ⅱ-44 　9方向むき眼位における外眼筋の作用方向

2．眼球運動の神経支配

1) 眼球運動系
眼球運動は，次の四つの系統に分けられる．

a．衝動性運動系 saccadic system
急速なむき運動，随意運動および命令運動に関与する．

b．滑動性運動系 smooth pursuit system
緩徐なむき運動および追従運動に関与する．

c．よせ運動系 vergence system
よせ運動，すなわち輻湊および開散に関与する．

d．前庭頸筋系 vestibular tonic-neck system
頭部や身体の動きに対して視線を補正し，網膜像の傾きを起こさせないようにする姿勢反射に関与する．

2) 眼球運動の神経支配のしくみ
眼球運動の種類によって，その神経支配は異なるが，一般に次のような経路によって行われる（図Ⅱ-45）．眼球運動の中枢は，大脳皮質にあり，これを皮質中枢という．皮質中枢からの神経線維は，脳幹にある中間中枢に達する．これを皮質下中枢あるいは核上中枢ともいう．これらの神経線維は，眼球運動神経核，眼球運動神経を経て，外眼筋に達する．

　以上の経路のうち，中枢については解剖学的に証明されていないのもあるが，このような概念は，眼球運動を理解するために，説明上必要である．

3) 眼球運動の中枢性支配

a．眼球運動の皮質中枢
眼球運動の皮質中枢は，衝動性運動については前頭葉にあり，これを前頭注視中枢といい，Brodmann 8 野にある．滑動性運動については後頭葉にあり，これを後頭注視中枢といい，Brodmann 18 野にある．

b．眼球運動の中間中枢
眼球運動の中間中枢は，脳幹にあるが，その部位および皮質中枢からの経路については眼球運動の種類によって異なる．

　(1) 水平むき運動………衝動性運動については，前頭注視中枢から錐体路とともに内包を通り，大脳脚を経て，中脳あるいは橋で交叉し，中間中枢に達する（図Ⅱ-46）．中間中枢としては傍正中橋網様体 pontine paramedian reticular formation（PPRF）が重視されている（図Ⅱ-47）．滑動性運動については，後頭注視中枢から中脳あるいは橋で交叉し，傍正中橋網様体に達する．中間中枢からの経路は同側の外転神経核（外直筋核）と，内側縦束 medial longitudinal fasciculus（MLF）を経て他側の動眼神経核（内直筋核）に達する．例えば，衝動性運動では右側の大脳皮質中枢からの経路は左側の脳幹中間中枢を経て，左側の外転神経核と右側の動眼神経核へ達する．

　(2) 上下むき運動………衝動性運動については前頭注視中枢から，滑動性運動については後頭注視中枢から視蓋前域に達する．視蓋前域が中間中枢と考えられている．中間中枢からの経路は上むき運動では動眼神経核（上直筋核および下斜筋核）へ，下むき運動では動眼神経核（下直筋核）および滑車神経核（上斜筋核）に達する．

　(3) よせ運動………輻湊の中間中枢は動眼神経核中の Edinger-Westphal 核と考えられている．中間中枢から動眼神経内直筋核に達する．開散の中間中枢は明らかでないが，外転神経核付近にあるらしい．ここから両側の外転神経核に達する．

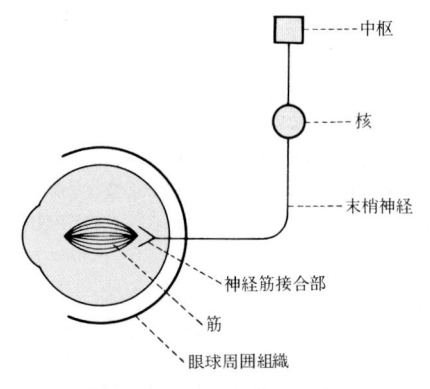

図Ⅱ-45　眼球運動のしくみ

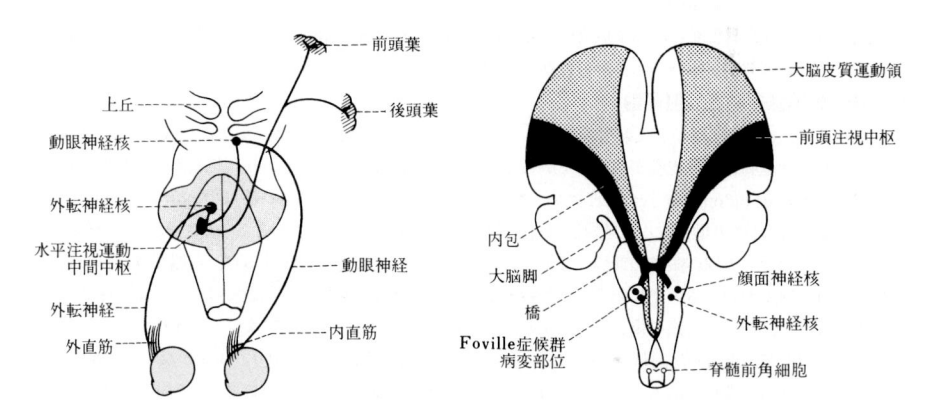

図Ⅱ-46　水平むき運動の経路

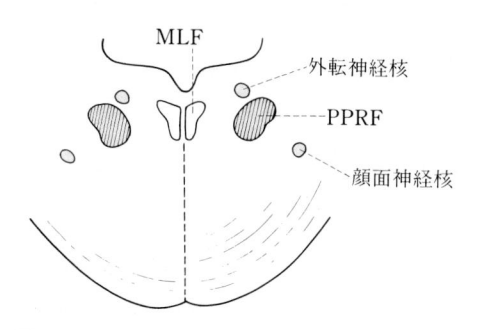

図Ⅱ-47　外転神経の高さでのPPRFとMLF

4) 眼球運動の末梢性支配

a．動眼神経 oculomotor nerve

動眼神経核は，中脳水道の腹側にある．核の配列については，上眼瞼挙筋核および内眼筋核は中央にあって両側支配，内直筋核，下斜筋核および下直筋核は同側支配，上直筋核は交叉性で反対側を支配するといわれている（図Ⅱ-48）．動眼神経核から出た神経線維は腹側に向かって走り，赤核を貫いて大脳脚の間から動眼神経として脳外へ出る（図Ⅱ-49）．脳外へ出た動眼神経は，脳底を前方へ向かって進み，海綿静脈洞の中を通って，上眼窩裂から眼窩に入り，上下の2枝に分かれる．上枝は上眼瞼挙筋と上直筋を，下枝は内直筋，下斜筋および下直筋を支配する．

b．滑車神経 trochlear nerve

滑車神経核は，中脳水道の腹側にあって，動眼神経核の下方にある．滑車神経核から出た神経線維は背側に向かって走り，中脳水道を取り囲んで左右のものが交叉し，脳幹の背面において滑車神経として脳外へ出る（図Ⅱ-50）．脳外へ出た滑車神経は脳底を前方へ進み，海綿静脈洞の中を通って，上眼窩裂から眼窩に入り，上斜筋を支配する．

c．外転神経 abducens nerve

外転神経核は，橋の第四脳室底にあって，顔面神経に囲まれている．外転神経核から出た神経線維は腹側に向かって走り，外転神経として脳外へ出る（図Ⅱ-51）．外転神経は脳底を前方へ進み，海綿静脈洞の中を通って，上眼窩裂から眼窩へ入り，外直筋を支配する．

5) 眼球の随意運動と反射運動

眼球運動には，随意運動と反射運動とがあり，この両者の組み合わせによって眼球運動は円滑に行われる．反射的な眼球運動には，視覚が関与しているものと，していないものとがあり，視覚が関与している反射運動を視運動反射 optomotor reflex といい，視覚が関与していないものを姿勢反射 postural reflex という．姿勢反射は，内耳の半規管あるいは頸筋の自己受容器からの求心性刺激で起こるものである．頭を傾けると，頭の傾きとは逆の方向へ眼球の回旋（まわし）運動が起こる．頭を右へ傾けると，右眼では内方回旋が，左眼では外方回旋が起こる．逆に頭を左へ傾けると，右眼では外方回旋が，左眼では内方回旋が起こる（図Ⅱ-52）．これは，前庭頸筋系の働きによって起こるもので，意志とは無関係にまったく不随意的に行われる．

これに対して，視運動反射は，反射とはいっても，大脳皮質が関与しており，注意がなくては起こらない．ただ，意志とは無関係であるから，その意味で反射といわれる．このようなことから，視覚が関与している反射運動である視運動反射は，不随意的とはいっても，随意的な要素も含まれている．一方，随意運動もまた反射的な要素がまったくないわけではない．すなわち，眼球運動は随意運動と反射運動とを完全に分離しては考えにくい．

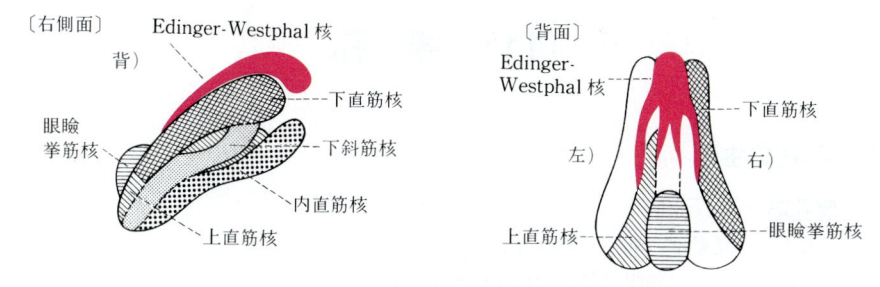

図Ⅱ-48 動眼神経核の配列

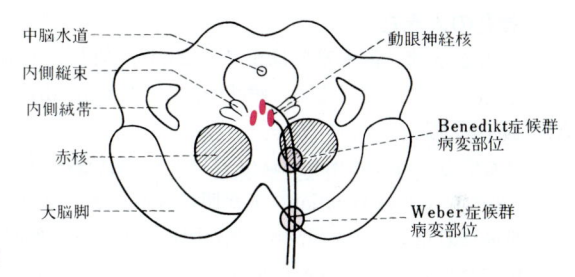

図Ⅱ-49 脳幹内動眼神経麻痺

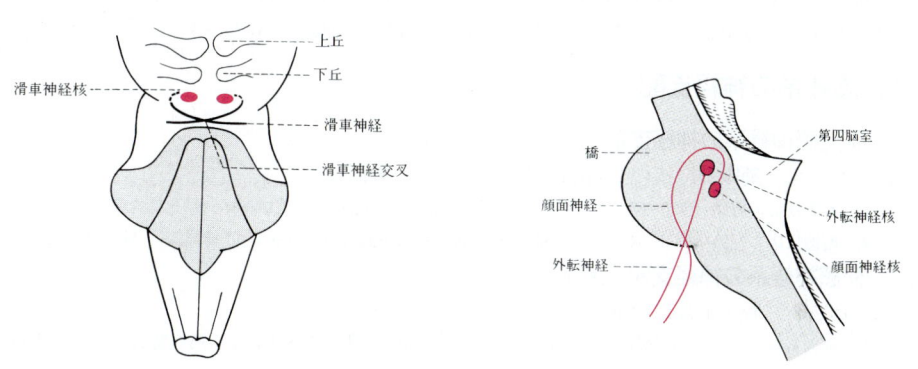

図Ⅱ-50 滑車神経

図Ⅱ-51 外転神経核と顔面神経核との関係

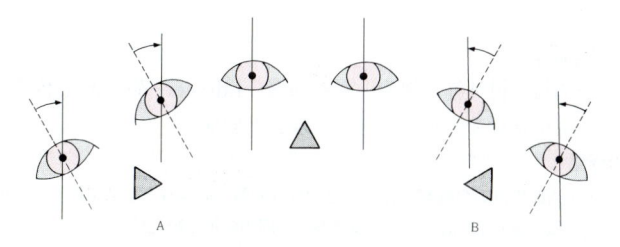

図Ⅱ-52 頭の傾斜と回旋運動
A：頭を右へ傾けると，右眼では内方回旋，左眼では外方回旋が起こる
B：頭を左へ傾けると，右眼では外方回旋，左眼では内方回旋が起こる

〔11〕 瞳　孔

1．瞳孔の生理

1）瞳孔筋
瞳孔の大きさと運動は，虹彩にある瞳孔筋の働きによる．
(1) 瞳孔括約筋………動眼神経中の副交感神経支配．
(2) 瞳孔散大筋………交感神経支配．

2）瞳孔の大きさ
瞳孔の大きさは，新生児では小さく2mm，成長とともに大きくなり，20～25歳で，4～6mm，老人になると小さくなる．瞳孔の散大を散瞳 mydriasis，瞳孔の縮小を縮瞳 miosis という．

3）瞳孔反応
(1) 対光反応 light reaction（reflex）………光が眼に入って縮瞳すること．
  ① 直接反応 direct reaction：光が眼に入るとき，その眼が縮瞳すること．
  ② 間接反応 indirect reaction：光が眼に入るとき，他眼が縮瞳すること．
(2) 輻湊反応 convergence reaction（reflex），近見反応 near reflex………近いところのものを見るときに縮瞳すること．このときには，輻湊，調節，縮瞳が同時に起こる．

2．瞳孔系の神経支配

1）副交感神経系の神経支配
縮瞳を起こす．動眼神経核の Edinger-Westphal 核—動眼神経
　　(1) 対光反応の経路（図Ⅱ-53）………毛様神経節 ciliary ganglion—短毛様神経—瞳孔括約筋
　　(2) 輻湊反応の経路（図Ⅱ-54）………副神経節 accessory ganglion（Axenfeld 神経節）—瞳孔括約筋

2）交感神経系の神経支配（図Ⅱ-55）
散瞳を起こす．視床下部に中枢．
　　(1) 節前線維………毛様脊髄中枢 ciliospinal center（Budge 中枢，第8頸髄から第3胸髄にある）—上頸神経節
　　(2) 節後線維………上頸神経節—内頸動脈神経叢—半月神経節（Gasser 神経節）—鼻毛様神経—長毛様神経—瞳孔散大筋

3）対光反応の経路
(1) 求心路………網膜—視神経—視索—視蓋前域—Edinger-Westphal 核
(2) 遠心路………毛様神経節—短毛様神経—瞳孔括約筋

4）輻湊反応の経路
　　(1) 求心路………両眼内直筋の収縮に伴う自己受容性刺激—眼神経—三叉神経—三叉神経核
　　(2) 遠心路………Edinger-Westphal 核—動眼神経—副神経節—瞳孔括約筋

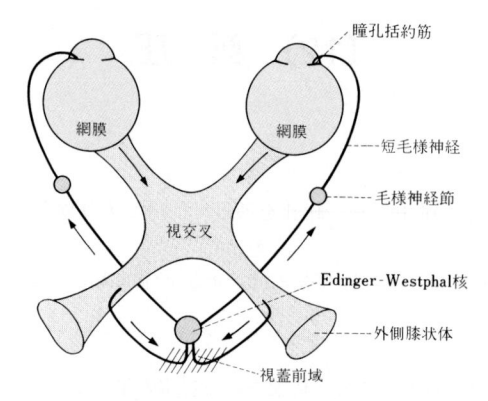

図Ⅱ-53 対光反応の経路

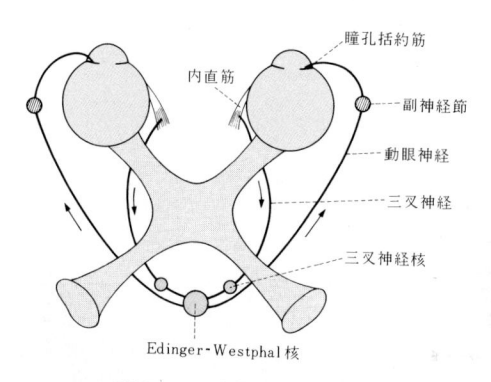

図Ⅱ-54 輻湊反応の経路

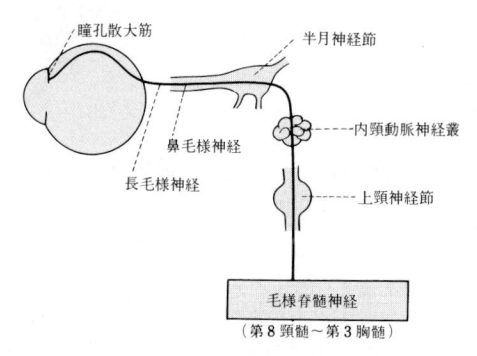

図Ⅱ-55 交感神経の神経支配

〔12〕 眼 圧

1．房水循環

房水は，毛様体で後房に産生され，瞳孔を通って前房に入り隅角から眼球外へ出る（図Ⅱ-56，☞ p.10）．

前房内では，温かい後方から角膜表層で冷やされた前方へと温度差による対流がみられる（図Ⅱ-57）．

2．眼 圧

眼内に産出される房水の量と，眼外へ排泄される房水の量とが一定であれば，眼内の圧，すなわち眼圧 intraocular pressure, intraocular tension は一定に保たれる．眼圧の正常値は，10〜21 mmHg である．眼圧が上昇して視機能が障害された状態が緑内障 glaucoma で，主として房水の排泄の障害によって起こる（☞ p.265）．

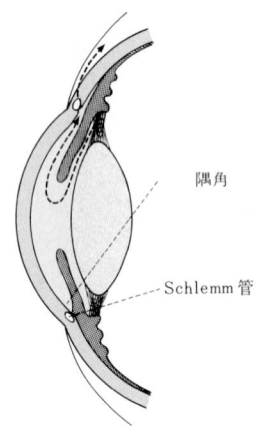

図Ⅱ-56　房水の眼内循環

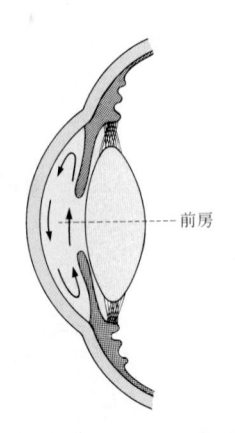

図Ⅱ-57　房水の前房内循環

〔13〕 開瞼・閉瞼

1．眼瞼運動に関与する筋肉
a．開瞼に関与する筋肉
(1) （上）眼瞼挙筋……上眼瞼を挙上する．動眼神経支配．
(2) 瞼板筋……（眼）瞼裂を開大する．交感神経支配．
b．閉瞼に関与する筋肉
眼輪筋……眼瞼を閉じる．顔面神経支配．

2．開瞼障害
(1) 上眼瞼挙筋の麻痺―眼瞼下垂（☞ p.109）
　　①動眼神経麻痺　先天眼瞼下垂
　　②上眼瞼挙筋の異常：
　　　　発育不全→先天眼瞼下垂
　　　　後天障害→重症筋無力症，外眼筋ミオパチー，加齢（図Ⅱ-58）など．
　　瞼板筋の麻痺―（眼）瞼裂狭小
　　　　交感神経麻痺→Horner症候群
(2) 眼輪筋の痙攣
　　　　眼瞼痙攣（図Ⅱ-59）

3．閉瞼障害―兎眼
(1) 眼輪筋の麻痺……顔面神経麻痺（図Ⅱ-60）
(2) 眼瞼皮膚瘢痕……外傷

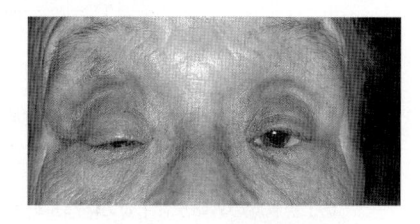

図Ⅱ-58　加齢眼瞼下垂

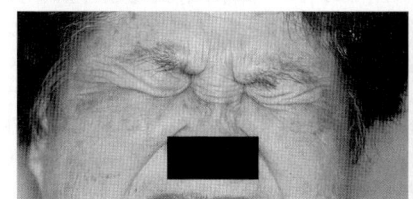

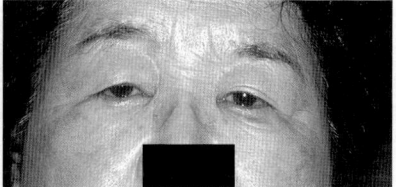

図Ⅱ-59　眼瞼痙攣

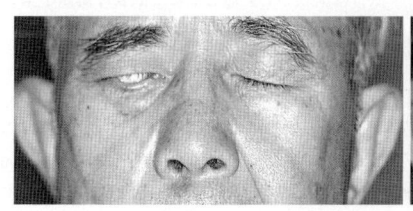

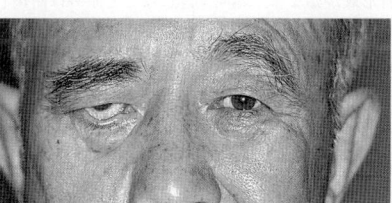

図Ⅱ-60　顔面神経麻痺

第Ⅲ章　発生，成長・発達，加齢

〔1〕 眼の発生

眼球の発生には，外胚葉と中胚葉とが関与する．内胚葉は関与しない（表Ⅲ-1）

表Ⅲ-1　眼の発生起源

神経外胚葉	表層外胚葉	中胚葉
網膜	水晶体	血管
視神経	角膜上皮	強膜
虹彩上皮・筋	結膜	角膜実質・内皮
毛様体上皮	眼瞼	虹彩実質
涙器		毛様体筋
硝子体		外眼筋
Zinn 小帯		眼窩

1．第1次眼胞

　胎生2～3週で，外胚葉から神経溝 neural groove と，その両側に神経襞 neural fold ができ，襞の融合によって神経管 neural tube が形成される．この管が中枢神経系の原基で，その前部が将来脳になる第1次脳胞 primary cerebral vesicle である．
　第1次脳胞の外側から1対の隆起が起こり，第1次眼胞 primary optic vesicle となる（図Ⅲ-1）．

2．第2次眼胞

　胎生4週には，第1次眼胞の先端が広がって表面に凹みを作り，根元は管状となる．凹みを眼杯 optic cup，管状の部分を眼茎 optic stalk という．眼杯に接する外胚葉層は次第に肥厚して胞状に落ち込む．これが水晶体胞（水晶体小胞）lens vesicle で，水晶体の原基である．眼杯はまたこれを第2次眼胞 secondary optic vesicle ともいう（図Ⅲ-2）．
　眼杯の内層は，網膜の主要部分（感覚網膜）となり，神経線維は脳に向かって伸びるが，眼杯の外層は網膜色素上皮となる（図Ⅲ-3）．眼杯の内層と外層とは接近し，第1次眼胞は消失する．この2層の間が分かれるのが網膜剥離である．眼杯の外層の前方が虹彩，毛様体となる．眼茎は視神経となる．
　眼杯は，下方の縁が欠けていて，これを眼裂（眼杯裂）fetal fissure という．眼裂から中胚葉組織が入り血管形成が始まる．胎生7週になると眼裂は閉鎖し，血管は網膜中心動脈となる．眼裂の閉鎖不全がぶどう膜欠損 coloboma uveae である．

3．眼内循環

　原始の頸動脈の枝である眼動脈は眼杯の表層と眼裂を通って眼杯に入る硝子体動脈 hyaloid artery に血管を出す．眼杯の表層では輪状血管を形成する．水晶体は血管を含む中胚葉の膜によって取り囲まれている．これを水晶体血管膜 tunica vasculosa lentis という．水晶体血管膜の前面にある部分は瞳孔膜 pupillary membrane といわれる．後面は眼裂を通ってくる硝子体動脈の末端である．胎生6か月には水晶体血管膜

は萎縮し，胎生9か月には硝子体動脈も消失する．これらが消失しないで残ったものが瞳孔膜遺残 persistent pupillary membrane および硝子体動脈遺残 persistent hyaloid artery である．

4．硝子体

　水晶体膜と眼杯との間に第1次硝子体 primary vitreous ができる（図Ⅲ-4）．次いで第2次硝子体ができて第1次硝子体は中央に圧迫される．第2次硝子体の前部から第3次硝子体ができ，Zinn小帯はこれから分離する．

5．眼瞼

　胎生6週ころ，外胚葉が陥凹して眼瞼の原基ができる（図Ⅲ-4）．上下の眼瞼はいったん融合するが，7か月ころ再び開いて瞼裂が形成される．

図Ⅲ-1　第1次眼胞

図Ⅲ-2　第2次眼胞

図Ⅲ-3　第2次眼胞

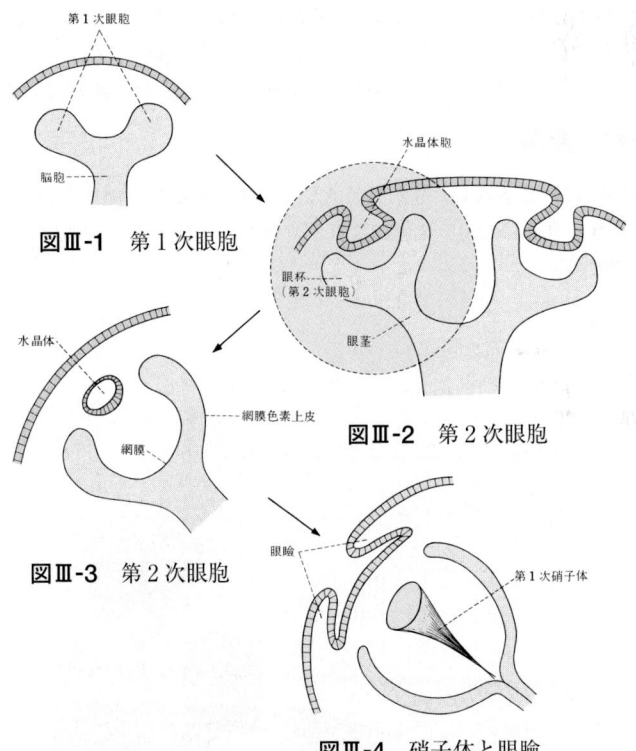

図Ⅲ-4　硝子体と眼瞼

〔2〕 視機能の発達

1．視力の発達

　眼球は，出生時には大きさとしては小さいが，構造の上ではほとんど出来上がっている．ところが，機能の上からは未完成であり，新生児の眼はあまりよく見えない．身体が発育していくのに従って視力は次第に発達していく．

　新生児や乳児では，普通の自覚的な視力検査はできないが，回転する黒白の縞模様を見せそれに反応して眼振（☞視運動性眼振 p.87，144）が起こるかどうかを見たり，黒白の縞模様と灰色の円とを見せ，縞模様ばかりを見ることによりその幅から視力を推定する PL 法（Preferential looking）のような他覚的な方法で視力を推定することができる（図Ⅲ-5）．この方法によれば，生後 5 日目には 0.03 程度の視力が得られるといわれている．

　その後次第に視力は良くなり，3 歳になれば自覚的な視力の測定は可能になり，うまく検査をすれば 1.0 の視力を得るものが多くなり，6 歳になれば機能の上からも大体眼は完成し，大部分のものが 1.0 の視力をもつようになる．しかし，小児によって視力の発達の速度は異なるから，例えば 4 歳で 1.0 が見えないからといって直ちに異常という訳にはいかない．

2．両眼視の発達

　両眼視も出生時にはできない．3 か月くらいで固視，6 か月で調節と融像，1 歳で調節と輻湊との関係ができるようになり，3 歳になれば立体視が可能となって概略の両眼視は出来上がり，6 歳には完成する．

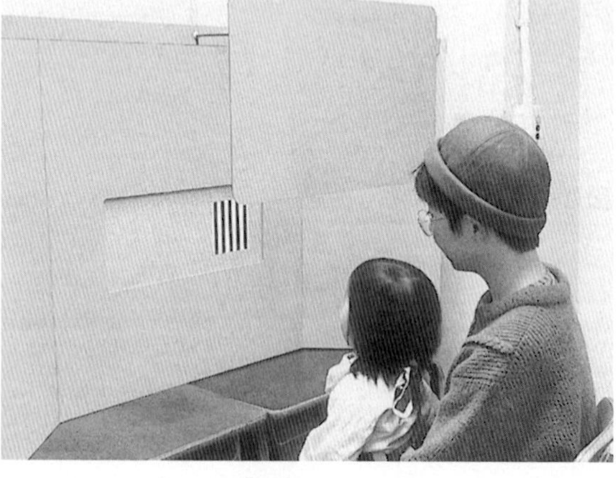

図Ⅲ-5　PL 法

〔3〕 眼球の発達

　新生児の眼球は構造上は出来上がっているが，眼軸が 17 mm と短く，成人は 24 mm と次第に伸びていく（図Ⅲ-6）．角膜曲率半径は新生児では短く，すなわち角膜のカーブは強いが，2歳で成人と同じになる（図Ⅲ-7）．そのため，眼の屈折状態は小児では遠視が多く，次第に正視や近視が増えていく．

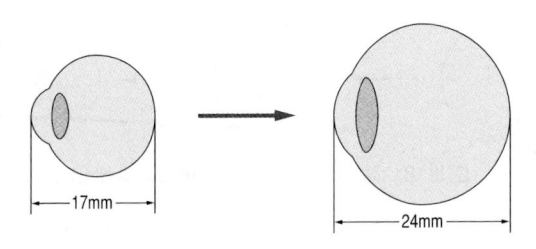

図Ⅲ-6 新生児と成人の眼球

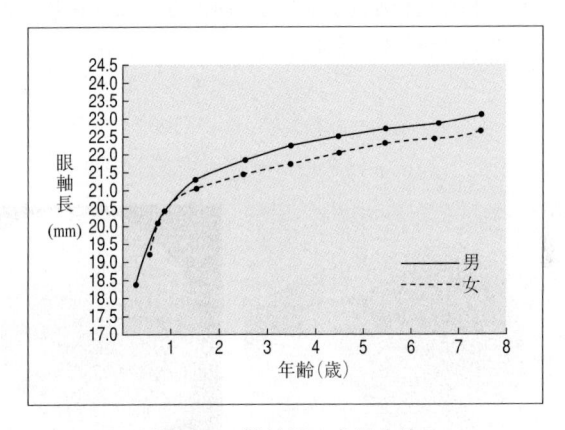

図Ⅲ-7 眼軸長の成長曲線

〔4〕 加齢による変化

1．瞳　孔

　瞳孔の大きさは，新生児では小さく2mm，成長とともに大きくなり，20〜25歳で4〜6mm，老人になると再び小さくなり，高齢者では2mmとなる（図Ⅲ-8）.
　新生児では瞳孔散大筋の未発達，老人では瞳孔括約筋の硬化による.

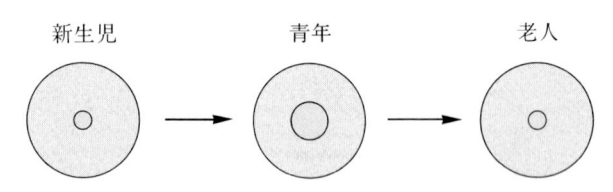

図Ⅲ-8　瞳孔の大きさの加齢による変化

2．角　膜

　角膜周辺に老人になると白色輪状混濁を生じる（図Ⅲ-9）．これを老人環という．角膜実質の脂肪変性で，主にコレステロールから成る．

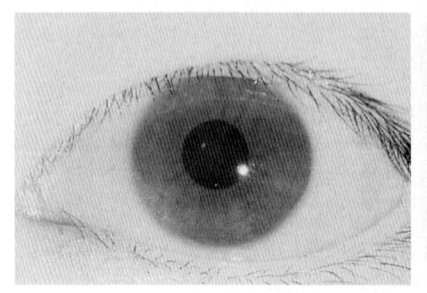

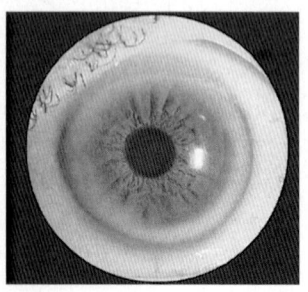

図Ⅲ-9　角膜の外見
　　左：青年——周辺部は透明
　　右：老人——老人環がみられる

角膜内皮細胞が青年期では形が均一で小さく細胞密度は 3,000 個/mm^2 であるのに対し，加齢とともに細胞の欠損を周囲の細胞が移動して補う結果，形が不揃いで大きくなり，細胞密度も減少する（図Ⅲ-10）.

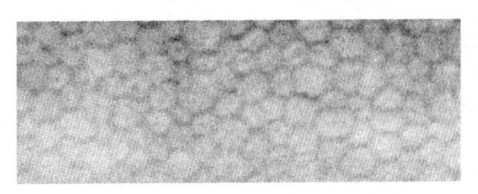

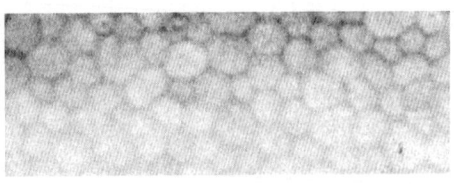

図Ⅲ-10 角膜内皮細胞の加齢による変化
左：青年──形が均一で小さい
右：老人──形が不揃いで大きい

3．前 房

前房深度が新生児では浅く，青年期では深く，加齢とともに浅くなる．水晶体の厚さの増加と前方への移動による．

4．水晶体

水晶体の色が加齢とともに黄色化してくる．水晶体中のトリプトファンの変性による異常螢光物質の出現による．
40歳を過ぎると，水晶体の弾力性低下が起こり，老視になる．

5．硝子体

硝子体が融解して液化し，後部硝子体剥離が起こる．

6．網膜・脈絡膜

網膜色素上皮が不均一，Bruch 膜が肥厚し，血液網膜柵の機能が低下する．脈絡膜は菲薄化し，ドルーゼン drusen が形成される．

〔5〕 加齢による疾患

　加齢による眼の変化は，40歳過ぎてからみられる生理的変化としての老視があるが，老人にみられる重要な疾患として次のものがある．

1) 調　節
老視 presbyopia：水晶体の弾力性低下．

2) 水晶体
加齢白内障（老人性*白内障）age-related cataract：水晶体の新陳代謝障害（図Ⅲ-11, 12）．

3) 緑内障
閉塞隅角緑内障 closed-angle glaucoma：房水循環量の減少があり，房水流出障害に対する抵抗力低下．

4) 網　膜
　a．加齢黄斑変性 age-related macular degeneration：脈絡膜新生血管による滲出と出血．
　b．網膜剥離 retinal detachment：硝子体液化と後部硝子体剥離による裂孔形成．
　c．網膜静脈閉塞症 occlusion of retinal vein：動脈硬化と高血圧．
　d．網膜動脈閉塞症 occlusion of retinal artery：動脈硬化と高血圧．

5) 視神経
虚血性視神経症 ischemic optic neuropathy：視神経栄養血管の循環障害．動脈硬化，高血圧，側頭動脈炎．

6) 眼　瞼
　a．加齢眼瞼内反（老人性眼瞼内反）age-related entropion：眼輪筋弛緩
　b．加齢眼瞼下垂（老人性眼瞼下垂）age-related ptosis：上眼瞼挙筋と瞼板の接着障害（図Ⅲ-13, 14）．

7) 涙　器
流涙**epiphora：眼輪筋弛緩による導涙機能障害．

---

　　*　「老人性 senile」は差別用語と考えられるので，「加齢 age-related」が適切とされるが，現在両者が使用されている．将来は，加齢白内障 age-related cataract，加齢黄斑変性 age-related macular degeneration に統一されることになろう．
　**　俗に「老人の涙目」という．

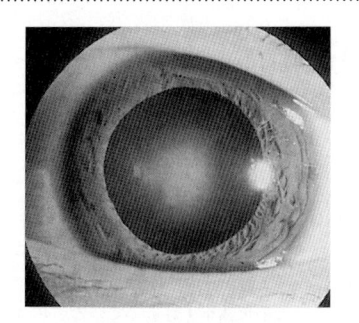

図Ⅲ-11　加齢白内障
　　　　中心から混濁

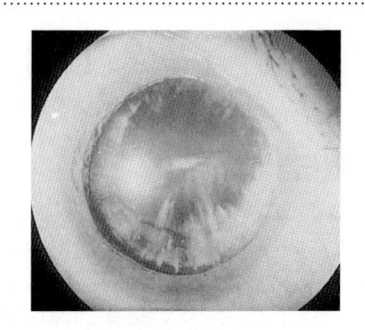

図Ⅲ-12　加齢白内障
　　　　周辺から混濁

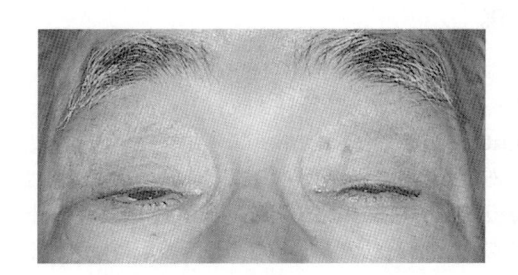

図Ⅲ-13　加齢眼瞼下垂（手術前）

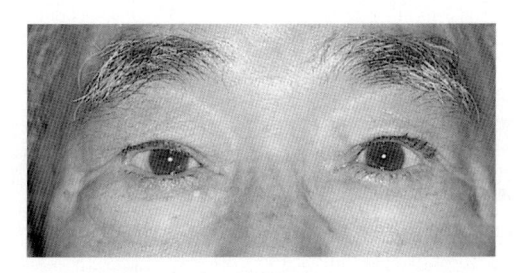

図Ⅲ-14　加齢眼瞼下垂（手術後）

〔6〕 眼の遺伝

1．遺伝学の基礎

　人間を含めて生物の諸形質の発現を支配する遺伝子 gene は，染色体 chromosome に含まれている．遺伝子の本体はデオキシリボ核酸 deoxyribonucleic acid（DNA）と考えられている．人間の染色体数は，46 本で，うち 44 本，22 対が常染色体 autosomal chromosome であり，2 本，1 対が性染色体 sex chromosome である．性染色体として，男子は X 染色体と Y 染色体とをもち，女子は X 染色体を 1 対もっている．46 本の染色体のうち，23 本をそれぞれの父親と母親とから伝えられる．

　1 対の染色体に二つの遺伝子 Aa が相対している場合，遺伝子の組み合わせである遺伝子型 genotype は Aa となるが，A の遺伝子効果のみが表面に発現する形質，すなわち，表現型 phenotype として現れる場合に，A を優性 dominant, a を劣性 recessive という．この場合 a は発現せず，保因者 carrier となる．遺伝子型にはホモ接合 homozygous （AA, aa）とヘテロ接合 heterozygous （Aa）とがある．なお，遺伝子型は正常でも，妊娠中の異常な環境要因で表現型が遺伝性の奇形に似る現象があり，これを表現型模写 phenocopy という．

2．遺伝性眼疾患

眼疾患には遺伝するものが多い．遺伝性眼疾患を成因からみると次のとおりである．

1）単一遺伝子病

a　常染色体遺伝 autosomal inheritance

細胞核の常染色体にある遺伝子により形質が伝わること．性の影響を受けない．

（1）**常染色体優性遺伝 autosomal dominant inheritance**：常染色体に含まれる優性遺伝子に起因する形質である．遺伝子型がヘテロ接合でも表現型に現れる（表Ⅲ-2）．先天白内障，無虹彩，角膜ジストロフィなど．

（2）**常染色体劣性遺伝 autosomal recessive inheritance**：常染色体に含まれる劣性遺伝子に起因する形質である．遺伝子型がヘテロ接合では発現せず，ホモ接合で発現する（表Ⅲ-2）．血族結婚の場合に出現することが多い．網膜色素変性，先天緑内障，杆体一色型色覚など．

表Ⅲ-2　常染色体遺伝

遺伝子	遺伝子型	表現型（発病）	
		優性遺伝	劣性遺伝
A（優性）	AA	＋	＋
	Aa	＋	－（保因者）
a（劣性）	aa	－	－

b　X染色体遺伝 X-linked inheritance

X染色体にある遺伝子により形質が伝わること．性の影響を受ける．劣性遺伝である．

男子はX染色体を1本しか所有していないので，その1本のX染色体が劣性遺伝子であっても表現型にその形質を現すが，女子はX染色体を2本もっているので，ホモ接合でなければ発現しない（表Ⅲ-3）．そのため男子に多く，女子に少ない．1型色覚・2型色覚（赤緑色覚異常）など．

表Ⅲ-3　X染色体遺伝

遺伝子	遺伝子型	表現型（発病）
X（正常）	XX	−
	XX′	−（保因者）
	X′X′	＋
X′（異常）	XY	−
	X′Y	＋

2) ミトコンドリア遺伝子病 mitochondrial gene disorder

ミトコンドリアは細胞核と独立した遺伝子をもつ．ミトコンドリア遺伝子は必ず母親を介して遺伝する．Leber 視神経症，外眼筋ミオパチー．

3) 多因子遺伝病 polygenic disorder

複数の遺伝子が関与する．屈折異常，斜視．

4) 染色体異常 chromosomal disorder

染色体と数の異常．Down 症候群．

5) 体細胞遺伝病 somatic cell genetic disorder

体細胞の遺伝子が変質する．網膜芽細胞腫．

第Ⅳ章　症　候

Ⅰ．視機能障害

〔1〕　視力障害

1．視力障害の原因
(1) 透光体（角膜・前房・水晶体・硝子体）の混濁
(2) 眼底の疾患：網膜・ぶどう膜の疾患
(3) 視神経・視路の疾患
(4) 眼圧上昇：緑内障
(5) 屈折・調節の異常
(6) 機能的異常：弱視・ヒステリー

2．視力障害の原因疾患
1) 発病と程度
(1) 急激かつ高度の視力障害
網膜中心動脈閉塞症・急性視神経炎・急性緑内障発作・網膜中心静脈閉塞症・硝子体出血・外傷
(2) 徐々の視力低下
老人性白内障
(3) 小児の視力障害
弱視・屈折異常・ヒステリー

2) 距　離
(1) 遠見のみ障害：近視
(2) 近見のみ障害：老視・調節麻痺
(3) 遠見・近見ともに障害：真の視力障害

3. 視力障害の鑑別診断

視力障害の患者に対して，次の検査を行って診断する（表Ⅳ-1）.
(1) 屈折検査：屈折異常
(2) 斜照法・徹照法・細隙灯顕微鏡検査：透光体の混濁
(3) 眼底検査：眼底疾患
(4) 眼圧検査：緑内障
(5) 視野検査：視神経・視路疾患，ヒステリー

表Ⅳ-1 視力障害の鑑別診断

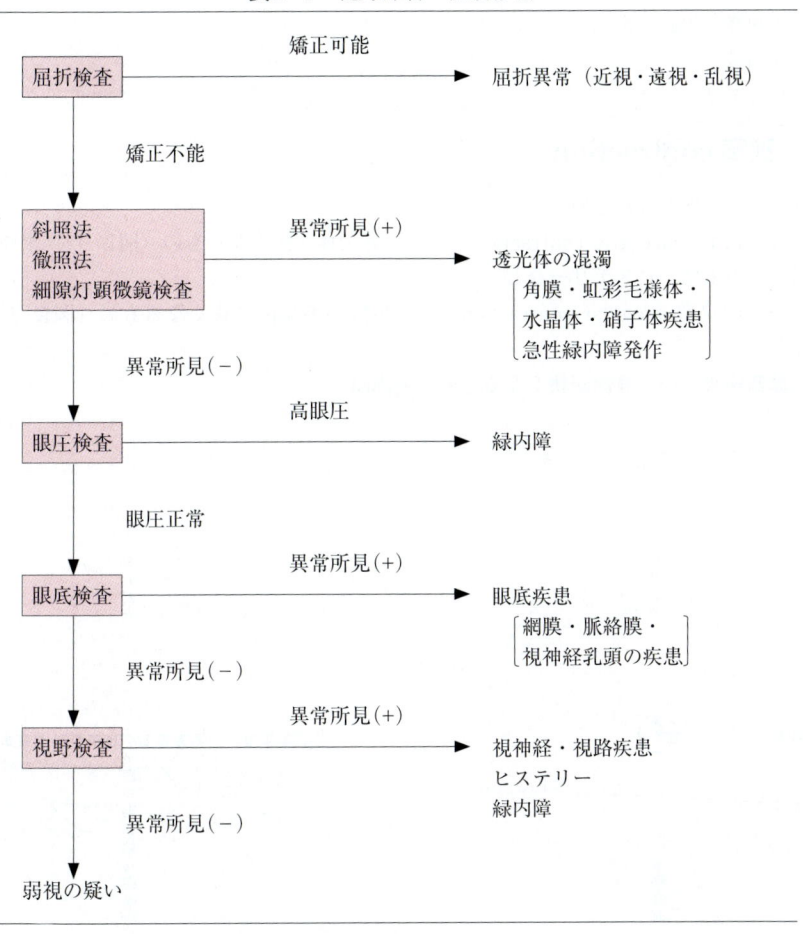

```
屈折検査 ──矯正可能──→ 屈折異常（近視・遠視・乱視）
  │
  │矯正不能
  ↓
斜照法
徹照法        ──異常所見(+)──→ 透光体の混濁
細隙灯顕微鏡検査                 ［角膜・虹彩毛様体・
  │                              水晶体・硝子体疾患
  │異常所見(-)                   急性緑内障発作］
  ↓
眼圧検査 ──高眼圧──→ 緑内障
  │
  │眼圧正常
  ↓
眼底検査 ──異常所見(+)──→ 眼底疾患
  │                        ［網膜・脈絡膜・
  │                         視神経乳頭の疾患］
  │異常所見(-)
  ↓
視野検査 ──異常所見(+)──→ 視神経・視路疾患
  │                        ヒステリー
  │異常所見(-)              緑内障
  ↓
弱視の疑い
```

〔2〕 視野異常

1．視野異常の種類

(1) 狭窄
(2) 半盲
(3) 暗点

2．視野異常の原因

(1) 網膜の疾患
(2) 視神経・視路の疾患
(3) 緑内障
(4) ヒステリー

3．狭窄 contraction

視野の広さが狭くなるもの．

(1) 求心狭窄 concentric contraction………視野全体が狭くなるもの（図Ⅳ-1）．網膜色素変性，緑内障の末期，ヒステリーなど．
(2) 不規則狭窄 irregular contraction………視野が不規則に狭くなるもの（図Ⅳ-2）．網膜剥離など．
(3) 鼻側狭窄………鼻側が狭くなるもの．緑内障．

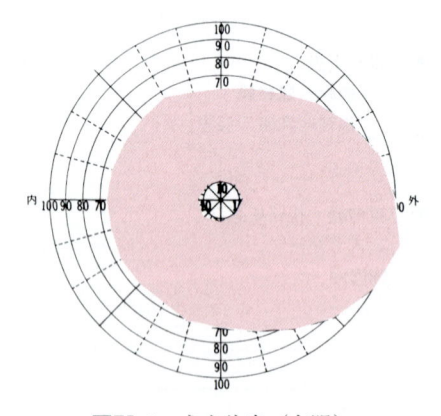

図Ⅳ-1　求心狭窄（右眼）

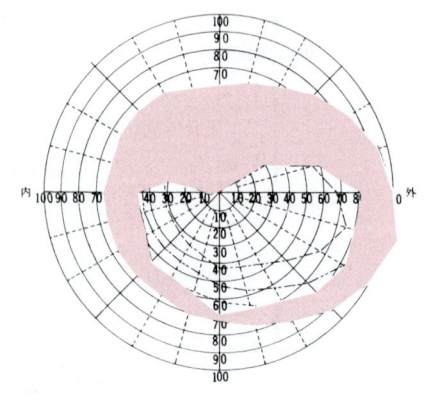

図Ⅳ-2　不規則狭窄（右眼）

4．半盲 hemianopsia

視野の半分が見えなくなるもの．

(1) 異名半盲 heteronymous hemianopsia………両眼の耳側，あるいは鼻側半分の視野が欠損するもの．視交叉の病変による．

① 両耳側半盲 bitemporal hemianopsia：視交叉で交叉線維が障害されることによる（図Ⅳ-3）．下垂体腫瘍．

② 両鼻側半盲 binasal hemianopsia：視交叉で両側から対称的に障害されることによる（図Ⅳ-4）．血管性で，まれ．

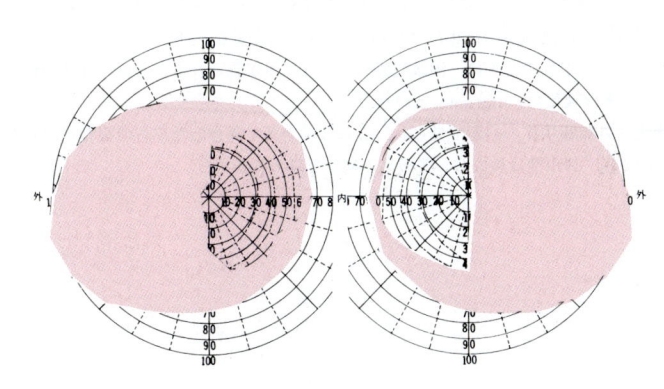

図Ⅳ-3 両耳側半盲

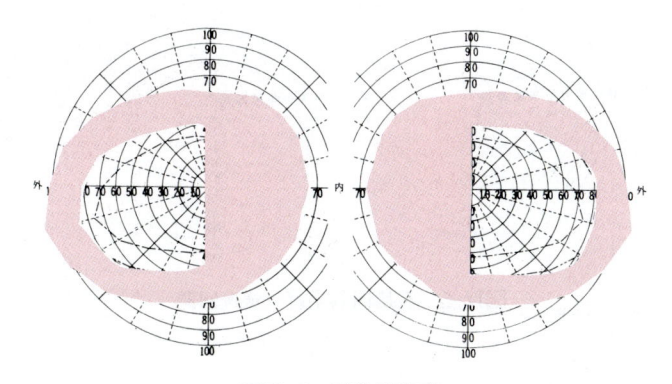

図Ⅳ-4 両鼻側半盲

(2) 同名半盲 homonymous hemianopsia………両眼の視野の同側半分が欠損するもの．視索より上方の視路の病変による．

　① 右側同名半盲 right homonymous hemianopsia：視野の右半分が欠損するもの（図Ⅳ-5）．左視索より上方の視路の病変による．

　② 左側同名半盲 left homonymous hemianopsia：視野の左半分が欠損するもの（図Ⅳ-6）．右視索より上方の視路の病変による．

(3) 四半盲 quadrant hemianopsia………同名半盲で，両眼の視野の上方または下方四分の一が欠損するもの（図Ⅳ-7）．視放線の病変で起こりやすい．視放線では網膜上半からの線維と下半からの線維と異なって配列することによる．

(4) 黄斑回避 sparing of macula………半盲のときに，中心部の視野が残存していることをいう（図Ⅳ-5）．後頭葉視中枢に近い部位の病変で起こる．これに対して，中心部の視野も半分見えないことを黄斑分割 splitting of macula という（図Ⅳ-6）．

(5) 視野の調和性………半盲のときに，両眼視野の欠損部に差が見られるときは，非調和性 incongruous といい，差が見られないときは調和性 congruous という．

非調和性は，視索・外側膝状体の病変で見られ，これは視交叉で混合した左右の視神経線維がまだ対称的に配列していないことによる．調和性は視放線・後頭葉の病変で見られる．

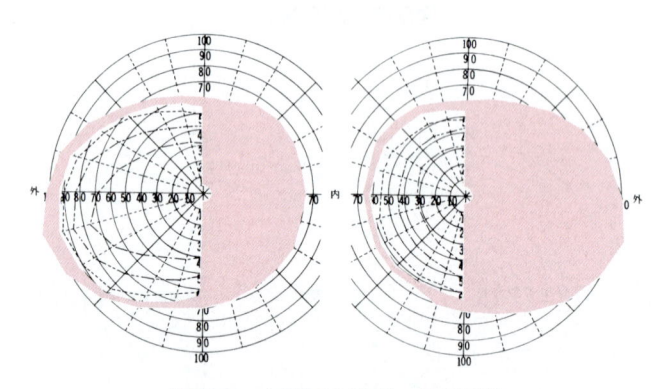

図Ⅳ-5　右側同名半盲　黄斑回避

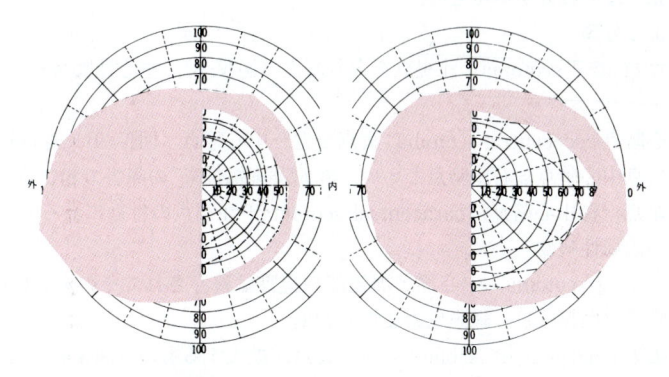

図Ⅳ-6　左側同名半盲　黄斑分割

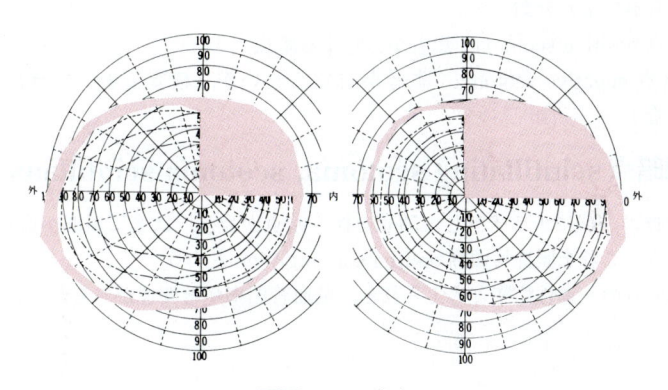

図Ⅳ-7　四半盲

5．暗点 scotoma

視野の中に見えない部分のあるもの．

(1) 位置による分類

① 中心暗点 central scotoma：注視点を含む暗点（図Ⅳ-8）．中心性脈絡網膜症・黄斑変性など．

② 盲点中心暗点 cecocentral scotoma：盲点を含む中心暗点（図Ⅳ-9）．球後視神経炎など．ラケット状の盲点中心暗点は石津暗点といい，乳頭黄斑線維束*の障害で起こる．

③ 副中心暗点（傍中心暗点）paracentral scotoma：注視点の付近にある暗点（図Ⅳ-10）．網膜・脈絡膜の限局性病変．

④ 輪状暗点 ring scotoma：中心部と周辺部の視野は残存されてその中間に輪状の視野欠損が見られるもの（図Ⅳ-11）．網膜色素変性の初期．

⑤ 盲点の拡大 enlargement of blind spot：盲点が拡大するもの（図Ⅳ-12, 13）．うっ血乳頭では盲点が全体に拡大し，緑内障の初期では盲点が上下に拡大する．盲点の上下への拡大を Seidel 暗点または Bjerrum 暗点という．

(2) 程度による分類

① 絶対暗点 absolute scotoma：視標がまったく見えないもの．

② 比較暗点 relative scotoma：視標が不鮮明に，あるいは色視標では異なった色に見えるもの．

(3) 自覚の有無による分類

① 実性暗点 positive scotoma：患者が自覚する暗点．

② 虚性暗点 negative scotoma：患者が自覚しないが，検査によって見出される暗点．Mariotte 暗点など．

6．閃輝暗点 scintillating scotoma, scotoma scintillans

〔症状〕 視野の一部にチラチラした閃光を伴う暗点が現れ，次第に周囲へ広がる．その後，片頭痛が起こる．これを眼性片頭痛 ophthalmic migraine という．

〔原因〕 脳血管の一過性痙攣と考えられる．脳血管閉塞症と関連があるが，若年者に多い．

---

* **乳頭黄斑線維束** papillo-macular bundle：黄斑部からの神経線維は乳頭の耳側から視神経に入り，その中央を走行する．これを乳頭黄斑線維束という．

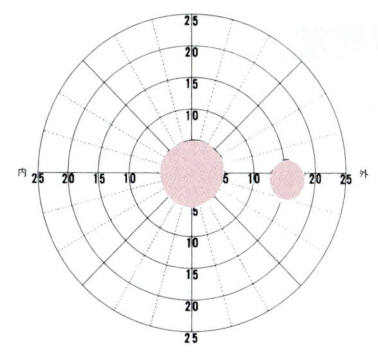

図Ⅳ-8　中心暗点

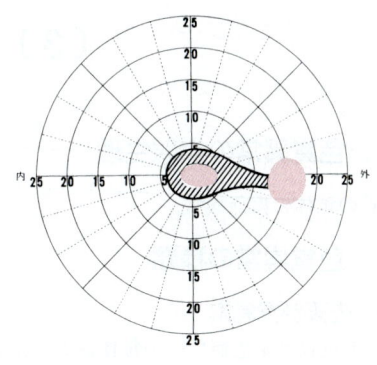

図Ⅳ-9　盲点中心暗点

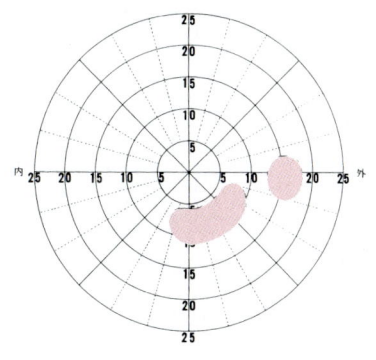

図Ⅳ-10　副中心暗点

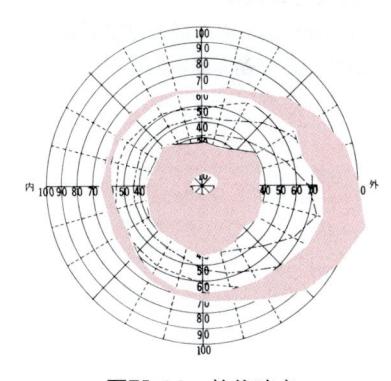

図Ⅳ-11　輪状暗点

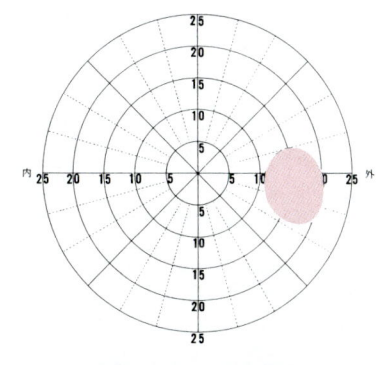

図Ⅳ-12　盲点の拡大
うっ血乳頭

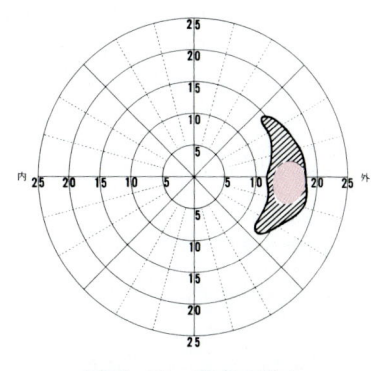

図Ⅳ-13　盲点の拡大
緑内障によるSeidel暗点

〔3〕 色覚異常

1．色覚異常の病態生理
網膜の錐体の機能異常．

2．色覚異常の種類
1） 先天色覚異常
(1) 1色覚（全色盲）……錐体機能の完全な欠如
(2) 2色覚（赤緑色盲）　⎤
(3) 異常3色覚（赤緑色弱）⎦……錐体機能不完全

2） 後天色覚異常
(1) 視神経疾患：赤・緑の色覚不良
(2) 網膜疾患：青・黄の色覚不良

〔4〕 夜盲・昼盲

1．夜盲の定義

暗順応の障害を夜盲 night blindness, nyctalopia という．暗い所で良く見えない．俗に「とり目」という．

2．夜盲の病態生理

網膜の杆体の機能異常．

3．夜盲の原因疾患

(1) **網膜色素変性**：先天素因で進行性．杆体の変性．
(2) **小口病**：先天性で停止性．杆体の機能低下．
(3) **ビタミンA欠乏症**：後天性で可逆性．杆体中の視物質ロドプシンは蛋白にビタミンAからできる色素が結合したものであるから，ビタミンAが欠乏するとロドプシンが産生されず，杆体が機能できなくなる（☞ p.356）．

4．昼　盲

昼盲 day blindness は明るい所では良く見えず，やや暗い所の方が視力が良い．ただし，これは明順応の障害ではない．
(1) 錐体の機能障害→全色盲，網膜黄斑変性．
(2) 角膜・水晶体の瞳孔領における混濁→明るい所では縮瞳のため良く見えない（図Ⅳ-14）．

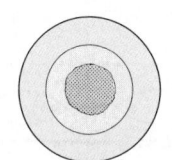

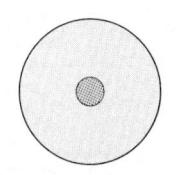

図Ⅳ-14　瞳孔領にある白内障
瞳孔中央部に白内障があるとき，暗い所では瞳孔散大し，周辺部から光が入って見えるが（左），明るい所では瞳孔縮小し，光が入りにくくなり良く見えない（右）．

〔5〕 眼位異常（斜視）

1．眼位異常

眼位の異常を斜視 strabismus という（☞斜視 p.186）．

a．眼位異常の種類

眼位異常は，次の3種類があり，複雑な眼球偏位もすべてこの組み合わせである（図Ⅳ-15）．

(1) 水平偏位‥‥‥‥内斜視，外斜視
(2) 上下偏位‥‥‥‥上斜視，下斜視
(3) 回旋偏位‥‥‥‥外方回旋斜視，内方回旋斜視

b．外眼筋麻痺による眼位異常

外眼筋麻痺による眼位異常は，次のとおりである．

① 外直筋麻痺：内斜視
② 内直筋麻痺：外斜視
③ 上直筋麻痺：下斜視，外方回旋斜視，外斜視
④ 下直筋麻痺：上斜視，内方回旋斜視，外斜視
⑤ 下斜筋麻痺：下斜視，内方回旋斜視，内斜視
⑥ 上斜筋麻痺：上斜視，外方回旋斜視，内斜視

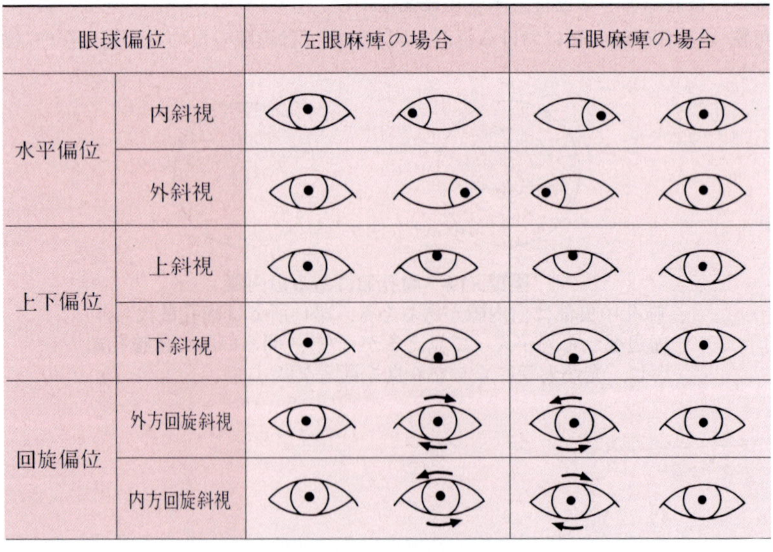

図Ⅳ-15 眼球偏位の種類

2．眼球運動障害

外眼筋麻痺が起こると，その筋の働く方向への眼球運動障害がみられる．
外眼筋麻痺による眼球運動障害は，次のとおりである（図Ⅳ-16）．
① 外直筋麻痺：外転障害
② 内直筋麻痺：内転障害
③ 上直筋麻痺：上転障害，とくに外上転障害
④ 下直筋麻痺：下転障害，とくに外下転障害
⑤ 下斜筋麻痺：上転障害，とくに内上転障害
⑥ 上斜筋麻痺：下転障害，とくに内下転障害

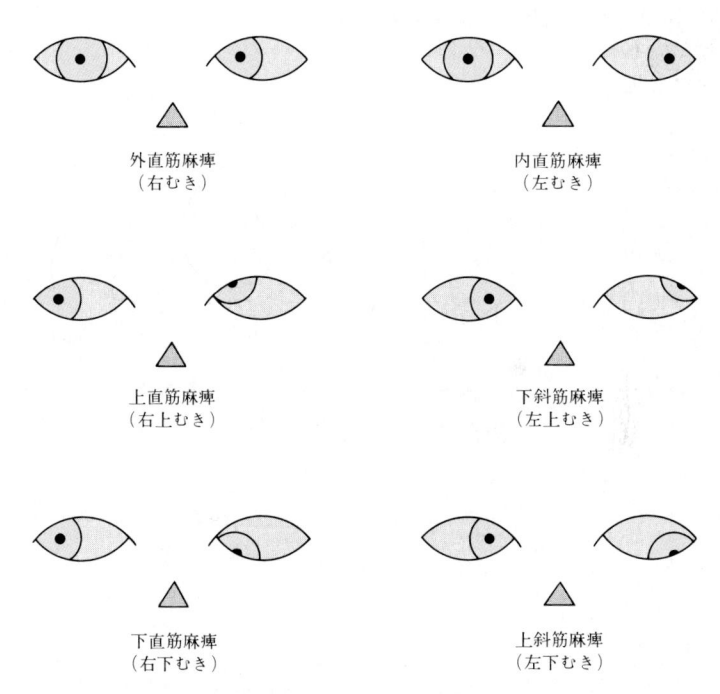

図Ⅳ-16 眼筋麻痺の場合の眼球運動障害の最も著明なむき眼位（右眼）

3．頭位異常

　麻痺筋の働くべき方向と反対方向を見るときには眼球偏位は少なくなり，それにより複視も軽くなる．そのため，眼筋麻痺では，麻痺筋を働かせないような方向が正面にくるように顔を向ける．このように眼に原因があって起こる頭位異常を眼性頭位異常という．眼性頭位異常には3種類がある（図Ⅳ-17）．

(1) 頭の傾斜 head tilt，眼性斜頸 ocular torticollis………頭の傾斜は眼球偏位のうち，上下あるいは回旋偏位による複視を軽減するのに役立つ．

　胸鎖乳突筋の先天性拘縮による整形外科的斜頸と眼性斜頸との鑑別は重要である．眼性斜頸では，一眼を遮閉すると斜頸は消失し，斜頸の反対方向へ頭を傾けると，眼球偏位がみられる．

(2) 顔の回転 face turn………顔の回転は眼球偏位のうち，水平偏位による複視を修正するのに役立つ．

(3) 顎の上下 chin up or down，chin elevation or depression………顎の上下は眼球偏位のうち，上下偏位による複視を修正するのに役立つ．

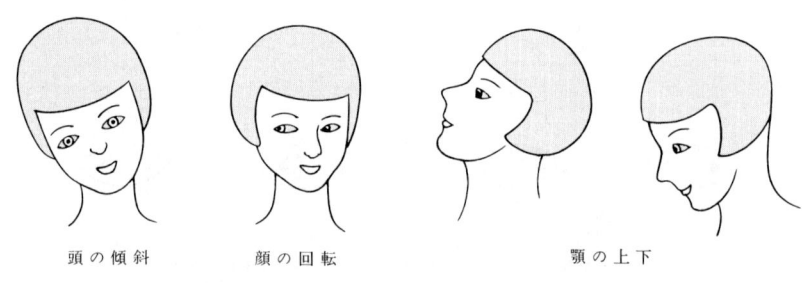

頭の傾斜　　　顔の回転　　　顎の上下

図Ⅳ-17　眼性頭位異常の種類

〔6〕 異常眼球運動

1．眼　振

1) 眼振の定義
眼振（眼球振盪）nystagmus は，眼球の不随意的往復運動である．

2) 眼振の分類

(1) 眼球運動の様式からの分類

① 振子様眼振 pendular nystagmus………往復運動の速度が一定していて，時計の振子のように往復する眼振（図Ⅳ-18）.

② 律動眼振（衝動性眼振）jerky nystagmus………往復運動の速度が一方向へ速く，他方向へ緩やかな眼振（図Ⅳ-19）．速い相を急速相 quick phase，緩やかな相を緩徐相 slow phase という．急速相の方向を眼振の方向という．

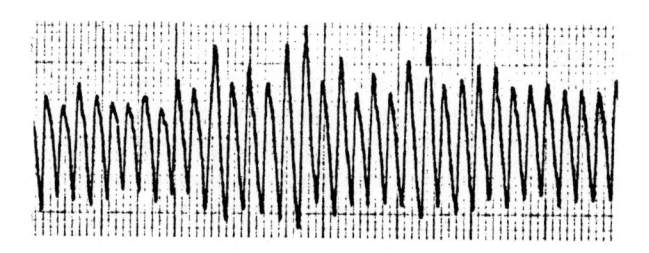

図Ⅳ-18 振子様眼振

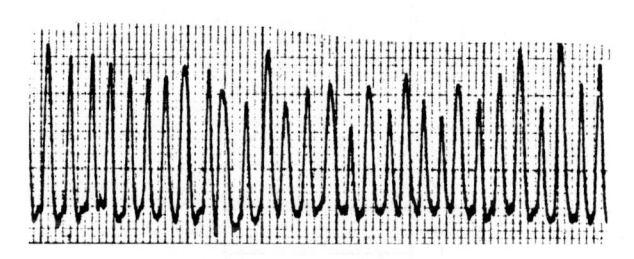

図Ⅳ-19 衝動性眼振

(2) **眼振の方向による分類**
　① 水平眼振 horizontal nystagmus
　② 垂直眼振 vertical nystagmus
　③ 回旋眼振 rotatory nystagmus
　この三つが基本で，さらにこれらの組み合わせによって，次のものがある．水平回旋混合眼振，垂直回旋混合眼振，斜行眼振がある．

(3) **自発的か否かによる分類**
　(1) 自発眼振………とくに何の操作も加えない状態，すなわち遠方をぼんやり見ているときに見られる眼振．
　(2) 誘発眼振………何らかの刺激を加えることによって誘発される眼振．注視させたときに現れる注視眼振（図Ⅳ-20），外耳道に冷水または温水を注入することによって起こる温度眼振，頭位を変化させたときにみられる頭位眼振，体位を変化させたときに見られる頭位変換眼振がこれである．

(4) **生理的か病的かによる分類**
　生理的眼振としては，電車の窓から外の景色を見ている人に見られるような進行方向と，逆方向の緩徐相と進行方向に一致する急速相をもった眼振が典型的で，これを鉄道眼振 railroad nystagmus という．このような視運動刺激によって誘発される眼振を視運動眼振 optokinetic nystagmus（OKN）という．

(5) **眼振の原因となる部位による分類**
　(1) 中枢性眼振………大脳，小脳，脳幹など中枢神経系の障害による眼振．
　(2) 末梢性眼振………内耳の障害や視力障害による眼振．

3) 眼振の発現機序

　眼振の発現機序は明らかでないが，反射で起こると考えられる．求心性刺激は，内耳，眼，脳幹，小脳から入り，反射に関与する神経細胞は脳幹にあって，前庭神経核，脳幹網様体，眼球運動神経核を経て外眼筋へ至る．眼振の反射の特徴としては反射弓が多くの神経細胞を介すること，そのため，種々の系統からの影響を受けて変化しやすいことがあげられる．視運動眼振は，いわば眼-眼反射であり，温度眼振は内耳-眼反射である．このように，視力，内耳，脳幹，小脳および大脳のいずれかに障害が起こって平衡が崩れると眼振が発生する．

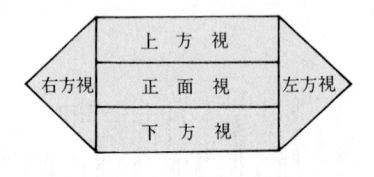

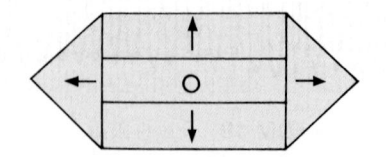

図Ⅳ-20　注視眼振の記載例

4) 眼科眼振
眼科でしばしばみられる眼振は先天性で，次のものがある．

(1) 潜伏眼振 latent nystagmus
平常は眼振がないか，軽いが一眼を遮閉すると眼振が発現するか増強するものを潜伏眼振という．きわめて高頻度に交代性上斜位に合併する．普通のように，一眼ずつ視力検査すると，眼振のために視力は非常に悪くなる．

(2) 視力不良性眼振
小眼球，先天白内障，全色盲あるいは白子眼などの視力障害に合併する眼振である．弱視眼振 amblyopic nystagmus，盲眼振 amaurotic nystagmus などといわれるが，これらの表現はあまり適切でない．視力不良性眼振は眼振を止めても視力は良くならない．

(3) 眼位性眼振 eccentric nystagmus
眼の位置によって眼振の程度に差が見られる眼振を眼位性眼振という．すなわち，ある方向を見るときに眼振は著明であるが，別の方向を見るときには眼振は軽快または消失する．この眼振の軽快または消失する位置を静止位という．眼振は律動眼振の型を示す．

眼位性眼振の患者は，顔を横へ回して，眼振の軽快または消失する方向，すなわち静止位でものを見る（図Ⅳ-21）．例えば，右方静止位の眼位性眼振では，顔を左へ回して右むきでものを見る．これは右むきで見ると眼振が軽快または消失するため，視力が良いからである（図Ⅳ-22）．

眼位性眼振は手術の適応になる．静止位が正面にくるように眼の位置をもってくる*．

(4) 先天特発眼振 congenital idiopathic nystagmus
眼球自体には異常がなく，静止位の認められない眼振で，眼振の打ち方としては，振子様眼振が多いが，衝動性眼振のこともある．視力は眼振のためにある程度障害される．

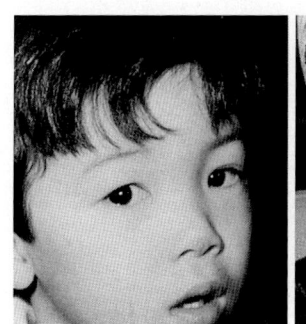

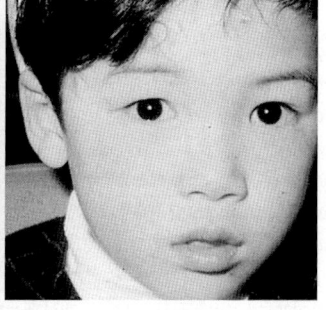

左：手術前　　　　　右：手術後

図Ⅳ-21　眼位性眼振

---

*　Anderson 法：眼位性眼振の手術として Anderson 法が用いられることが多い．例えば，右方に静止位があり，顔を左に回している場合には，右眼外直筋と左眼内直筋の後転法を行えば，静止位が正面にくるか近くなり，顔を回すことがなくなるか少なくなる．

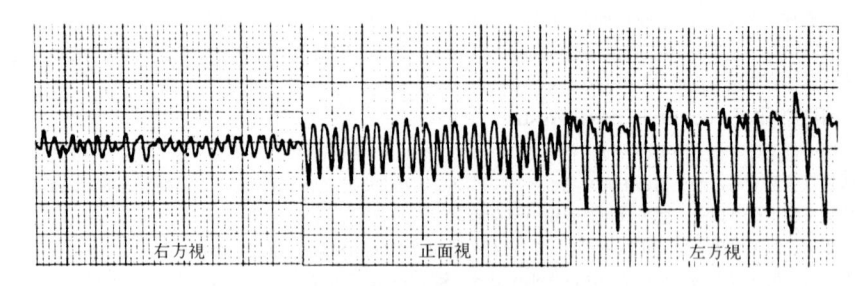

図Ⅳ-22 眼位性眼振の ENG
眼振が右方視で少ない

5) 眼振の表し方
　(1) 形 type………振子様↔，衝動性←
　(2) 方向 direction………水平←，垂直↑，回旋↻，斜行↗，混合↪
　(3) 強度 intensity
　　① 1度 grade Ⅰ：一方向を見たときのみみられる．
　　② 2度 grade Ⅱ：第1眼位でみられる．
　　③ 3度 grade Ⅲ：どの方向を見たときにもみられる．
　(4) 振幅 amplitude………大打性⇒，中打性→，小打性→
　(5) 頻度 frequency………頻打性→→，中頻打性→→，少頻打性→

2．非共同運動

　眼球運動は両眼の外眼筋が共同して働いて円滑に行われるが眼球運動の経路（図Ⅱ-45）に障害があると，両眼が共同して運動できなくなる．眼筋麻痺のときは非共同運動となる（→ p85）．

II. 眼症状

〔1〕 眼精疲労

1. 眼精疲労の定義

　眼精疲労 asthenopia とは,眼を使う仕事をするとき,健常者では疲れない仕事でも容易に疲れて,局所的に眼の疲れ,痛み,かすみ,羞明,充血,流涙など,全身的に頭痛,肩こり,悪心などを起こす状態のことをいう.眼精疲労という疾患があるわけではなく,眼の疲れ eye-strain という症状のことであるから,検査を行って原因を究明していく必要がある.

2. 眼精疲労の種類

1) 調節性眼精疲労 asthenopia accommodativa
　調節を過度に行うことによって起こる.屈折異常および調節異常が原因である.屈折異常としては,とくに遠視,乱視および眼鏡の不適当な場合があげられる.屈折異常では,屈折の矯正をしないと,はっきり見るためには必要以上の調節を要し眼が疲れる*.調節異常としては,老視,調節麻痺,調節衰弱および調節痙攣があげられる.

2) 筋性眼精疲労 asthenopia muscularis
　眼位の異常や輻湊の異常で起こる.眼位の異常としては,斜視,斜位および眼筋麻痺の場合に,両眼視をして融像を続けようとすると眼が疲れる.輻湊の異常があると,近方を見るときに眼が疲れる.輻湊は近見反応として調節と関係しているから,調節の異常が加わってさらに眼が疲れる.

3) 症状性眼精疲労 asthenopia symptomatica
　緑内障の初期や角膜の疾患で眼が疲れることがある.これらの疾患の程度が強ければ眼痛や視力障害を起こしやすいが,軽度のときに眼の疲れとして訴えることがある.

4) 不等像性眼精疲労 asthenopia aniseikonica
　不等像視があると,両眼視をしようとしても融像がうまくいかず,その努力のために眼が疲れる.

5) 神経性眼精疲労 asthenopia nervosa
　眼に異常がなく,眼が疲れる場合で,身体と精神の両面の異常があげられる.身体の面では,全身的な疾患のとき,衰弱しているときなどに眼が疲れやすい.精神の面では神経質な人,精神的疲労があるときに起こる.

---

　　* **VDT（visual display terminal）作業による眼障害**：調節性・神経性眼精疲労のほか,続けて同じ姿勢をとるために,頸,肩,腕の筋肉の疲労も加わる.

3. 眼精疲労の治療

原因を検査し，原因となる疾患に対する治療を行う．神経性眼精疲労には精神的な治療が必要である．

〔2〕 眼　痛

眼痛の原因

(1) 異物感：結膜異物・角膜異物，角膜びらん・角膜潰瘍，睫毛乱生・眼瞼内反，結膜炎，結膜結石
(2) 表面の眼痛：麦粒腫・急性涙囊炎
(3) 深部の眼痛：急性緑内障発作・全眼球炎・眼窩蜂巣炎，細菌性角膜潰瘍
(4) 眼球後方の疼痛：三叉神経痛・急性視神経炎・眼精疲労

〔3〕 眼の充血

1. 眼の充血の定義

眼の充血 hyperemia, injection は，眼球結膜の血管を流れる血液量が増加して赤くみえること．

2. 眼の充血の種類と病態生理

(1) 結膜充血 conjunctival injection：後結膜血管系の充血で，表在性，鮮紅色，角膜より遠くなるほど強い（図Ⅳ-23, 25A）．眼瞼結膜，円蓋も充血する．血管収縮薬の点眼で容易に消褪

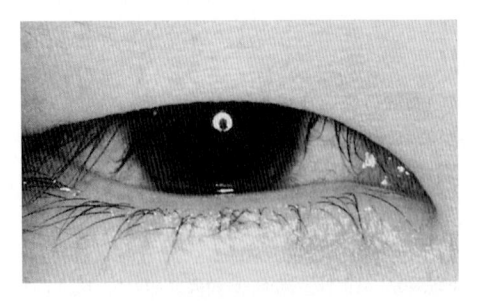

　　図Ⅳ-23　結膜充血　　　　　　　　　図Ⅳ-24　毛様充血

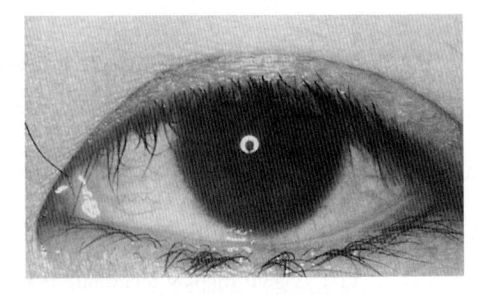

する．結膜の炎症や内頸動脈海綿静脈洞瘻でみられる．

(2) 毛様充血 ciliary injection（角膜周擁充血 circumcorneal injection）：前結膜血管系の充血で，表在性＋深在性，紫紅色，角膜に近くなるほど強い（図Ⅳ-24, 25B）．眼瞼結膜，円蓋の充血はない．血管収縮薬の点眼で十分消褪しない．角膜，強膜，ぶどう膜の炎症や急性緑内障発作で起こる．

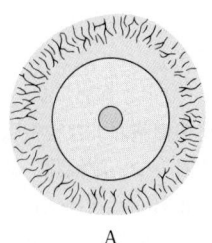

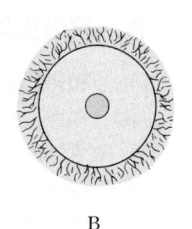

図Ⅳ-25 充血の模式図
A：結膜充血　B：毛様充血

〔4〕 眼　脂

1．眼脂の定義

眼脂 discharge は，眼からの分泌物．

2．眼脂の原因

結膜炎のときに眼脂が増加する．涙囊炎のとき涙囊から結膜に逆流してくる膿を眼脂と訴えることもある．

3．眼脂の種類

(1) 膿性：細菌性結膜炎
(2) 漿液性：ウイルス性結膜炎・アレルギー性結膜炎
(3) 粘液性：乾性角結膜炎

〔5〕 流　涙

1．流涙の定義

流涙 epiphora は，涙が眼の外へあふれて流れ落ちること．

2．涙の生理

1）涙の分泌
涙は，涙腺，副涙腺，結膜杯細胞および瞼板腺からの分泌物である．
(1) 正常結膜囊に存在する涙………副涙腺，結膜杯細胞および瞼板腺からの分泌物（基礎分泌 basic secretion，正常分泌 normal secretion）．
(2) 刺激・感情に伴う涙………涙腺からの分泌物（反射性分泌 reflex secretion）．

2）涙の排泄
涙は上下の涙点から涙小管を通って涙囊に入り，涙囊からは鼻涙管を通って下鼻道に出る．この涙の通る道が涙道である．
　　涙が涙道を通過するには，眼輪筋の涙囊部である Horner 筋 Horner's muscle の働きによる（図Ⅳ-26）．
　　(1) 閉瞼時………Horner 筋収縮，涙小管狭小，涙囊拡大，涙は涙囊へ．
　　(2) 開瞼時………Horner 筋弛緩，涙小管拡大，涙湖の涙は涙小管へ．涙囊狭小，涙囊の涙は鼻涙管へ．
　この働きを涙道のポンプ作用という．

3．流涙の病態生理

1）涙道通過障害
(1) 器質障害：涙点・涙小管・涙囊・鼻涙管の閉塞または狭窄．
(2) 機能障害：眼輪筋の麻痺による機能的導涙障害．

2）涙液分泌過多
(1) 反射的：眼の異物・炎症などによる三叉神経刺激．
(2) 精神的：感動．

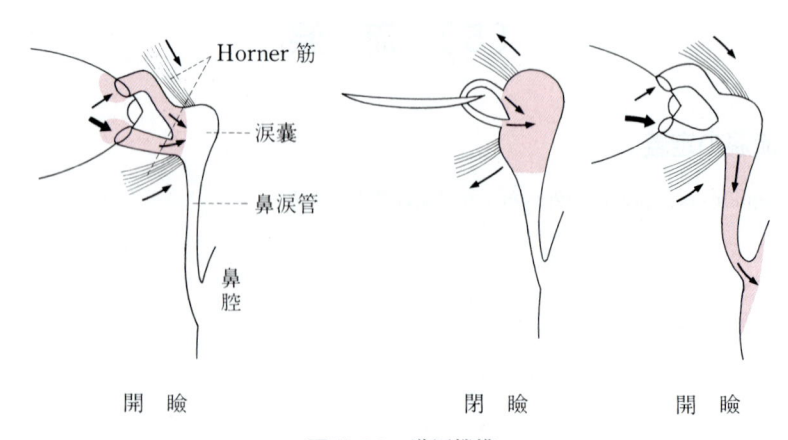

図Ⅳ-26　導涙機構

4．涙道検査

1）涙道通過障害の検査

(1) 涙嚢洗浄試験………涙嚢洗浄針を涙点から挿入し，生理的食塩水を通してみて涙道に通過障害があるかどうかをみる（図Ⅳ-27）．涙道に通過障害がなければ洗浄液は鼻腔内に流れるが，通過障害があれば洗浄液は逆流する．

(2) 涙管ブジー試験………Bowman ブジー bougie を涙点から挿入し，涙小管，涙嚢，鼻涙管の走行に沿って鼻腔まで進める（図Ⅳ-28）．涙道に通過障害がなければ，ブジーは抵抗なく鼻腔まで達するが，通過障害があれば抵抗がある．抵抗の部位によって通過障害の部位を知ることもできる．

図Ⅳ-27　涙嚢洗浄針

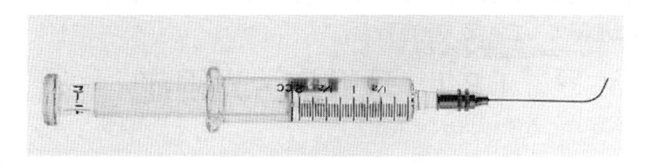

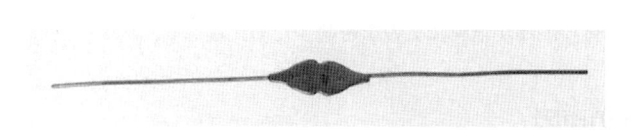

図Ⅳ-28　Bowman ブジー

2）涙道排泄機能検査

フルオレセイン残留試験が行われる．1%フルオレセインナトリウム液を点眼し，結膜の着色状態を観察する．正常の涙道排泄機能があれば 10 分，遅くとも 25 分でフルオレセインは結膜嚢から消失する．

3）涙道造影法

流動性のある造影剤を涙道内に注入し，エックス線撮影を行う方法で，主として涙嚢および鼻涙管の異常を観察する．

〔6〕眼の乾燥感 dry eye

乾性角結膜炎

涙液分泌減少による角結膜の上皮欠損．Sjögren 症候群参照（☞ p.236）.

〔7〕 羞　明

1．羞明の定義

羞明 photophobia は，光による不快感．

2．羞明の病態生理

(1)　角膜の混濁：先天緑内障・眼瞼内反症・角膜炎
(2)　虹彩の異常：先天無虹彩・白子眼・虹彩毛様体炎（ぶどう膜炎）
(3)　網膜錐体機能障害：1色覚（全色盲）

〔8〕　飛蚊症・光視症

1．飛蚊症の定義

飛蚊症 flying flies，myodesopsia は，眼の前に蚊のような小さいものが飛んで見えること．

2．飛蚊症の病態生理

飛蚊症は，硝子体の混濁が網膜にその影を映すために起こる．網膜に近いほどその訴えは強い．

3．飛蚊症の原因

1）　急性発症
(1)　後部硝子体剥離
(2)　硝子体出血
(3)　網膜裂孔

2）　慢性発症
(1)　硝子体混濁
(2)　生理的飛蚊症

4．光視症の定義

光視症 photopsia は，眼の内部に閃光を感じること．

5．光視症の病態生理

光視症は，網膜外層の刺激症状で，網膜・脈絡膜疾患による．

〔9〕 変視症

変視症 metamorphopsia・小視症 micropsia

小視症はものが小さく見えるものをいい，変視症は形がゆがんだり，直線が曲がって見えたりするものをいう．
網膜黄斑部の浮腫・剥離（中心性脈絡網膜症・網膜剥離），調節不全麻痺．

〔10〕 複　視

1．複視[*]の定義

複視 diplopia は，固視している一つのものが二つに見えること．

2．複視の病態生理

複視は，眼位の異常，すなわち斜視によって起こる．斜視は先天性または後天性でも乳幼児期の両眼視機能の発達が完成される前にいつとはなしに起こるので複視を訴えないが，両眼視機能の完成後に発病すれば複視を自覚する．
通常，複視を訴えれば，眼筋麻痺により発生した眼位の異常が疑われる．

3．眼筋麻痺の定義

眼球運動の神経支配の経路は，皮質中枢および中間中枢からの命令が眼球運動神経核に伝えられ，眼球運動神経を通って神経筋接合部を経て外眼筋に到達し，眼球運動が起こる（☞ p.58）．この間のいずれの部位に病変が起こっても，眼球運動が障害される．また，この経路が正常であっても，眼窩内の病変で機械的に眼球運動が障害されることがある．このようにして，眼球運動障害があるとき，これを眼筋麻痺 ophthalmoplegia という．狭義には眼球運動神経の麻痺による眼球運動障害を眼筋麻痺ということもある．
動眼神経は上眼瞼挙筋および内眼筋のうち，瞳孔括約筋および毛様体筋を支配しているから，この麻痺では眼球運動障害のほか，眼瞼下垂，散瞳，および調節麻痺が起こる．内眼筋の麻痺を内眼筋麻痺 internal ophthalmoplegia といい，眼球運動障害および眼瞼下垂を外眼筋麻痺 external ophthalmoplegia といい，区別することがある．

---

[*] 複視は両眼で見ていて自覚されるが，片眼で見ても複視を訴える場合がある．片眼でも見える複視を片眼複視といい，乱視など眼疾患による．これに対して両眼で見える複視を両眼複視という．この鑑別には片眼を遮閉すればよい．片眼を遮閉して複視が消失すれば両眼複視である．

4．眼筋麻痺の自覚症状

1) 複　視

複視 diplopia は，固視している一つのものが二つに見えることをいう．眼筋麻痺の主訴は，通常複視である．

複視の二つに見える像のうち，健眼に見える像を真像 true image といい，麻痺眼に見える像を仮像 false image という．健眼を遮閉したときに消える像が真像で，麻痺眼を遮閉したときに消える像が仮像である．
　(1) 仮像………麻痺筋の働くべき方向を見たときに現れる．
　(2) 仮像と真像との距離………麻痺筋の働くべき方向を見たときに大きくなる．
　外直筋麻痺では，仮像は麻痺眼と同側に現れる．麻痺眼と同側に見られる複視を同側複視* homonymous diplopia という（図Ⅳ-29）．
　内直筋麻痺では，仮像は麻痺眼の反対側に現れる．麻痺眼の反対側に見られる複視を交差性複視** crossed diplopia という（図Ⅳ-30）．

2) 混乱視

混乱視 confusion は，固視しているものに麻痺眼に見えていたものが重なってくることである．すなわち両眼の中心窩によって感知された二つの目標の像が重なることである（図Ⅳ-31, 32）．

3) 定位の誤認

麻痺眼でものを見て，それを取ろうとするときに方向を誤ることを定位の誤認 false projection という．真像の位置より遠くにあるように感じる．

4) 眼性眩暈

外眼筋麻痺があると，眩暈を感じる．これを眼性眩暈 ocular vertigo という．眼性眩暈は麻痺筋の働くべき方向を見るときに著しくなり，その反対方向を見るときには軽くなる．また，麻痺眼を遮閉すると直ちに消失する．

5．眼筋麻痺の他覚症状

1) 眼位異常

a．麻痺性斜視

眼筋麻痺が起こると，麻痺筋の緊張が失われ，その拮抗筋が優位となって眼球が偏位して眼位異常が起こる．これを麻痺性斜視 paralytic strabismus という．

眼球偏位の方向は，麻痺筋の働く方向の反対の方向である．健眼で目標を固視したときの麻痺眼の眼球偏位を第1偏位（1次ずれ）primary deviation，麻痺眼で目標を固視したときの健眼の眼球偏位を第2偏位（2次ずれ）secondary deviation という．麻痺性斜視では第2偏位が第1偏位より常に大きい．通常の斜視，すなわち共同性斜視 comitant strabismus では第1偏位と第2偏位は等しい．

b．麻痺性斜視と共同性斜視との鑑別

麻痺性斜視と共同性斜視の鑑別は，表Ⅳ-2に示す．

---

　　　*　　同側複視：例えば，右眼外直筋麻痺の場合，健眼である左眼で目標を固視しているとき，その目標の像は左眼では中心窩に，右眼では内斜視になっているために，中心窩より鼻側の網膜の一点に映る．この点は正常時では，視野のなかで目標の右側にあるように感じられる．その結果，脳では実際の目標より右側にあるように感じるのである．
　　**　交差性複視：例えば，右眼内直筋麻痺の場合，健眼である左眼で目標を固視しているとき，その目標の像は左眼では中心窩に，右眼では外斜視になっているために，中心窩より耳側の網膜の一点に映る．この点は正常時では，視野のなかで目標の左側にあるように感じられる．その結果，脳では実際の目標より左側にあるように感じるのである．

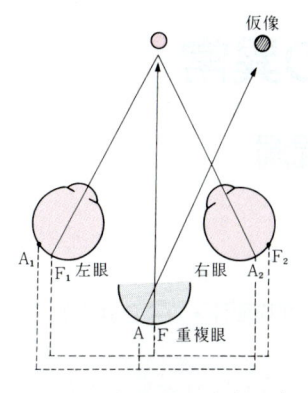

図Ⅳ-29 外直筋麻痺(右眼)
にみられる同側複視

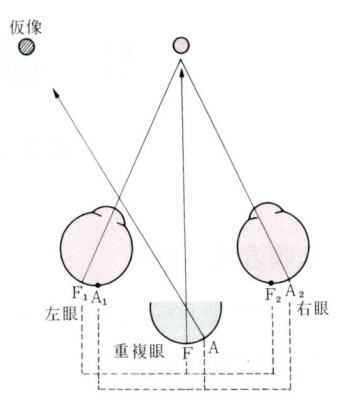

図Ⅳ-30 内直筋麻痺(右眼)
にみられる交差性複視

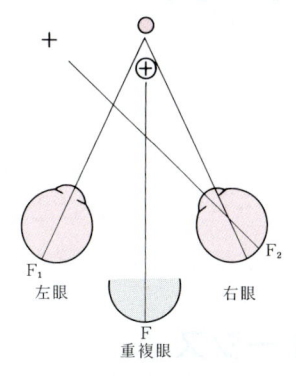

図Ⅳ-31 外直筋麻痺(右眼)
における混乱視

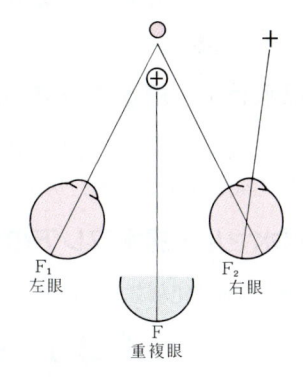

図Ⅳ-32 内直筋麻痺(右眼)
における混乱視

表Ⅳ-2 麻痺性斜視と共同性斜視との鑑別

	麻痺性斜視	共同性斜視
眼球偏位の共同性*	ない	ある
注視の方向による眼球偏位の程度	異なる	変わらない
第1偏位と第2偏位	第2偏位が大きい	同じ
眼球運動障害	ある	ない
頭位異常	しばしばある	まれ
複　視	通常ある	通常ない
定位の誤認	初期にある	ない
両眼視異常・弱視	通常ない	しばしばある

* **共同性 comitance**:斜視の程度が注視の方向によっても,どちらの眼で固視しても同じである状態.

III 眼組織の異常

〔1〕 角膜混濁

1．角膜混濁の原因
角膜炎・角膜膿瘍・角膜感染症・角膜ジストロフィ・角膜変性・角膜色素沈着．

2．角膜混濁の症状
視力障害．

〔2〕 房水セル・房水フレア

1．房水セル・房水フレアの定義
房水セル aqueous cell は，房水の細胞，浮遊物のこと．
房水フレア aqueous flare は，房水の蛋白濃度．

2．房水セル・房水フレアの病態生理
ぶどう膜炎（虹彩毛様体炎）のときに増加する．

〔3〕 虹彩ルベオーシス

虹彩ルベオーシスは，虹彩または隅角に新生血管を認めること．網膜に虚血をきたす疾患，糖尿病網膜症・網膜中心静脈閉塞症でみられる．

〔4〕 水晶体混濁

水晶体混濁を白内障 cataract という（☞白内障 p.270）．

〔5〕 白色瞳孔

1．白色瞳孔の定義

白色瞳孔 leukocoria は，瞳孔が白くみえる状態．

2．白色瞳孔の鑑別診断

白色瞳孔の代表的疾患は，網膜芽細胞腫であるが，網膜芽細胞腫以外にも白色瞳孔を示す疾患はかなり多い．そのため白色瞳孔の鑑別診断はきわめて重要である（表Ⅳ-3）．

白色瞳孔は，水晶体の後方の組織塊が瞳孔を通して白くみえるものをいう．白内障は，瞳孔が白くみえるが，厳密には白色瞳孔といわない．

表Ⅳ-3 白色瞳孔の鑑別診断

病名	病変	側	小眼球	概要
網膜芽細胞腫	硝子体中に突出した網膜腫瘍	両・片	−	
未熟児網膜症	水晶体後方の白色組織	両	＋	未熟児
第1次硝子体過形成遺残	水晶体後方の白色組織	片	＋	浅い前房 長い毛様突起 虹彩上血管
Coats 病	網膜の滲出・出血・剥離	片	−	
先天網膜襞	乳頭から周辺に向かう白色の襞	片	−	
網膜形成不全	水晶体後方白色組織	両	＋	全身異常
脈絡膜欠損・視神経欠損	脈絡膜・視神経欠損部が白色	両・片	＋	
ぶどう膜炎	硝子体黄色混濁	両・片	−	
硝子体出血	硝子体赤色・黄色・白色混濁	両・片	−	
トキソカリア症	硝子体中に網膜腫瘤	両・片	−	イヌとの接触

〔6〕 眼底出血

　眼底出血は，眼底にみられる出血の総称で，網膜出血，硝子体出血および脈絡膜出血がある（図Ⅳ-33）．

1．網膜出血 retinal hemorrhage

1）表在性出血
神経線維層にある血管からの出血．
神経線維の走行に沿って，放射状の形をとる．火炎状出血 flame-shaped hemorrhage という（図Ⅳ-34）．
網膜静脈閉塞症，高血圧性網膜症，乳頭浮腫など．

2）深層出血
内顆粒層にある血管からの出血．
円形で，小さいものを点状出血 dot hemorrhage，大きいものを斑状出血 blot hemorrhage という（図Ⅳ-35）．
糖尿病網膜症など．

3）網膜前出血 preretinal hemorrhage
表在性出血の量が多いと，内境界膜と硝子体膜との間に出て，網膜血管より前に平板状となり，上縁が水平な弓形となる（図Ⅳ-36）．

4）網膜下出血
視細胞層より後方，網膜色素上皮の前方の出血．形は不定．網膜血管より後方にある（図Ⅳ-37）．加齢黄斑変性など．

2．硝子体出血 vitreous hemorrhage

網膜新生血管の破綻，あるいは網膜出血の拡散．
眼底は出血が少ないときにはぼんやり見えるが，多いときには透見できなくなる（図Ⅳ-38）．
硝子体出血と網膜前出血は，外傷，硝子体剥離，新生血管（糖尿病網膜症）など．

3．脈絡膜出血 choroidal hemorrhage

脈絡膜血管からの出血．網膜色素上皮の下にある．暗赤色で，平板状（図Ⅳ-39）．
加齢黄斑変性，外傷．

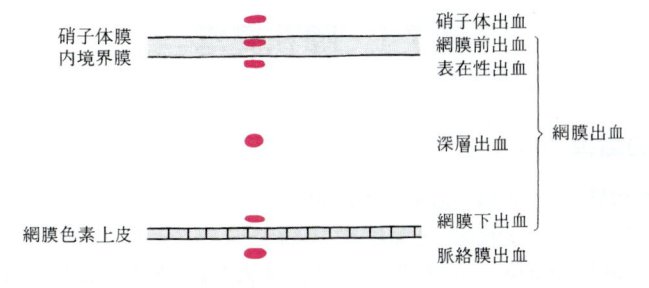

図Ⅳ-33 眼底出血の部位

硝子体膜
内境界膜
網膜色素上皮

硝子体出血
網膜前出血
表在性出血
深層出血 ｝網膜出血
網膜下出血
脈絡膜出血

図Ⅳ-34 表層出血

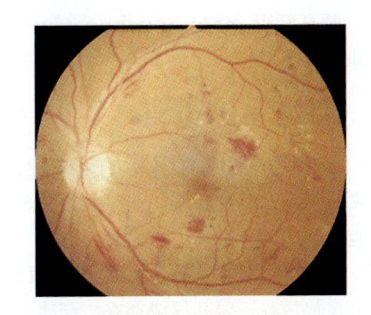

図Ⅳ-35 深層出血

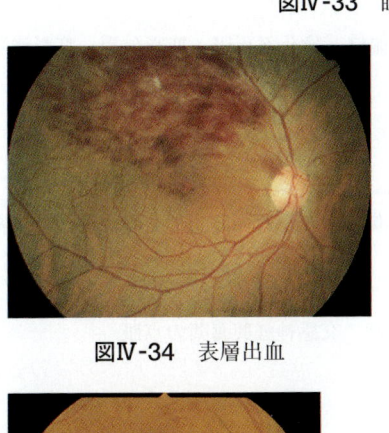

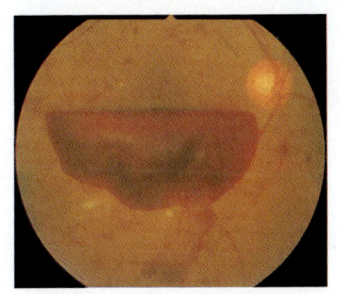

図Ⅳ-36 網膜前出血

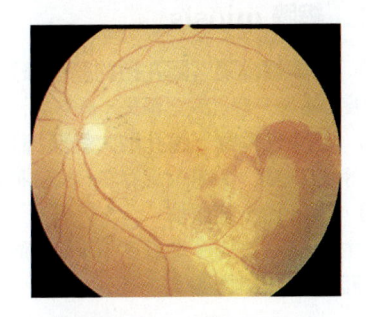

図Ⅳ-37 網膜下出血

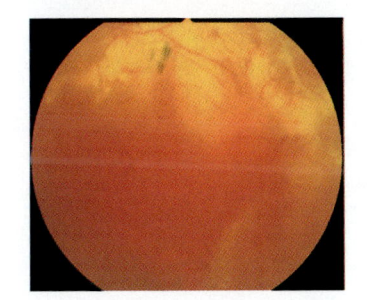

図Ⅳ-38 硝子体出血

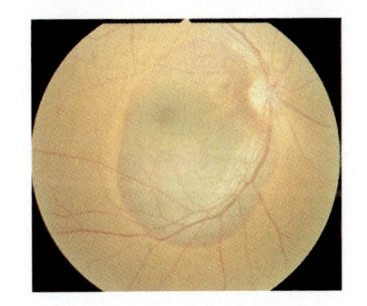

図Ⅳ-39 脈絡膜出血

〔7〕 瞳孔異常

1．瞳孔の障害

1) **大きさの異常**………散瞳，縮瞳（図Ⅳ-40）
2) **反応の異常**………対光反応・近見反応の異常
3) **瞳孔不同 anisocoria**………左右の眼の瞳孔の大きさが異なること．1mm以内は正常範囲．
4) **瞳孔変形 metamorphocoria**………瞳孔偏位，瞳孔不正円，虹彩欠損，虹彩離断，虹彩後癒着など．

2．散瞳 mydriasis

1) **麻痺性散瞳（瞳孔括約筋麻痺）**
極度に散瞳，瞳孔反応消失．動眼神経麻痺，外傷性散瞳，緑内障急性発作，副交感神経麻痺薬の点眼．
2) **痙攣性散瞳（瞳孔散大筋痙攣）**
中等度に散瞳，瞳孔反応存在．交感神経刺激症状，交感神経興奮薬の点眼．

3．縮瞳 miosis

1) **痙攣性縮瞳（瞳孔括約筋痙攣）**
極度に縮瞳，瞳孔反応消失．虹彩炎，ヒステリー，副交感神経興奮薬の点眼．
2) **麻痺性縮瞳（瞳孔散大筋麻痺）**
中等度に縮瞳，瞳孔反応存在．交感神経麻痺症状
3) **Horner 症候群**
三主徴………縮瞳，瞼裂狭小（瞼板筋麻痺による），眼球陥凹（図Ⅳ-41）．
〔原因〕 交感神経麻痺

散瞳
瞳孔括約筋麻痺　　瞳孔散大筋痙攣

縮瞳
瞳孔括約筋痙攣　　瞳孔散大筋麻痺

図Ⅳ-40　瞳孔の障害

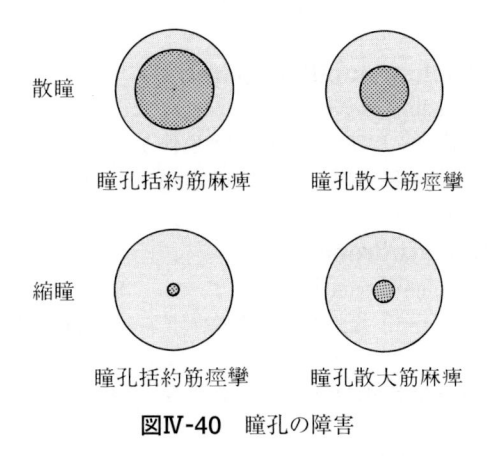

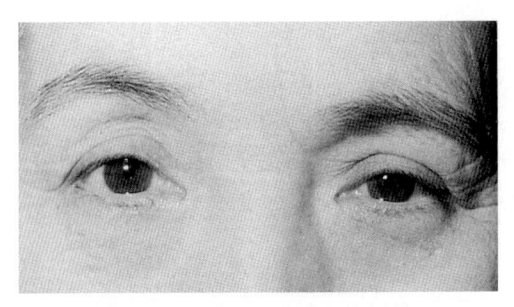

図Ⅳ-41　Horner 症候群（左眼）

4. 瞳孔反応の異常

1) 黒内障性瞳孔強直 amaurotic pupillary paralysis
失明眼にみられ，対光反応（−），近見反応（＋）．片眼の場合には，直接反応（−），間接反応（＋）（図Ⅳ-42）．

2) 絶対瞳孔強直 absolute pupillary paralysis
内眼筋麻痺 internal ophthalmoplegia ともいう．

対光反応（−），近見反応（−）．散瞳・調節麻痺を伴う．

動眼神経核，または遠心路の障害による．中脳 Edinger-Westphal 核の障害では両眼性，動眼神経障害では片眼性．

3) Adie 症候群 Adie syndrome
瞳孔緊張症 tonic pupil, pupillotonia ともいう．

対光反応微弱，近見反応（＋）．片眼性で，散瞳を伴う．腱反射消失しており，脊髄癆に類似する．

塩化メタコリン Mecholyl に著明に反応して縮瞳する．毛様神経節あるいはその節後線維の障害による．

4) Argyll Robertson 瞳孔 Argyll Robertson pupil
反射性瞳孔強直 reflex pupillary paralysis

対光反応（−），近見反応（＋）．両眼性で，縮瞳を伴う．

視蓋前域から Edinger-Westphal 核付近の病変で，脊髄癆などにみられる．

5) pseudo Argyll Robertson 瞳孔，pseudo Argyll Robertson pupil
瞳孔の異常連合運動による．

対光反応（−），近見反応（＋）．眼球運動に伴う縮瞳．

動眼神経麻痺後の異常再生による．

主要な瞳孔異常の鑑別診断をまとめると表Ⅳ-4のようになる．

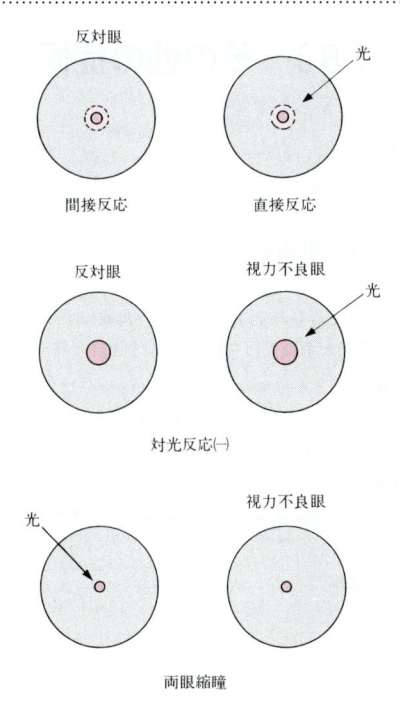

図Ⅳ-42 瞳孔の直接反応と間接反応

表Ⅳ-4 瞳孔異常の鑑別診断

種類	側	大きさ	対光反応	近見反応	備考
Horner 症候群	片	縮瞳	+	+	瞼裂狭小 眼球陥凹
黒内障性瞳孔硬直	片または両	正常	−	+	視力障害
動眼神経麻痺	片または両	散瞳	−	−	眼瞼下垂 眼球運動障害
Adie 症候群	片	散瞳	±	+	腱反射消失 メコリール反応(+)
Argyll Robertson 瞳孔	両	縮瞳	−	+	腱反射消失 梅毒血清反応(+)

〔8〕 その他の症候

1．後退視症 porropsia
ものが遠ざかっていくように見えるものをいう．調節不全麻痺．

2．大視症 macropsia
ものが大きく見えるものをいう．調節痙攣．

3．虹視症 halo vision
電灯の周囲に虹のような輪が見えるもので，薄く混濁した角膜によって光が屈折されて起こる．緑内障（角膜浮腫による），急性結膜炎（眼脂が角膜表面を覆う），びまん性表層角膜炎．

4．色視症 chromatopsia
無色の物体に色がついて見えるもので，黄視症 xanthopsia はサントニン中毒，黄疸にみられ，青視症 cyanopsia は白内障手術後にみられ，赤視症 erythropsia は強い光線を受けたとき，硝子体出血でみられる．

5．眼瞼腫脹 lid swelling
炎症が多い．麦粒腫，霰粒腫，急性涙囊炎，眼窩蜂巣炎，全眼球炎．

6．瘙痒感 itching
春季カタル，アレルギー性結膜炎．

Ⅳ．外眼部の異常

〔1〕 眼瞼下垂・(眼) 瞼裂縮小

1．眼瞼下垂の定義

眼瞼下垂 blepharoptosis は，上眼瞼が挙上できないもの（図Ⅳ-43）．眼瞼下垂は先天性または後天性に種々の原因で起こる（表Ⅳ-5）．

2．眼瞼下垂の原因

1) 先天眼瞼下垂 congenital ptosis

最も多い眼瞼下垂．上眼瞼挙筋の発育障害による．ときに眼球上転障害を伴う．両眼性または片眼性．眼瞼下垂があるとその眼の明視が妨げられ視機能の発達障害を起こす．すなわち，視力の発達障害で廃用性弱視，両眼視の発達障害で斜視になる．治療は，手術（図Ⅳ-43）．

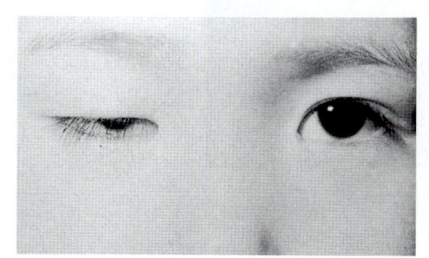

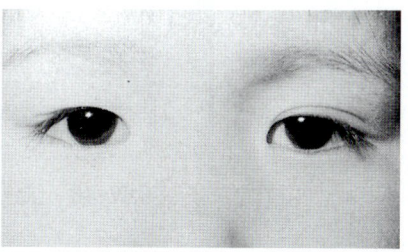

図Ⅳ-43 先天眼瞼下垂
左：右眼眼瞼下垂　右：手術後

表Ⅳ-5 眼瞼下垂の鑑別診断

側	症状の特徴		診断
しばしば両眼	動揺あり		重症筋無力症
	動揺なし	先天性	先天眼瞼下垂
		瞼裂縮小	瞼裂縮小症候群
		眼球運動障害	外眼筋ミオパチー
		高齢者	加齢眼瞼下垂
おおむね片眼	瞳孔散大，内・上・下転障害		動眼神経麻痺
	瞳孔縮小，眼球陥凹		Horner 症候群
	開口で眼瞼挙上		Marcus Gunn 現象
	内・上・下転で眼瞼挙上		動眼神経麻痺後の異常連合運動
	外傷の既往		外傷性眼瞼下垂

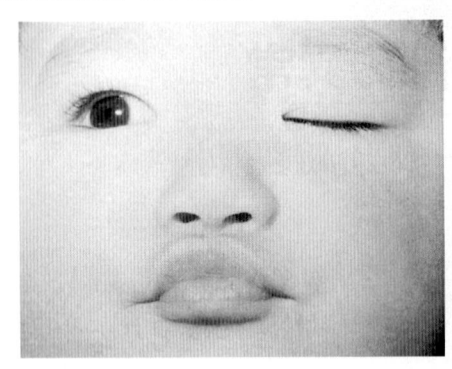

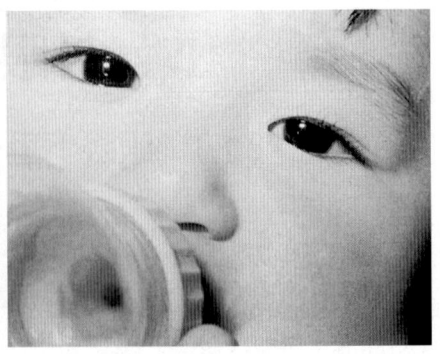

図Ⅳ-45 Marcus Gunn 現象
左：左眼眼瞼下垂　右：ミルクを飲ませると眼瞼下垂消失

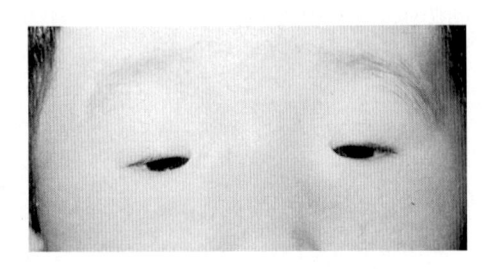

図Ⅳ-46 （眼）瞼裂縮小症候群

2) **Marcus Gunn 現象 Marcus Gunn phenomenon, jaw winking phenomenon**
　口をあける，あるいは下顎を横に動かすなど，顎の運動に伴って上眼瞼が挙上する現象（図Ⅳ-45）．上眼瞼挙筋と外側翼突筋との間の神経の異常連絡による．眼瞼下垂に伴うことが多い．

3) **（眼）瞼裂縮小 blepharophimosis**
　眼瞼のとくに長さの小さい状態．眼瞼下垂，逆内眼角贅皮を伴う症候群を（眼）瞼裂縮小症候群 blepharophimosis syndrome（図Ⅳ-46）．眼瞼全体が小さいものを小眼瞼 microblepharia ともいう．

4) 動眼神経麻痺 oculomotor palsy（☞ p.204）
5) 重症筋無力症 myasthenia gravis（☞ p.208）
6) 外眼筋ミオパチー ocular myopathy（☞ p.209）
7) Horner 症候群 Horner syndrome（交感神経麻痺）（☞ p.104）
8) 加齢眼瞼下垂（老人性眼瞼下垂）age-related blepharoptosis（☞ p.70）
9) 外傷性眼瞼下垂 traumatic blepharoptosis

V. 眼球の異常

〔1〕 眼球突出

1．眼球突出の定義
眼球突出 exophthalmos は，眼球が異常に前方に突出していること（図Ⅳ-47）．

2．眼球突出の病態生理
片眼性は眼窩内病変，両眼性は全身疾患によることが多い．
(1) 眼窩内容の増加：眼窩腫瘍・眼窩蜂巣炎・甲状腺機能亢進症・白血病
(2) 副鼻腔病変の波及：副鼻腔粘液瘤
(3) 眼窩血管の異常：内頸動脈海綿静脈洞瘻・眼窩静脈瘤
(4) 眼窩容積の減少：頭蓋顔面異骨症（Crouzon 病）

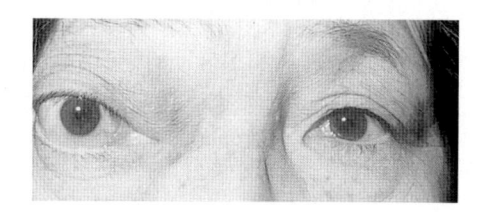

図Ⅳ-47　右眼眼球突出

3．眼球突出の検査

1) 眼球突出度検査
Hertel 眼球突出計を用い，眼窩の外側縁から角膜頂点までの距離を測定する（図Ⅳ-48）．正常の眼球突出度は 11～16 mm，平均 13 mm である．

2) 眼球突出の原因検査
エックス線撮影（単純・断層・血管造影），CT，超音波検査，放射性同位元素による scintigraphy，血液検査，甲状腺機能検査，耳鼻科検査など

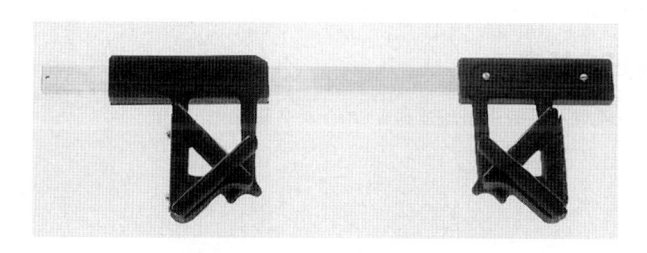

図Ⅳ-48　Hertel 眼球突出計

〔2〕 眼球陥凹

1. 眼球陥凹の定義

眼球陥凹 enophthalmos は，眼球が正常より陥凹していること．

2. 眼球陥凹の原因

(1) 眼窩（吹き抜け）骨折：眼球運動障害（☞各論 図Ⅳ-17, p.340）．
(2) Horner 症候群：瞳孔縮小・瞼裂狭小（☞総論 図Ⅳ-48, p.107）．
(3) Duane 症候群：内転時眼球後退（☞各論 図Ⅰ-52, p.205）．
(4) 眼球の萎縮
 a．眼球癆 phthisis bulbi：ぶどう膜炎のために毛様体の房水産生がなくなり，眼球が萎縮して失明した状態（図Ⅳ-49, ☞総論 図Ⅵ-16, p.166）．
 b．小眼球 microphthalmos：先天性に眼球が小さい状態．ぶどう膜欠損を伴う（図Ⅳ-50, ☞各論 図Ⅲ-21, p.298）．

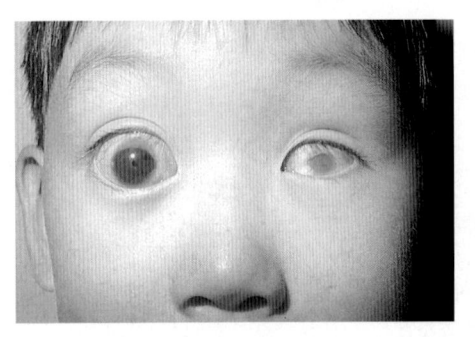

図Ⅳ-49 眼球癆（左眼）
右眼は牛眼のため眼球が拡大
左眼は眼球萎縮

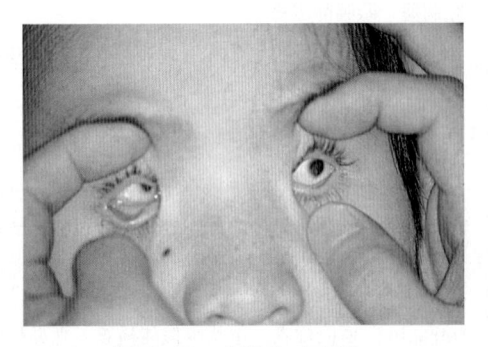

図Ⅳ-50 小眼球（両眼）

3. 眼球陥凹の検査

眼科一般検査（眼球・眼瞼・眼球運動），エックス線撮影，CT．

第Ⅴ章 検 査

〔1〕 視器一般検査

1．斜照法

　斜照法 oblique illumination は，光源を患者の側前方に置き，レンズで集光して斜め方向から眼部を照らして検査する方法である（図Ⅴ-1）．角膜，前房，虹彩，瞳孔，水晶体を観察する．レンズとしては，＋14Dが用いられる．

2．徹照法

　徹照法 direct illumination は，検眼鏡（平面鏡）の光を瞳孔に正面から照らし，水晶体および硝子体を観察する（図Ⅴ-2）．眼底から反射してくる光で瞳孔が赤く輝くが，混濁があれば黒い陰影として見える．

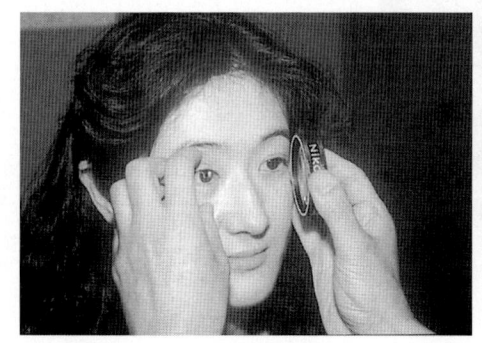

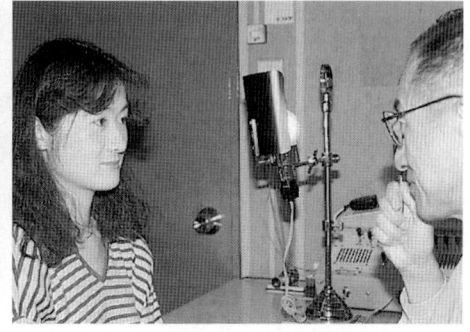

図Ⅴ-1　斜照法

図Ⅴ-2　徹照法

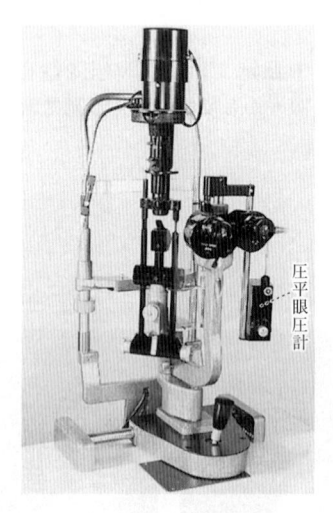

3. 細隙灯顕微鏡検査

1) 細隙灯顕微鏡検査

細隙灯顕微鏡検査 slit-lamp biomicroscopy は，光源からの光を細隙を通して細隙光とし，結膜から眼底までの眼球各部を光切片にして双眼顕微鏡で観察する方法である（図Ⅴ-3）．検査は暗室で行う．

2) 細隙灯顕微鏡検査の順序

結膜，角膜，虹彩，水晶体および前部硝子体は，細隙光を斜め方向から送って観察する．付加レンズを用いて，後部硝子体，眼底，および隅角を観察する．付加レンズとしては，Hrubyレンズ，Goldmann レンズがある．

3) フルオレセイン染色

フルオレセイン（点眼液または試験紙）で，染色して角膜を観察すると，上皮の欠損がある場合明らかとなる．

図Ⅴ-3 細隙灯顕微鏡

4．眼圧検査

眼圧検査 tonometry には，次の種類がある．

1） 圧平眼圧検査

圧平眼圧検査 applanation tonometry は角膜に一定の面積の平面を生じるのに必要な圧力を測定する（図V-4 A）．圧平眼圧検査は眼球壁硬性の影響が少ない．

(1) Goldmann 圧平眼圧計 applanation tonometer：細隙灯顕微鏡に取り付けて検査する．点眼麻酔のうえ，フルオレセインを点眼し，眼圧計を角膜に載せ，フルオレセインの螢光の輪が図V-5のようになったときの目盛を読む．

(2) 空気眼圧計 pneumatic tonometer（非接触眼圧計 noncontact tonometer）：空気を角膜に噴射して検査する．簡便でスクリーニングに便利である．

(3) 手持ち圧平眼圧計：乳幼児や仰臥位の患者に使用する．

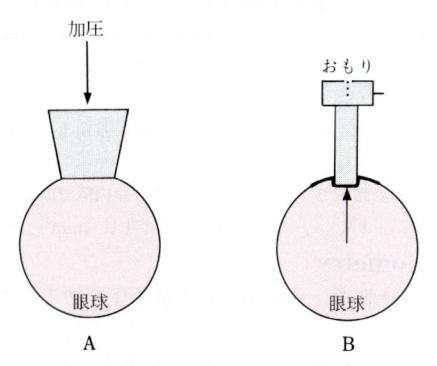

図V-4 眼圧測定の原理
A：圧平眼圧計　B：圧入眼圧計

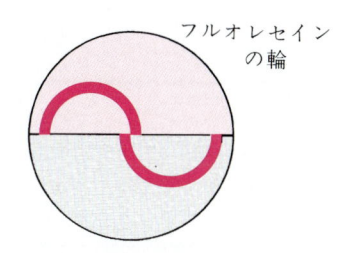

図V-5 圧平眼圧計の読み方

2) 圧入眼圧検査

圧入眼圧検査は角膜上にのせた重さによって生じる陥凹の深さを測定する（図V-5 B）．Schiötz 眼圧計 tonometer が用いられる（図V-6）．点眼麻酔のうえ，眼圧計を角膜上にのせて目盛を読む．眼圧計には 5.5 g, 7.5 g および 10 g のおもりがあり，5.5 g で目盛 3 以下であれば，7.5 g で測定し，7.5 g で目盛 3 以下であれば，10 g で測定する．測定値は換算表により水銀柱で換算する．正常眼圧は 10〜21 mmHg，平均 15 mmHg である．

眼球壁硬性

圧入眼圧検査では，眼圧のほかに眼球壁硬性 ocular rigidity が関与する．眼球壁硬性が大きければ，測定値は実際の眼圧より高くなるし，小さければ，実際の眼圧より低くなる．Schiötz 眼圧計で，正常眼圧のときは 5.5 g と 10 g のおもりを，高眼圧のときは 7.5 g と 15 g のおもりを用いて眼圧を測定し，同じ測定値が得られたならば，眼球壁硬性は正常であるが，重い方のおもりの方が高い測定値を示した場合，硬性度は大きく，実際の眼圧は低いことになる．

3) トノグラフィ

眼圧計を角膜の上に載せておくと，眼圧は初め上昇し，次いで下降する．この眼圧の下降状態を記録して解析し，房水の排出状態を見る検査をトノグラフィ tonography という．通常 4 分間，Müller 電気眼圧計 electric tonometer が用いられることが多い（図V-7）．検査開始時および終了時の眼圧の目盛から換算表で，次の値を出す．

(1) C 値（房水流出率 facility of outflow）………1 mmHg の眼圧上昇に対する 1 分間の房水流出量．正常値 0.2 以上．緑内障では小さい．
(2) P_o/C 値………P_o は最初の眼圧で，正常値は 100 以下，緑内障では大きい．
(3) F 値（房水産出量 rate of flow）………1 分間の房水産生量（mm^3），正常値 1.0〜5.0．

4) 触診法 digital tonometry

被検者に下方を向かせて，上眼瞼上から両手指で軽く圧を加え，このときの抵抗で眼圧を推定する（図V-8）．

正常眼圧 Tn を中心に，硬い方を T_{+1}, T_{+2}, T_{+3}, 軟らかい方を T_{-1}, T_{-2}, T_{-3} と判定する．この方法では眼圧が極端に高いか低いかはわかるが，正確なことはわからない．

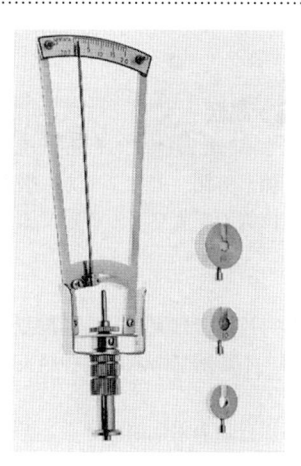

図V-6　Schiötz 眼圧計

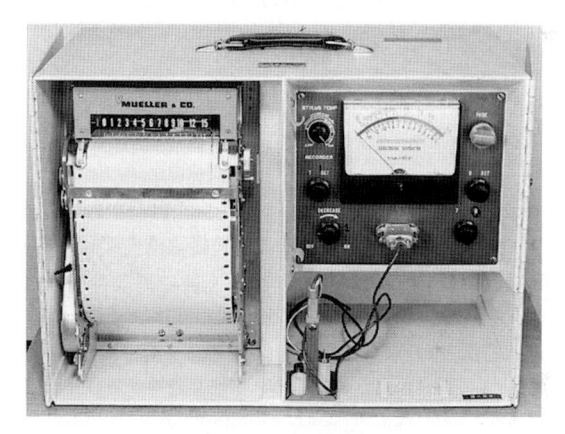

図V-7　Müller 電気眼圧計

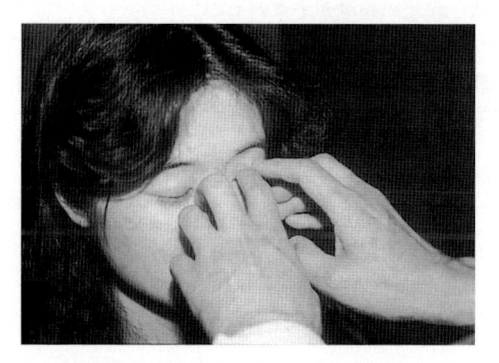

図V-8　触診法による眼圧検査

5．眼底検査

1） 眼底病変の大きさ・位置・高低
(1) 大きさ：乳頭の大きさで表す．1乳頭径（DD=disc diameter）≒1.5 mm．
(2) 位置：乳頭・中心窩から耳側，鼻側，上方，下方．網膜血管との関係で表す．
(3) 高低：直像鏡の焦点の合う位置のジオプターの差で表す．3D≒1 mm．

2） 主要眼底変化

乳　頭

(1) 大小………屈折異常による．遠視では大きく，近視では小さく見える．
(2) 境界………鮮明か不鮮明か．不鮮明であれば視神経炎，偽視神経炎，うっ血乳頭など（図V-9）．
(3) 色………発赤か蒼白か．発赤は境界不鮮明に伴うことが多い．蒼白は視神経萎縮（図V-10）．
(4) 高低………突出はうっ血乳頭，陥凹は生理的にも多少陥凹しており，生理的陥凹 physiologic cupping というが，病的には緑内障で見られる．これを緑内障性陥凹という（図V-10）．
(5) コーヌス………（☞視神経の先天異常 p.220）．

出　血（☞眼底出血 p.102）

白　斑

(1) 軟性白斑 soft exudate………境界不鮮明，大きく，軟らかい感じの白斑で，綿花様白斑 cotton wool patch ともいい（図V-11），虚血による神経線維の膨化である．
(2) 硬性白斑 hard exudate………境界鮮明，小さく硬い感じの白斑．脂質ないし類脂質の沈着で，網膜浮腫の存在を示す．黄斑部で外網状層もしくは双極細胞層の走行に沿って放射状に配列したものを星芒状白斑という（図V-12）．

> 神経線維の走行に沿って白斑が見られるものに網膜有髄神経線維 medullated nerve fibers, fibrae medullatae retinae がある．これは網膜神経線維の一部が髄鞘をもっているものである．

(3) 増殖性網膜症 proliferative retinopathy………新生血管の増殖に伴う結合組織やグリア組織の増殖によって索状，膜状の組織ができたもの．

その他

(1) 色素斑………網膜色素変性や網脈絡膜萎縮に見られる（図V-13, 14）．
(2) 網膜の浮腫・混濁………びまん性・限局性混濁
(3) 血管………動脈・静脈の太さ，色，走行，血管壁の異常を見る．

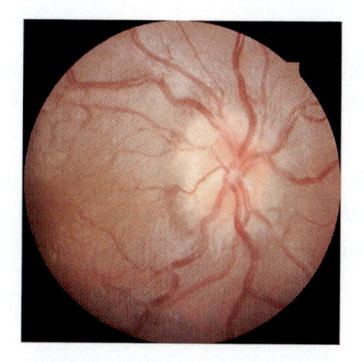

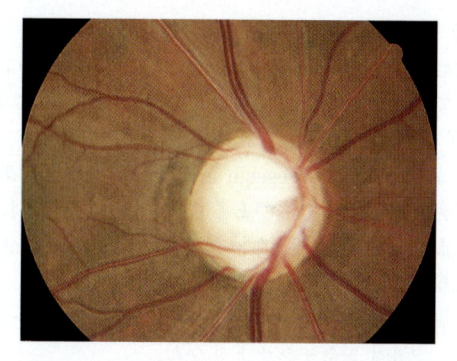

図V-9　視神経乳頭発赤・腫脹：うっ血乳頭

図V-10　視神経萎縮・乳頭陥凹：緑内障

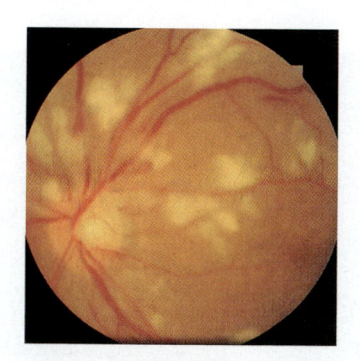

図V-11　綿花様白斑：エリテマトーデス

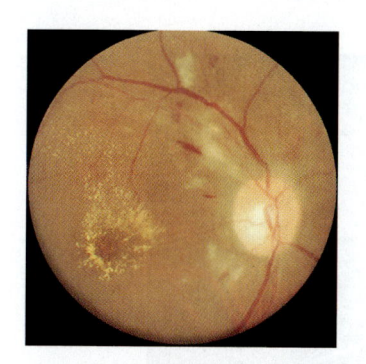

図V-12　星芒状白斑：高血圧性網膜症

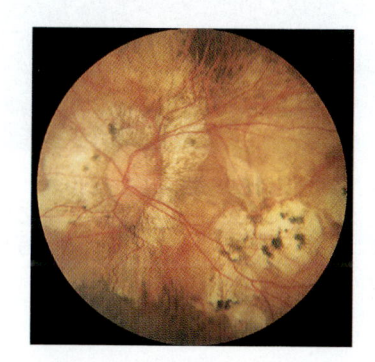

図V-13　網脈絡膜萎縮：病的近視

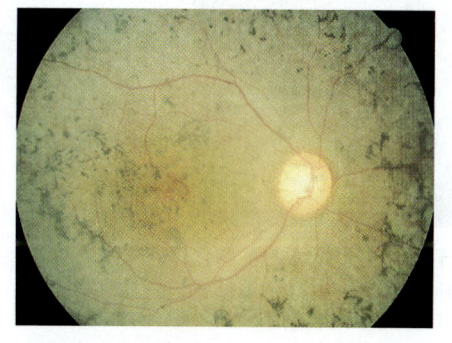

図V-14　網膜色素斑：網膜色素変性

3) 眼底撮影

眼底撮影 fundus photography は，眼底所見の記録のために，眼底カメラ fundus camera を用いて，眼底をカラーフィルムで撮影する方法である．

4) 螢光眼底造影

螢光眼底造影 fluorescein angiography は，造影剤（螢光色素）を静注して，眼底に出てくる螢光を撮影する方法である（図V-15）．造影剤は血漿あるいは血漿蛋白の動向を示す．すなわち血流・血管透過性（血液網膜関門 blood-retinal barrier）の状態を反映することを利用して，眼底疾患の診断や眼内循環状態の診断に用いる．

造影剤は次の二種類が用いられる（図V-16）．

(1) フルオレセインナトリウム

螢光は，可視光領域にある．網膜血管・網膜色素上皮の病態描出に優れる．

(2) インドシアニングリーン

螢光は，赤外領域にある．脈絡膜血管・網膜色素上皮の病態描出に優れる．

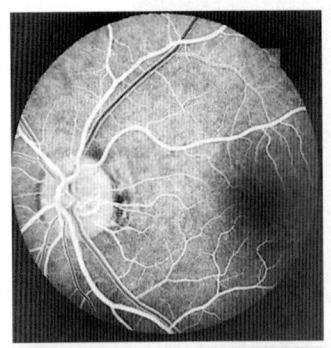

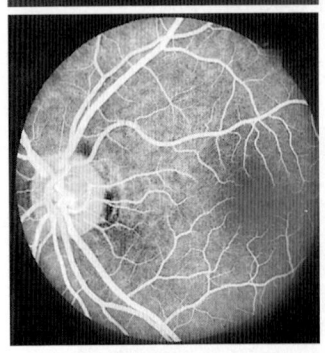

図V-15 螢光眼底造影（正常）
上：動脈が造影　下：静脈にも螢光が入っている状態

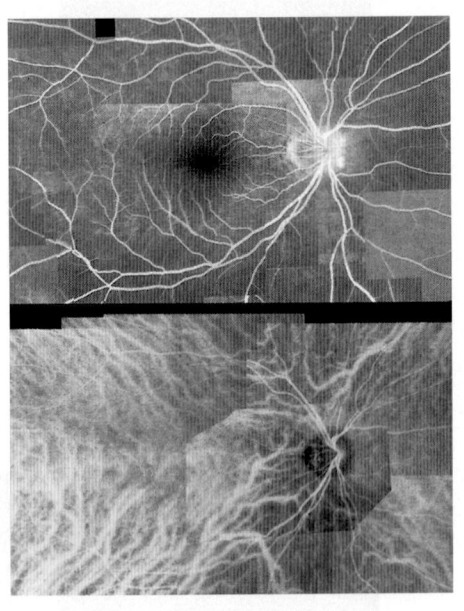

図V-16 螢光眼底造影写真
上：フルオレセインナトリウムによる写真
下：インドシアニングリーンによる写真

6．隅角検査

角膜表面に隅角鏡を載せて隅角を観察する．
(1) Goldmann 隅角鏡：座位で細隙灯顕微鏡を用いる（図V-17）．
(2) Koeppe 隅角鏡：仰臥位で直接または手術用顕微鏡を用いる．

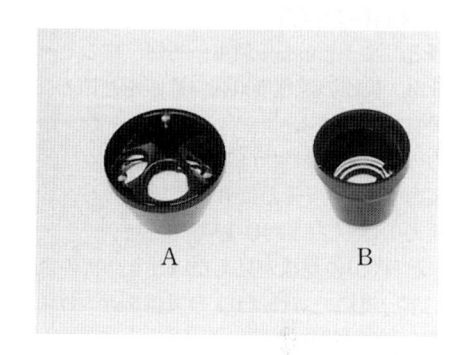

図V-17 細隙灯顕微鏡付加レンズ
A：Goldmann 隅角鏡（三面鏡）
B：Goldmann 隅角鏡（一面鏡）

7．涙液分泌検査

Schirmer 試験（☞ Schirmer 試験 p.235）．

8．フレアセルフォトメトリ

フレアセルフォトメトリ flare-cell photometry は，フレアセルフォトメータ flare-cell photometer により房水セルと房水フレアとを定量的に測定する．

9．スペキュラーマイクロスコピー

スペキュラーマイクロスコピー specular microscopy は，スペキュラーマイクロスコープ specular microscope により角膜内皮細胞を定量的に解析する（☞角膜 p.69）．

10．角膜知覚検査

角膜知覚は三叉神経第1枝による．
(1) 簡単な検査：細い綿片の先で角膜に軽く触れて感じるかどうかを問診する．
(2) 角膜知覚計：角膜知覚計の先端にナイロン糸が付いており，角膜に触れて定量的に知覚を調べるものである（図Ⅱ-18）．

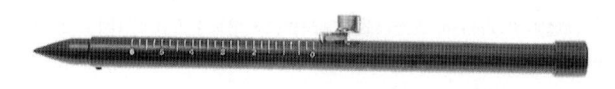

図Ⅱ-18 角膜知覚計

〔2〕 視機能検査

1. 視力検査
1) 裸眼視力検査

視標として，Landolt 環単一視標（字ひとつ視力），または視力表（字づまり視力）を用い，距離 5 m，視標の照度 500 lx，片眼を遮閉し*，一眼ずつ検査する（図V-19, 20）．見える最小の視標を視力とする．

視力の記載は次のように行う．

$\begin{cases} 右視力：vd^{**}（またはRV^{**}）=1.0 \\ 左視力：vs^{**}（またはLV^{**}）=0.1 \end{cases}$

5 m から 0.1 の視標が見えないとき，次のように視力を決める．

(1) 単一視標であれば 0.1 の視標を近づけ，視力表であれば患者を近づけ，0.1 の視標が見える距離を測定する．もし，それが am であれば，$0.1 \times \dfrac{a}{5}$ がその視力となる．

例：2m で 0.1 の視標が見えたら，$0.1 \times \dfrac{2}{5} = 0.04$ となる．

(2) 近づいても 0.1 の視標が見えないときには，検者の指の数が分かる距離を測定する．

例：30 cm で指の数が判別できたら，30 cm 指数，30 cm/n.d.*** である．

(3) 指数が見えないときは，患者の眼前で検者が手を動かす．手の動きが分かれば，手動弁（眼前手動），m.m.**** である．

(4) 手動が分からないときには，暗室内で患者の眼に光を送って，光を感じるかどうかを調べる．光を感じれば，明暗弁（光覚），s.l.***** である．

光覚があるときには，上下左右から光を眼に入れ，光の投影方向が分かるかどうかを尋ねる．光投影能力 light projection が確実であれば，眼内にはあまり異常がないことが分かる．白内障の手術前の検査に用いられる．

(5) 光を感じないときには全盲，0 である．

---

* 遮閉には遮眼子 occluder または眼鏡試験枠に遮閉板を入れる（図V-21, 22）．
** vd=visus dextra, vs=visus sinistra の略．RV=right vision, LV=left vision の略
*** n.d.=numerus digitorum の略
**** m.m.=motus manus の略
***** s.l.=sensus luminis の略

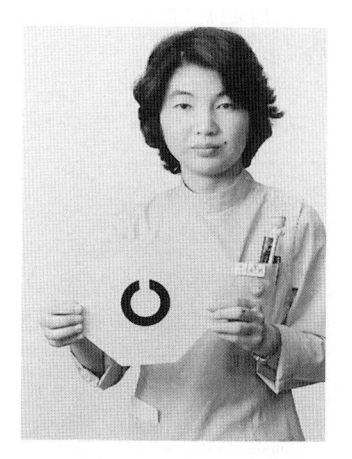

図V-19　字ひとつ視力

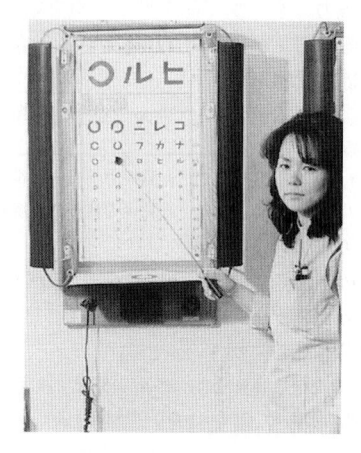

図V-20　字づまり視力

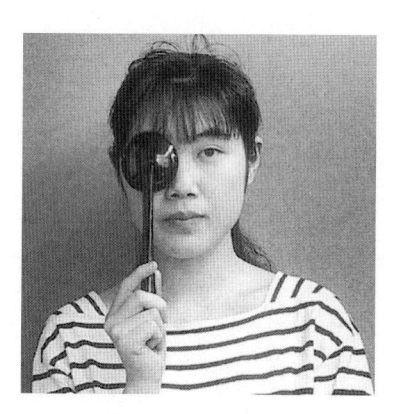

図V-21　視力検査
　　　　遮眼子

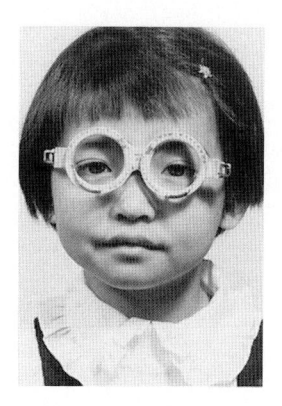

図V-22　眼鏡試験枠

2) 視力の判定

(1) 同列・同大の視標で見えるものと見えないものとあるとき，視標の半数以上が見えればその視力とする．例えば，4個の視標のうち，0.5が4個全部，0.6が3個，0.7が1個正答であったとすれば，その視力は0.6とする．

(2) 視力はまっすぐ前を見て，眼を細めないで検査する．例えば，普通に検査すれば0.2の近視でも，眼を細めれば1.0見えることもまれではないのである．

3) 近見視力検査

近距離視力表を用い，30 cmの距離で検査する（図V-23）．これに対し，普通の視力検査は遠見視力検査である．

(1) 遠見視力良好で，近見視力不良→老視・調節麻痺．
(2) 遠見視力不良で，近見視力良好→軽度の近視．

4) 小児の視力検査

小児の視力の特性（☞視力 p.28）を理解し，飽きさせないように手早く検査する．

Landolt環単一視標を用い，4方向（上下左右）のみ，手指またはLandolt環の模型を持たせて解答させる（図V-24, 25）．

3歳児健康診査では，2.5 mの距離で検査を行う．この方法で検査できるのは3歳以上である．2歳以下の乳幼児はPL法（☞p.66）で検査する．

第V章 検査　125

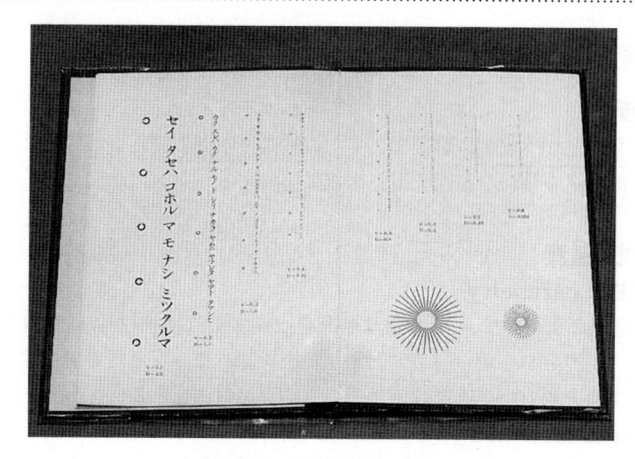

図V-23　近距離視力表

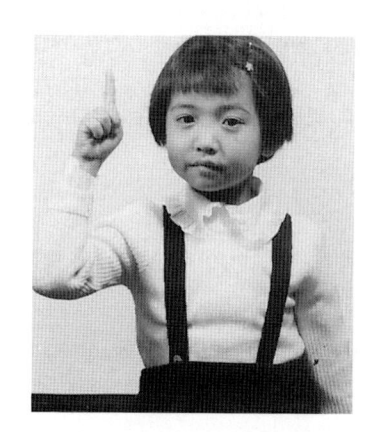

図V-24　小児の視力検査
　　　指で答えさせる

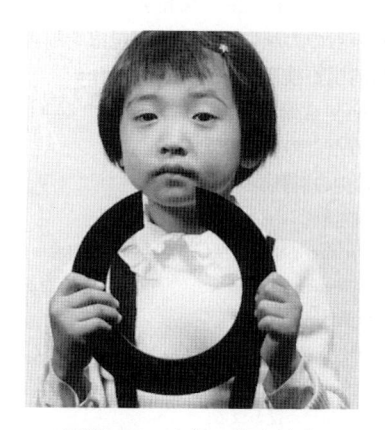

図V-25　小児の視力検査
　　　Landolt 環の模型で答えさせる

2．視野検査

1) 視野検査法
被検者の頭部を固定し，他眼に眼帯をして，被検眼が中央の固視点にくるように，固視点を固視させる．視標が認められる範囲を視野用紙に記録する．上方の計測には，上眼瞼をあげて行う．

2) 簡単な視野検査

a．周辺視野検査 perimetry
Förster 周辺視野計を用いて，周辺部の視野を検査する（図V-26）．視標は通常直径1 cm のものを用いる．視標を中心から周辺に動かし視標を認めなくなった目盛を読み，次に視標を周辺から動かし視標を認めた目盛を読み，その平均点の軌跡をとる．

b．中心視野検査 scotometry
平面視野計 campimeter を用いて，中心部の視野を検査する（図V-27）．中心視野検査に当たっては，まず Mariotte 盲点（☞総論 p32）を測定してから行う．視標をはっきり認めない範囲を検出する．

3) 量的視野検査
周辺視野検査と中心視野検査とが同時に可能である．

a．動的視野検査 kinetic perimetry
Goldmann 視野計で主に検査する（図V-28）．視標は大きな明るいもの，小さな明るいもの，小さな暗いものの順に検査する．視標を周辺から中心に動かし，視標を認めた点の軌跡をとる．

b．静的視野検査 static perimetry
Humphrey 自動視野計で主に検査する（図V-29）．視標を固定して次第に明るくしていき，視標を認めた点の軌跡をとる．

4) その他の視野検査

a．中心暗点計
(1) 河本中心暗点計………中心部が周辺部に比べて不明瞭に見えるかどうかを尋ねる（図V-30）．
(2) Amsler チャート………変視症と暗点を調べる．

b．フリッカー視野検査
視点を点滅させて，ちらつきを感じなくなったときの点滅回数（頻度）を限界フリッカー値 critical flicker fusion frequency（CFF）という．正常値は 40～50 Hz で，25 Hz 以下が病的とされ，病的の場合には視神経疾患が疑われる．

c．対座法 confrontation method
検者と被検者が向かい合い，右眼を検査する場合は被検者は左眼を隠し，検者は右眼を隠してお互いの眼を注視する．

両者の中間の距離で検者が指を動かすと，検者にも被検者にも同じように見えるので，それにより視野狭窄の有無を知る．

暗点の有無は中心部が見えにくいかどうかを尋ねる．

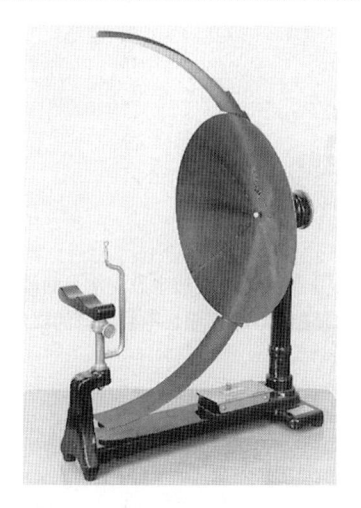

図V-26　Förster 周辺視野計

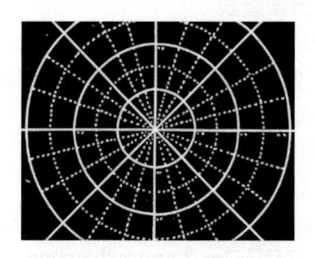

図V-27　平面視野計

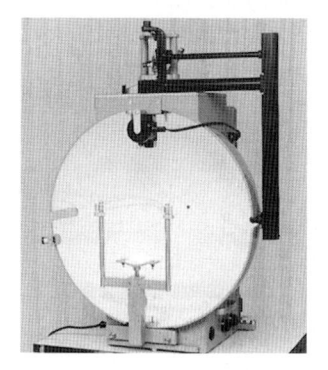

図V-28　Goldmann 視野計

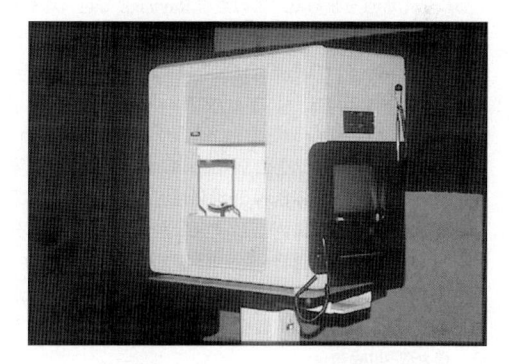

図V-29　Humphry 自動視野計

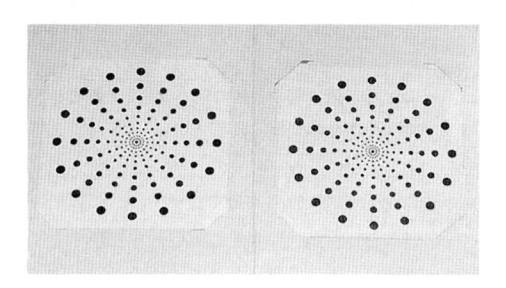

図V-30　河本中心暗点計

3．色覚検査

1) 色覚検査法
(1) スクリーニング：色盲検査表
(2) 医学的診断：色覚異常の分類と程度の判定．アノマロスコープ
(3) 社会適正検査：色相配列検査

2) 色盲検査表
色覚異常者には識別しにくいような色調で，明度を等しくした数字，文字，曲線などを描いたもので，仮性同色表という．色盲検査表には次の種類があり，それぞれの目的に用いられる．
(1) 検出表………異常者の検出
(2) 分類表………病型分類
(3) 程度表………異常の程度

色盲検査表としては，石原表，大熊表，TMC表，HRR表がある．

3) アノマロスコープ anomaloscope
a. 原　理：赤色と緑色とを混合すると黄色になる．この混色の黄色と単色の黄色とを比較して両者が同じに見える点を求める．この点を Rayleigh 等色（均等点）という．
　アノマロスコープ（図V-31）の小孔から見ると，円形に見える視野の半分には混色，他の半分には単色の黄色が見える．単色目盛は明るい黄色から暗い黄色に変化し，混色目盛は緑色から赤色まで変化し，中間がその混色である．

b. 判　定（図V-32）：(1) 色覚正常………Rayleigh 等色（均等点）のみ同じに感じる．
(2) 異常3色覚，赤緑色弱………Rayleigh 等色（均等点）以外，ある程度の範囲で均等する．
　　{ 1型3色覚（赤色弱）：混色目盛が赤色に近い部分で均等する．
　　{ 2型3色覚（緑色弱）：混色目盛が緑色に近い部分で均等する．
(3) 2色覚，赤緑色盲………Rayleigh 等色（均等点）が一線となる．
　　{ 1型2色覚（赤色盲）：緑色盲より赤が暗く，緑が明るく感じるので，傾斜の急な直線になる．
　　{ 2型3色覚（緑色盲）：赤色盲ほど色による明るさの差がなく，傾斜の緩やかな直線となる．

4) 色相配列検査
　少しずつ異なる色がいくつかあり，それを似ている順番に並べさせる検査である．その順番を記録用紙に記載し，線で結ぶ．その結果，色覚異常の種類や程度が分かる．
　色相配列検査としては，パネルD-15検査，100 hue 検査がある（図V-33,34）．

5) ランタンテスト
　ランタンテスト lantern test は，赤・緑・黄の3種の色のうち，2色を上下に並べて2秒間見せて，その色名を答えさせる検査で，色の組み合わせは9種である．

第V章 検査　129

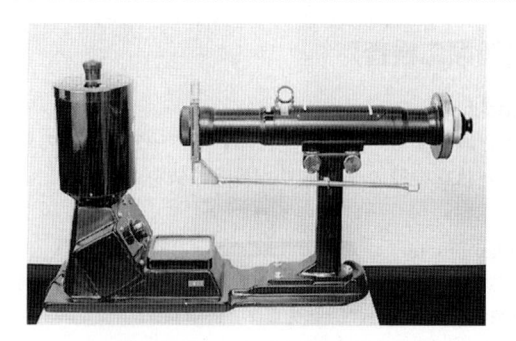

図V-31　アノマロスコープ

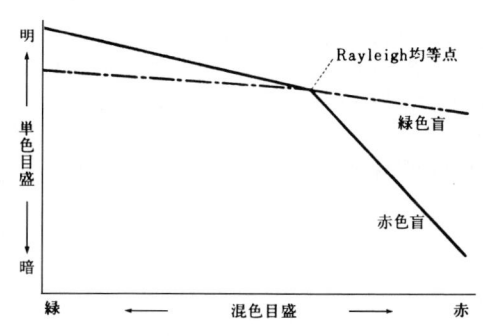

図V-32　アノマロスコープによる赤緑色盲の標準均等線

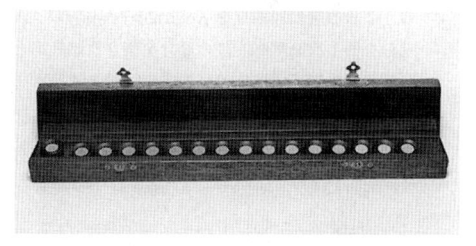

図V-33　パネルD-15検査

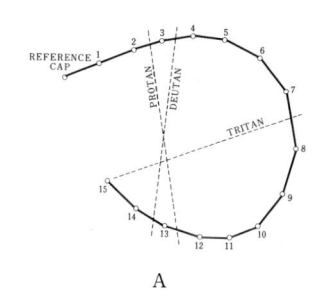

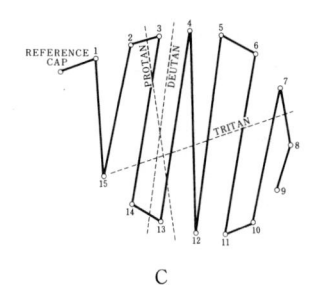

図V-34　パネルD-15検査の結果
A：正常　　B：1型色覚異常 protan　　C：2型色覚異常 deutan
　　　　　　　（赤色盲，赤色弱）　　　　（緑色盲，緑色弱）

4. 光覚検査（暗順応検査）

1) 光覚検査の原理
光覚は，通常暗順応を検査する．絶対暗室において，一定時間明るいものを見せて明順応をさせた後，暗黒の状態とし，視標の光を感じる最低の値を時間ごとに測定する．

2) 暗順応計
a. Nagel 暗順応計 adaptometer
暗箱の中に3個の電球があり，乳白色ガラスの視標を照らすようになっている（図V-35）．視標の明るさは減光板と絞りで加減し，減光板1枚ごとに光量は1/20に減じ，3枚で$1/20^3=1/8,000$，さらに絞りは1万の目盛があるから，8,000万分の1まで減光できる．

b. Goldmann-Weekers 暗順応計 adaptometer
順応用球，暗順応用光源および記録計から成る（図V-36）．順応用球の明るさは光源によって10^{-7}まで減光できるようになっている．記録計は回転するので，自動的に暗順応曲線が描ける．

3) 暗順応曲線
暗順応の経過の時間を横に，感じる光の強さを縦にとって記録したものを暗順応曲線という（図V-37）．正常の暗順応曲線は最初の5～10分間に急に下降し，その後は徐々に下降し，30分～1時間でほぼ平坦になる．この曲線の屈曲点をKohlrausch屈曲点，$α$-pointまたはcone-rod transitionという．この点より前の部分を第1次暗順応，後の部分を第2次暗順応という．

第1次暗順応は錐体の暗順応を，第2次暗順応は杆体の暗順応を示すと考えられている．精密に測定すると，第2次暗順応曲線の途中にもう一つ小さな屈曲点があり，これを$β$-pointという．

第Ⅴ章 検査　*131*

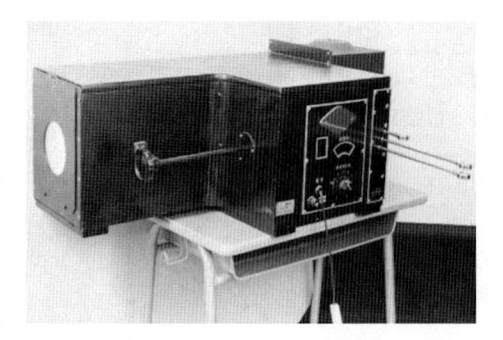

図**V-35**　Nagel 暗順応計

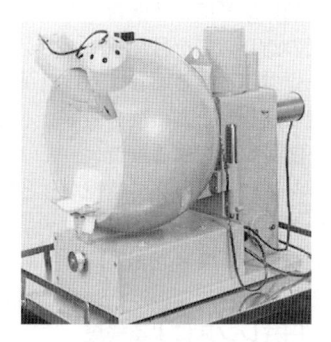

図**V-36**　Goldmann-Weekers 暗順応計

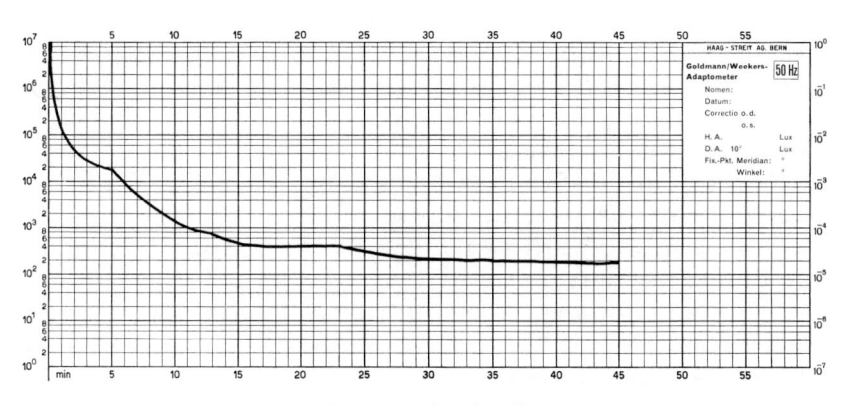

図**V-37**　暗順応曲線

5. 屈折検査

1) 自覚的屈折検査（矯正視力検査）
裸眼視力検査を行った後，次の順序で検査する＊（表V-1）．

a．凸レンズによる検査
弱度の凸レンズを付加し，視力が良くなるかどうかをみる．
① 視力が不良となれば，遠視なしと判定する．② 視力が良くなるか同じであれば，遠視と判定し，凸レンズの度を強くし，最良視力を得る最強レンズをその度とする．

b．凹レンズによる検査
凸レンズによる検査で遠視なしと判定されたものは，弱度の凹レンズを付加し，視力が良くなるかどうかをみる．
① 視力が不良となるか同じであれば，近視なしと判定する．② 視力が良くなれば，近視と判定し，凹レンズの度を強くし，最良視力を得る最弱レンズをその度とする．

c．円柱レンズによる検査
以上の凸レンズによる検査および凹レンズによる検査で正常視力が得られない場合，乱視または眼疾患である．最良視力を得た球面レンズに弱度の円柱レンズの軸を縦，横または斜めの方向にして付加し，視力が良くなるかどうかをみる．視力が良くなれば，円柱レンズの度を強くし，最良視力を得る円柱レンズをその度とする．

2) 他覚的屈折検査

a．検影法 skiascopy
暗室において，検眼鏡（平面鏡）または線条検影器と板付レンズを用いて検査する．被検者には遠方を見させ（調節を休ませるため），検者は 50 cm の距離から，検眼鏡で瞳孔に光を入れ，検眼鏡の柄を軸として左右に回転する．そのときの瞳孔領における影の移動方向と検眼鏡の回転方向との関係をみる（図V-38, 39）．
  (1) 影が動かない（中和）→ $-2D$ の近視．
  (2) 影が同方向へ動く（同行）→ $-2D$ より弱い近視，正視，遠視．
  (3) 影が反対方向へ動く（反行）→ $-2D$ より強い近視．
影が動くときには，板付レンズを装用して検査し，影が動かなくなったときのレンズの度から $2D$ を減じたものが，その眼の水平経線の屈折度である．
次いで，上下に回転して同様に検査したものが垂直経線における屈折度である．乱視では，水平経線と垂直経線における屈折度に差がでる．斜乱視では，斜めの方向とそれと直角の方向について検査すればよい．

b．レフラクトメータ refractometer
眼底検査は凸レンズによって眼底像を観察する．眼底に結像する位置が被検眼の屈折度によって異なることを利用し，屈折度を測定するものがレフラクトメータである（図V-40）．
このうち，コンピュータを利用して自動的に屈折度を測定できるものをオートレフラクトメータという．

＊ この方法では，小児など調節の緩解の困難な場合には，必ずしも正確な屈折度を表さない．

表V-1　自覚的屈折検査の例

〔例1〕裸眼　　　1.2	〔例2〕裸眼　　　0.8
＋0.5 D　1.2	＋0.5 D　1.0
＋0.75 D　1.0	＋0.75 D　1.2
＋1.0 D　0.8	＋1.0 D　1.2
	＋1.25 D　1.0
判定：＋0.5 D の遠視	
記載：1.2(1.2×＋0.5 D)	判定：＋1.0 D の遠視
〔例3〕裸眼　　　0.3	記載：0.8(1.2×＋1.0 D)
−0.5 D　0.5	〔例4〕裸眼　　　1.2
−1.0 D　0.8	＋0.25 D　1.0
−1.25 D　1.0	−0.25 D　1.2
−1.5 D　1.2	−0.5 D　1.2
−1.75 D　1.2	−0.75 D　1.2
−2.0 D　1.0	−1.0 D　1.0
判定：−1.5 D の近視	判定：正視
記載：0.3(1.2×−1.5 D)	記載：1.2（n. c.＊）

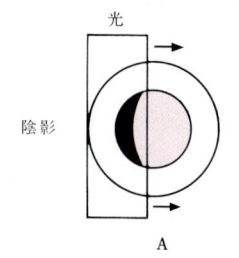

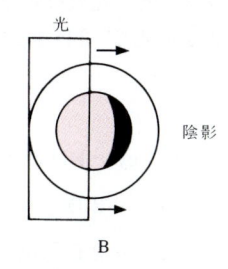

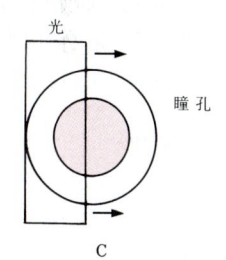

図V-38　検影法　A：同行　B：反行　C：中和

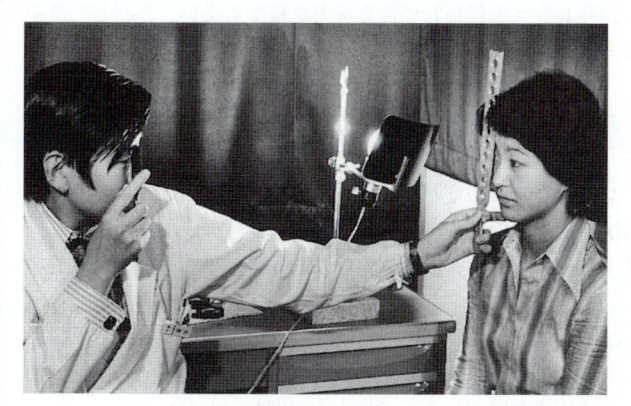

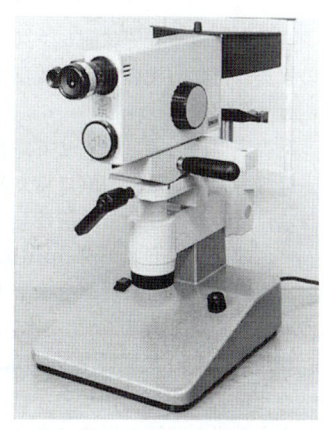

図V-39　検影法

図V-40　レフラクトメータ

＊　n. c. : vitra visum non corrigunt の略．矯正不能のこと．

3) 屈折検査の基本

屈折度は，眼が調節を休止した状態で決定される．したがって，屈折検査では調節を弛緩させなければならない．とくに調節を弛緩させることの困難な小児の屈折検査では調節麻痺薬点眼が不可欠である．

調節麻痺薬点眼後に他覚的屈折検査を行い，その上矯正視力検査を行うのが正確な屈折検査の方法である．

調節麻痺薬としては，アトロピン，シクロペントレート，トロピカマイドがある．

4) 乱視の検査

a．屈折検査

他覚的屈折検査で得られた屈折度をもとに矯正視力検査を行う．その際，屈折度と矯正レンズの関係は次のとおりである．例えば，水平経線（180°の方向）+3 D，垂直経線（90°の方向）+2 D であれば，屈折度は $\frac{+2\,D}{+3\,D}$ と表すが，矯正レンズは+2 D ◯ cyl+1 D 90°となる．円柱レンズでは軸を含む平面上では，屈折度は0であるから（☞ p.176），垂直経線，すなわち90°の方向では，球面レンズの屈折度+2 D を表し，これと直角の平面上である水平経線，すなわち180°の方向では，円柱レンズはその度だけの屈折力を表すから，球面レンズの屈折力+2 D と円柱レンズの屈折力+1 D を加えた+3 D を表すことになる．

同じように以下のようになる．

$$\frac{-1}{0} \quad : \text{cyl}-1\,D\ 180°$$

$$\frac{-4}{-2} \quad : -2\,D\ ◯\ \text{cyl}-2\,D\ 180°$$

$$\frac{-1}{+2} \quad : +2\,D\ ◯\ \text{cyl}-3\,D\ 180°$$
$$\qquad\quad -1\,D\ ◯\ \text{cyl}+3\,D\ 90°$$

自覚的屈折検査で球面レンズに円柱レンズを付加して最良視力を得てもよい．ただし，乱視の検査は自覚的検査では困難なことが多い．

b．乱視表

乱視表（放射線）を見せて，各経線によって見え方に差がでれば乱視である（図V-41）．強主経線の方向が最も明瞭に見える．円柱レンズの軸をぼやけている方向に付加し，乱視表が一様に見えるようになった円柱レンズの度を乱視の度とする．

c．オフサルモメータ ophthalmometer

角膜曲率半径と主経線を検査する（図V-42）．角膜乱視が分かる．コンタクトレンズの処方の場合に必要である．

d．Placido 角膜計 keratoscope

不正乱視の検査に用いる．Placido 角膜計の同心円を角膜面に映すと，角膜表面の凸凹がある不正乱視や角膜の彎曲に異常のある円錐角膜では歪んで見える（図V-43, 44）．

5) 眼鏡度

眼鏡レンズの度はレンズメータ lensmeter で測定する（図V-45）．

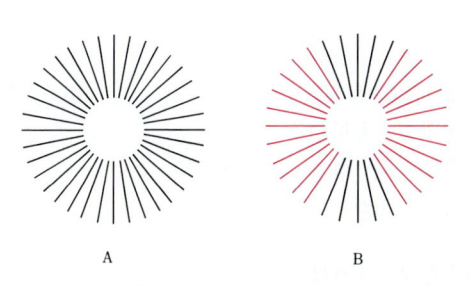

図V-41　乱視表の見え方（A：正常　B：乱視）

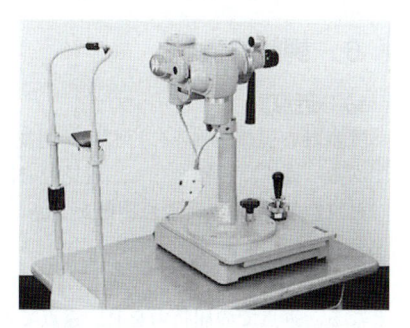

図V-42　オフサルモメータ

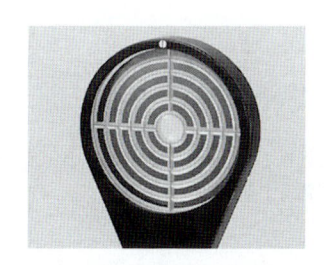

図V-43　Placido角膜計（角膜投影部分）

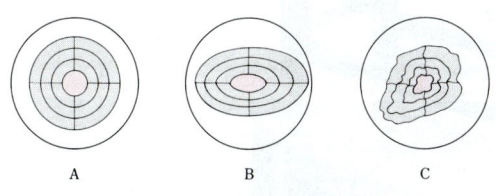

図V-44　Placido角膜計の見え方
A：正常　B：正乱視　C：不正乱視

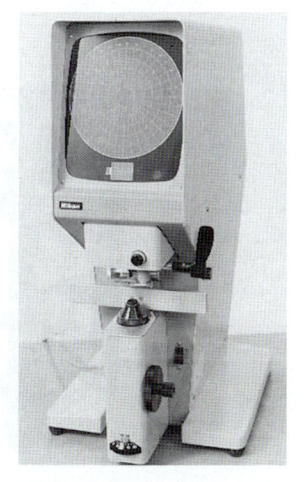

図V-45　レンズメータ

6. 調節検査
1) 近点計
　近点計の視標を徐々に近づけ，明視しうる最短距離を測定する（図V-46）．この距離が近点である．通常，視標として，近見視力に相当するものを用いる．
　近点距離を p cm，遠点距離を r cm，調節力を A D（diopter）とすれば，
$$A = \frac{100}{p} - \frac{100}{r}$$
となる．近点での屈折力をP，遠点での屈折力をRとすれば，
$$A = P - R$$
となる．正視では，遠点距離は∞で，屈折力は0であるから，A =100/Pとなる．
　例えば，近点距離が 10 cm の場合，
(1)　正視では………A =100/10 - 100/∞=10 D
(2)　- 2 D の近視では………A=100/10 - 100/50=10 - 2 =8 D
(3)　+ 2 D の遠視では………A =100/10 - (100/- 50)=10 - (- 2)=12 D

　なお，近点が遠すぎて，近点計の視標が見えない場合には，凸レンズを付加して検査し，得られた調節力からその凸レンズの度を減じればよい．

2) アコモドメータ
　アコモドメータ accommodometer は調節域，および調節の時間的変化を測定する．

3) 他覚的調節検査
　調節は両眼に同じ量が行われることを利用し，一眼で視標を固視させ，視標を近づけていき，その眼に起こった調節を，他眼の屈折度の変化としてレフラクトメータで測定する．

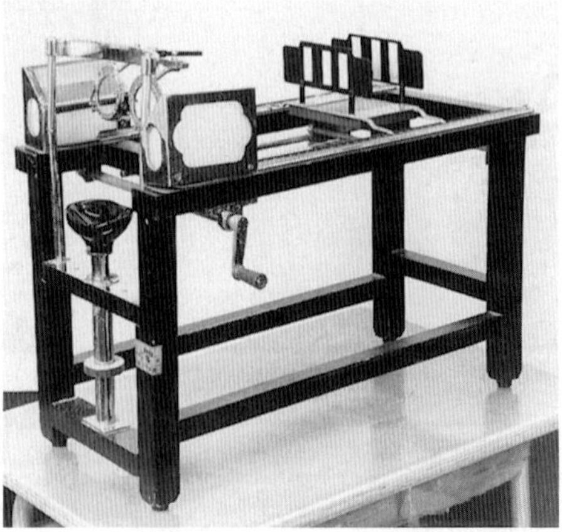

図V-46　近　点　計

7．眼位検査

1） 遮閉試験

視診で眼位が明らかでない場合，遮閉試験（おおい試験）cover test を行う．両眼で検眼鏡の光を固視させる．そのとき，角膜反射が一眼で瞳孔の中央にあり，他眼では瞳孔の中央からずれていれば斜視である．そこで，内斜視，外斜視，あるいは上斜視ということが分かる．角膜反射が両眼とも瞳孔の中央に見える場合には，遮閉試験を行う．遮閉試験には次の2種類がある（図V-47）．

2） 遮閉-遮閉除去試験 cover-uncover test

まず一眼を遮閉する．次いで，その遮閉を除去したときの眼の動きを観察する．内→外へ動けば内斜視，外→内へ動けば外斜視，上→下へ動けば上斜視，下→上へ動けば下斜視である．遮閉試験によって眼の動きが認められないものは正位である．

3） 交代遮閉試験 alternating cover test

まず一眼を遮閉する．次いで，その眼の遮閉をとって，遮閉を他眼に移す．斜視であれば，遮閉によって眼球の偏位がみられ，遮閉‐遮閉除去試験と同じように眼球の動きによって斜視の診断ができる．

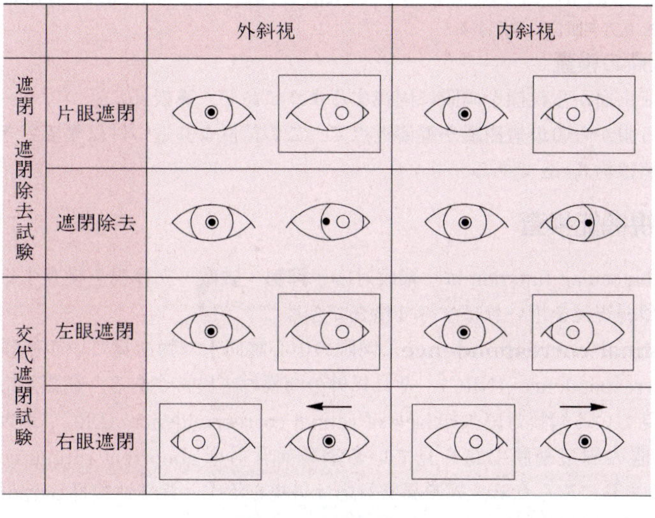

図V-47 遮閉試験

8．眼球運動検査

視診による眼球運動検査で，水平，上下，斜上下の9方向，輻湊（内よせ）を検査する．これによってどの筋が麻痺しているか，過動があるかが分かる．

1）眼球偏位の定量検査

眼球運動障害があるときには，眼球偏位がみられ，その定量検査には次のものがある．

a．投影検査

二つの固視目標を用い，両眼中心窩に映る像の位置関係を見る．

(1) Hess 赤緑試験

赤い碁盤目状の Hess スクリーンを見せ，一眼に赤色，他眼に緑色の眼鏡を装用させ，赤色の視標に緑色の視標を重ね合わせるようにする．これを9方向について行い，その点を結べばそれが眼位の軌跡である．これを両眼について行い，眼位に異常があれば，他眼の眼位図はずれる．眼球運動障害があれば，眼位の軌跡は障害筋の作用方向に狭くなっている（図 V-49, 50）．

(2) 大型弱視鏡による検査

9方向で水平偏位，上下偏位，回旋偏位を数値で示すことができる（図 V-51, 52）．

b．複像検査

一つの固視目標を用い，固視眼の中心窩に映る真像と非固視眼の網膜に映る仮像の位置関係をみる．

c．赤ガラス法

赤ガラスと灯火を用いる．麻痺筋に赤ガラスを装用し，健眼に見える白い灯火と麻痺眼に見える赤い灯火の位置関係を9方向眼位で測定する．

2）輻湊近点の検査

被検者の眼前正面から視標を両眼に固視するように命じ，鼻根部に近づける（図 V-48）．両眼で固視できる眼からの最短距離が輻湊近点で，この位置より近づけば輻湊できなくなって開散する．正常値は約 8 cm である．

9．両眼視機能検査

両眼視機能 binocular function は，網膜対応・抑制・融像・立体視を検査する．種々の方法があるが，大型弱視鏡を用いればすべて検査できる．

網膜対応 retinal correspondence：両眼の中心窩同士で物を見ている網膜正常対応 normal retinal correspondence（NRC），それ以外の網膜対応異常がある．網膜対応異常は，両眼がばらばらに見ている網膜対応欠如 lack of retinal correspondence（LRC）が大部分で，片眼の中心窩と他眼の周辺網膜で物を見ている網膜異常対応 abnormal retinal correspondence（ARC）がごくまれにみられる．網膜異常対応は斜視を治すと背理性複視 paradoxical diplopia を生じるので，術前治療が必要である．

抑制 suppression：左右の眼の網膜に映った像を同時に見ることができない状態．視機能発達前に生じた斜視で起こる．

融像 fusion：左右の眼の網膜に映った像を1つにまとめて見る機能．

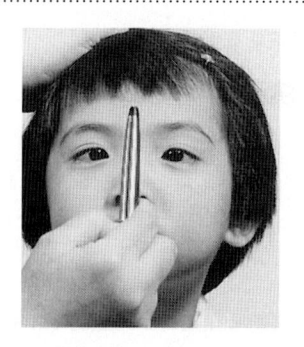

図V-48　輻湊の検査

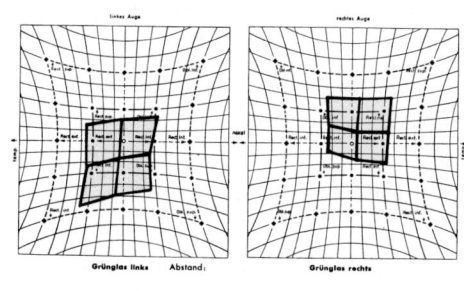

図V-49　Hess 赤緑試験
　　　　右眼上斜筋麻痺

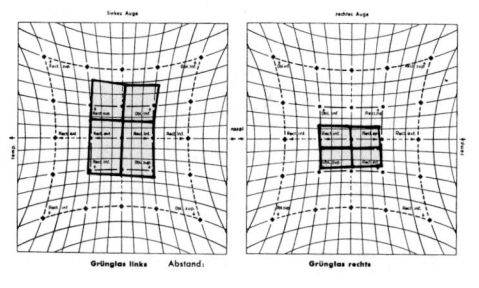

図V-50　Hess 赤緑試験
　　　　右眼眼窩底吹き抜け骨折 blowout fracture

	(上)	
+2° R/L 2°	+2° R/L 2°	+2° 外 4°
+5° R/L 6° 外 2°	+4° R/L 4° 外 4°	+4° R/L 2° 外 6°
+6° R/L 12° 外 6°	+5° R/L 8° 外 8°	+5° R/L 4° 外 10°
	(下)	

(左) ... (右)

図V-51　9方向むき眼位
　　　　右眼上斜筋麻痺

	(上)	
0° L/R 9°	0° L/R 8°	0° L/R 8°
0° L/R 5°	0° L/R 4°	0° L/R 4°
0° R/L 3°	0° R/L 3°	0° R/L 4°
	(下)	

(左) ... (右)

図V-52　9方向むき眼位
　　　　右眼眼窩底吹き抜け骨折

立体視 stereopsis：物を立体的に見る感覚.

10. 網膜電図（ERG）検査

1） ERG の定義
眼球の静止電位は，網膜に光刺激を与えたときと，それを断ったときに変動する．この電位の時間的変動を記録したものが，網膜電図，ERG（electro-retinogram）である．すなわち，ERG は網膜の活動電流をとらえたものである．

2） ERG の検査
　　ERG の検査には，電極，光刺激装置，増幅器および記録器を用いる．散瞳した後，10分間暗順応させて，点眼麻酔のうえ，電極としては強角膜コンタクトレンズを角膜に接着する．光刺激装置で光照射し，出てきた波形を増幅・記録する．

3） ERG の種類
　(1)　scotopic ERG………暗順応状態の ERG（図Ⅴ-53）．
　(2)　photopic ERG………明順応状態の ERG．暗順応の代わりに明順応をして検査する（図Ⅴ-54）．

4） 正常 ERG
ERG は順応状態，光刺激の強さ・種類・色などで変化する．ERG には次の波形がある．
(1)　a 波………光刺激後初めにみられる小さい陰性波．a_1, a_2 がある．
(2)　b 波………a 波に続いて表れる大きい陽性波．
(3)　律動様小波 oscillatory potentials………a 波と b 波との間に存在する小波．o_1, o_2, o_3, o_4 がある．
(4)　早期電位 early receptor potential（ERP）………強力な光刺激を用いるとき，a 波の前に表れる陰性波．

5） ERG の臨床
ERG の a 波は，網膜視細胞層または双極細胞層から，b 波および律動様小波は双極細胞層から発生すると考えられているので，網膜のこれらの層の疾患で ERG は異常となる．臨床的には a 波および b 波の振幅，律動様小波の消失，減弱などをみる（図Ⅴ-55〜58）．

　網膜色素変性，網膜全剝離，眼球癆などでは，すべての波が消失する．これを extinguished という．網膜色素変性の初期，網膜部分剝離などでは，すべての波の振幅が低下する．これを subnormal という．糖尿病網膜症では，a 波および b 波の振幅は正常であるのに，律動様小波が減弱ないし消失する．クロロキン網膜症や眼球鉄症では，重症になると ERG は extinguished となるが初期は subnormal である．夜盲を起こす疾患では，網膜色素変性をはじめ ERG は診断的価値が大きい．

　　　小口病では，暗順応初期の ERG は photopic ERG に似ているが，長時間の暗順応の後には正常の scotopic ERG となる．白点状網膜炎では，ERG が subnormal ないし extinguished となるが，眼底白点症では正常である．

視神経萎縮や緑内障などのように神経細胞層を含めてそれより中枢側の障害による視力障害では，ERG は正常である．ERG は網膜全体の反応であるから網膜の一部に限局している疾患では正常である．

ERG は透光体の混濁に影響されないので，白内障や角膜移植の術前検査に用いられる．

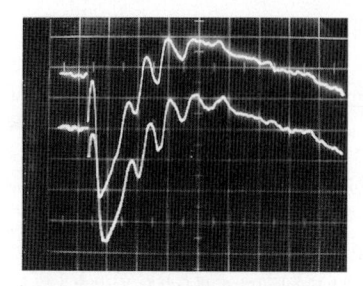

図V-53　正常 ERG（scotopic）

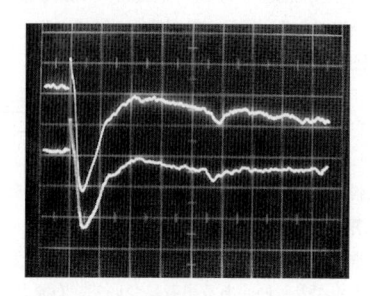

図V-54　正常 ERG（photopic）

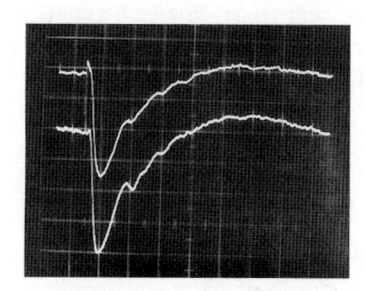

図V-55　ERG（律動様小波の減弱）

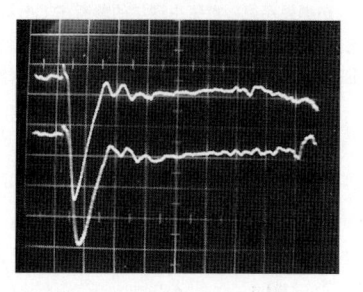

図V-56　ERG（b 波の消失）

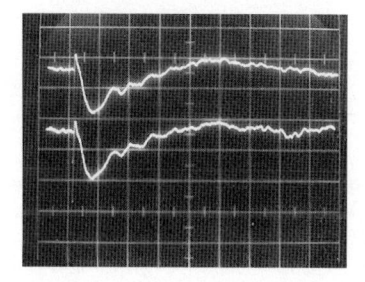

図V-57　ERG（subnormal）

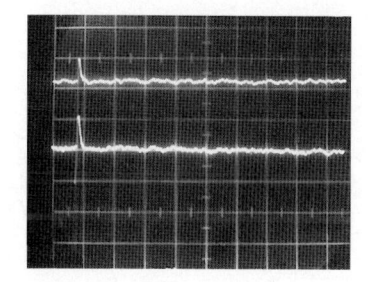

図V-58　ERG（extinguished）

11. 視覚誘発電位（VEP）検査

1） VEP の定義

眼に与えられた光刺激により起こされた網膜の興奮が，視路を通って大脳皮質後頭葉視覚領に到達し，そこで起こったと考えられる電位変化を VEP（visually evoked potential，視覚誘発電位），VER（visually evoked response），VECP（visually evoked cortical potential）という．すなわち，VEP は光刺激に誘発された脳波である．通常，後頭葉から誘導する．

2） VEP の検査

VEP の検査には電極，光刺激装置，増幅器，コンピュータおよび記録器を用いる．電極は皿電極を後頭部正中線上で外後頭隆起よりやや上部の頭皮につける．光刺激装置で 50〜100 回で光刺激し，増幅器を通し，コンピュータで加算して記録する．

光刺激の代わりに種々の視標を見せて VEP を検査することもある．

3） 正常 VEP

正常 VEP の 1 例を図 V-59 に示す．このように VEP の波形は多相性の複雑な波で，自然脳波と同じように個人差が著しい．ある患者について，右眼と左眼を別々に光照射して得られた VEP を比較することはできる．

4） VEP の臨床

ERG が網膜疾患の電気生理学的診断法であるのに対し，VEP は網膜，視神経より大脳皮質までの視路の診断法で，この経路に障害があれば VEP は異常となる．また，ERG と同様，他覚的検査法であり，ERG と VEP を併用し，乳幼児や精神薄弱，詐盲の診断に用いることができる．

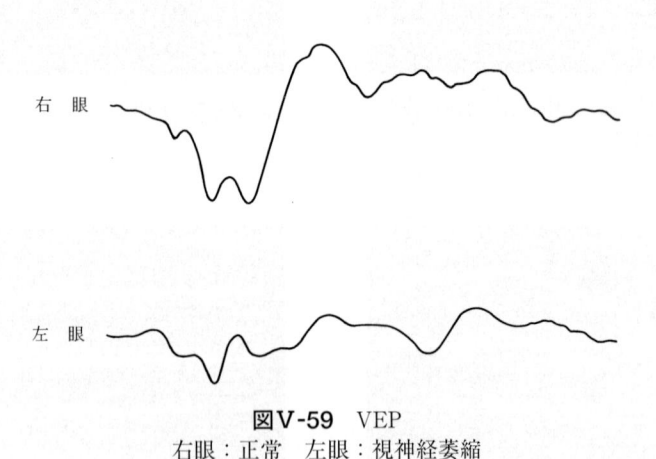

図 V-59 VEP
右眼：正常　左眼：視神経萎縮

12. EOG 検査

1) EOG の定義

眼球には，角膜側をプラスとし，網膜側をマイナスとする静止電位が存在する．このため，瞼裂の耳側と鼻側とに電極をつけると，眼球が外転するときには耳側の電極が角膜に近づくのでプラスとなり，鼻側の電極に網膜が近づくのでマイナスとなり，内転するときにはこの逆となる．この現象を利用して眼球運動を記録したものが EOG（electro-oculogram，眼電図，眼電位図）である．

2) EOG の検査

EOG の検査では電極，視標の運動装置，増幅器および記録器を用いる．ENG 検査（☞ p.144）では視標の運動装置は不要である．電極は皿電極で，記録はペンレコーダーで行う．

3) EOG の種類

網膜機能検査，ENG，視運動眼振検査および視標追跡検査がある．

4) EOG 網膜機能検査

順応状態による EOG を記録し，網膜機能を検査するものである．

暗順応で 30 分，明順応で 15 分，EOG の振幅を記録する．暗順応では振幅は次第に減少し約 13 分後が最小となる．これを dark trough という．明順応では約 6～10 分後に最大となる．これを light peak という（図Ⅴ-60）．

EOG は網膜色素上皮および視細胞層の機能によるもので，この部位の疾患，例えば網膜色素変性では異常にでる（図Ⅴ-61）．

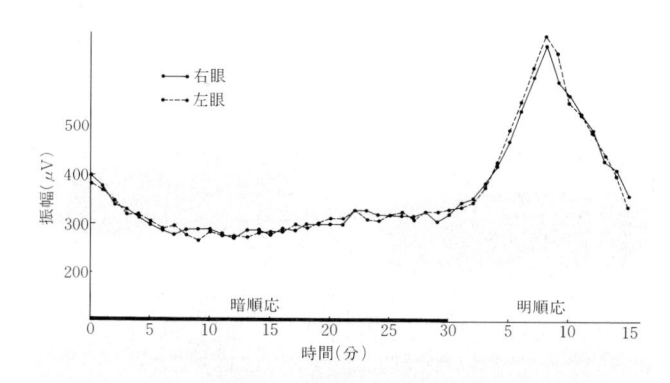

図Ⅴ-60　網膜 EOG―正常

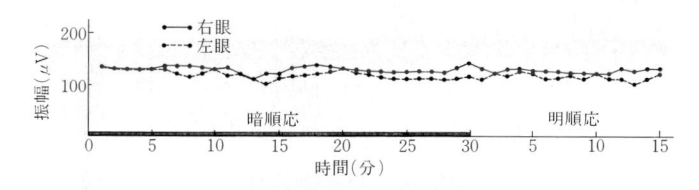

図Ⅴ-61　網膜 EOG―網膜色素変性

5) EOG 眼筋機能検査

a．ENG 検査

ENG (electro-nystagmogram, 電気眼振図) は眼振に伴う眼球静止電位の変化を記録したものである (☞図Ⅳ-18, 19 p.87). 眼振の状態を正確に記録できる.

b．視運動眼振検査

視運動性眼振 optokinetic nystagmus (OKN) は乗物の窓から外を見ているときのように，絶えず一方向に運動している目標を注視し，追従するときに見られる眼振であり，これを誘発させて記録する.

視標として，回転している円筒内の黒線を見せて眼振を起こさせる．円筒を左回転すると右向きの OKN が起こり，右回転すると左向きの OKN が起こる．OKN を観察に便利なように圧縮して記録したものを OKP, optokinetic pattern という (図Ⅴ-62).

OKN は中枢・脳幹・小脳の病変では異常が見られ，内耳の病変では正常にでる.

c．視標追跡検査

視標追跡検査 eye-tracking test は眼前の動く視標を追跡させて眼球運動を行わせ，滑動性運動と衝動性運動を記録したものである.

滑動性運動の検査では，ゆっくり動く視標を，衝動性運動の検査では，交互に点滅する二つの視標を見るように命ずる．滑動性運動では図のような正弦波となり，この経路に障害のある患者では追従がうまくいかない (図Ⅴ-63, 64). 図では左側，すなわち右向きの運動が円滑でなく階段状になっている．これを階段状波形 staircase pattern という．衝動性運動は矩形波となり，この経路に障害のある患者では運動の行き過ぎ overshoot や不足 undershoot が見られる (図Ⅴ-65, 66).

視標追跡検査は脳幹や小脳に病変があるときに異常が出やすい.

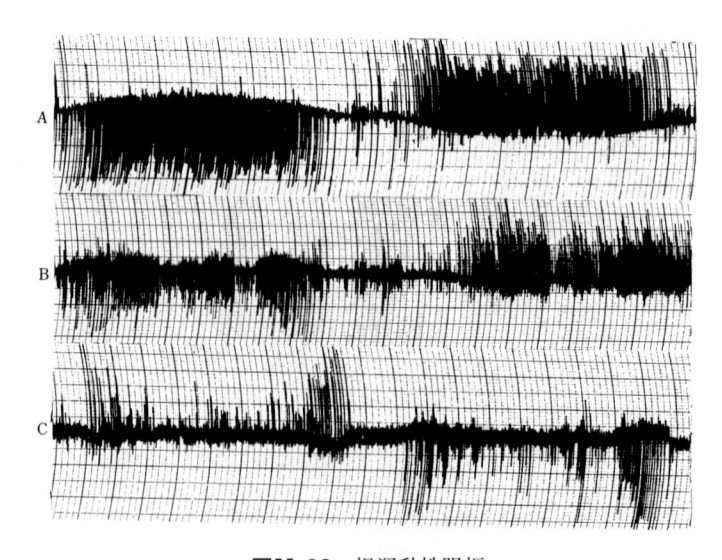

図Ⅴ-62 視運動性眼振
A：正常　B, C：異常

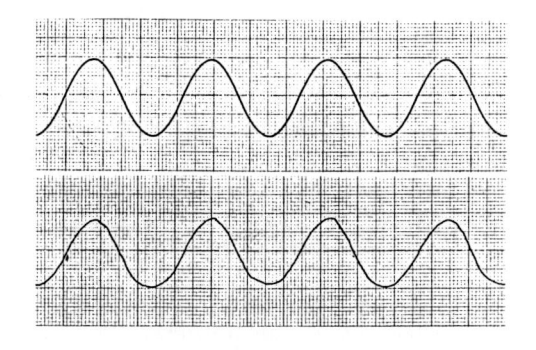

図V-63 視標追跡検査
滑動性運動―正常
上：視標の動き
下：眼球の動き

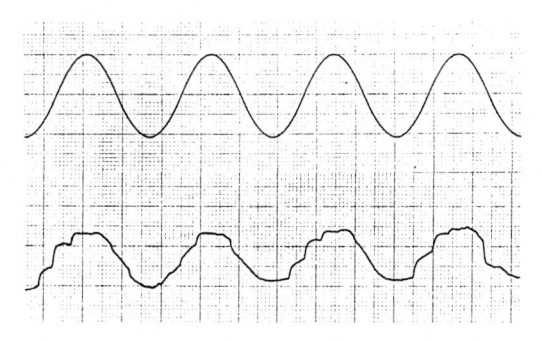

図V-64 視標追跡検査
滑動性運動－階段状波形
上：視標の動き
下：眼球の動き

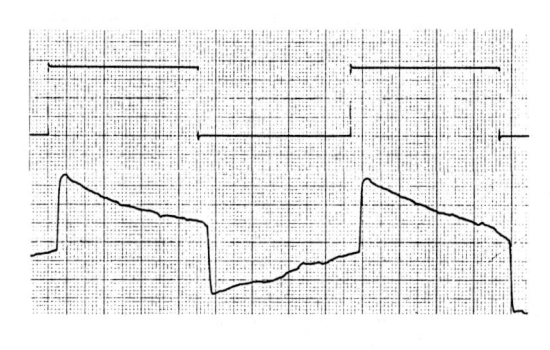

図V-65 視標追跡検査
衝動性運動―正常
上：視標の動き
下：眼球の動き

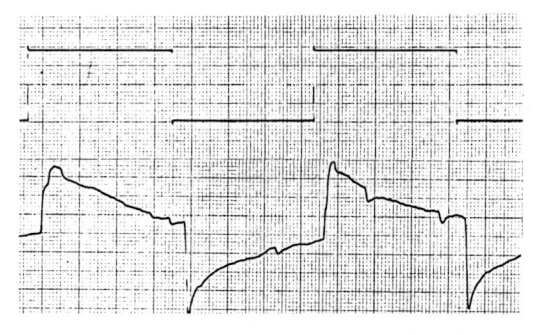

図V-66 視標追跡検査
衝動性運動―行き過ぎと不足
上：視標の動き
下：眼球の動き

13. EMG 検査

1) EMG の定義
筋線維の表面を覆っている膜に存在する電位は，筋の活動に伴って変化する．この筋の活動電位を記録したものが EMG（electro-myogram，筋電図）である．

2) EMG の検査
EMG の検査には電極と筋電計を用いる．電極は針電極で，点眼麻酔のうえ，電極を外眼筋に刺入する．筋の活動電位は筋電計で増幅し，記録する．

3) 正常 EMG
正常外眼筋の EMG は図 V-67 に示すとおりである．すなわち，筋の作用方向を向かせたときには活発な放電がみられる．これを干渉波 interference pattern という．次に，作用方向から第1眼位に動かしてくると，放電は次第に弱くなってくる．さらに，第1眼位から筋の作用方向と反対の方向を向かせると，放電は一層弱くなる．このように，放電が筋の作用方向に動くと強く，その反対方向に動くと弱いことは神経支配が正常であることを示している．また，筋の作用方向と反対の方向では，1個ずつに分離した正常の単一神経筋単位 single unit の放電をとらえることができる．

外眼筋の EMG は骨格筋のそれに比べ，①安静位，すなわち筋を弛緩させた状態でも放電があること，②放電の振幅が小さく，持続時間が短いことが特徴である．

4) EMG の臨床
神経支配の異常，神経の異常再生，筋麻痺，神経麻痺，重症筋無力症および機械的運動障害者の診断に用いられる．

EMG を判定するには，筋の作用方向，作用方向と反対方向および単一神経筋単位の放電を観察する．

(1) 筋の作用方向での放電の状態………眼球運動障害があるのに，それに相当しないで活発な放電が観察されるのはミオパチーあるいは筋炎のような筋自身の病変である．眼球運動障害に相当して放電が弱いのは神経麻痺か重症筋無力症である（図 V-68）．重症筋無力症では，しばらく休ませておいて急に運動を命じた場合，いったん放電が増加するが，すぐ振幅が小さくなるという振幅の漸減現象 waning がみられる．

(2) 神経支配の状態………筋の作用の反対方向では放電が弱くなるはずであるが，かえって放電が強くなることがある．これは異常（背理性）神経支配 paradoxical innervation あるいは動眼神経異常再生の場合にみられる（図 V-69）．

(3) 異常波形………単一神経筋単位の放電が多相性になっていることがあり，神経麻痺でしばしば観察される．

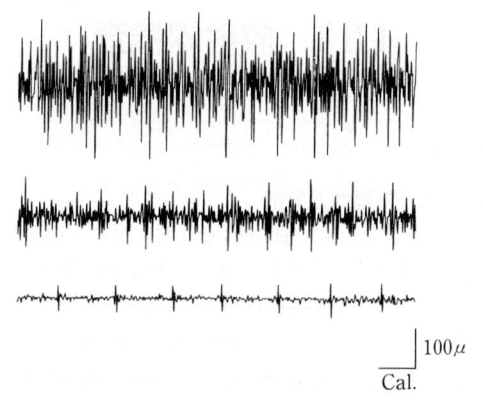

図V-67　正常EMG（例：外直筋）
　　上：外転時　中：正面視　下：内転時

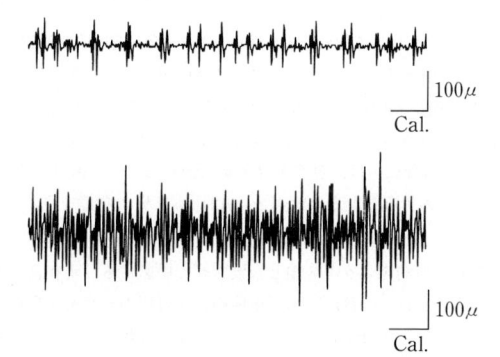

図V-68　neuropathyとmyopathy
　　上：neuropathy　下：myopathy
　　いずれも内直筋の内転時

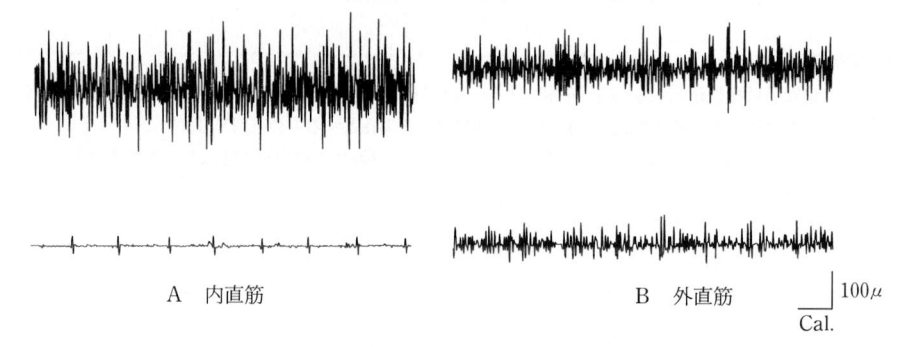

A　内直筋　　　　　　　　　B　外直筋

図V-69　Duane症候群のEMG（異常神経支配）
　　上：内転時　下：外転時

〔3〕 放射線検査

1．エックス線撮影

a．エックス線撮影による正常画像と解剖

　眼窩正面像は，図V-70に示すように，眼窩内では内下方に上眼窩裂が見られる．上眼窩裂の上方は蝶形骨小翼，外方は蝶形骨大翼であるが，この大翼が側頭窩を形成する面が眼窩外壁から内側に縦方向に走るはっきりした斜めの線として見え，これを無名線 innominate line という．眼窩上壁は，前頭骨で，その内上方には前頭洞が，眼窩内壁は，篩骨洞壁で，その鼻側には篩骨洞が見える．眼窩下壁は，上顎骨で，その下方に上顎洞があり，上顎洞内を横に走る線は錐体上縁である．眼窩外壁は，頬骨と前頭骨である．

　眼窩側面像は，臨床的にそれほど重要な所見をもたらさない．

b．眼窩撮影

　　眼窩撮影は，後-前と左-右の2方向で行われる．標準的な後-前方向の眼窩撮影としては，鼻尖と頤部をフィルム面につけた鼻尖・頤部撮影が行われる．頭部撮影では前頭部と鼻尖をフィルム面につける前頭・鼻尖撮影が行われるが，これでは側頭骨錐体部および中頭蓋窩底部が濃厚複雑な陰影をつくり，眼窩の状態が分からない．側頭骨錐体部および中頭蓋窩底部を上顎洞より下方に追いやってしまう Waters 法がある．

　　Waters 法は頤部をフィルム面につけ，鼻尖をフィルム面から2～3cm離すと，外耳孔と眼窩下縁を結ぶ線に対してエックス線は 45°の角度となる．Waters 法は眼窩下壁の状態を見るのに便利である．

c．視神経管撮影

　　視神経管撮影は視神経管の方向をエックス線と一致させて撮影する．現在よく用いられている方法は，城戸-戸塚法である．この方法では，外後頭隆起と被検側の反対側の乳様突起先端を底辺とした二等辺三角形の頂点からエックス線を入射し，眼窩下縁とこれに垂直な眼窩外縁の交点から射出する．視神経管撮影では両側を撮影し，比較する（☞ p.345）．

d．眼内異物撮影

　　眼内異物の位置の判定に用いる．Comberg 法がよく用いられる（図VI-71, 72）．この方法は，角膜輪部に相当して 90°ずつ離れて4個の鉛示標がはめこまれている強角膜コンタクトレンズを装着してエックス線撮影をする．

e．眼窩造影

　　(1) 眼窩静脈撮影法 orbital venography………前頭静脈より逆行性に上眼静脈および海綿静脈洞を造影し，血管の状態から眼窩および頭蓋底病変の診断に役立てようとするもの（図V-73, 74）．

　　(2) 眼窩造影法 orbitography………眼窩内に空気あるいは液体の造影剤を注入して眼窩を造影し，眼窩疾患の診断に役立てようとするもの．

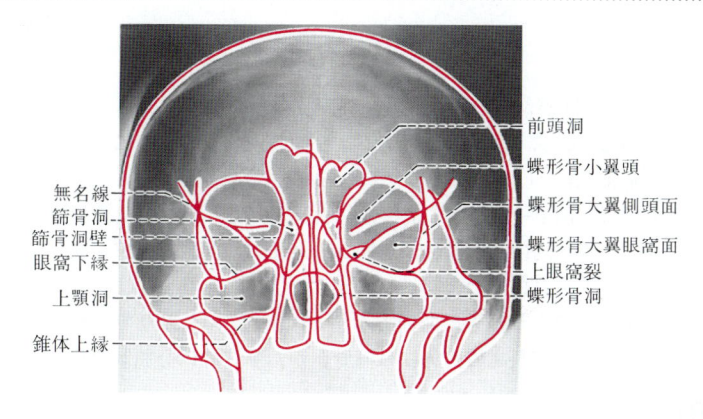

図V-70　眼窩エックス線正面像

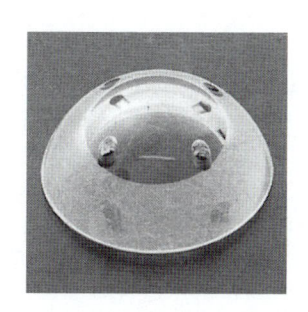

ラベル：前頭洞／蝶形骨小翼頭／蝶形骨大翼側頭面／蝶形骨大翼眼窩面／上眼窩裂／蝶形骨洞／無名線／篩骨洞／篩骨洞壁／眼窩下縁／上顎洞／錐体上縁

図V-71　Comberg法用コンタクトレンズ

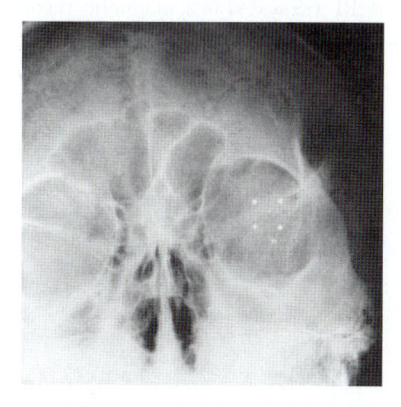

図V-72　Comberg法用コンタクトレンズ装用後のエックス線写

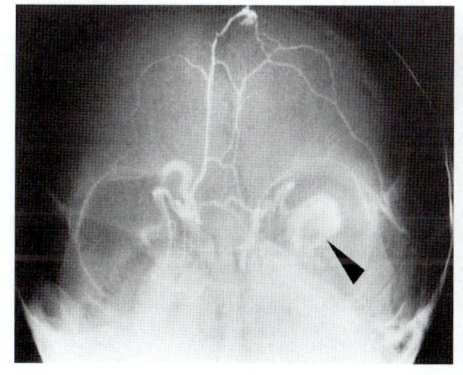

図V-73　眼窩静脈撮影法
右眼：正常　左眼：血管腫によるmalformation

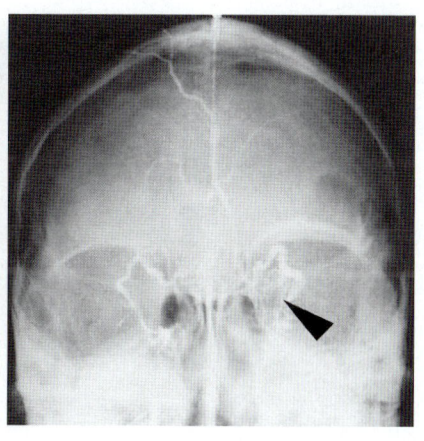

図V-74　眼窩静脈撮影法
右眼：正常　左眼：静脈の拡張と血管新生

2. CT

CTは，コンピュータ断層法 computed tomography の略で，コンピュータを用いたエックス線断層撮影法である．眼球，視神経，眼窩および頭蓋内病変の診断に役立つ（図V-75）．

CT像は，どの断面で撮影したかによって異なる．

眼窩水平断CT像は，図V-76に示すように，眼窩内では，眼球，視神経，内直筋および外直筋が明らかである．眼球内には水晶体が，眼球の耳側には涙腺の一部が映っている．視神経は視神経管を通じて，トルコ鞍部の視交叉に向かう．

眼窩垂直断CT像を眼球より後方の断面で示すと図V-77のとおりで，視神経が中央に，周辺に各外眼筋が映っている．眼窩の内方には篩骨洞が，下方には上顎洞が見られる．

3. MRI

MRI（磁気共鳴画像 magnetic resonance imaging）の眼窩水平断像について，T1強調画像を図V-78に，T2強調画像を図V-79に示すが，CT像とおおむね同様の所見が得られる．

MRIは，CTと同様の目的で用いられる．

4. シンチグラフィ

眼窩シンチグラフィ orbital scintigraphy は放射性同位元素 radioisotope（RI）として ^{99m}Tc, ^{67}Ga などの短寿命でしかも腫瘍親和性のものを静注し，それが眼窩組織，とくに悪性腫瘍に特異的に集中することを利用するもの（図V-80）．

5. その他の放射線検査

神経眼科疾患に対して，頭部撮影，頸動脈撮影，脳室撮影，脳シンチグラフィなどが行われる．

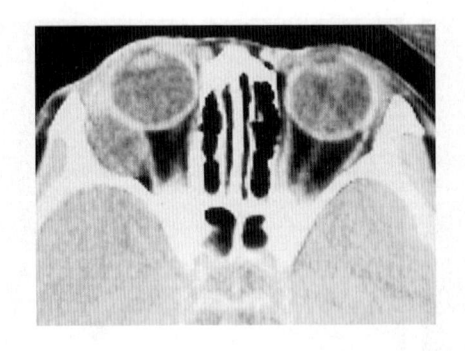

図V-75　眼窩突出と球後の新生物

図V-76　眼窩CT 水平断像

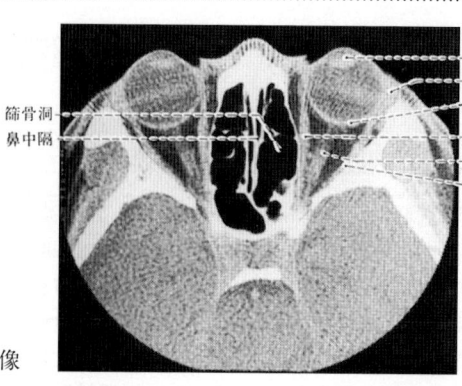

（ラベル：水晶体、涙腺、眼球壁、内直筋、視神経、外直筋、篩骨洞、鼻中隔）

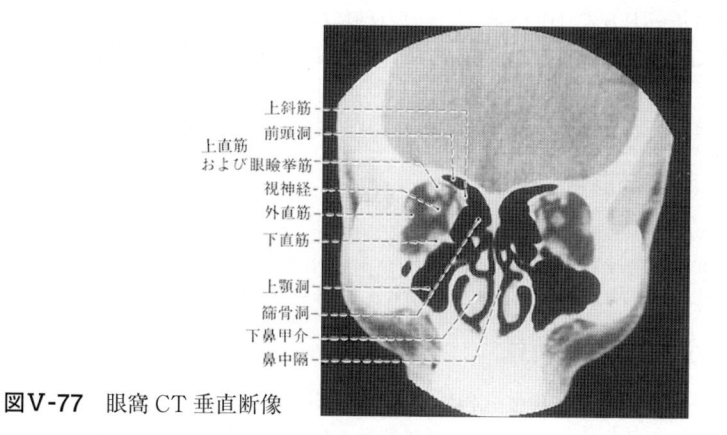

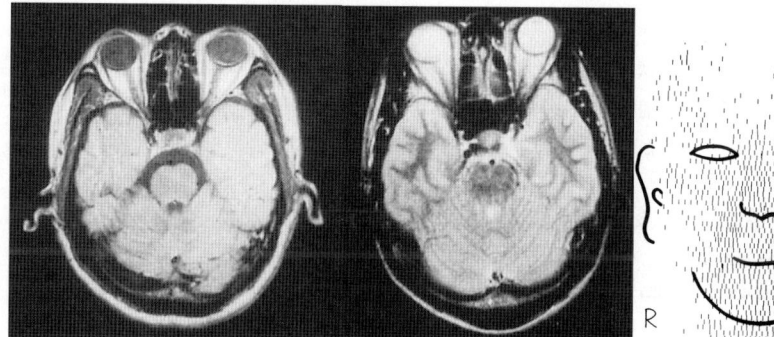

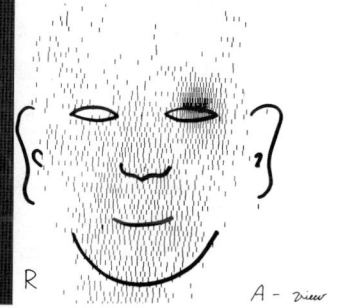

図V-77　眼窩CT 垂直断像

（ラベル：上斜筋、前頭洞、上直筋および眼瞼挙筋、視神経、外直筋、下直筋、上顎洞、篩骨洞、下鼻甲介、鼻中隔）

図V-78　眼窩MRI 水平断像（T1強調画像）　　図V-79　眼窩MRI 水平断像（T2強調画像）　　図V-80　scintigram 所見　左眼に取り込み著明

〔4〕 超音波検査

1. 超音波診断法とその種類

超音波診断法 ultrasonic diagnosis は，超音波，すなわち $5\sim10\times10^6$ Hz（5～10 MHz）という人間の耳に聞こえない非常に高い周波数の振動波を診断に応用するものである．超音波診断装置のうち，実際に臨床的に用いられている方法はパルス法である．パルス法は超音波のパルスを生体内に発信し，患部からの反射波（エコー）を受信して，これをブラウン管上に表示して検査を行う方法である．ブラウン管に表示する方式に次の 2 種類がある．
 (1) Aモード方式（A-mode）………反射波の強さおよび時間的差異に従って波形をブラウン管にそのまま表示する方法．眼軸長計測，網膜剝離と硝子体剝離の鑑別，腫瘍の種類．
 (2) Bモード方式（B-mode）………反射波の強さに応じて生じる明るさをブラウン管上に表現して生体の断層像を表示する方法．眼内透見困難な網膜剝離・眼球内異物，網膜腫瘍の診断．
 そのほか，ドップラー法は眼動脈の血流速度の測定，内頸動脈閉塞の診断など．

2. 超音波診断装置

超音波診断装置は，超音波の発信および受信を行う観測部と，被検者の眼と接触する接眼部とから成る．被検者と接触する部分を振動子 probe という．超音波は空気中では速やかに減衰してしまうので，振動子と眼との接触方法は，直接接触させる直接法と，水を介して行う水浸法がある．

3. 正常超音波所見

Aモード方式およびBモード方式による超音波所見をそれぞれ図Ⅴ-81 および図Ⅴ-82 に示す．角膜，水晶体前面・後面，眼球後壁および球後組織の順に波形が見られる．

4. 超音波診断法の臨床応用

超音波診断法は，次の場合に有用である．
 (1) 眼球内腫瘍の診断………網膜芽細胞腫，脈絡膜腫瘍の診断．
 (2) 眼窩腫瘍の診断………眼窩腫瘍の部位・性状の診断．眼窩腫瘍では充実性 solid，囊腫状 cystic および不規則形 irregular を区別する（図Ⅴ-83～86）．
 (3) 眼球内異物の診断………エックス線検査で陰性の眼球内異物の診断．
 (4) 網膜剝離の診断………透光体混濁で眼底が見えない場合．
 (5) 硝子体混濁の診断………硝子体混濁の性状の診断．
 (6) 眼軸長の測定………眼内レンズの度数決定*（図Ⅴ-87），屈折異常の眼軸長の測定．

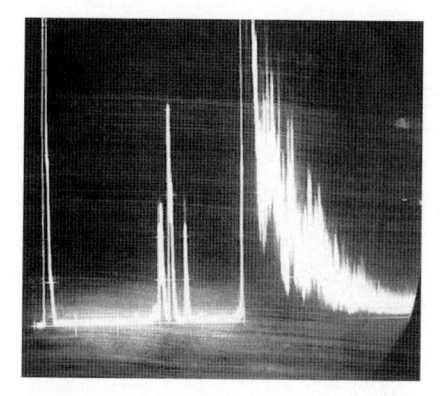

図V-81 超音波所見　正常（A-mode）

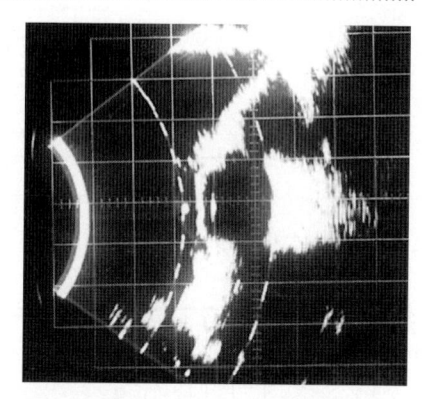

図V-82 超音波所見　正常（B-mode）

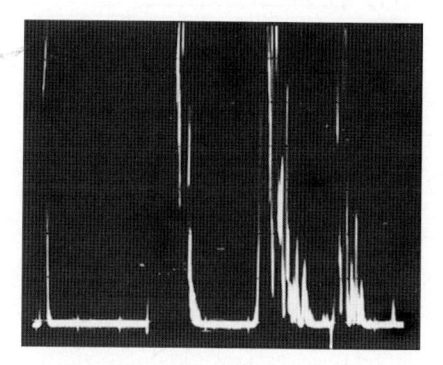

図V-83 囊腫状眼窩腫瘍の症例（A-mode）

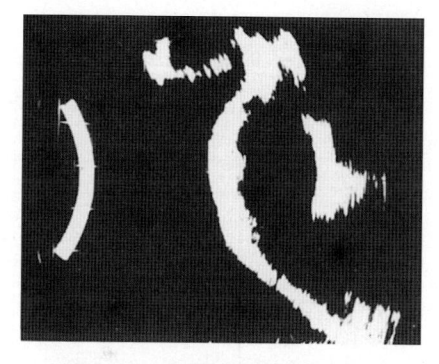

図V-84 囊腫状眼窩腫瘍の症例（B-mode）

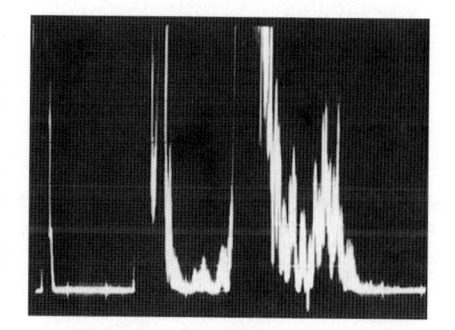

図V-85 充実性眼窩腫瘍の症例（A-mode）

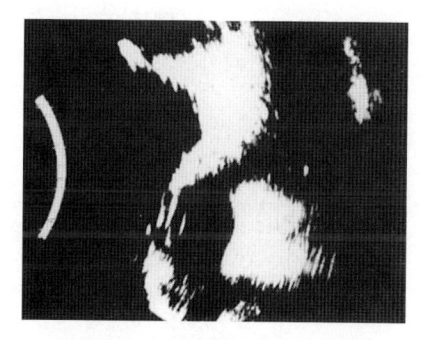

図V-86 充実性眼窩腫瘍の症例（B-mode）

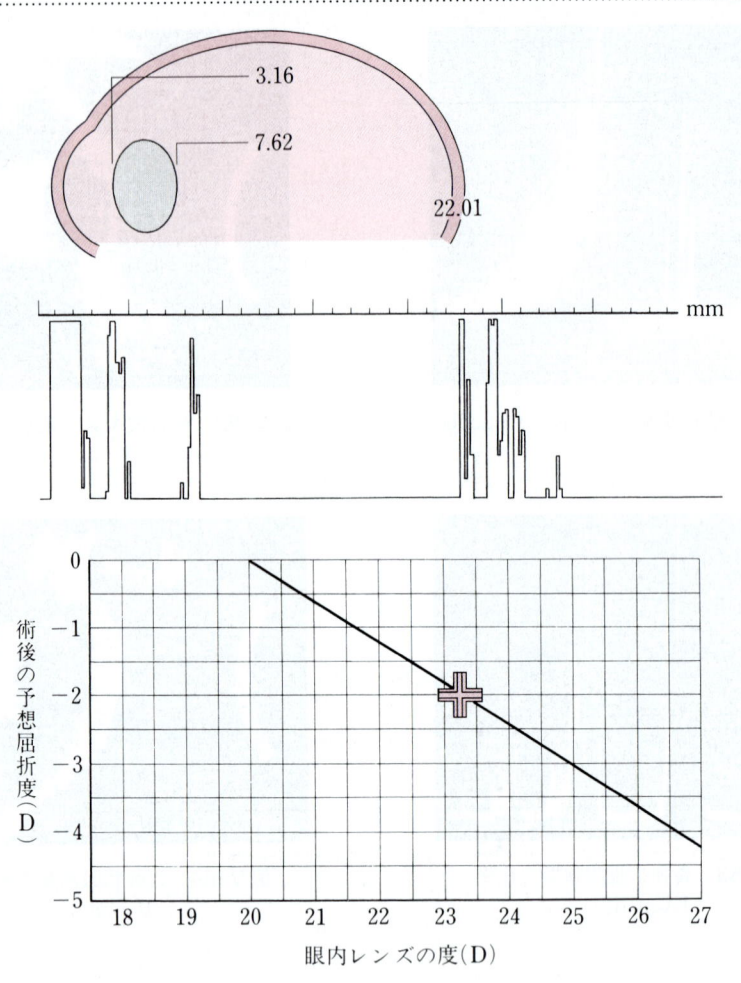

図V-87 超音波による眼内レンズの度数決定

* 眼内レンズの度数決定は，SRK 式が用いられることが多い．
  　IOL＝A－2.5 L－0.9 K
  　　IOL：正視にするためのレンズの度
  　　A：レンズの個々の定数
  　　L：眼軸長（mm）
  　　K：角膜の屈折力（diopter）

第Ⅵ章　治　療

〔1〕　点　眼

　点眼は，眼局所への薬物投与＊の一法．主として，外眼部・前眼部の疾患が適応．すなわち，眼瞼，結膜，角膜，強膜，虹彩，毛様体，水晶体の疾患に用いられる．
　点眼した薬物は，半分が，①眼から外へあふれ出て，残りは，②涙道から鼻腔を経て消化管へ，一部が，③角膜・強膜から吸収される．乳幼児では，アトロピンのような全身作用のある薬を点眼したときは，点眼後涙嚢部をしばらく圧迫しておくとよい（図Ⅵ-1）．

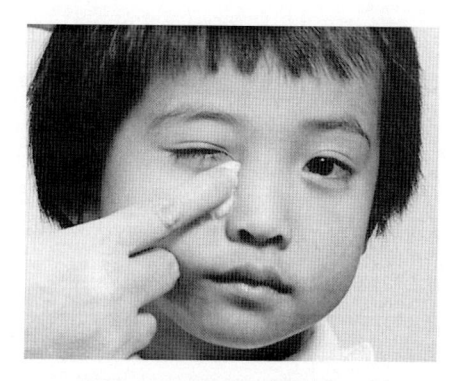

図Ⅵ-1　点眼後の涙嚢部圧迫

＊　他に，結膜下注射，テノン嚢下注射，球後注射がある．
　　結膜下注射：強膜，虹彩，毛様体の疾患
　　テノン嚢下注射：毛様体，脈絡膜，網膜の疾患
　　球後注射：後部強膜，網膜，視神経の疾患

表Ⅵ-1　おもな点眼薬と使用目的

薬剤	薬品名	使用目的
散瞳薬	アトロピン硫酸塩水和物	虹彩毛様体炎の治療，小児の屈折検査
	トロピカミド（ミドリン） フェニレフリン塩酸塩（ネオシネジン）	｝眼底検査
調節麻痺薬	シクロペントラート塩酸塩（サイプレジン）	屈折検査
縮瞳薬	ピロカルピン塩酸塩	緑内障の治療
眼圧下降薬	β遮断薬　チモロールマレイン酸塩（チモプトール） 　　　　　カルテオロール塩酸塩（ミケラン） 　　　　　ベフノロール塩酸塩（ベントス） 　　　　　ベタキソロール塩酸塩（ベトプティック）	｝緑内障の治療
	交感神経刺激薬　エピネフリン（エピスタ） 　　　　　　　　ジピベフリン塩酸塩（ピバレフリン） プロスタグランジン 　イソプロピルウノプロストン（レスキュラ） 　ラタノプラスト（キサラタン） 炭酸脱水酵素阻害薬 　ドルゾラミド塩酸塩（トルソプト）	
麻酔薬	リドカイン（キシロカイン） オキシブプロカイン塩酸塩（ベノキシール）	｝手術・検査のための麻酔
血管収縮薬	エピネフリン（ボスミン） ナファゾリン硝酸塩（プリビナ）	｝充血の治療，点眼麻酔の補助
抗感染薬	抗細菌薬 1. βラクタム系 　スルベニシリン（サルペリン），セフメノキシム（ベストロン） 2. アミノグリコシド系 　ゲンタマイシン（ゲンタシン），ミクロノマイシン（サンテマイシン），ジベカシン（パニマイシン），トブラマイシン（トブラシン），シソマイシン（シセプチン） 3. マクロライド系 　エリスロマイシン（アイロタイシン），エリスロマイシン＋コリスチン（エコリシン） 4. テトラサイクリン系 　オキシテトラサイクリン（テラマイシン） 5. キノロン系 　オフロキサシン（タリビッド），ノルフロキサシン（バクシダール）	｝感染症の治療，手術後の感染予防
	抗ウイルス薬　イドクスウリジン（IDU） 　　　　　　　アシクロビル（ゾビラックス）	｝角膜ヘルペスの治療
	抗真菌薬　ピマリシン	角膜真菌症の治療
副腎皮質ステロイド薬	リン酸デキサメタゾンナトリウム（デカドロン） リン酸ベタメタゾンナトリウム（リンデロン） フルオロメトロン（フルメトロン）	｝非化膿性炎症・アレルギー性疾患の治療
色素製剤	フルオレセイン	角膜染色，圧平眼圧検査，コンタクトレンズ検査
角膜治療薬	コンドロイチン硫酸ナトリウム（コンドロン） ヒアルロン酸ナトリウム（ヒアレイン） ビタミン製剤（フラビタン） 人工涙液（マイティア）	｝角膜疾患の治療
抗アレルギー薬	クロモグリク酸ナトリウム（インタール） アンレキサノクス（エリックス） フマル酸ケトチフェン（ザジテン） トラニラスト（リザベン） ペミロラストカリウム（アレギサール）	｝アレルギー性結膜炎の治療
白内障治療薬	ピレノキシン（カタリン） グルタチオン（タチオン）	｝白内障の進行防止
非ステロイド系消炎薬	インドメタシン（インドメロール） ジクロフェナクナトリウム（ジクロード）	｝白内障手術後の縮瞳・術後炎症の防止
	プラノプロフェン（ニフラン） アズレン（AZ）	｝外眼部・前眼部の炎症

〔2〕 眼内レンズ

1．眼内レンズ（人工水晶体）

　白内障の手術は水晶体を摘出する．水晶体は強い凸レンズの働きをしているから，水晶体を摘出した後は，それに相当する凸レンズを補わなければ良く見えない．従来，眼鏡またはコンタクトレンズが用いられていたが，現在は水晶体摘出後合成高分子でできた眼内レンズ（人工水晶体）intraocular lens（IOL）を眼内に挿入しておくことが多い（図Ⅵ-2）．

2．眼内レンズの種類

1）後房レンズ posterior chamber lens（PC-IOL）
虹彩の後方で，水晶体嚢内または毛様体で支持する．嚢外摘出術後に使用．現在では，主として後房レンズが用いられている．

2）前房レンズ anterior chamber lens（AC-IOL）
虹彩の前で，隅角で支持する．嚢内摘出術または嚢外摘出術後に使用．

3．眼内レンズの禁忌

　眼内レンズは，人工物であるから長期の予後については明らかでない．そこで，①小児および若年者，②ぶどう膜炎など炎症のある眼では，原則として使用しない．眼内レンズはある程度の年齢になってからでも二次的に挿入できる．

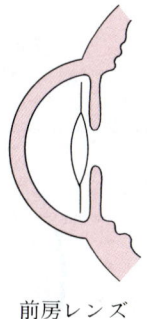

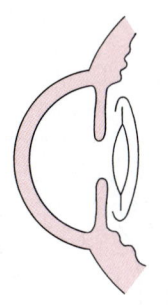

前房レンズ　　　　後房レンズ

図Ⅵ-2　眼内レンズ

〔3〕 角膜移植・アイバンク

　角膜移植術 keratoplasty は，角膜混濁を切除し，その部分に死体または手術で摘出した眼球の透明な角膜を移し変える手術のことである（図Ⅵ-3）．

1．角膜移植術の種類

1） 移植の目的による分類

　(1) 光学的角膜移植 optical keratoplasty………視力回復を目的とする．現在では開眼手術として行われる．すなわち，視力改善の手術ではなく視力が非常に悪いものに対して，ある程度の視力を得させる手術であって，例えば0.5の視力を1.0にするという手術ではない．角膜の瘢痕による視力障害で，眼内には異常のないものが適応となる．
　(2) 治療的角膜移植 therapeutic keratoplasty………薬物療法で効果がない病巣を切除して移植する．
　(3) 美容的角膜移植 cosmetic keratoplasty………角膜白斑のため外貌が不良な場合にそれを矯正するために移植する．

2） 移植方法による分類

　① 全層移植 penetrating keratoplasty：角膜混濁が深層にまで及んでいるときに行うもので，混濁している角膜の全層を切除して移植する（図Ⅵ-4）．
　② 表層移植，層状移植 lamellar keratoplasty：角膜混濁が表層だけの場合に，表層の混濁している部分だけを剥離切除して移植する（図Ⅵ-5）．

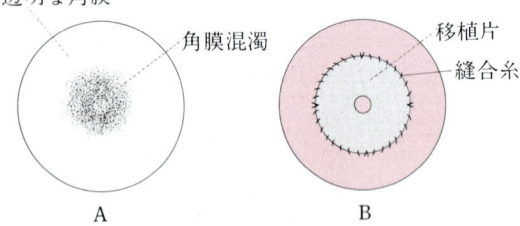

図Ⅵ-3 角膜移植
A：移植前　B：移植後

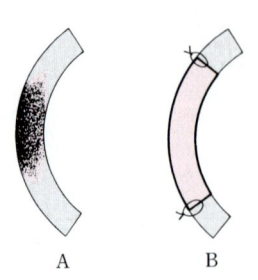

図Ⅵ-4 角膜全層移植
A：移植前　B：移植後

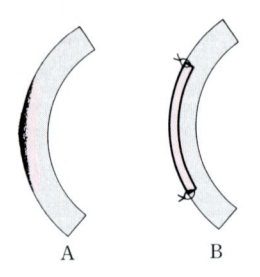

図Ⅵ-5 角膜表層移植
A：移植前　B：移植後

2. アイバンク

　全層移植では，死体の眼球をなるべく早期に，できたら死後6時間以内に摘出し，保存液に4℃で保存し，数日以内に移植を行う．このためには，新鮮な眼球の供給がなければならない．そこで，眼球を寄付しようという人にあらかじめ登録しておいてもらい，その人の死後眼球を提供するというシステムが必要である．この仕事をするのがアイバンク（眼球銀行 eye bank）である．
　表層移植に使われる角膜は，摘出してから長時間保存したものでよい．
　角膜移植は，臓器の移植に関する法律によって規定される．

3. 角膜移植術後の管理

　角膜移植術後は，移植した角膜が良く接着し，かつその角膜の透明性が保たれる必要がある（図Ⅵ-6, 7）．移植された角膜が新鮮で，縫合がよく行われていれば接着にはあまり問題はないが，移植された角膜が栄養障害やアレルギー反応のため混濁してくることがある．術後の混濁を防ぐために種々努力が払われている．
　角膜移植術後は，通常乱視となるので，コンタクトレンズで矯正する必要がある．

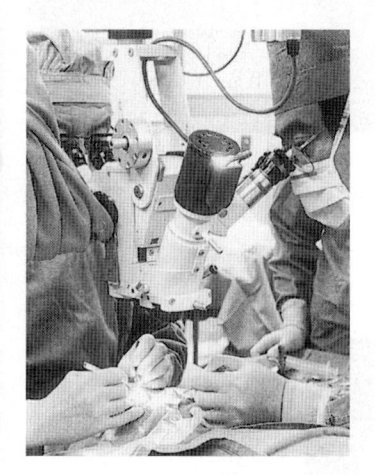

図Ⅵ-6　顕微鏡手術

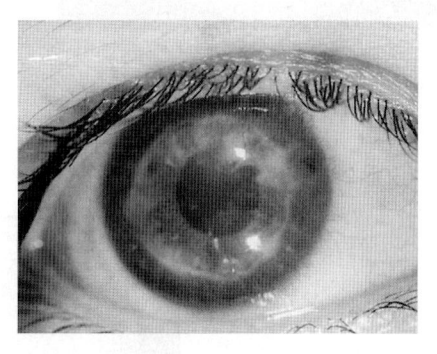

図Ⅵ-7　角膜移植術後

〔4〕 光凝固・冷凍凝固

1．レーザー光凝固

　レーザー光凝固 laser photocoagulation は，アルゴンレーザー，クリプトンレーザーのような強いレーザー光線を，これを吸収する組織に照射し，その部分に発生する熱で，組織の凝固を起こさせて治療する方法（図Ⅵ-8, 9, 10）.

　適応：網膜剥離・中心性漿液性脈絡網膜症・網膜静脈閉塞症・糖尿病網膜症・加齢黄斑変性・未熟児網膜症・脈絡膜腫瘍・緑内障など.

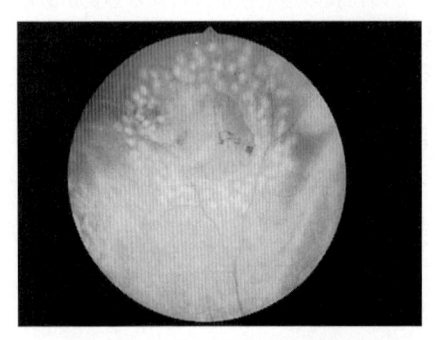

図Ⅵ-8　レーザー光凝固
網膜剥離の元となる網膜裂孔閉鎖

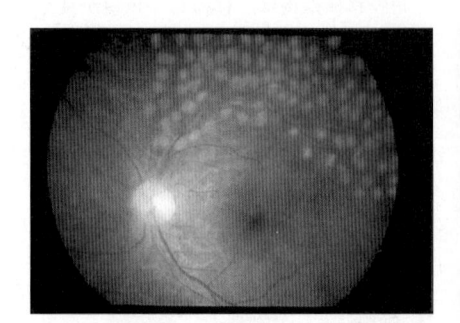

図Ⅵ-9　レーザー光凝固
網膜静脈閉塞症に対する光凝固

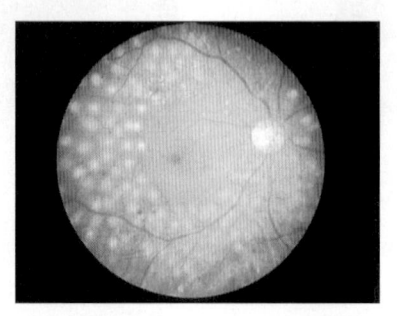

図Ⅵ-10　レーザー光凝固
糖尿病網膜症に対する広汎網膜光凝固

2．YAG レーザー光凝固

YAG*レーザー光凝固は，レーザー光線の熱作用でなく，衝撃作用によって硬い膜を切開する治療の方法（図Ⅵ-11）.
適応：眼内レンズ手術後の後発白内障.

3．冷凍凝固

冷凍凝固 cryocoagulation は，組織を冷凍し凝固させて治療する方法.
適応：白内障嚢内摘出術・網膜剝離・未熟児網膜症・緑内障・網膜腫瘍・脈絡膜腫瘍・結膜腫瘍など.

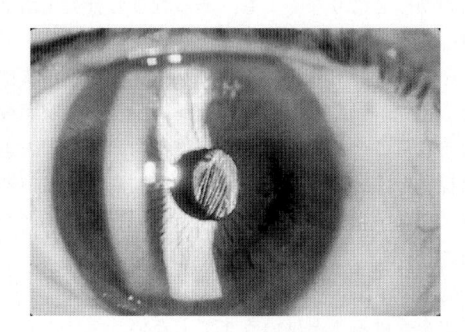

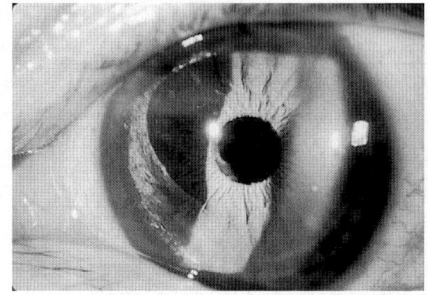

図Ⅵ-11　YAG レーザー光凝固
左：瞳孔領に後発白内障がみられる
右：YAG レーザーにより後発白内障切開

---

* YAG：yttrium-alminium-garnet の略.

〔5〕 リハビリテーション

1．視覚障害者とそのリハビリテーション

1) 視覚障害者と社会生活

我々が社会生活を送っていくためには，外からの情報を取り入れていく必要がある．外からの情報は，眼，耳など感覚器を通して入ってくるが，そのうち80％以上は視覚系から得られると考えられている．したがって，眼に障害が起こると，社会生活が著しく制限されてしまう．

完全になにも見えない全盲の状態では，自由に歩くこともできないし，社会生活を送っていくためには，他人の助けが必要になる．これに対して，多少なりとも視力が残っている状態では，自分でなんとか歩くことができるし，他人の助けを借りなくても，ある程度の社会生活は可能である．しかし，普通の人に比べれば，著しく不自由であることは間違いない．

このように，視力が不良であると，社会生活を送っていくうえに非常にハンディキャップになる．視覚の障害としては，視力のほか，視野，色覚，光覚，屈折，調節，両眼視および眼球運動などの眼の機能が障害されているものが含まれることになるが，とくに視力の障害が大きな問題となる．このように，視力を中心とした視覚の障害のため，社会生活を制限されている人を，視覚障害者 visually handicapped という．これらの視覚障害者の社会復帰を図ることが視覚障害者のリハビリテーション rehabilitation である．

2) 視覚障害者のリハビリテーション

視覚障害者は，社会生活および学校教育上制限を受けることはいうまでもない．

視覚障害者の社会復帰を図る視覚障害者のリハビリテーションは，医学だけではなく，生活訓練などの社会的な，職業訓練などの職業的な，学校教育など教育的な面のリハビリテーションが含まれるので，医師以外の専門職員と密接な協力なしではこの目標に到達し得ない．

リハビリテーション眼科学における主要な仕事は，次のとおりである．

(1) 失明の告知

(2) 視力が多少とも残存している場合には，視力増強あるいはこれ以上悪化しないような手術，あるいは補装具などの処置をとる．

(3) 外貌が不良であれば，その矯正の手術あるいは補装具などの処置をとる．

(4) 身体障害者手帳の診断書を交付する．身体障害者福祉法による視覚障害の範囲および程度等級表は表Ⅵ-2のとおりである．

表Ⅵ-2　身体障害者福祉法による視覚障害の範囲および程度等級表

身体障害の範囲	次に掲げる視覚障害で，永続するもの ① 両眼の視力（万国式視力表について測ったものをいい，屈折異常がある者については，矯正視力について測ったものをいう）がそれぞれ 0.1 以下のもの ② 一眼の視力が 0.02 以下，他眼の視力が 0.6 以下のもの ③ 両眼の視野がそれぞれ 10 度以内のもの ④ 両眼による視野の 2 分の 1 以上が欠けているもの	
身体障害程度等級表	級別	視覚障害
	1 級	両眼の視力の和が 0.01 以下のもの
	2 級	両眼の視力の和が 0.02 以上，0.04 以下のもの
	3 級	両眼の視力の和が 0.05 以上，0.08 以下のもの
	4 級	1. 両眼の視力の和が 0.09 以上，0.12 以下のもの 2. 両眼の視野がそれぞれ 5 度以内のもの
	5 級	1. 両眼の視力の和が 0.13 以上，0.2 以下のもの 2. 両眼の視野がそれぞれ 10 度以内のもの 3. 両眼による視野の 2 分の 1 以上が欠けているもの
	6 級	一眼の視力が 0.02 以下，他眼の視力が 0.6 以下のもので，両眼の視力の和が 0.2 を越えるもの

備考：二つ以上の障害が重複する場合，すなわち視力障害と視野障害が合併している場合には，各々の障害の該当する等級の指数を合計したものとする．例えば，視力が 3 級，視野が 4 級であれば 7＋4＝11 となり，2 級とする．

障害等級	指　　数	合計指数	認定等級
1 級	18	18 以上	1 級
2 級	11	11〜17	2 級
3 級	7	7〜10	3 級
4 級	4	4〜6	4 級
5 級	2	2〜3	5 級
6 級	1	1	6 級
7 級	0.5	──	──

2. 視覚障害者の教育

1) 視覚障害者と学校教育

　学校で教育を受けるためには，視力がある程度以上良くなければならない．視力が不良であれば，黒板の文字がはっきり見えない．視力と黒板の字の見え方の関係を示したものが表Ⅵ-3である．比較的薄く書いた黒板の文字を，はっきり読むことができる視力を文字の大きさと座席の場所で示してある．これから，視力が 0.3 以上ないと黒板の字をはっきり見ることができないことが分かる．また，読書距離で文字を読むことが困難になる．

表Ⅵ-3 教室で比較的薄く書いた黒板の文字をはっきり読むことができる視力（大中小は文字の大きさ）

視　力		0.2	0.3	0.5	0.7	0.9	1.2
座席	前列	—	大	大	小	小	小
	中列	—	—	大	小	小	小
	後列	—	—	—	中	中	小

2) 盲教育と弱視教育

　先天性あるいは小児の時期の疾患によって，視力が不良となったものは，普通の学校教育を受けることが困難である．教育上からみた視覚障害児の分類は表Ⅵ-4 に示すとおりである．ここにいう弱視は，社会弱視・教育弱視あるいは低視力 partially sighted, low vision の意味であり，医学弱視とは異なる（☞弱視 p.194）．

　盲，すなわち視力 0.02 未満のものは，視覚を利用した教育が困難であるから，点字（表Ⅵ-6）を指で触って読むなど触覚を利用した教育を受けることになる．これを盲教育という．しかし，視力が 0.04 以上の弱視であれば，教科書の文字を拡大印刷したり，あとに述べる弱視レンズなどを使用して拡大して見ることによって，普通の教科書を用いた教育が可能である．このように，視覚を利用した教育であるが，文字の拡大など特別な配慮を必要とする教育を弱視教育という．視力が 0.02 以上 0.04 未満の準盲はその程度によって，盲教育あるいは弱視教育を行う．

　学校教育法によれば，盲，準盲，および視力 0.1 未満の強度の弱視は，盲学校で教育を受けることになっている．盲学校といっても，盲教育だけでなく，強度の弱視者に対する弱視教育も行われる．視力 0.1 以上の軽度の弱視は普通学校内に設けられた特殊学級で教育することが望ましいとされている．この特殊学級のことを弱視学級というが，現在まだ弱視学級の数が少ないため，普通学校で教師が特別の注意を払って教育することの方が多い．これらの関係を示したものが表Ⅵ-5 である．なお，盲学校も小学校および中学校は義務教育になっている．

表Ⅵ-4 視力の程度による教育上からみた視覚障害児の分類

	視　　力
盲	0 〜 0.02 未満
準　　盲	0.02 〜 0.04 未満
弱　　視	0.04 〜 0.3 未満

表Ⅵ-5 盲教育と弱視教育

盲		盲学校	盲教育
準　盲			
弱　視	0.1 未満		弱視教育
	0.1 以上	弱視学級または普通学校	

表Ⅵ-6 点字（黒点が凸面になっていてこれを指先で触知する）

●○ ○○ ○○ ア	●○ ●○ ○○ イ	●● ○○ ○○ ウ	●● ●○ ○○ エ	○● ●○ ○○ オ	●○ ○● ○○ ハ	●○ ●● ○○ ヒ	●● ○● ○○ フ	●● ●● ○○ ヘ	○● ●● ○○ ホ
●○ ○○ ○● カ	●○ ●○ ○● キ	●● ○○ ○● ク	●● ●○ ○● ケ	○● ●○ ○● コ	●○ ○● ○● マ	●○ ●● ○● ミ	●● ○● ○● ム	●● ●● ○● メ	○● ●● ○● モ
●○ ○○ ○○ サ	●○ ●○ ○○ シ	●● ○○ ○○ ス	●● ●○ ○○ セ	○● ●○ ○○ ソ	○○ ●○ ○● ヤ	○● ●○ ○○ イ	○○ ●● ○● ユ	○○ ●● ○○ エ	○○ ○● ○● ヨ
●○ ○○ ●○ タ	●○ ●○ ●○ チ	●● ○○ ●○ ツ	●● ●○ ●○ テ	○● ●○ ●○ ト	○○ ●○ ●● ラ	○○ ●● ●○ リ	○○ ●● ●● ル	○○ ●● ●○ レ	○○ ○● ●● ロ
●○ ○○ ●○ ナ	●○ ●○ ●○ ニ	●● ○○ ●○ ヌ	●● ●○ ●○ ネ	○● ●○ ●○ ノ	○○ ●○ ●○ ワ		○○ ●○ ●○ ヲ		○○ ○● ●● ン

3. 中途失明者のリハビリテーション

　青年期以後の疾患によって失明ないし高度の視覚障害に陥った人には，社会生活を送っていくためと，職業的に自立させるための二つの面からのリハビリテーションが必要になる．社会的な面としては，点字を読み書きできるようにすること，歩行訓練，感覚訓練，日常生活訓練であり，職業的な面としては，職業教育である（図Ⅶ-12）．

　盲学校の高等部には，普通科のほかに理療科と音楽科とがあり，それぞれ職業教育を行っている．理療科ではあんま，マッサージ，指圧，ハリおよびキュウなどを教育し，音楽科では声楽，ピアノおよび琴を教育する．職業教育の施設でも理療科と同じ教育を行っている．

　ここで問題になるのは，後天性の疾患では失明後も全身症状があって，職業教育を受けようと思っても満足に受けられないものが少なくないことである．Behçet 病や糖尿病網膜症では失明後も全身症状があり，リハビリテーションをすすめていくうえに障害となることがある．

　このようなことはみずから更生の意欲のあるものの進路であるが，その意欲がないもの，例えば老人や精神薄弱の視覚障害者は家庭や収容施設で一生を終わることになる．

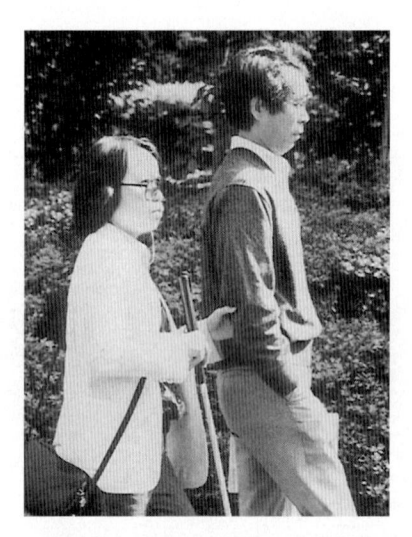

図Ⅵ-12　視覚障害者の歩行訓練

4．視覚障害者の補装具

1）視覚障害者の補装具

　身体障害者福祉法で，視覚障害者の補装具として認められているものに，眼鏡（矯正眼鏡，色めがね），コンタクトレンズ，弱視眼鏡，遮光眼鏡，義眼，盲人安全つえ，および点字器があるが，医学的に問題となるものは，眼鏡，コンタクトレンズ，弱視眼鏡，遮光眼鏡，および義眼である（☞眼鏡 p.180，コンタクトレンズ p.183）．

2）弱視眼鏡

　弱視眼鏡は，文字や外界を拡大するレンズ類の総称で，弱視レンズともいう．眼鏡やコンタクトレンズで矯正しても十分視力が得られず，教科書や黒板の字が見えない場合や新聞や本の字が読めない場合に使用する．弱視眼鏡は近いところを見るときの虫めがねや，遠いところを見るときの望遠鏡を弱視者向きに改良したものである（図Ⅵ-13, 14）．

　弱視眼鏡は普通の矯正眼鏡と違って視力が良くなるわけではなく，網膜に映った像を拡大するものであるから，大きな文字は読めるが，小さな文字は読めないという場合に使用する．したがって，ある程度の大きさのものが見えない人には使用することができない．また，視力が低くても，小さい字が読める場合には使用する必要はない．

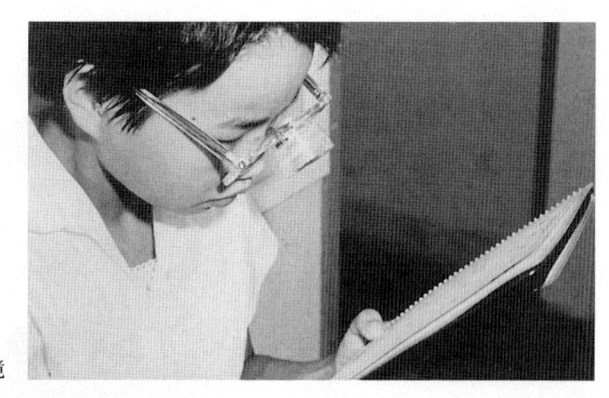

図Ⅵ-13　近用弱視眼鏡

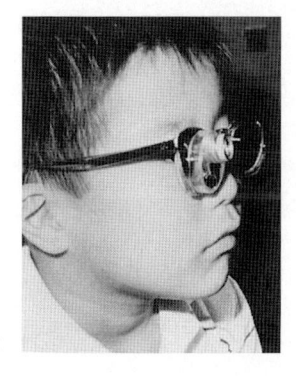

図Ⅵ-14　遠近両用弱視眼鏡

3) 義　眼

　義眼 prosthesis は合成高分子あるいはガラスでできている眼球の形をしたものである（図Ⅵ-15）．義眼は眼球を摘出したあとや，眼球が萎縮している場合に用いる（図Ⅵ-16）．したがって，視力には関係がなく，義手や義足のように機能面にもある程度役立つということはない．しかし，無眼球や著しい小眼球では，普通の職業につけないということもあり，他人に不快な感じを与えることもあるから，社会生活を送っていくために義眼を装用すべきである．このような容貌上の問題ばかりでなく，結膜，眼瞼および眼窩を正常な形態に保つために，また小児ではその発育を促すために機能的な面からも義眼の装用は必要である．

　義眼には，次の種類がある．
(1)　普通の義眼………無眼球，小眼球，眼球癆に用いる普通の義眼．
(2)　コンタクト義眼………眼球の形がほぼ正常と同じであるが，角膜の変形が著しい場合や角膜白斑の場合に，やや大きいコンタクトレンズの形をした義眼を用いる．
(3)　可動性義眼………眼球を摘出して義眼を入れた場合，義眼の動きがほとんどない．そこで眼球を摘出する際に義眼台を入れ，この義眼台を外眼筋と連絡させておく．義眼と義眼台との組み合わせによって，義眼台の動きに伴って義眼が動くようにしたものが可動性義眼である．
(4)　外装義眼………眼球ばかりでなく，眼瞼およびその周囲の組織の変形が著しくて普通の義眼の装用が困難な場合に用いる．外装義眼には眼球ばかりでなく合成高分子の眼瞼も附属している．

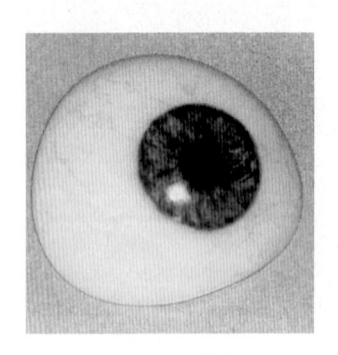

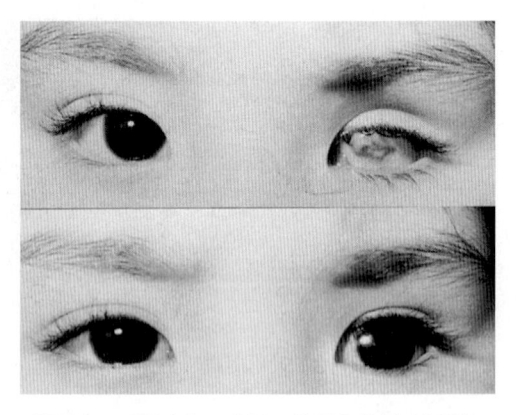

図Ⅵ-15　義眼　　　　図Ⅵ-16　眼球癆の症例に義眼を装用（左眼）

第Ⅶ章　予防と健康管理

〔1〕　乳幼児健診

母子保健法が乳児および幼児の健康保持・増進を図るために定められている．

1．3歳児健康診査

3歳児健康診査（3歳児健診）では，視覚検査を行い，眼の疾患および異常の有無を診ることが定められている．

3歳児健診での視覚検査の目的は，就学時健康診断で発見したのでは遅過ぎる早期治療が必要な弱視の発見にある．

視覚検査は次のように行う．

1）家庭での一次検査

視力検査用視標と眼の異常についての問診票が家庭に送付され，家庭で視力検査を行い，検査結果報告書に書き込み，保健所に持参する（図Ⅶ-1）．

視力検査は，検査距離2.5 mで行い0.5が見えれば可とする．

2）保健所での二次検査

家庭での視力検査で視力不良および検査不可能であった児と，問診票から眼疾患・眼異常が疑われる児とについて，二次検査を行い，異常が疑われれば，眼科医による精密検査に回す．

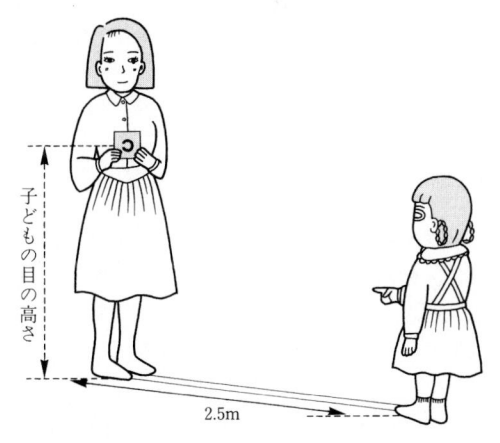

図Ⅶ-1　家庭での視力検査

2．視覚障害児の原因疾患

1）器質疾患
先天白内障，先天緑内障（牛眼），未熟児網膜症，網膜芽細胞腫，小眼球（ぶどう膜欠損），白子眼，1型色覚（全色盲），網膜変性症，視神経萎縮など．

2）機能疾患
弱視，強度屈折異常．

3．視覚障害児の早期発見

次の症状があるときは，視覚障害の疑いがある．
(1) 眼の大きさ・形の異常：小眼球，先天緑内障
(2) 瞳孔が白い：網膜芽細胞腫，未熟児網膜症，先天白内障
(3) まぶしがる：先天緑内障，白子眼，1型色覚
(4) 明るい方へ眼を動かさない ⎫
(5) 斜視がある　　　　　　　　⎬→視力障害の可能性
(6) 眼振がある　　　　　　　　⎭
(7) 眼を細める　　　　　　　⎫
(8) テレビを近くで見る　　　⎬弱視，強度屈折異常の疑い．

これらの症状については母子健康手帳にも一部記載されている．

〔2〕 学校保健

学校保健法が児童・生徒および学生の健康保持・増進を図るために定められている．

1．学校健康診断

就学時健康診断では，視力と眼の疾病および異常の有無，入学後の健康診断では視力，色覚と眼の疾病および異常の有無を検査することが定められている．

眼の疾病および異常の有無については，とくに流行性角結膜炎その他の伝染性眼疾および眼位の異常に注意するよう指導されている．

2．学校伝染病

学校において予防すべき伝染病に指定されているのは次の3疾患である．
(1) 第二類の伝染病：咽頭結膜熱．出席停止期間は主要症状が消褪した後2日を経過するまで．
(2) 第三類の伝染病：流行性角結膜炎・急性出血性結膜炎．出席停止期間は治癒するまで．

各論

第I章 視機能異常・視神経疾患

〔1〕 屈折異常

1．近視

1) 近視の定義

近視 myopia は，調節休止のときに，平行光線が網膜の前方に結像する屈折状態である．近視が成り立つには，眼軸が長いか，角膜や水晶体の屈折力が強いかである．前者を軸性近視 axial myopia，後者を屈折性近視 curvature myopia というが，一般にみられる近視は軸性近視である（図I-1, 2）．

2) 近視の種類

単純近視 simple myopia，良性近視 benign myopia

正常の生物学的個体差の範囲内の近視．近視の大部分を占める．適度の眼鏡装用によって良好な視力が得られる．

学校在学中に発生，進行することが多いことから学校近視 school myopia ともいわれる．

病的近視 pathological myopia，悪性近視 malignant myopia

正常の生物学的個体差の範囲を超えた近視．近視のごく一部である．適度な眼鏡を装用しても良好な視力は得られない．

幼児から発生し，進行性であるため進行性近視 progressive myopia ともいわれるが，良性近視でも進行する．強度近視 high myopia ともいわれるが，強度でも良性なものもある．網膜・硝子体に変性があるので変性近視 degenerative myopia ともいわれる．

3) 近視と調節

近視では，遠点にあるものは，調節しないで見えるが，それより近方のものは調節をして見る．しかし，正視に比べ，近視の度だけ調節が少なくてすむ（図I-3）．

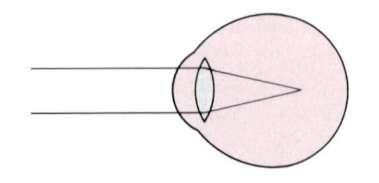

図I-1　軸性近視

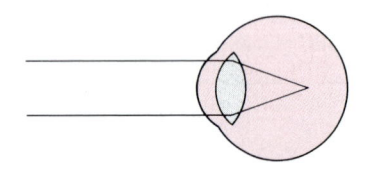

図I-2　屈折性近視

4) 近視の症状
自覚症状：遠方が見にくい．近方は見える．
他覚症状
(1) コーヌス crescent………眼球後部強膜の伸展によって，乳頭に接する網膜色素上皮および脈絡膜が萎縮・断裂するため，白い強膜が直接透見できる．耳側コーヌス temporal crescent が多い．悪性近視では輪状コーヌス anular crescent もある．
(2) 豹紋状眼底 tigroid fundus………網膜色素上皮の萎縮により，脈絡膜血等が透見できる．
以上は単純近視にもみられるが，病的近視ではそのほか次のような症状がみられる．
(3) 網脈絡膜萎縮 chorioretinal atrophy………網脈絡膜の伸展による．
(4) Fuchs 斑 Fuchs' spot………出血後に起こる黄斑部黒色斑．
(5) 格子状変性 lattice degeneration………周辺部にみられ，これから網膜裂孔を生じる．
(6) 後部ぶどう腫 posterior staphyloma……後極部の強膜が後方へ膨隆する．
(7) 硝子体変性 myopic degeneration of vitreous………硝子体が融解して液化し，混濁する．

合併症
悪性近視に見られる．
(1) 網膜剥離………網膜裂孔と硝子体変性による．
(2) 脈絡膜出血………黄斑部に好発する．

5) 近視の治療
凹レンズの眼鏡またはコンタクトレンズを装用する（図Ⅰ-4）．
近視の手術：角膜の屈折力を弱め近視を軽減させる方法．術後長期の予後が不明であることや成績が不安定であることなど問題点が指摘されている．
放射状角膜切開術 radial keratotomy (RK)：角膜周辺部に 8～16 本の放射状の切開をする方法．
エキシマレーザー角膜切除術 photorefractive keratectomy (PRK)：角膜中央部の表層をエキシマレーザーで切除する方法．
レーザー角膜内切削形成術 laser in situ keratomileusis (LASIK)：角膜表面を剥し，その下の実質をエキシマレーザーで切除し，角膜を元に戻す方法．

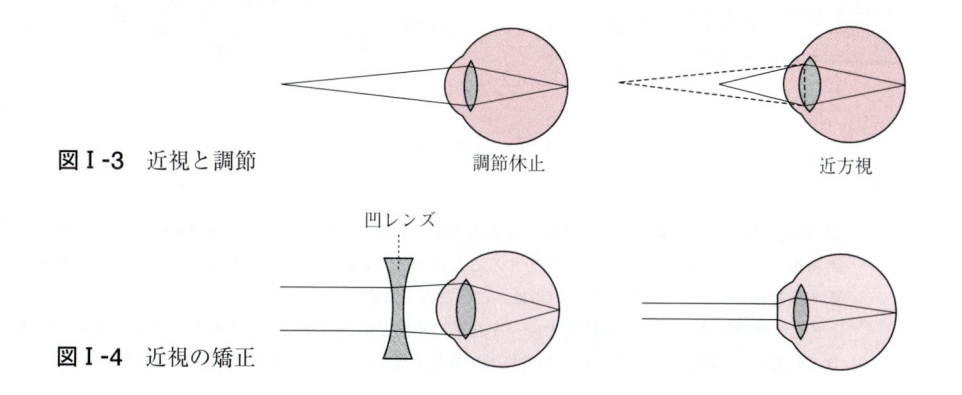

図Ⅰ-3　近視と調節　　調節休止　　近方視

図Ⅰ-4　近視の矯正　　凹レンズ

2. 遠　視

1) 遠視の定義

遠視 hyperopia, hypermetropia は，調節休止のときに，平行光線が網膜の後方に結像する屈折状態である．遠視が成り立つには，眼軸が短いか，角膜や水晶体の屈折力が弱いかである．前者を軸性遠視 axial hyperopia，後者を屈折性遠視 curvature hyperopia というが，一般にみられる遠視は軸性遠視である（図Ⅰ-5, 6）．

2) 遠視と調節

遠視があると，近方を見るときはもちろん，遠方を見るときにも，常に調節しないとはっきり見ることができない（図Ⅰ-7）．

調節によって良好な視力が得られる遠視の部分を潜伏遠視 latent hyperopia という．調節してもなお凸レンズで矯正される遠視の部分を顕性遠視 manifest hyperopia という．潜伏遠視と顕性遠視とを合わせて全遠視 total hyperopia という．遠視の検査では，常に全遠視を検出するように注意する必要がある．小児では，全遠視は調節麻痺薬の点眼によって得られる．

例えば，自覚的屈折検査で+2Dの遠視と思われたが，調節麻痺薬の点眼で+5Dの遠視が得られるとすると，+2Dが顕性遠視，5−2=+3Dが潜伏遠視，+5Dが全遠視ということになる．

調節によって良好な視力が得られる遠視を随意遠視*facultative hyperopia，調節しただけでは良好な視力が得られない遠視を絶対遠視 absolute hyperopia という．また，調節すれば

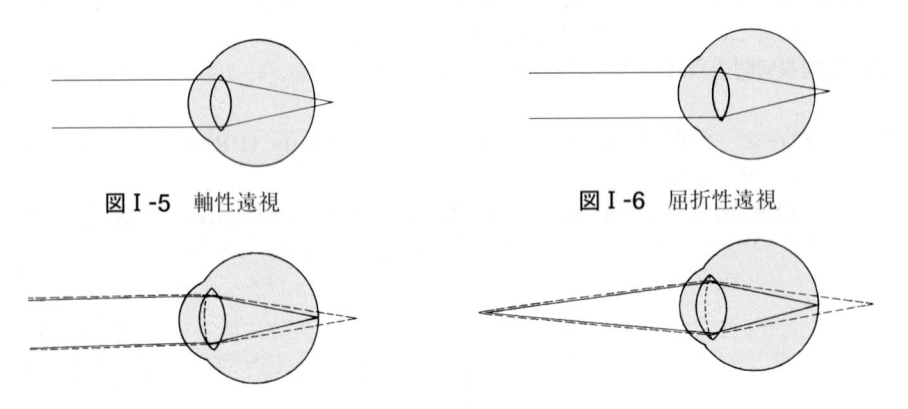

図Ⅰ-5　軸性遠視

図Ⅰ-6　屈折性遠視

図Ⅰ-7　遠視と調節

---

*　遠視は，このように調節によって良好な視力が得られる．調節力の十分ある年齢で，ある程度以下の遠視では，視力検査の際には調節をすることによって良好な裸眼視力が得られる．学校の健康診断で遠視を発見することができないのは，このためである．

　また，就職に当たっても裸眼視力のみを基準にすると，これが良好な人のなかにも遠視がかなり含まれていて，就職後，一般事務や精密作業で眼精疲労を訴えることが多く，仕事の能率が良くない．

良好な視力が得られるが，その際，調節に伴う輻湊のために内斜視になってしまう遠視を比較遠視 relative hyperopia という．

3） 遠視の症状
年齢が若く，軽度の遠視では症状はない．しかし，軽度でも年齢が進むにしたがって，またある程度以上の遠視になると次のような症状がでる．

(1) 眼精疲労………遠視は常に調節しないと見えないから，調節の努力のために眼が疲れる（☞調節性眼精疲労 p.91）．

(2) 視力障害………遠視の度が強くなると調節してもよく見えない．小児では網膜像が不鮮明のため視力の発達が停止して弱視になる（☞遠視性弱視 p.196）．

(3) 内斜視………遠視の度が強くなると，明視するための調節に伴う輻湊によって内斜視になる（☞調節性内斜視 p.188）．

4） 遠視の治療
凸レンズの眼鏡またはコンタクトレンズを装用する（図Ⅰ-8）．

眼鏡処方に当たっては全遠視を検出するようにしなければならない．調節力のない老視の年齢では問題ないが，調節力のある若い年齢では注意を要する．とくに小児では，調節の緩解が困難であるから，調節麻痺薬を点眼し，調節を休止させ，屈折検査を行って眼鏡の度を決定する．

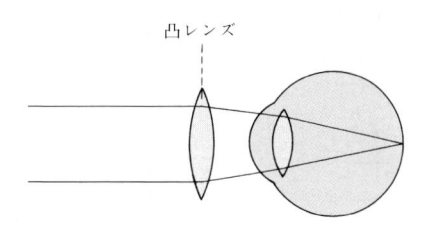

図Ⅰ-8　遠視の矯正

3. 乱　視

1) 乱視の定義
乱視 astigmatism は，調節休止のときに，平行光線がどこにも結像しない屈折状態である．

2) 乱視の種類
正乱視 regular astigmatism
(1) 正乱視の定義………眼球の経線によって屈折力の異なる乱視．円柱レンズで矯正される．一般に乱視といえばこれを指す．

(2) 主経線………正乱視には屈折力の最も強い経線と，最も弱い経線とがあり，これらをそれぞれ強主経線および弱主経線という．両者をあわせて主経線といい，互いに直交する．各主経線ごとに集光する位置は，点とならず線となり，焦線という．強主経線の焦線が前焦線となり，弱主経線の焦線が後焦線となる．前焦線と後焦線との光学的に見た中央の位置は，各経線の集光によって作られる円が最小になる位置で，これを最小錯乱円という（図Ⅰ-9）．

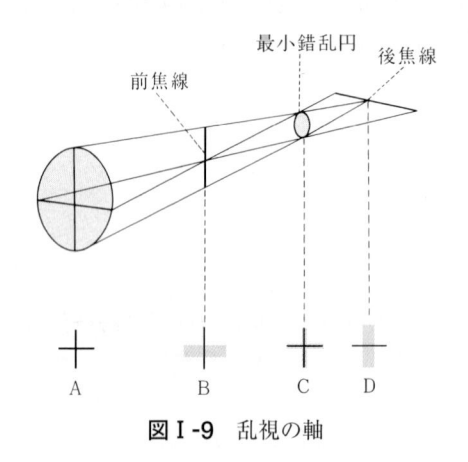

図Ⅰ-9　乱視の軸

(3) 主経線の屈折状態による正乱視の分類（図Ⅰ-10）．

① 単乱視 simple astigmatism：主経線の一方が正視である乱視．他方が遠視であれば遠視性単乱視，近視であれば近視性単乱視という．

② 複乱視 compound astigmatism：主経線がいずれも遠視または近視である乱視．遠視であれば遠視性複乱視，近視であれば近視性複乱視という．

遠視性単乱視と遠視性複乱視とをあわせて遠視性乱視 hyperopic astigmatism，近視性単乱視と近視性複乱視とをあわせて近視性乱視 myopic astigmatism という．

③ 混合乱視（雑性乱視）mixed astigmatism：主経線の一方が遠視で他方が近視である乱視．臨床的には，遠視性乱視，近視性乱視および混合（雑性）乱視の診断名が用いられる．

(4) 主経線の方向による正乱視の分類
① 直乱視 direct astigmatism：強主経線が垂直方向のもの．90％を占める．
② 倒乱視 inverse astigmatism：強主経線が水平のもの．
③ 斜乱視 oblique astigmatism：強主経線が斜方向のもの．

不正乱視 irregular astigmatism
主として角膜（まれに水晶体）の表面が凹凸不正の乱視．レンズで矯正されず，コンタクトレンズで矯正される．角膜疾患によって起こることが多い．Placido 角膜計で検査すると，同心円が不規則に歪んで見える（☞ p.135）．

3）乱視の症状
年齢が若く，軽度の乱視では症状はない．しかし，軽度でも年齢が進むに従って，またある程度以上の乱視になると次のような症状が出てくる．
(1) 視力障害………遠方も近方も見にくい．小児では，網膜像が不鮮明のため視力の発達が停止して弱視になる．
とくに，乱視の強い方向のみ弱視になるものを経線弱視 meridional amblyopia という．
(2) 単眼複視………片眼で見ても一つのものが二つに見えることがある．乱視表を見ると，方向によって濃淡がある．
(3) 眼精疲労………明視するためには調節が必要で眼精疲労を起こす（☞調節性眼精疲労 p.91）．

4）乱視の治療
円柱レンズの眼鏡またはコンタクトレンズを装用する．

乱視の種類		屈折度	矯正レンズ	屈折状態の模式
単乱視	遠視性	0 / +1	cyl +1D90°	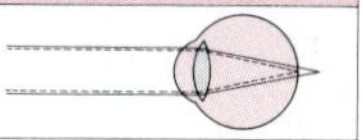
	近視性	−1 / 0	cyl −1D180°	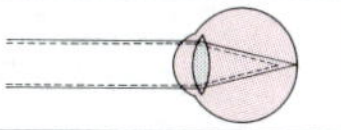
複乱視	遠視性	+1 / +2	+1D⌒cyl +1D90°	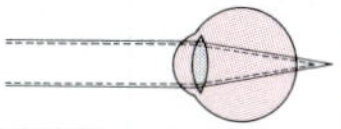
	近視性	−1 / −2	−1D⌒cyl −1D90°	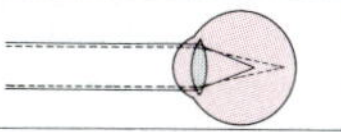
雑性乱視（混合乱視）		−1 / +2	−1D⌒cyl +3D90° +2D⌒cyl −3D180°	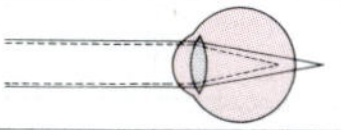

―――：水平方向の屈折， - - - - - ：垂直方向の屈折

図Ⅰ-10　主経線の屈折状態による乱視の分類

4．屈折異常の成因

　眼の屈折状態は，生涯一定のものではなく，成長とともに変化していくものである．眼の屈折状態は，眼軸の長さと角膜・水晶体の屈折力で決定される．眼軸が短かったり，角膜・水晶体の屈折力が弱ければ遠視になるし，眼軸が長かったり，角膜・水晶体の屈折力が強ければ近視になる．

　新生児は，身体が小さいのに比例して，眼球も小さい．新生児の眼の眼軸は17 mm，成人の眼軸は24 mm で，1 mm につき3D の屈折度の変化があるといわれていることから，強度の遠視のはずであるが，角膜も小さく，その屈折力が強いために軽度の遠視になっているにすぎない．

　成長に伴い，身長が伸びるにつれて，例えば，四肢の長さもバランスをとりながら伸びていくように，眼球も角膜や水晶体，眼軸の長さがバランスをとりながら成長していく．身長でも新生児のときの状態や成長の速度にも個人差があり，身長に比べて，例えば，四肢の長さのバランスが多少くるうこともある．眼軸の長さと角膜・水晶体の屈折力とのバランスがくるうと，屈折異常になる．角膜は幼児のうちに成人の形に近づくが，眼軸はそれ以後も変化し20～25歳までは伸びることがある．良性近視が学校在学中に始まることが多いのはこのためである．

　屈折度の年齢的分布を見ると，就学前の幼児や小学校低学年のうちは遠視が多く，小学校高学年や中学校になってから近視が増加していく（図Ⅰ-11）．

　屈折状態の決定には，遺伝的な要因が重要である．遠視はこれで説明されている．ところが，我が国では，環境的な要因として勉強や読書のように近いところを見る仕事，すなわち近業を過度に行うことが近視の原因として重視している考え方がある*．これを近業近視説という．

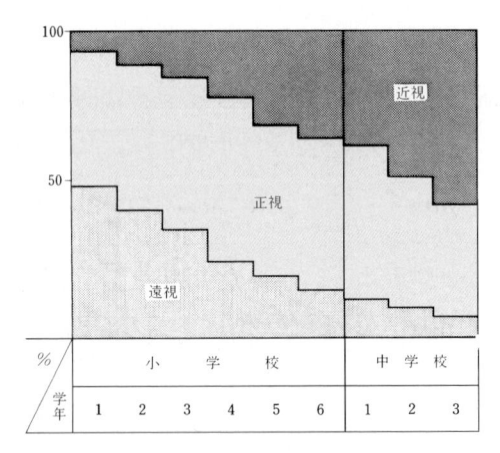

図Ⅰ-11　屈折状態の年齢的分布

---

*　**偽近視（仮性近視）pseudomyopia**：屈折性近視の一つで，調節痙攣によって一時的に近視になったもの．中毒や外傷で見られる．我が国では，勉強，読書などの作業を続けると毛様体筋が異常に緊張して近視の状態になると考え，これを偽近視ということがある．しかし，このような偽近視はまれである．

しかし，近業によってすべての人が近視になるわけではなく，近視にならない人はいくらでもいる．やはり遺伝的な要因が大きいといわざるをえない．

5．不同視・不等像視

1） 不同視 anisometropia
a．不同視の定義
左右の眼の屈折度の異なるもの．実際には 2 D 以上の場合に問題となる．最も著明なものは一眼白内障手術後の無水晶体 aphacia である．
b．不同視の症状
(1) 眼精疲労………両眼とも屈折異常を完全矯正すると，不等像視が起こることと，レンズの周辺部におけるプリズム作用の大きさに差があるため，側方視の際複視が見られ，それを補正する努力をすることにより眼精疲労が起こる（図Ⅰ-12）．
(2) 不同視弱視………遠視性不同視では視力の発達が障害され弱視になる（☞ p.194）．
c．不同視の治療
屈折異常の軽い方の眼を完全矯正．他眼は 2 D 以内の差の度の眼鏡を装用する．小児では屈折度の差が強くても装用できる．不同視弱視では両眼とも完全矯正が必要である．不同視が強いときにはコンタクトレンズを装用する．

2） 不等像視 aniseikonia
a．**不等像視の定義**：左右の眼に感じる同一物体の像の大きさや形が異なるもの．不同視によるものが多いが，網膜視細胞から大脳皮質までの視路に左右差のあることによっても生じる（図Ⅰ-13）．
b．**不等像視の症状**：眼精疲労（☞不等像性眼精疲労 p.91）．
c．**不等像視の治療**：不同視によるものは不同視の治療参照．それ以外のものは等像レンズ iseikonic lens を用いる．等像レンズは屈折力を変えず倍率だけ変えて網膜像の拡大を図るレンズである．

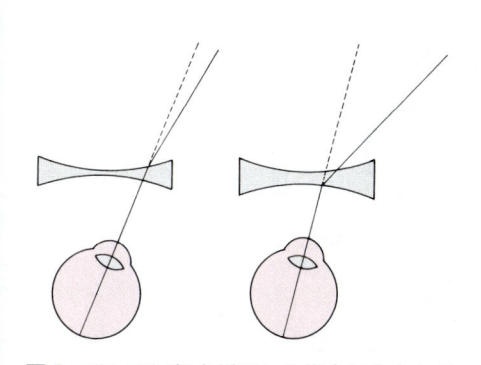

図Ⅰ-12 不同視を矯正した場合にみられる側方視のプリズム作用の差

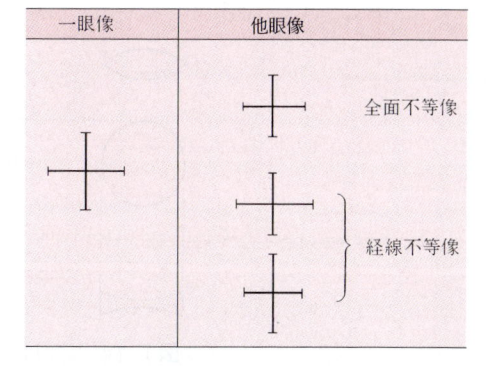

図Ⅰ-13 不等像視

6．眼　鏡
1）　眼鏡の種類
眼鏡 glasses, spectacles には，矯正眼鏡と保護眼鏡とがある．
⑴　矯正眼鏡………屈折異常および調節異常の矯正に用いる眼鏡．
⑵　保護眼鏡………眼を保護する眼鏡．紫外線，赤外線，強い可視光線に対する遮光眼鏡と，異物の飛び入りを防ぐ目的とがある．美容上用いることもある．

2）　眼鏡レンズ
a．球面レンズ spherical lens
凸レンズと凹レンズとがある．凸レンズは，レンズの中心が厚くなっていて屈折力を強めるように働くので遠視の矯正に用い，凹レンズは，レンズの中心が薄くなっていて屈折力を弱めるように働くので近視の矯正に用いる（図Ⅰ-14）．球面レンズには，両面等しい彎曲の両凸あるいは両凹レンズが基本となるが，このレンズは中心部と周辺部とで屈折が異なり，広い範囲で鮮明に見ることができない．そのため，収差の少ないメニスクスレンズが用いられることがある．

b．円柱レンズ cylindrical lens
円柱レンズは円柱をその軸に平行な平面で切って作ったもので，円柱の軸に平行な向きを軸という．円柱レンズでは軸の方向は平面であるから屈折せず，軸と 90°の方向において屈折する．円柱レンズは乱視の矯正に用いる（図Ⅰ-14）．

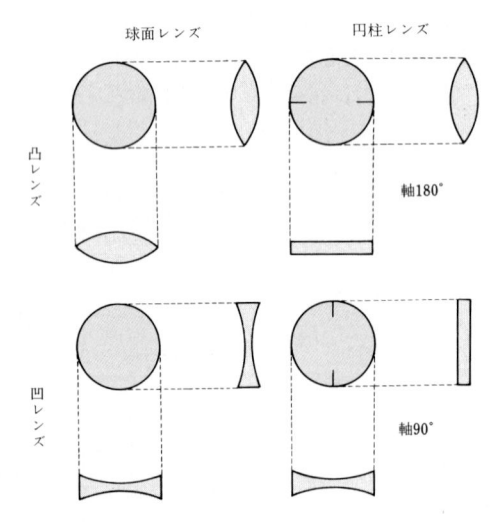

図Ⅰ-14　球面レンズと円柱レンズ
検眼用の円柱レンズには，図のような印が軸の方向に付いている

c．多焦点レンズ multifocal lens

多焦点レンズは，1 枚のレンズに二つ以上の焦点があるもので，遠い所を見るときと近い所を見るときの屈折が異なる場合に用いる．したがって，老視および無水晶体の矯正に用いる．多焦点レンズには，二重焦点レンズ bifocal lens，三重焦点レンズ trifocal lens，および累進屈折力レンズ progressive-power lens がある（図Ⅰ-15）．累進屈折力レンズは遠用から近用に屈折が段階的に変化していくものである．

3）眼鏡レンズの度の検査

レンズの度は，レンズメータ lensmeter（頂点屈折計）で検査する．

4）眼鏡の処方

眼鏡を実際に作るには，レンズの度，瞳孔距離，眼と眼鏡との距離および眼鏡の傾斜を決めねばならない．

(1) レンズの度………レンズの度は，まず正しい屈折度の測定をした上，眼鏡試験枠によって装用させてみて，実際に装用できるかどうかを確かめてから決定する．

(2) 瞳孔間距離 pupil distance（PD）………レンズの中心を瞳孔の中心と一致させるため瞳孔距離を測定する（図Ⅰ-16）．瞳孔距離は無限遠を見たときの状態で測定し，mm で表す．処方に当たっては，通常遠用で 2 mm，近用で 4 mm 減じる．

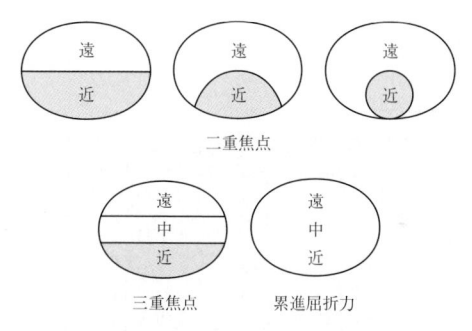

図Ⅰ-15　多焦点レンズ
遠：遠用　近：近用　中：中距離用

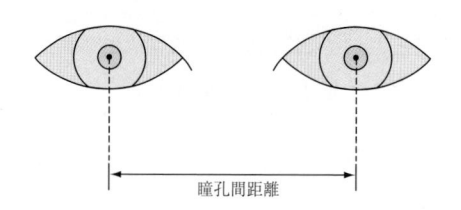

図Ⅰ-16　瞳孔間距離の測定
遠方を見せたときの瞳孔中心間の距離を測定する

(3) 頂点間距離 vertex distance………角膜頂点とレンズ後面との距離は通常 12 mm が適当とされている.
(4) 眼鏡の傾斜………眼鏡のレンズ面と垂直面の成す角は，遠用では 10〜15°，近用では 25° が適当とされている（図 I -17）.
(5) 眼鏡処方箋………眼鏡の処方が決定したら眼鏡処方箋に記載する．眼鏡処方箋の様式は種々あるが，少なくともレンズの度と瞳孔距離は必要である（図 I -18）.

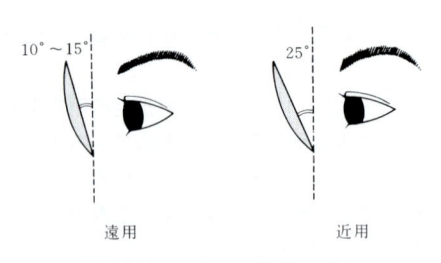

図 I -17　正しい眼鏡の傾斜

		右	左
遠用	球面レンズ	D	D
	円柱レンズ	D	D
		軸　　度	度
	瞳孔間距離	mm	mm
近用	球面レンズ	D	D
	円柱レンズ	D	D
		軸　　度	度
	瞳孔間距離	mm	mm

図 I -18　眼鏡処方箋

7．コンタクトレンズ

1) コンタクトレンズの種類

コンタクトレンズ contact lens（CL）は，眼鏡のレンズを小さくして角膜に直接接着して装用するものである．その各部の名称は図Ⅰ-19に示すとおりである．

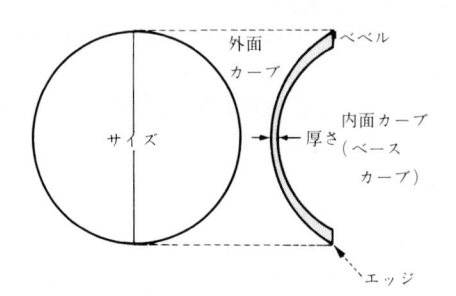

図Ⅰ-19 コンタクトレンズ各部分の名称

a．レンズの材質による分類

(1) ハードコンタクトレンズ hard contact lens（HCL）………普通のコンタクトレンズ．材質が硬く吸水性がない．
(2) ソフトコンタクトレンズ soft contact lens（SCL）………材質が軟らかく，吸水性がある．異物感が少ないが，汚染しやすく，消毒が必要という短所がある．
(3) ディスポーザブルソフトコンタクトレンズ disposable soft contact lens（DSCL）………使い捨て型レンズ
 (a) 毎日使い捨て　　　　　　消毒不要
 (b) 1週間連続装用で使い捨て　消毒不要
 (c) 2週間で使い捨て　　　　　消毒必要

b．レンズの目的による分類

(1) 矯正用コンタクトレンズ………屈折異常の矯正に用いる．
(2) 美容用コンタクトレンズ………角膜白斑，虹彩異色など外貌の矯正に用いる．
(3) 治療用コンタクトレンズ………白子眼，無虹彩の羞明防止．ソフトコンタクトレンズではその親水性を利用して角膜を保護したり，さらに薬液を浸透させて持続的に眼球内に吸収させたりするのに用いる．
(4) 診断用コンタクトレンズ………前房隅角検査，眼底検査，ERG検査および眼内異物の際のX線検査（Comberg法）に用いる．

2) コンタクトレンズと角膜

角膜が正常に機能するには酸素が必要で，その酸素は瞬目によって涙が角膜とレンズの間に出入りすることで供給される．睡眠中は瞬目をしないので，レンズを装用したままだと角膜が酸素欠乏を起こして障害される．ただし，ソフトコンタクトレンズのうち，水を多量に含む種類では，涙がレンズを通して入るので連続して装用できる．しかし，このような種類は，とくに汚染しやすく，かびや細菌が繁殖しやすく，角膜に感染を起こす危険がある．その意味で，コンタクトレンズは清潔に保ち，消毒や定期検診など取り扱い上の注意を守る必要がある．

3) コンタクトレンズと眼鏡との比較

コンタクトレンズは種々の目的に用いられるが，主として屈折異常の矯正に用いる．眼鏡は眼とレンズとの間に距離があるが，コンタクトレンズではその間に涙の層があるだけである．このために両者に光学的な差がみられる．眼鏡よりコンタクトレンズの度が凹レンズでは軽く，凸レンズでは強くなる．

a．コンタクトレンズの利点

(1) 眼球とともに動くので，視線は常に光軸と一致して，収差，プリズム作用が起こらず，ゆがんで見えたり，だぶって見えたりすることがなく，視野が広い．

(2) 網膜像の大きさの差が起こらないので，不同視でも完全矯正ができ，片眼無水晶体の矯正も可能である．

(3) 角膜前面との間が涙液で満たされるので，不正乱視，円錐角膜の矯正ができる（図Ⅰ-20）．

(4) 装用していることが分からないので美容上有利である．

b．コンタクトレンズの欠点

(1) 異物感があったり，角膜障害を起こすことがある．

(2) 眼鏡に比べ装用が不便である．

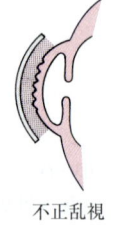

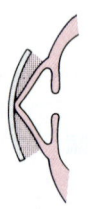

図Ⅰ-20　不正乱視および円錐角膜の矯正

4) コンタクトレンズの適応
眼鏡よりコンタクトレンズが適応になるのは，次の場合である．
(1) 不同視，とくに片眼無水晶体．(2) 不正乱視．(3) 円錐角膜．(4) 強度近視．

5) コンタクトレンズの処方
(1) 角膜曲率半径の測定………角膜の彎曲をオフサルモメータで測定する．角膜曲率半径は 7.7〜7.9 mm のものが多い．
(2) トライアルレンズ装用………角膜曲率半径に基づいた試験用のトライアルレンズを装用し，レンズ内面の曲率半径（ベースカーブ）を決定する（図Ⅰ-21）．
(3) レンズの度の決定………トライアルレンズを装用して眼鏡レンズの矯正を行う．
(4) コンタクトレンズの処方………ベースカーブ，レンズの度および直径を記載して処方する（図Ⅰ-22）．

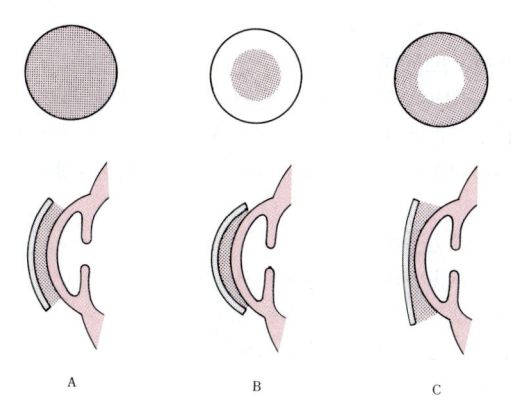

図Ⅰ-21　コンタクトレンズとベースカーブ
A：ベースカーブが合っていると涙は平均に入っている
B：ベースカーブが小さすぎると涙は中央に多く集まる
C：ベースカーブが大きすぎると涙は周辺に多く集まる

	R		L	
追加矯正度数(眼前12mm)	CL ×	D	CL ×	D
使用レンズBC		mm		mm
指定レンズ直径		mm		mm
使用トライアルレンズセット	種	D	種	D

図Ⅰ-22　コンタクトレンズ処方箋

〔2〕 調節異常

1. 老視

1) 老視の定義
老視 presbyopia は中年になって，水晶体の弾力性が弱まって，近方を見るときに必要な調節ができなくなった状態である．

2) 老視の発生
読書など近業に適当な距離は，25〜30cm と考えられる．調節力は，年齢とともに弱まってくる（☞調節力 p.42）．42歳の人では，調節力はおおよそ3Dであるから，正視であればその人の近点は100/3=33cm となって，距離を離さないと33cm より近方のものがはっきり見えなくなる．これが老視の始まりである．

3) 屈折状態と老視・調節域
眼の屈折状態によって明視できる範囲，すなわち調節域を考えてみよう．調節域とは遠点，すなわち，調節を休止させたときに明視できる点から，近点，すなわち調節を最大に働かせたとき明視できる点の間の距離のことである．遠点と近点は屈折状態によって異なり，次のようになる．

(1) 遠点
- 正視：眼の前方・無限遠
- 遠視：眼の後方・100/ 遠視の度 (D) ・cm
- 近視：眼の前方・100/ 近視の度 (D) ・cm

(2) 近点
- 正視：眼の前方・100/ 調節力 (D) ・cm
- 遠視：眼の前方・100/〔調節力 (D) − 遠視の度 (D)〕・cm
- 近視：眼の前方・100/〔調節力 (D) + 近視の度 (D)〕・cm

42歳の人の調節力は，おおよそ3Dであるから，例えば，+2Dの遠視の人の近点は，100/（3−2）=100/1=100cm，−2Dの近視の人の近点は100/(3+2)=100/5=20cm となり，同じ42歳でも，−2Dの近視の人では，眼鏡を装用せずに近方がよく見える．これに対して，+2Dの遠視の人では，老視の眼鏡を装用しなければ近方はよく見えない[*]．

調節域は42歳の正視の人では33cm から無限大，+2Dの遠視の人では1m から無限大，−2Dの近視の人では20cm から50cm ということになる．

4) 老視の症状
近方が見えない．

---

[*] 近視は老視になるのが遅く，遠視は老視になるのが早いといわれるのは，この理由による．しかし，屈折異常を矯正した眼鏡を装用した場合は別である．

5) 老視の治療

近方を見るときに凸レンズの眼鏡を装用する*．近視であれば，その度だけ凹レンズの度を弱める（図Ⅰ-23, 24）．老視に用いる眼鏡を老眼鏡または近用眼鏡という．これに対して普通の眼鏡を遠用眼鏡という．

2．その他の調節異常

1) 調節麻痺 accommodative palsy

〔症状〕 近いところのものが見にくい．ときには小視症**micropsia が起こる．
〔原因〕 調節麻痺薬点眼，動眼神経麻痺，食中毒，薬物中毒，脳炎など．

2) 調節痙攣 accommodative spasm

〔症状〕 遠いところのものが見にくい．ときに大視症 macropsia が起こる．
〔原因〕 縮瞳薬点眼，薬物中毒，ヒステリー，外傷など．

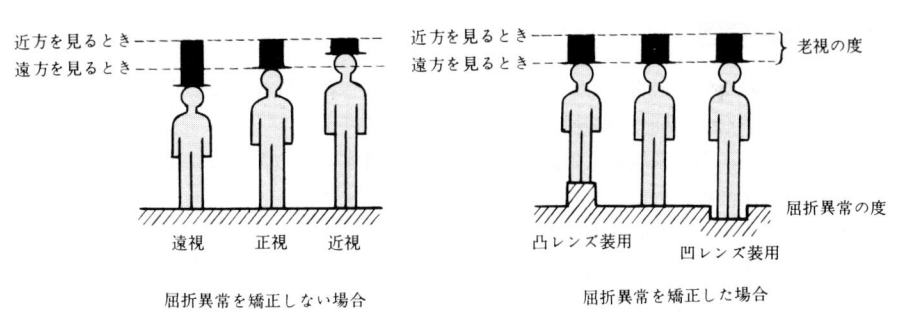

図Ⅰ-23 老視の矯正と屈折異常との関係

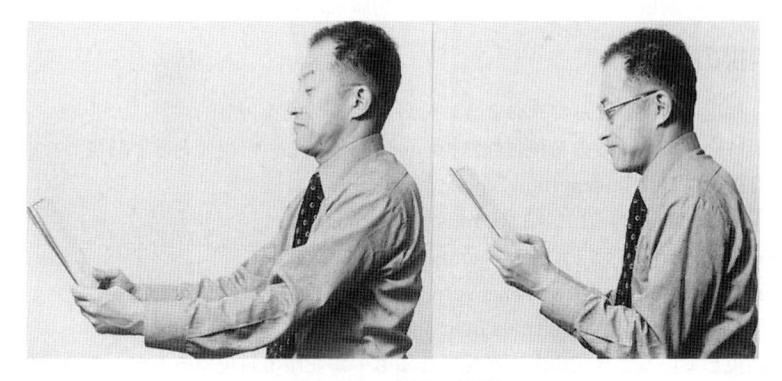

図Ⅰ-24 老視の治療
近方を見るとき凸レンズの眼鏡を装用する

---

*　老視と遠視は，凸レンズで矯正するという点で一般に混同されやすいが，老視が調節の異常であるのに対し，遠視は屈折の異常であり，まったく別のものである．
**　小視症：麻痺筋の過度の調節努力と網膜像のアンバランスによる．

〔3〕斜　視

1. 斜視の定義

　斜視 strabismus, heterotropia は，両眼の視線が正しく目標に向かない状態，すなわち，眼位の異常があり，これに両眼視の異常が加わったものである．斜位 heterophoria は，眼位の異常はあるが両眼視は保たれている．

　斜視には，両眼の眼球運動に共同性があり，注視の方向によって眼球偏位の程度が変わらない共同性斜視 comitant strabismus と，両眼の眼球運動に共同性がなく，注視の方向によって眼球偏位の程度に差がある麻痺性斜視 paralytic strabismus とがある．一般に斜視といえば，共同性斜視を指し，麻痺性斜視は眼筋麻痺という．

2. 斜視の原因

　(1) 眼筋・神経支配の異常………眼筋の解剖学的異常，筋の線維化など筋自身の異常や付着異常，輻湊・開散など眼筋への神経支配のアンバランスによる．

　(2) 遠　視………ある程度以上の遠視があると，明視するための調節に伴う輻湊のため内斜視になる．これを調節性内斜視 accommodative esotropia という．

　(3) 両眼視異常………両眼視も視力と同じように生来完成しているものではなく，両眼を同時に使ってものを見るという自然の訓練によって発達していく．この両眼視の発達の過程で障害が起こると斜視になる．両眼視が先天性に不良なものがあり，これも斜視となる．

　(4) 視力障害………両眼視を正しく行うためには両眼ともある程度以上の視力を必要とする．一眼あるいは両眼の視力が不良であると，両眼視が破れ斜視になる．

3. 斜視の種類

　斜視は，偏位の方向によって次のように分けられる（図Ⅰ-25）．

　常に斜視になっているものを恒常性斜視 constant tropia，斜視のときと斜視でないときとがあるものを間欠性斜視 intermittent tropia という．

　(1) 内斜視 esotropia（ET），strabismus convergens
　(2) 外斜視 exotropia（XT），strabismus divergens
　(3) ｛上斜視 hypertropia, strabismus sursumvergens
　　　　下斜視 hypotropia, strabismus deorsumvergens

　右眼で固視しているとき左眼が上斜視になるものが左眼上斜視であるが，この場合左眼で固視すると右眼下斜視になる．すなわち，左眼上斜視と右眼下斜視は同一である．同じように，右眼上斜視と左眼下斜視は同一である．一般に上斜視を用いる．

　(4) その他の斜視

　① 交代性上斜位 dissociated vertical deviation（DVD）………右眼で固視しているときには左眼が上斜視になり，左眼で固視しているときには右眼が上斜視となるもの．

② 上下筋過動症 overaction of vertical muscle………両眼で眼球運動させた場合に上下方向の眼球偏位が見られるもの．下斜筋過動症が多い（図Ⅰ-26）．
③ A-V型斜視　A-V patterns………上方視と下方視での水平斜視角に著明な差が認められるもの（図Ⅰ-27）．

図Ⅰ-25　斜視の種類

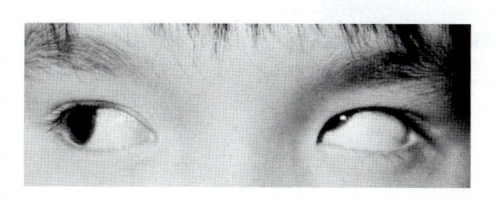

図Ⅰ-26　下斜筋過動症（左眼）

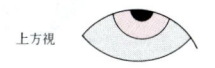

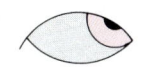

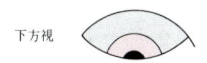

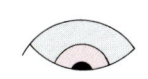

図Ⅰ-27　A-V型斜視（V型外斜視）

4. 斜視の診断

(1) 固視検査………斜視弱視を鑑別する（☞弱視 p.194）．
(2) 眼位検査………斜視の種類，斜視と偽斜視および間欠性斜視と斜位とを鑑別する．斜視の程度は角度で表し，斜視角 angle of strabismus といい，度またはプリズム度で表す．度は大型弱視鏡，プリズム度はプリズム【参考】で測定する．

偽斜視 pseudostrabismus：ほんとうは斜視ではないのに，斜視のように見えるもの．偽斜視には瞼裂の異常によるものと γ 角の異常によるものとがある．乳児で，鼻根部の発育が悪いために，瞼裂の鼻側に白い強膜が見えにくいことによって起こる偽内斜視 pseudoesotropia と，γ 角が大きいことによって起こる偽外斜視 pseudoexotropia とが多い（図Ⅰ-28）．

(3) 眼球運動検査………眼筋麻痺の鑑別と，上下筋過動症，A-V 型斜視の診断に用いる．
(4) 屈折検査………遠視による調節性内斜視を鑑別する．
(5) 両眼視機能検査………同時視，融像，網膜対応，立体視を検査する．
(6) 眼科一般検査………眼底などに器質的変化がないかどうか検査する．

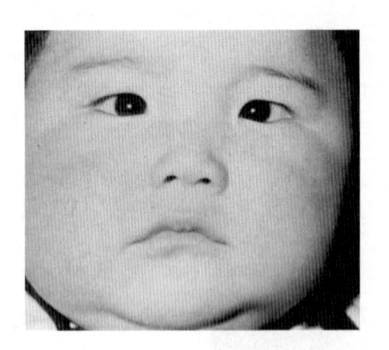

図Ⅰ-28 偽斜視

||||||||||【参考】 プリズム|||||||||||||||||||||||||||||||||||||||||||||||||||||||||||||||||||||||

① プリズムの構造
　プリズム prism とは，透明体でできた三角柱のことである．プリズムの厚い方を基底 base という．プリズムは光線の拡がりを変えず，基底の方向へ進路のみを変える．図Ⅰ-29 においてプリズムを通して物体Aを見ると，AがBにあるように見える．AとBとが成す角をプリズム偏角という．

② プリズムの単位
　プリズム偏角の単位としてプリズムジオプター prism diopter（Δ）が用いられる．1 m 離れた物体の像が1 cm 偏位するとき，1プリズムジオプターとする．プリズムジオプターと普通の角度，すなわち弧度 arc degree（°）との関係は，度の2倍よりプリズムジオプターがやや小さい．また，度は10°が1°の10倍であるが，10 Δ は1 Δ の10倍にはならない点が不便である．

③ プリズムの表示
　プリズムジオプターと基底の方向で表す．基底の方向は内方 in，外方 out，上方 up および下方 down となる．

④ プリズムによる検査
　眼位の検査に用いる．
　プリズム遮閉試験，Krimsky 法がある．検査に用いるプリズムには，次のものがある．
　(1) プリズムバー………水平用，垂直用として，プリズムを縦または横に連ねたもの．
　(2) 角型プリズム………1個ずつのプリズム．
　(3) クリップオンプリズム………眼鏡にかけて用いるもの．

⑤ プリズムによる治療
　眼位異常の治療に用いる．とくに，斜位で眼精疲労を訴える場合，輻湊麻痺による複視が適応になる．

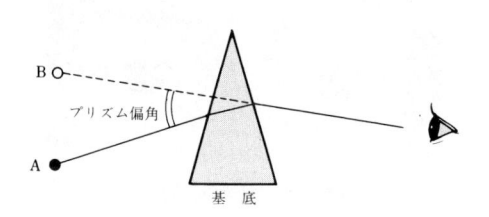

図Ⅰ-29　プリズムの見え方

5. 斜視の治療

斜視の治療は，早期に行うのを原則とする．

1）屈折矯正
調節性内斜視では矯正眼鏡あるいはコンタクトレンズを装用する（図Ⅰ-30）．小児では必ず調節麻痺薬を点眼し，他覚的屈折検査を行って屈折度を決定する（☞ p.38, 132）．

2）手　術
調節性内斜視以外の斜視はすべて手術によって眼位を矯正する．

　斜視の手術方法には筋力を弱める手術と筋力を強める手術とがある．筋力を弱める手術は後転術 recession で，眼筋の付着部位を後方へずらす．筋力を強める手術は，前転術 advancement，あるいは短縮術 resection で，前転術は眼筋の付着部位を前方へずらし，短縮術は眼筋を短縮してもとの付着部へ縫合する（図Ⅰ-31）．短縮術は単独で行われるが，前転術は短縮術と併用することが多い．前転術と短縮術とをまとめて一般に前転術ということもある．

　内斜視では，内直筋の後転術を行うか，外直筋の前転術を行う．外斜視では，内直筋の前転術を行うか，外直筋の後転術を行う（図Ⅰ-32）．上斜視では，上転筋の後転術を行うか，下転筋の前転術を行う．下斜視では，上転筋の前転術を行うか，下転筋の後転術を行う．

　どちらの眼の，どの筋に，どの手術法を行うかは，斜視の種類や状態によって異なる．

3）斜視視能矯正 orthoptics
手術によって眼位を矯正しても両眼視ができない場合があり，これに対して両眼視のための訓練が行われることがある*．これを斜視視能矯正という．弱視視能矯正に対して，その効果はあまり良くない．斜視視能矯正は主に大型弱視鏡によって行われる．斜視弱視では弱視視能矯正を手術前に行っておく．

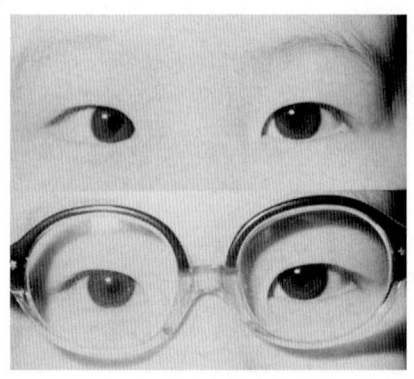

図Ⅰ-30 調節性内斜視
　　　　上：内斜視　下：遠視の矯正で正位

---

*　視能訓練士 orthoptist（ORT）：医師の指示のもとに，両眼視機能障害のあるものに対するその両眼視機能回復のための矯正訓練およびこれに必要な検査を行う職種である．そのほか，眼科の検査の大部分を行うことが出来る．我が国では 1971 年に制度化された．

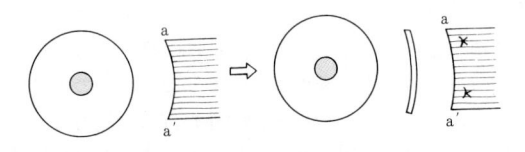

後転術

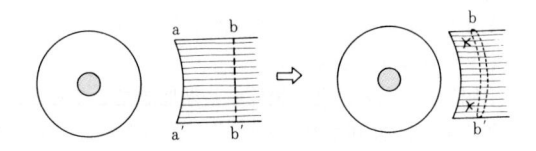

前転(短縮)術

図I-31　斜視手術の原理

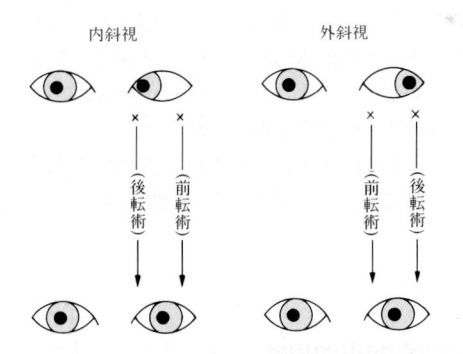

内斜視　　　　　外斜視

図I-32　内斜視および外斜視の手術

〔4〕弱　視

1．弱視の原因

　乳幼児の視力が次第に良くなっていくためには，毎日の絶えずものを見るという自然の訓練が必要不可欠である．この視力の発達の過程において，なんらかの事件が起こり，ものを良く見ることができない状態におかれると，視力の発達が抑えられ，視力は悪いままの状態で止まってしまう．この場合，外からの視性刺激が遮断されたということで視性刺激遮断 visual stimulus deprivation という．

　動物実験によれば，視性刺激遮断によって，網膜の神経細胞層の変性や外側膝状体の変性を起こすこともあることが知られている．この視性刺激遮断の効果は動物が幼若であるほど，期間が長いほど，動物が高等であるほど強く現れる．

　先天眼瞼下垂や先天白内障，あるいは乳幼児期に長期間眼帯をすると，その眼の明視が妨げられることによって視力の発達が抑制されてしまう．このようにしてできた視力障害を弱視 amblyopia という（図Ⅰ-33, 34）．弱視の発生は視力の発達過程にある乳幼児期のできごとであり，いったん視力の発達が完成してしまえば弱視は発生しない．

2．弱視の二つの意味

　医学的に弱視 amblyopia といえば，上述のように，乳幼児の視力が発達していく過程において，視力の発達が抑えられた視力障害である．弱視治療，弱視訓練などというときの弱視はこの意味で用いられている．

　ところが，弱視には，教育的あるいは社会的に用いられる弱視 partially sighted，低視力 low vision がある．これは，なんらかの疾患があって両眼ともに視力が不良で，そのため全然見えないわけではないが，普通の人に比べかなり視力が不良であるものをいう．教育的見地からは両眼の矯正視力が 0.04 以上 0.3 未満のものをいう．弱視レンズ，弱視眼鏡，弱視教育，弱視学級などというときの弱視はこの意味で用いられている．

　このように，英語でははっきり区別されているが，我が国では両者を同じように弱視と呼んでいるため注意する必要がある（表Ⅰ-1）．弱視より低視力・ロービジョンの用語が紛らわしくなくてよい．

3．弱視の種類

1）斜視弱視 strabismic amblyopia

　先天性に斜視があると，斜視になっている眼が使われないため視力が発達せず弱視になったもの．通常内斜視になっていて，弱視の眼は正常の眼のように中心窩で固視することができない．このように，中心窩以外で固視していることを偏心固視 eccentric fixation という．これに対して，中心窩で固視していることを中心固視 central fixation という（図Ⅰ-35）．中心窩で固視できなければ視力は不良である（☞総論　図Ⅱ-5p.31）．

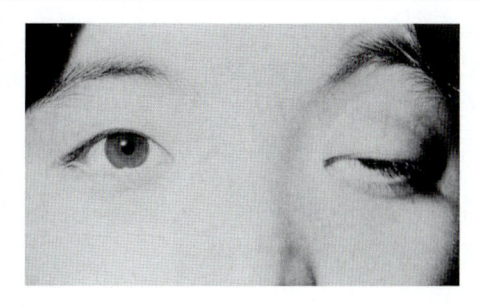

図Ⅰ-33　左眼眼瞼下垂による弱視と外斜視

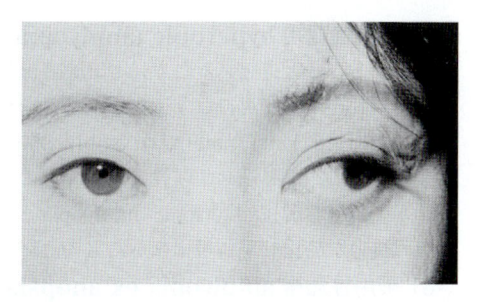

図Ⅰ-34　左眼幼児期の眼瞼火傷のため長期遮閉による弱視と外斜視

表Ⅰ-1　弱視の二つの意味

	定義	側	器質的変化	訓練効果	学校教育
医学弱視 amblyopia	病名	片眼 ときに両眼	なし	あることが多い	普通の教育
教育・社会弱視 partially sighted	症状	両眼	あり	なし	弱視教育

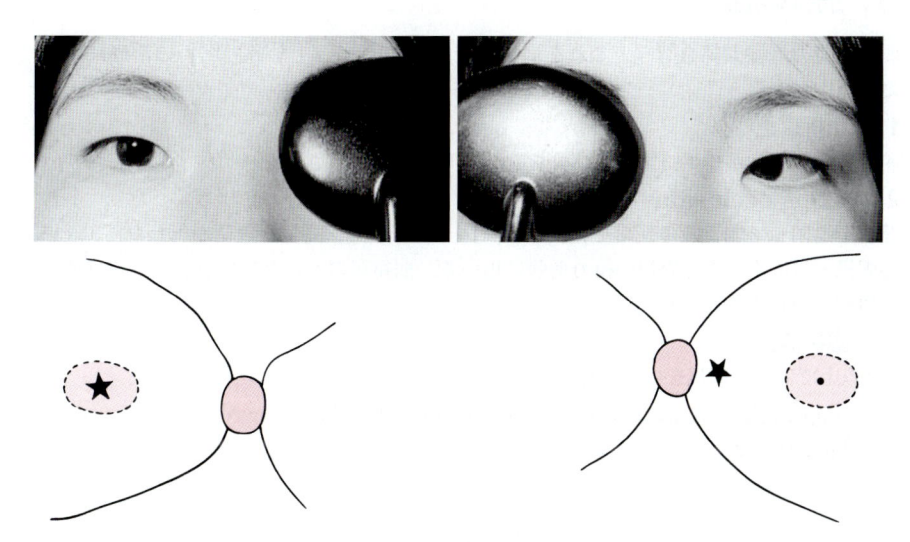

図Ⅰ-35　斜視弱視（左眼）（右眼：中心固視　左眼：偏心固視）
上段：片眼ずつ遮閉したときの眼の位置　　下段：眼底での固視点の位置（★印）

2) 遠視性弱視 hyperopic amblyopia

遠視があると近方を見るときにも，遠方を見るときにも，常に網膜に鮮明な像を結ばないため視力が発達せず弱視になりやすい．通常斜視はなく，中心固視である．

① 不同視弱視 anisometropic amblyopia………片眼だけが遠視の度が強く，その眼が使われないため視力が発達せず弱視になったもの．

② 屈折異常弱視 ametropic amblyopia………両眼とも遠視の度が強く，その眼が使われないため視力が発達せず弱視になったもの．

3) 廃用性弱視 amblyopia ex anopsia

先天眼瞼下垂や先天白内障，乳幼児期の眼帯装用などのために，その眼が使われず，視力が発達しないで弱視になったもの．狭義の視性刺激遮断弱視 stimulus deprivation amblyopia である．眼底をはじめ異常が認められないのに，実は器質的変化が存在し，そのため視力が不良の場合を器質弱視 organic amblyopia という．廃用性弱視も網膜や外側膝状体に変化があれば，器質弱視ということになる．器質的変化がなく機能的異常と考えられる弱視を機能弱視 functional amblyopia という．

4．弱視の診断

(1) 固視検査【参考】………中心固視か偏心固視かをみる．
(2) 眼位検査………斜視の有無をみる．
(3) 屈折検査………屈折異常を調べる．
(4) 眼底検査………器質的変化があるかどうかをみる．

5．弱視の治療

弱視の視力増強訓練を行う．これを弱視視能矯正 pleoptics という．弱視の治療は早期に行うのを原則とする．

1) 屈折矯正

屈折異常があれば矯正眼鏡またはコンタクトレンズを装用させる．

2) 遮閉法 occlusion

健眼を遮閉して弱視眼の使用を強要する（図Ⅰ-36）．通常，健眼遮閉が行われ，3歳以下の偏心固視の治療や，中心固視の視力増強に用いる．弱視眼の不正な見方を矯正する目的で弱視眼遮閉が行われることもある．

3) 固視矯正

4歳以上では偏心固視を中心固視にするため器械による訓練を行う（図Ⅰ-37）．

(1) Cüppers法………euthyscope と coordinator を用いる．
(2) Bangerter法………pleoptophore を用いる．

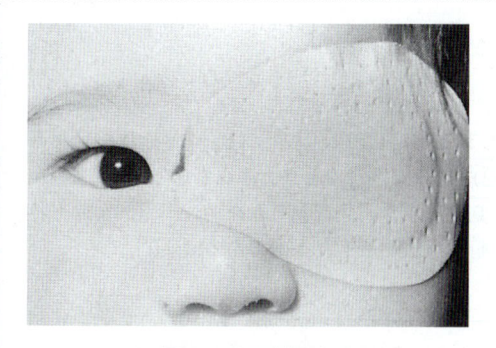

図Ⅰ-36 遮閉法

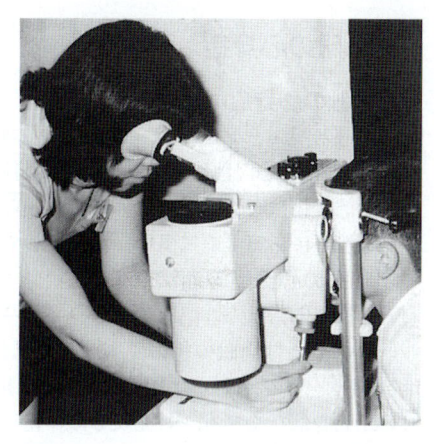

図Ⅰ-37 pleoptophore による弱視治療

|||||||||||【参考】|||||||||||||||||||||||||||||||||||||||||||||||||||||||||||||||||||||||||||||||||||||||||||||||||||||||||||||||||||||||||

角膜反射法
　暗室において，一眼を遮閉して，他眼で検眼鏡の光を固視させる（図Ⅰ-38）.
　中心固視 central fixation が良好であれば，すなわち，中心窩で固視することができれば，固視眼の角膜反射は瞳孔の中央にあり縮瞳は完全である．他眼の遮閉を除去しても，固視眼はそのまま固視を続けている．これに対して，中心固視が不良であれば，すなわち，中心窩で固視することができなければ，固視眼の角膜反射は瞳孔の中央からずれ，縮瞳は不完全である．さらに反対眼の遮閉を除去すると，固視眼が交代して，反対眼で固視してしまう．このように，中心窩以外で固視していることを，偏心固視または中心外固視 eccentric fixation という．

　図Ⅰ-38　固視検査　角膜反射法
　中心固視良好：角膜反射は瞳孔の中心にあり，縮瞳は完全である．片眼を遮閉して，その遮閉をとっても，固視を続けている．
　中心固視不良：角膜反射は瞳孔の中心からずれ，縮瞳は不完全である．片眼を遮閉して，その遮閉をとると，いままで遮閉していた眼に固視がうつる．

	中心固視良好	中心固視不良
片眼遮閉	👁 👁	👁 👁
遮閉除去	👁 👁	👁 👁

6．眼の心身症

1) 眼の心身症
眼の心身症は，ヒステリー hysteria とも言われる．心因性反応のうち，身体症状を呈するものであるが，心因性反応の動機となる精神的葛藤は意識されるときとされないときとがある．解剖学的変化はなく，機能障害であるから，他覚的に異常所見は見られない．小児，女性，特殊な環境下にあるものに多い．治療としては，暗示療法が最も効果的である．

2) 眼の心身症の症状
a．視　力
一眼あるいは両眼の視力障害，突然見えなくなることが多い．ヒステリー弱視 amblyopia hysterica，ヒステリー黒内障 amaurosis hysterica の名があるが，必ずしも適当なことばではない．光覚はなくても，対光反応は存在し，眼底変化はみられない．

b．視　野
(1) 求心狭窄………著明な求心狭窄はあるが，器質的な障害の場合にみるように不便を感じない．
(2) 管状視野 tube vision………正常視野は距離が離れると大きくなるが，距離を変えて測定しても，視野の大きさに変化がないもの（図Ⅰ-39）．
(3) 色視野の倒錯………正常視野では外方より，青，赤，黄，緑の順序に広いが，その順序が倒錯すること．赤視野が拡大し，青視野が縮小していることが多い．
(4) らせん状視野 spiral field………視野を一方から連続的に測定していくと，らせん状に狭くなっていくこと（図Ⅰ-40）．

c．色　覚
色覚異常を訴えることがある．

d．眼　瞼
眼瞼痙攣 blepharospasmus を起こす．ヒステリー性眼瞼下垂 blepharoptosis hysterica の名もあるが，眼瞼下垂ではなく，眼瞼痙攣が本態である．

e．調節・輻湊・瞳孔
(1) 調節痙攣 accommodation spasm………遠見視力障害
(2) 輻湊痙攣 convergence spasm………遠見複視，内斜視
(3) 縮瞳．

3) 眼の心身症の鑑別診断
(1) 球後視神経炎．(2) 視交叉クモ膜炎．(3) 脳疾患．(4) 弱視．(5) 詐盲．

4) 詐盲 simulation
疾患はないが，あるように訴えるもの．故意に自己の願望，利益を擁護しようとして起こる．労働災害，交通事故の補償と関連して詐盲を訴えることが多い．

逆に疾患があるのに，ないように訴えるものがある．運転免許などの適性検査において視力障害，色覚異常を隠すような場合である．

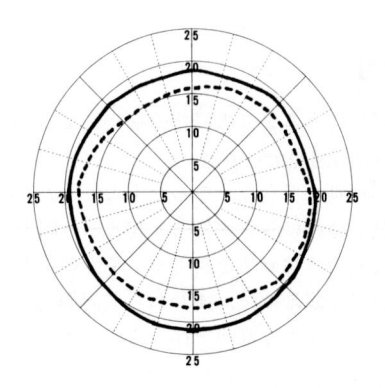

図Ⅰ-39 眼の心身症の視野（管状視野）
――― : 1 m
…… : 2 m

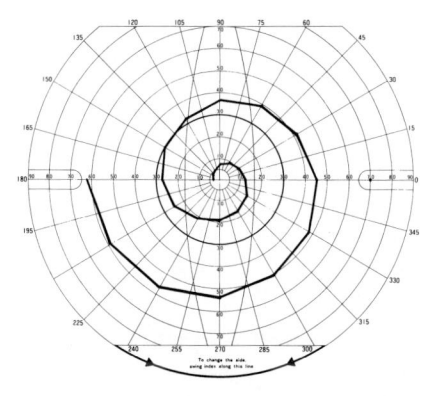

図Ⅰ-40 眼の心身症の視野（らせん状視野）

〔5〕 眼筋麻痺

1. 中枢性神経性障害

大脳皮質から眼球運動神経核に至るまでの経路の病変によって起こる．

1) 水平注視麻痺 horizontal gaze palsy

水平注視麻痺は，水平共同運動ができなくなったもので，大脳皮質中枢，脳幹中間中枢，あるいはその間の水平共同運動の経路に異常があって起こる（図Ⅰ-41）．複視は一般に自覚しない．大脳性では病巣の反対方向の注視麻痺を起こす．急性の障害，脳出血では，注視麻痺のために，両眼で病巣をにらむような眼球偏位，すなわち共同偏視 conjugate deviation を起こす．前頭葉の病変では注視麻痺と反対側の片麻痺を伴うことが多い．脳幹性では病巣と同方向の注視麻痺が起こる．

2) 垂直注視麻痺（上下注視麻痺）vertical gaze palsy

垂直注視麻痺は，垂直共同運動ができなくなったもので，上方注視麻痺と下方注視麻痺とがある（図Ⅰ-42）．複視は，一般に自覚しない．垂直共同運動の皮質中枢は水平共同運動の皮質中枢の一部として存在するから，大脳性の垂直注視麻痺が単独で発生することはない．そこで，垂直注視麻痺が単独で起これば，脳幹中間中枢の病変ということになる．

Parinaud 症候群は，脳幹性垂直注視麻痺のことをいい，これに輻湊異常と瞳孔異常を伴いやすい．Parinaud 症候群は視蓋前域の病変によると考えられる．垂直注視麻痺の診断には，Bell 現象 Bell's phenomenon を見ることが重要である．Bell 現象は眼瞼を閉じると眼球が上転することで，核上性の麻痺のときに存在し，核ないし核下性の麻痺のときには消失する．

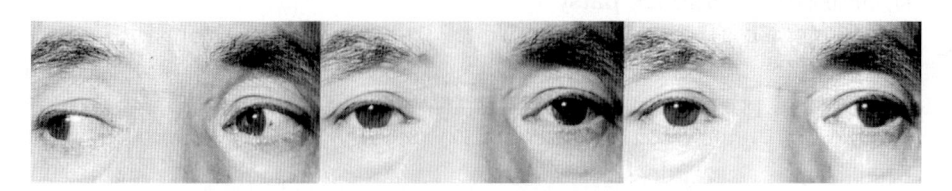

図Ⅰ-41 水平注視麻痺(左方視の障害－左方注視麻痺)

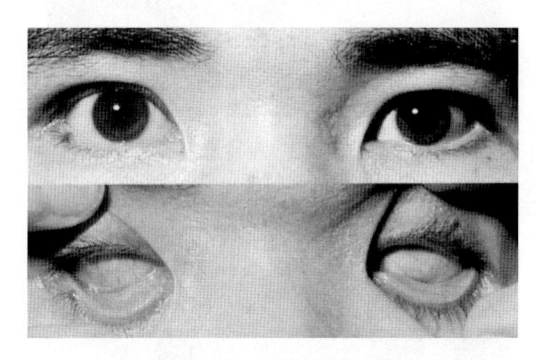

図Ⅰ-42 垂直注視麻痺
上：上方視の障害
下：Bell現象はある

3) 輻湊麻痺 convergence palsy

輻湊麻痺は輻湊ができなくなったもので，脳幹輻湊中枢の病変によって起こる（図Ⅰ-43）．輻湊麻痺の発病は急激で複視が突発する．複視は，①近見で著明で，②遠見で消失あるいは軽減し，③交叉性で，④複像間の距離は注視の方向によって変わらない．輻湊ができないほかは，内転をはじめ眼球運動には異常はない．

4) 開散麻痺 divergence palsy

開散麻痺は輻湊した位置から開散することができなくなったもので，脳幹開散中枢の病変で起こる（図Ⅰ-44）．内斜視が突発し，複視を訴える．複視は，①遠見で著明，②近見で消失あるいは軽減し，③同側性で，④複像間の距離は注視の方向によって変わらない．

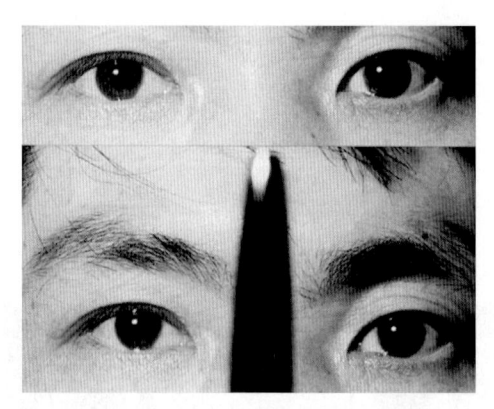

図Ⅰ-43 輻湊麻痺
上の状態から輻湊ができない

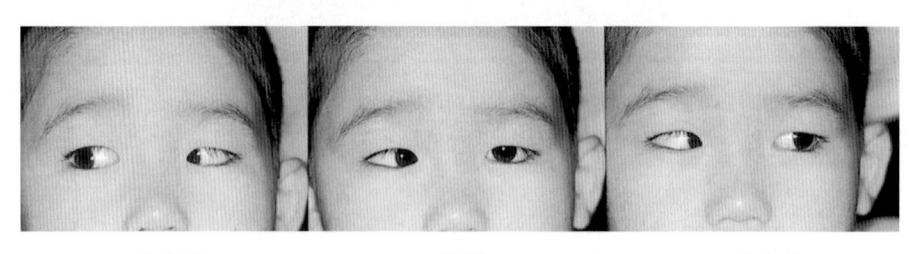

右方視　　　　　正面　　　　　左方視

図Ⅰ-44 開散麻痺
内斜視が突然起こる

5) 核間麻痺 internuclear palsy

核間麻痺は，内転が障害され，他眼の外転時に眼振を伴う．典型的なものは，輻湊は正常である（図Ⅰ-45）．発病は，急激で複視が突発する．複視は，麻痺眼が内転する方向を見るときに著しい．輻湊は可能であるから，近見時には複視は消失する．

核間麻痺は内側縦束の病変によって起こる．内転の経路は内側縦束を通るが，輻湊の経路は内側縦束を通らないために，内側縦束の病変では，このような症状が起こる（図Ⅰ-46）．核間麻痺はMLF（内側縦束）症候群ともいう．

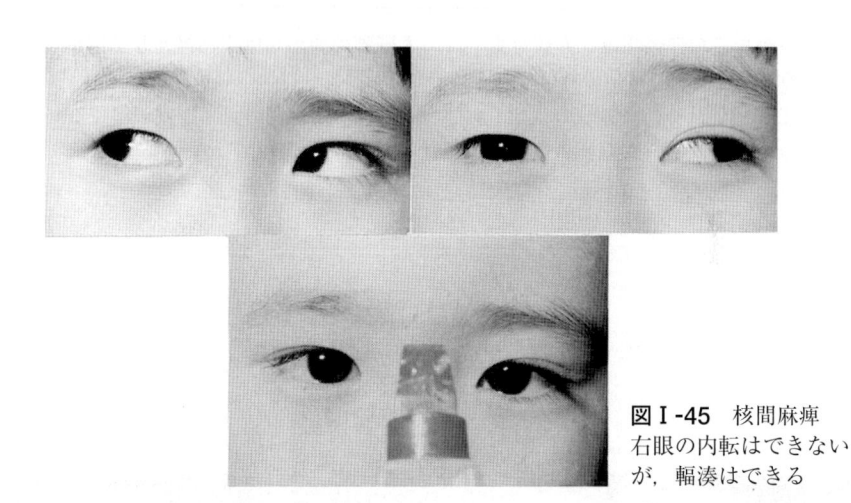

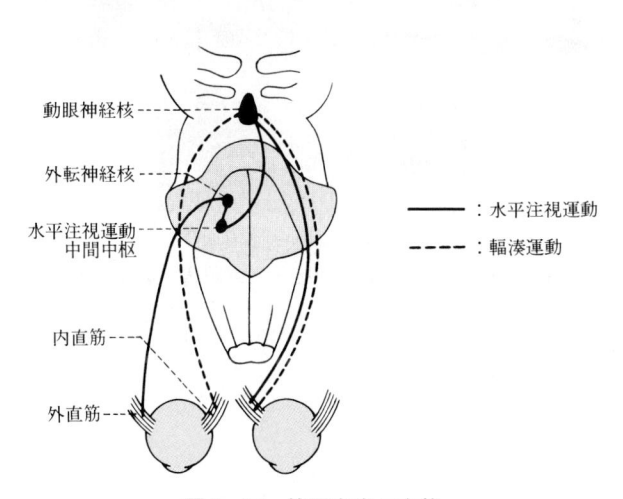

図Ⅰ-45 核間麻痺
右眼の内転はできないが，輻湊はできる

図Ⅰ-46 核間麻痺の本態

2. 末梢性神経性障害

眼球運動神経核および眼球運動神経の病変によって起こる．

1) 動眼神経麻痺 oculomotor palsy

動眼神経麻痺が完全に起こると，内直筋，上直筋，下直筋，下斜筋，上眼瞼挙筋，瞳孔括約筋および毛様体筋が麻痺して，眼球運動の内転，上転および下転障害のほか，眼瞼下垂，散瞳および調節麻痺がみられる（図Ⅰ-47）．不全麻痺ではこのうち単独ないしいくつかの組み合わせがみられる．眼位は内直筋が麻痺するために外斜視となり，下斜筋が麻痺するために内方回旋となる．

動眼神経核からでた神経線維は赤核を貫いて，大脳脚の間から動眼神経として脳外へ出る．そこで，この部位の病変では他の神経症状を伴うことが多い．

(1) Benedikt 症候群………赤核の病変．動眼神経麻痺と反対側の企図振戦が起こる．
(2) Weber 症候群………大脳脚の病変．動眼神経麻痺と反対側の片麻痺が起こる．

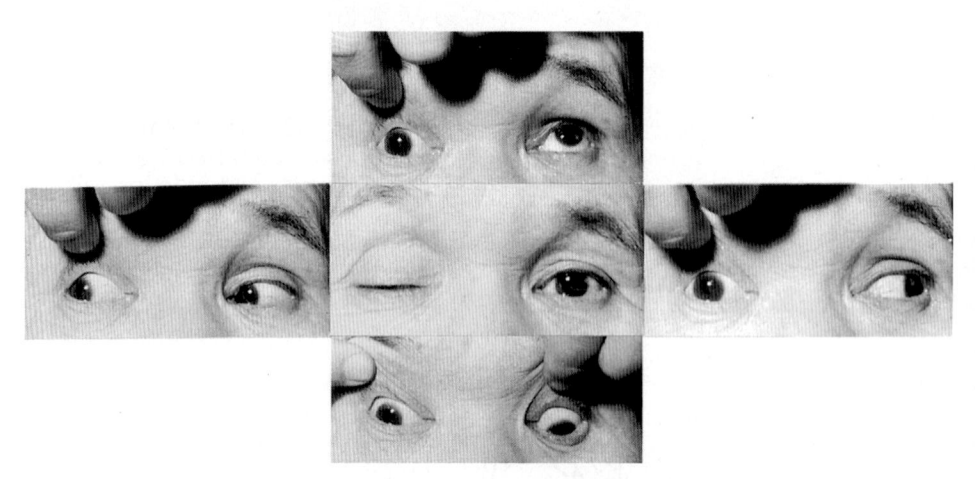

図Ⅰ-47　動眼神経麻痺
右眼眼瞼下垂，内転・上転・下転障害，瞳孔散大

動眼神経異常再生 aberrant regeneration of oculomotor nerve, misdirection syndrome

　動眼神経麻痺では，麻痺からの回復後，神経の異常再生による異常連合運動を示すものがある（図I-48）．動眼神経支配下のある筋が運動しようとするとき，他の筋にも興奮が伝えられて収縮する．例えば，上転しようとすると，上直筋および下斜筋のほか，内直筋，下直筋，上眼瞼挙筋および瞳孔括約筋が収縮し，眼球は上転できず，眼球の内転，瞼裂開大および縮瞳が起こる（図I-49）．この動眼神経麻痺後の異常連合運動のうち，眼瞼の異常連合運動を pseudo Graefe 症状，瞳孔の異常連合運動のことを pseudo Argyll Robertson 瞳孔という．

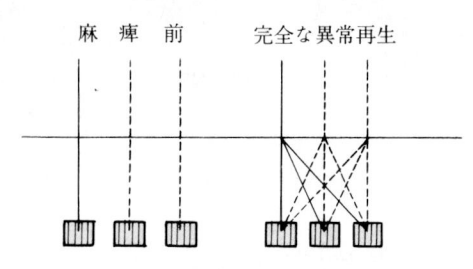

図I-48　動眼神経異常再生の模式図

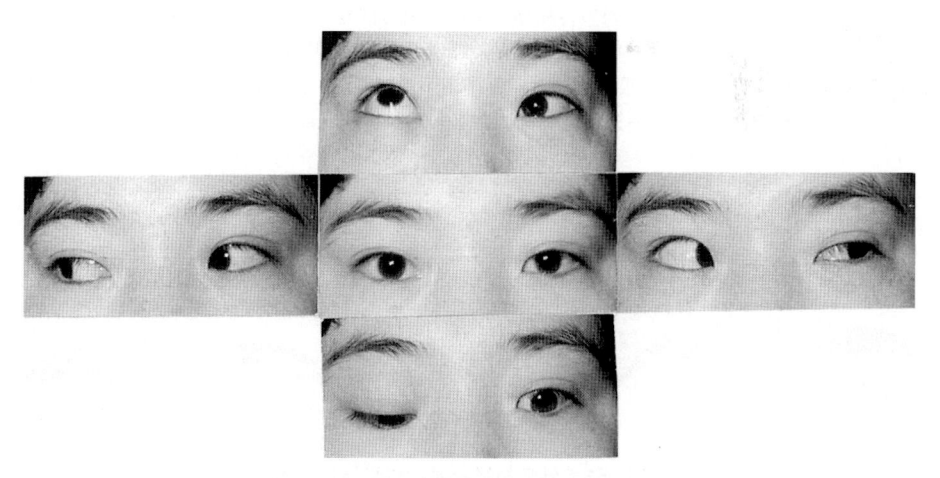

図I-49　動眼神経麻痺後の異常連合運動
左眼上転時上転不能で内転，内・下転時瞼裂開大，外転時は瞼裂狭小

2) 滑車神経麻痺 trochlear palsy

滑車神経麻痺が起こると，上斜筋が麻痺し，眼位は上斜視，外方回旋と軽度の内斜視となり，眼球運動としては内下転の障害が見られる．複視を避けるために頭位異常を示すことが多い（図Ⅰ-50）．

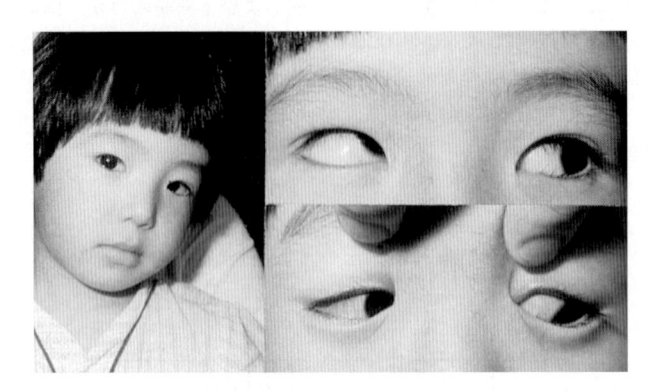

図Ⅰ-50　滑車神経麻痺による眼性斜頸と右眼内下転の障害

3) 外転神経麻痺 abducens palsy

外転神経麻痺が起こると，外直筋が麻痺して外転が障害される．眼位は内斜視になっていることが多い（図Ⅰ-51）．

外転神経核は顔面神経に囲まれているため，核麻痺では顔面神経麻痺を伴いやすく，しばしば水平注視麻痺，あるいは開散麻痺を合併しやすい．

(1) Moebius 症候群………両眼の外転神経麻痺，顔面神経麻痺，水平注視麻痺
(2) Millard-Gubler 症候群………一眼外転神経麻痺，顔面神経麻痺，反対側片麻痺
(3) Foville 症候群………一眼外転神経麻痺，顔面神経麻痺，水平注視麻痺，反対側片麻痺
(4) Gradenigo 症候群………錐体骨骨炎による．外転神経麻痺，難聴，三叉神経痛が三主徴

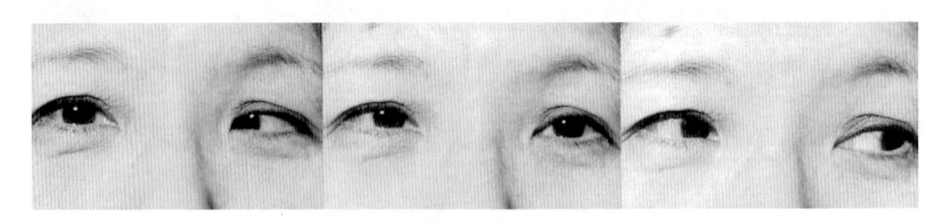

図Ⅰ-51　外転神経麻痺　右眼外転障害

Duane 症候群，眼球後退運動症 retraction syndrome

先天性の眼筋麻痺のうち最も多い．症状は，①外転障害，②内転時の眼球後退，③内転時の瞼裂狭小を三主徴とする（図Ⅰ-52）．外直筋が外転時ばかりでなく内転時にも働くという異常神経支配あるいは背理性神経支配 paradoxical innervation があり，それに外直筋および内直筋の組織的変化が加わったものと考えられている．外転神経麻痺との鑑別は重要である．

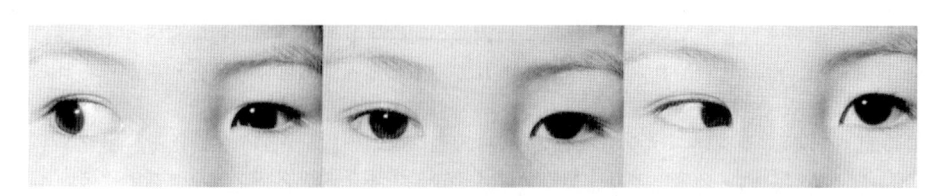

図Ⅰ-52　Duane 症候群　左眼外転障害，内転時眼球後退・瞼裂狭小

4）全眼筋神経麻痺

動眼神経，滑車神経，外転神経のすべてが麻痺したものを全眼筋神経麻痺という（図Ⅰ-53）．一眼の眼瞼下垂，各方向への眼球運動障害，散瞳および調節麻痺がみられる．全眼筋神経麻痺はこれらの神経が集合する海綿静脈洞，上眼窩裂，さらに眼窩先端部における病変で起こる．

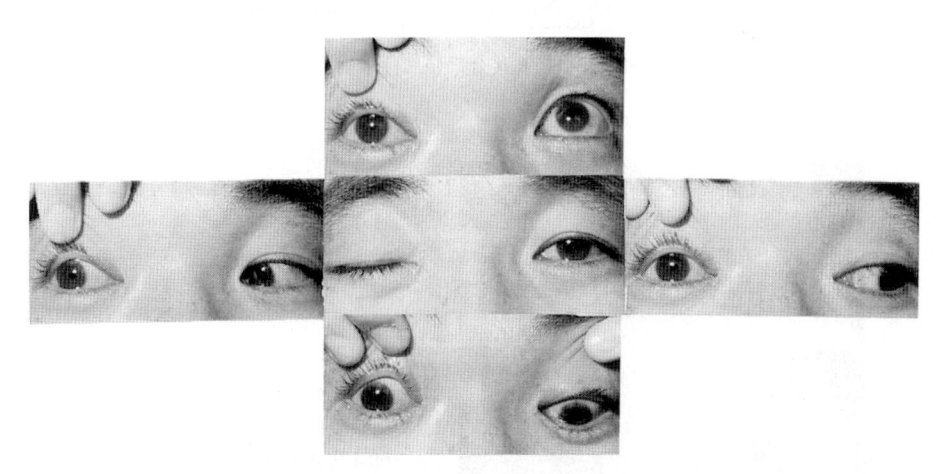

図Ⅰ-53　全眼筋神経麻痺　右眼眼瞼下垂と各方向への眼球運動障害

3. 筋性障害

1) 重症筋無力症 myasthenia gravis（MG）

神経筋接合部における刺激伝達の障害で，神経終末あるいは筋終板でのアセチルコリン acetylcholine（Ach）の減少，またはコリンエステラーゼ cholinesterase（ChE）の増加が，量的あるいは質的に起こることがその原因と考えられている（図Ⅰ-54）．重症筋無力症には，眼筋のみが侵される眼筋型と，全身が侵され，その一部として眼筋が侵される全身型の2種類がある．

〔症状〕 神経支配と無関係な一眼あるいは両眼の眼瞼下垂および眼球運動障害が不規則にくる（図Ⅰ-55）．朝は比較的良いが，夕方や疲れてくると増悪するという疲労現象がみられることが特徴である．

〔診断〕 ①抗コリンエステラーゼ薬の投与で症状が改善するかどうかを見る．塩化エドロフォニウム（アンチレクス）の静注あるいはメチル硫酸ネオスチグミン（ワゴスチグミン）の筋注が用いられる．②外眼筋の筋電図検査で，振幅が次第に小さくなる現象，すなわち waning 現象を見る．

〔治療〕 抗コリンエステラーゼ薬．

図Ⅰ-54 神経筋接合部における刺激伝達

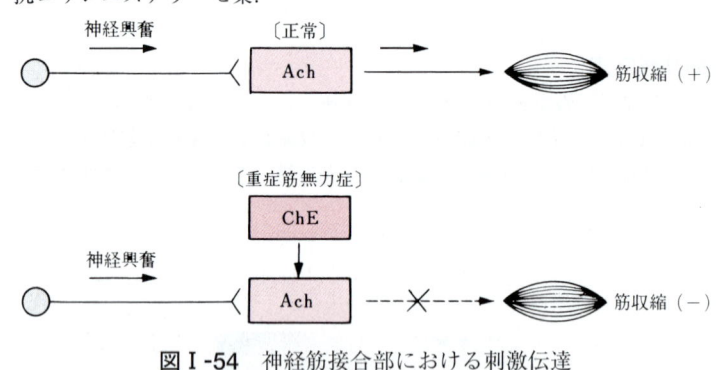

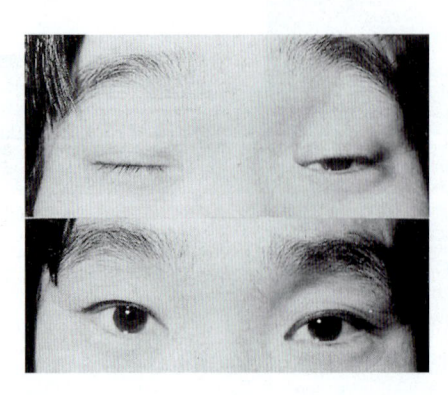

図Ⅰ-55 重症筋無力症
上：両眼眼瞼下垂
下：抗コリンエステラーゼ薬投与で眼瞼下垂改善

2) 外眼筋ミオパチー ocular myopathy
a．慢性進行性外眼筋ミオパチー chronic progressive ocular myopathy
〔原因〕 外眼筋の変性による．青年期に発病する．
〔症状〕 神経支配と無関係な一眼あるいは両眼の眼瞼下垂および眼球運動障害が起こる（図Ⅰ-56）．症状は重症筋無力症と類似しているが，疲労現象はない．
〔診断〕 ①抗コリンエステラーゼ薬の投与で症状は改善しない．②外眼筋の筋電図検査で眼球運動ができないのに強い放電が見られる．
〔治療〕 眼瞼下垂と眼球偏位に対して手術．

b．内分泌性外眼筋ミオパチー endocrine ocular myopathy，甲状腺眼症 dysthyroid ophthalmopathy
〔原因〕 甲状腺機能異常と関連がある（☞甲状腺疾患 p.284）．
〔症状〕 眼球の上転障害と瞼裂の開大が見られる．上転障害は下直筋と下斜筋との間に癒着があり，そのため機械的に上転制限が起こると考えられている．瞼裂の開大は Graefe 症状という．
〔治療〕 瞼裂開大には交感神経麻痺薬グアネシジンの点眼，それが無効のとき，上転障害には手術．

3) 外眼筋炎 ocular myositis
〔原因〕 眼窩内における外眼筋の炎症．
〔症状〕 眼瞼下垂，眼球運動障害，眼球突出，眼瞼浮腫，結膜浮腫，結膜充血，ときに視神経障害を起こすことがある．自覚的には，複視，眼痛，ときに視力障害を訴える．
〔治療〕 副腎皮質ステロイド薬．

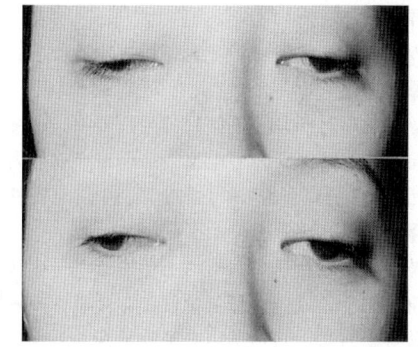

図Ⅰ-56 外眼筋ミオパチー
上：両眼眼瞼下垂
下：抗コリンエステラーゼ薬投与で眼瞼下垂改善せず

4．機械的眼球運動障害

眼球運動を支配する神経-筋系の異常がないのに，眼窩付近の局所的病変によって，機械的に眼球運動障害を起こすものである．眼窩骨折，眼窩腫瘍による．（☞眼窩疾患 p.282，外傷 p.334）

5．眼筋麻痺の原因・診断・治療

1) 眼筋麻痺の原因
(1) 神経疾患
① 脳腫瘍．② 脳血管障害：脳動脈瘤，脳出血．③ 炎症：脳炎，髄膜炎．④ 変性：多発性硬化症．
  (2) 循環器疾患………高血圧症，動脈硬化症
  (3) 内分泌疾患………糖尿病，甲状腺機能異常
  (4) 耳鼻科疾患………副鼻腔炎，副鼻腔粘液瘤，中耳炎（Gradenigo症候群）
  (5) 外傷………頭部外傷，眼窩外傷
  (6) 眼窩腫瘍
  (7) 神経炎，筋炎

2) 眼筋麻痺の診断
　眼筋麻痺の診断には，まず視診による検査で概略を診断し，次いで器械あるいは薬剤による検査で診断を確定し，原因について全身および神経学的検査を行う．
　視診による検査では，眼球偏位，眼球運動，眼瞼，瞳孔，知覚，眼球突出，頭位異常および眼振をみる．
　器械あるいは薬剤による検査では，眼球偏位を大型弱視鏡あるいはHess赤緑試験で定量的に測定し，抗コリンエステラーゼ薬の投与で重症筋無力症を鑑別し，必要に応じEMG検査や，EOG検査，エックス線，CTなど放射線検査を行う．
　神経麻痺では原因について，全身検査を進める．

3) 眼筋麻痺の治療
a．原因療法
原因が明らかなものは，それに対する治療を行う．
b．薬物療法
  (1) 副腎皮質ステロイド薬，抗生物質………神経炎，筋炎
  (2) 抗コリンエステラーゼ薬………重症筋無力症
  (3) ビタミンB_1，ビタミンB_{12}，ATP，血管拡張薬………補助療法として用いられる．
c．手術療法
　原因療法，薬物療法を行っても治癒せず，症状が固定した場合には，手術の適応になる．
　眼筋麻痺の手術は，眼球偏位による複視や，眼瞼下垂に対して行われる．後天性の眼筋麻痺は発病後6か月は，自然治癒の可能性があるから，手術はそれ以後に行う．眼筋麻痺の手術には，後転術，前転術のほか，筋移動術 muscle transposition が行われる（図Ⅰ-57）．
d．眼　鏡
　輻湊麻痺に対して近見時プリズム，調節麻痺に対して近見時凸レンズを負荷した眼鏡を装用させる（図Ⅰ-58）．

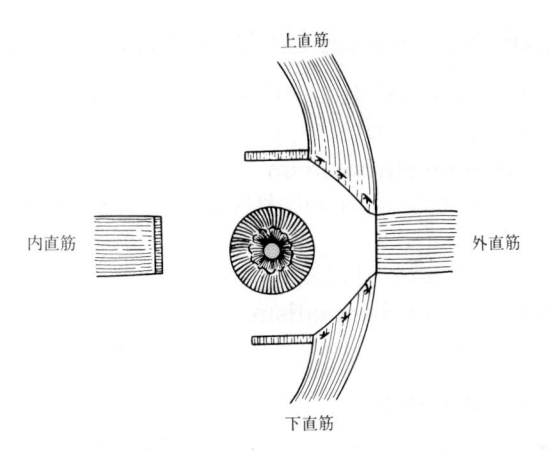

図Ⅰ-57 外転神経麻痺（左眼）に対する上下直筋移動術

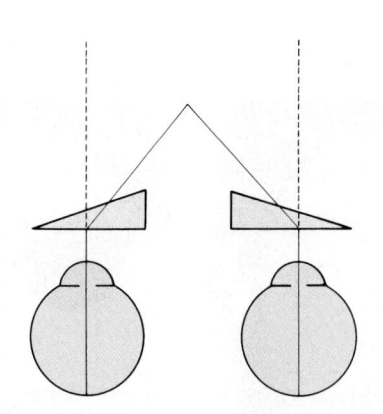

図Ⅰ-58 輻湊麻痺のプリズムによる治療
近見時プリズム装用により，複視がなくなる

〔6〕 先天色覚異常

1．1色覚 monochromatism（全色盲 achromatopsia）

色覚がまったく欠除しているもの．色はその明るさによって黒色，灰色，白色に感じるにすぎない．三色説によればどの要素もない．

1) 杆体1色覚 rod monochromatism

錐体機能のまったくないもの．視力は0.1程度と不良，羞明，昼盲，眼振を伴う（図I-59）．

〔治療〕 羞明に対して遮光眼鏡を装用する．

2) 錐体1色覚 cone monochromatism

錐体機能のうち色覚のないもの．視力良好で，羞明，昼盲，眼振を伴わない．きわめてまれ．

2．2色覚 dichromatism

色覚の一部が欠除しているもの．三色説によれば二つの要素がある．

1) 1型2色覚（第1色盲，赤色盲）protanopia：赤色およびその補色の青緑色の区別ができない．

2) 2型2色覚（第2色盲，緑色盲）deuteranopia：緑色およびその補色の紫赤色の区別ができない．

赤緑色盲………第1色盲と第2色盲とをあわせていう．

3) 3型2色覚（第3色盲，青黄色盲）tritanopia：青黄色の区別ができない．きわめてまれである．

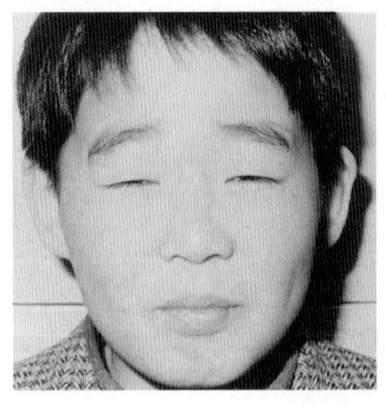

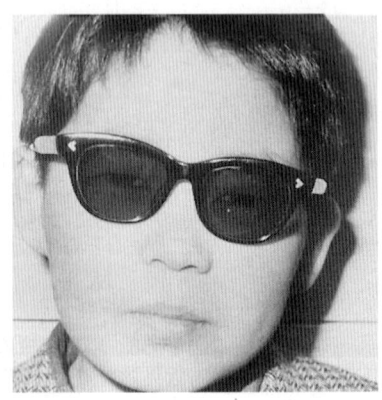

図I-59 1色覚
左：羞明のため顔をしかめている
右：遮光眼鏡を装用後額や頬のしわが消失

3．異常3色覚 anomalous trichromatism

色覚が不完全であるもの．三色説によれば，三要素があるがその機能が悪い．
 1) **1型3色覚（第1色弱，赤色弱）protanomaly**：赤色およびその補色の区別がつきにくい．
 2) **2型3色覚（第2色弱，緑色弱）deuteranomaly**：緑色およびその補色の区別がつきにくい．
 赤緑色弱………第1色弱と第2色弱とをあわせていう．
 3) **3型3色覚（第3色弱，青黄色弱）tritanomaly**．青黄色の区別がつきにくい．きわめてまれである．
 (1) 1型色覚（第1異常）protan………第1色盲と第1色弱とをあわせていう．
 (2) 2型色覚（第2異常）deutan………第2色盲と第2色弱とをあわせていう．
 (3) 3型色覚（第3異常）tritan………第3色盲と第3色弱とをあわせていう．
 〔治療〕 治療法はない．赤緑色覚異常があっても社会生活にはほとんど支障はない．

4．色覚異常の遺伝

 (1) 1色覚（全色盲）………常染色体劣性遺伝
 (2) 1型色覚・2型色覚（赤緑色覚異常）………X染色体遺伝．色覚異常遺伝子はX染色体上にある．男子はX染色体が1個あるから異常遺伝子があれば発病し，女子はX染色体が2個あるから異常遺伝子が2個のときのみ発病し，1個のときは保因者 carrier となる（図Ⅰ-60）．したがって，1型色覚・2型色覚異常は男子に多い．日本人男子では4〜5％，女子はその1/20以下．

父親	母親	遺伝形式	男子	女子
正常	正常（保因者）	XY—XX' / XY　X'Y　XX　XX'	正常½ 色覚異常½	正常½ 正常（保因者）½
色覚異常	正常	X'Y—XX / XY　XY　XX'　XX'	正常	正常（保因者）
色覚異常	正常（保因者）	X'Y—XX' / XY　X'Y　XX'　X'X'	正常½ 色覚異常½	正常（保因者）½ 色覚異常½
正常	色覚異常	XY—X'X' / X'Y　XY　XX'　XX'	色覚異常	正常（保因者）
色覚異常	色覚異常	X'Y—X'X' / X'Y　X'Y　X'X'　X'X'	色覚異常	色覚異常

図Ⅰ-60　1型色覚・2型色覚異常の遺伝

〔7〕 視神経・視路疾患

1. 視神経炎・症 optic neuritis・optic neuropathy[*]

1) 分 類
a. 眼底変化による分類
(1) 視神経乳頭炎 papillitis………眼球に近い部分の視神経の障害. 眼底には視神経乳頭の発赤・腫脹・境界不鮮明, 網膜静脈の怒張・蛇行が見られる (図 I -61). 視神経乳頭ばかりでなく, 網膜の炎症を伴うものを視神経網膜炎 neuroretinitis という.
(2) 球後視神経炎 retrobulbar neuritis………眼球から遠い部分の視神経の障害. 眼底に異常は認められない (図 I -62).

b. 病理解剖的分類
(1) 周辺視神経炎 peripheral optic neuritis………周辺部が侵され, 周辺視野の狭窄を示す.
(2) 軸性視神経炎 axial optic neuritis………乳頭黄斑線維束を選択的に侵し, 中心暗点を示す.
(3) 横断性視神経炎 transverse optic neuritis………視神経の全横断面が侵され, 高度の視力障害を示す.

2) 症 状
(1) 急激な高度の視力障害. 視神経障害の部位によって眼底変化は異なるが, 通常眼底に変化を見ないで, 急性球後視神経炎 acute retrobulbar optic neuritis の形で起こる. 後に視神経萎縮となる. 片眼が侵されることが多く, 両眼が侵されることは少ない.
(2) 視野は中心暗点, その形は盲点中心暗点 (図 I -63).
(3) 発病初期には, 眼痛や眼球運動に伴う疼痛を訴えることもある. 色覚も障害され, とくに赤色と緑色が障害される.

---

[*] 視神経炎は視神経の炎症ということになる. 視神経障害のあるとき, それが炎症によるものであると断定できないことが少なくない. 実際には, 血管病変や脱髄疾患によることが多い. そのような意味から, 視神経炎というのは不適当で, 視神経症 optic neuropathy と呼ぶべきであるが, 従来からの慣用で視神経炎ということが多い.

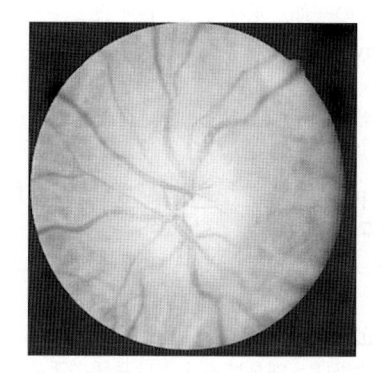

図Ⅰ-61　乳頭炎

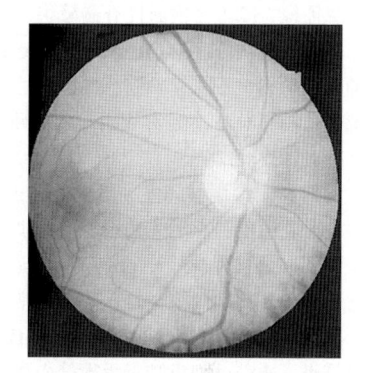

図Ⅰ-62　球後視神経炎

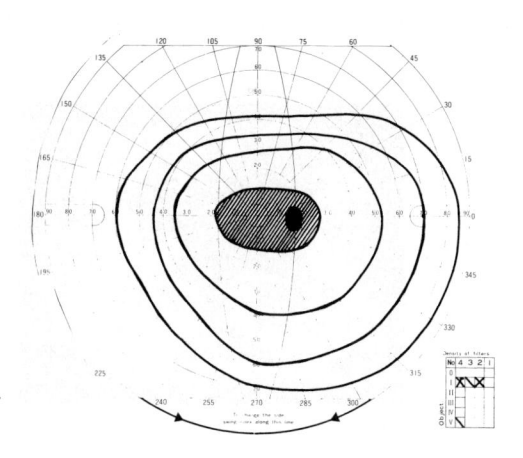

図Ⅰ-63　球後視神経炎の視野
　　　　盲点中心暗点

3) 原　因
(1) 多発性硬化症 multiple sclerosis（MS）
若年，中年に多く，通常片眼．自然寛解 remission がある．
視神経脊髄炎 optic neuromyelitis, Devic 病
両眼急性視力障害と横断性脊髄障害．多発性硬化症の一部．重症では予後不良．

(2) 虚血性視神経症 ischemic optic neuropathy
視神経を栄養する血管の閉塞による．
高齢者にみられる．通常片眼．動脈硬化症による特発性と，側頭動脈炎*によるものとがあるが，後者はまれ．

① 前部虚血性視神経症 anterior ischemic optic neuropathy（AION）：病変が眼球付近にあるもの．乳頭浮腫を示すが，炎症のような発赤はなく，むしろ蒼白である．

② 後部虚血性視神経症 posterior ischemic optic neuropathy（PION）：病変が眼球より後方にあるもの．初期は視神経乳頭に異常はない．

(3) 鼻性視神経症 rhinogenous optic neuropathy
副鼻腔炎，または副鼻腔炎手術後の囊腫による．治療は，副鼻腔炎または囊腫の手術（図Ⅰ-64）．

(4) その他
① 遺伝：Leber 病（☞視神経萎縮 p.218）．
② 中毒：メチルアルコール，鉛．
③ ビタミン B1 欠乏症：脚気，授乳，たばこ，エチルアルコール．

4) 治　療
原因疾患の治療．原因不明の場合には，副腎皮質ステロイド薬の全身投与．

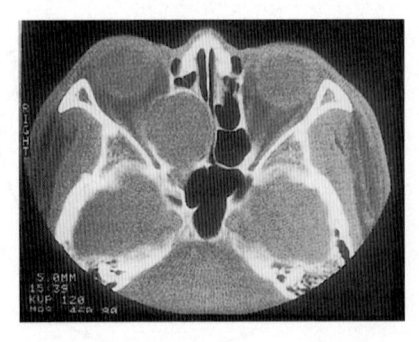

図Ⅰ-64
鼻性視神経炎の CT

---

* 側頭動脈炎 temporal arteritis（巨細胞動脈炎 giant cell arteritis）：全身の広範な動脈性病変を起こす．側頭動脈炎は側頭動脈に限局して起こるわけではないが，最初の報告が側頭動脈の疼痛性腫脹を伴う症例であったことから，このように命名された．側頭動脈の硬化，索状結節，脈搏欠除，圧痛および発赤がある．血沈は促進することが多い．診断は，側頭動脈の生検で確定し，巨大細胞に富む肉芽組織が中膜に出現する．

2．視神経萎縮

視神経萎縮 optic atrophy, atrophia nervi optici は視神経乳頭が褪色し，視力の減退するもので，次の種類がある．

1） 単性視神経萎縮 primary optic atrophy
〔症状〕 視神経乳頭は蒼白であるが，混濁なく，境界鮮明，篩状野が透見できる（図Ⅰ-65）．乳頭黄斑線維束のみの障害では，乳頭耳側半分が蒼白となり，これを軸性視神経萎縮という（図Ⅰ-66）．
〔原因〕 脊髄癆，球後視神経炎，虚血性視神経症，視神経鞘内出血，視神経管骨折など．

2） 炎性視神経萎縮 post-edematous optic atrophy
〔症状〕 視神経乳頭は蒼白で，混濁し，境界不鮮明，篩状野は透見できない．
〔原因〕 うっ血乳頭，乳頭炎の経過後に見られる．

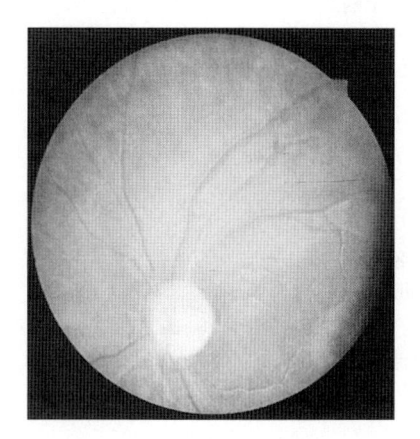

図Ⅰ-65　単性視神経萎縮
　　　　（虚血性視神経症）

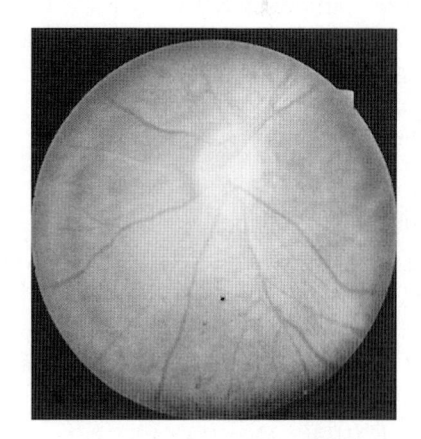

図Ⅰ-66　軸性視神経萎縮

3) 網膜性視神経萎縮 consecutive optic atrophy

〔症状〕 視神経乳頭は黄ろう様に変色し（ろう様萎縮 waxy atrophy），混濁し，網膜血管が狭小となり，網膜に変化が見られる（図Ⅰ-67）．
〔原因〕 網膜神経細胞の障害による上行性の視神経萎縮である．網膜色素変性，家族性黒内障性白痴など．

4) 緑内障性視神経萎縮 glaucomatous optic atrophy

〔症状〕 視神経乳頭は蒼白で，境界鮮明，緑内障性陥凹 glaucomatous cupping が見られる（図Ⅰ-68）．
〔原因〕 緑内障．

5) 遺伝性視神経萎縮 hereditary optic atrophy，Leber 視神経症

〔症状〕 思春期に発病し，男子が侵されることが多い．両眼に比較的急激な高度の視力障害が起こり，進行するが完全に失明することはまれで，0.1 前後のものが多い．眼底は初期には視神経乳頭に軽度の発赤を見ることがあるが，ほとんど変化を見ないことが多い．その後徐々に視神経萎縮となる．視野は両眼の中心暗点と視野狭窄を示す．
〔原因〕 遺伝性，家族性で，ミトコンドリア遺伝子病．
視交叉クモ膜炎が原因のことがあり，開頭してクモ膜の癒着を剥離すると進行が止まることもある．

3．うっ血乳頭

1) 定 義

視神経乳頭の浮腫
a．頭蓋内圧の亢進による→うっ血乳頭* choked disc
b．頭蓋内圧の亢進以外による→乳頭浮腫 papilledema

2) 症 状

① 乳頭の発赤，浮腫，境界不鮮明，静脈の怒張，蛇行（図Ⅰ-69，70）
② 両眼性
③ 視力良好
④ 視野では Mariotte 盲点の拡大
⑤ 持続すれば視神経萎縮となり失明

3) 鑑別診断

① 乳頭炎：視力障害がうっ血乳頭ではなく，乳頭炎ではある．
② 偽視神経炎 pseudoneuritis：先天異常．乳頭の境界不鮮明を示す．螢光眼底造影法で乳頭面上への螢光色素の漏出が，うっ血乳頭ではあり，偽視神経炎ではない（図Ⅰ-71，72）．

---

* うっ血乳頭と乳頭浮腫は混同して用いられる．

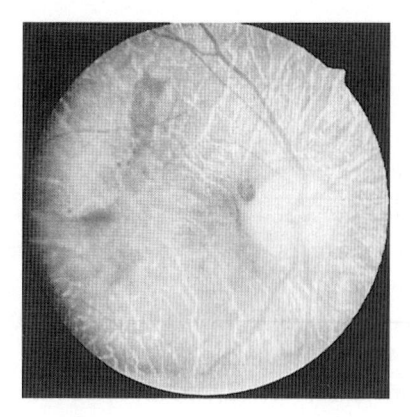

図Ⅰ-67 網膜性視神経萎縮

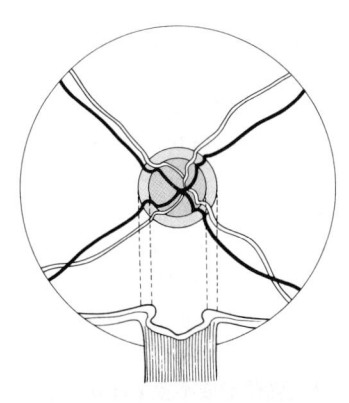

図Ⅰ-68 緑内障性乳頭陥凹

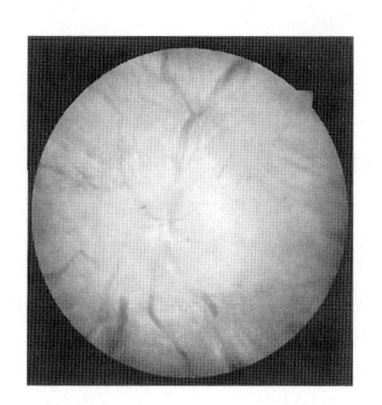

図Ⅰ-69 うっ血乳頭

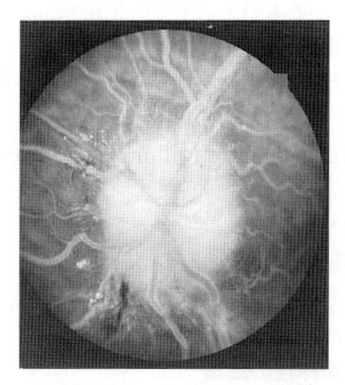

図Ⅰ-70 うっ血乳頭の螢光眼底

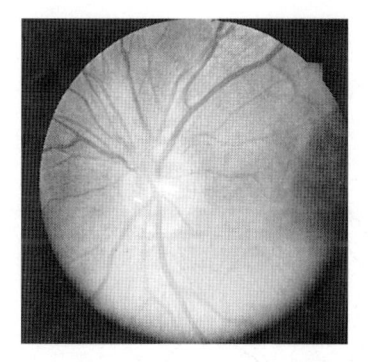

図Ⅰ-71 偽視神経炎

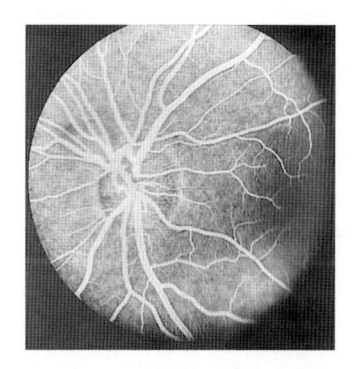

図Ⅰ-72 偽視神経炎の螢光眼底

4. その他の視神経疾患

1) 視神経の先天異常

(1) コーヌス crescent, conus
乳頭に接する部分に半月状あるいは輪状に白色に見えるもの，網膜色素上皮の萎縮・断裂により脈絡膜が透見し，脈絡膜の萎縮・断裂により強膜が透見する（図Ⅰ-73）．

① 耳側コーヌス temporal crescent, conus temporalis・輪状コーヌス anular crescent, conus anularis………近視にしばしば見られる（☞ p.172）．

② 下方コーヌス inferior crescent, conus inferior………脈絡膜欠損の不全型，視力が十分矯正されにくい．視神経乳頭が傾斜しているとき傾斜乳頭 tilted disc という．

(2) 視神経乳頭形成不全 hypoplasia of optic disc，視神経乳頭欠損 coloboma of optic disc
視神経乳頭の形成不全で，網膜血管は存在する（図Ⅰ-74）．乳頭が朝顔のように，漏斗状に陥凹しているものを朝顔症候群 morning glory syndrome という．

(3) 視神経孔形成 optic pit
視神経乳頭に小孔が見られるもの．胎生期眼裂の閉鎖不全による．耳側に見られることが多い（図Ⅰ-75）．

(4) 乳頭上膜 epipapillary membrane，Bergmeister 乳頭 Bergmeister's papilla
胎生期の原始乳頭の吸収が不完全で，乳頭に種々の程度の神経膠症 gliosis を生じ，白色膜状組織が見られる．

(5) 偽視神経炎 pseudoneuritis
視神経乳頭が境界不鮮明，発赤，混濁して視神経炎に類似した所見を示す．視力障害はない．屈折異常でしばしば見られ，うっ血乳頭との鑑別上重要である（☞ p.218）．

2) 視神経の腫瘍

視神経膠腫 optic glioma

〔症状〕 視力障害，眼球突出，眼底は視神経萎縮，うっ血乳頭を起こす．

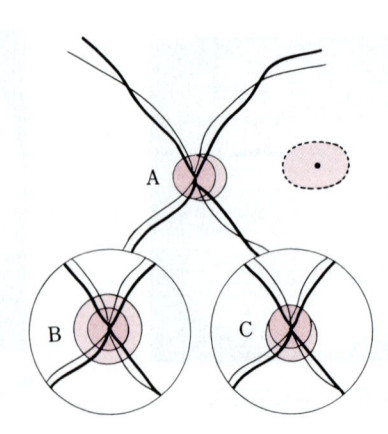

図Ⅰ-73 コーヌス
A：耳側コーヌス
B：輪状コーヌス
C：下方コーヌス

〔**診断**〕 エックス線視神経管撮影で視神経管の拡大が見られる（図Ⅰ-76）.
〔**治療**〕 腫瘍摘出（図Ⅰ-77）.

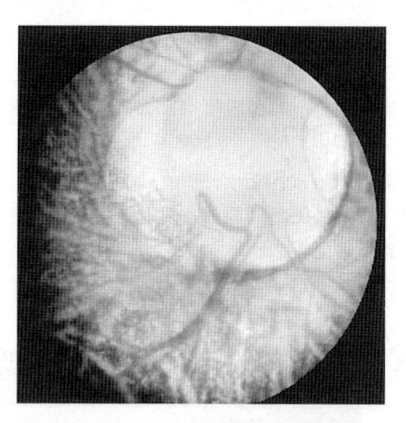

図Ⅰ-74 視神経乳頭欠損

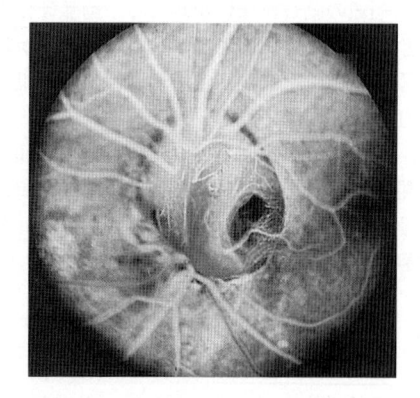

図Ⅰ-75 視神経孔形成の螢光眼底像

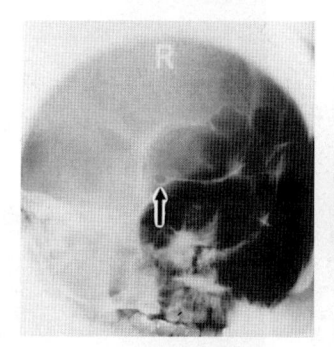

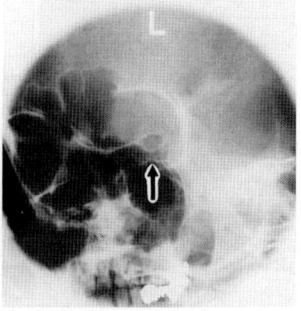

図Ⅰ-76 視神経膠腫（右眼：正常　左眼：視神経管拡大）

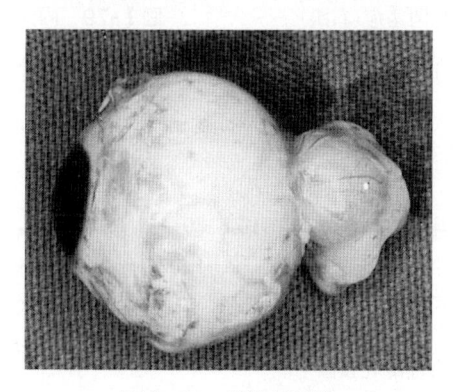

図Ⅰ-77 視神経膠腫

3) 脳血管閉塞症 cerebrovascular occlusion

(1) 内頸動脈閉塞症 internal carotid arterial occlusion

〔原因〕 内頸動脈は，前頭葉，頭頂葉，側頭葉の一部に血液を供給している．その閉塞によってその領域の脳貧血発作が起こる．動脈硬化症による不完全閉塞が多い．

〔症状〕 一過性黒内障 amaurosis fugax が起こる．一眼の視野が突然狭くなり，視力もほとんどなくなる．それが間もなく回復する．視野欠損，網膜中心動脈閉塞による綿花様白斑，眼底血圧の低下が見られる（図Ⅰ-78, 79）．

(2) 椎骨脳底動脈閉塞症 vertebral-basilar arterial occlusion

〔原因〕 椎骨脳底動脈は脳幹，小脳，側頭葉の一部，後頭葉に血液を供給している．その閉塞によってその領域の脳貧血発作が起こる．動脈硬化症によることが多い．

〔症状〕 視力障害，眼筋麻痺，同名半盲，眼振，眼瞼下垂が見られる．

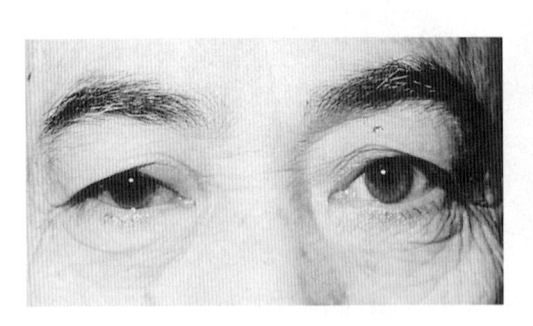

図Ⅰ-78 内頸動脈閉塞症（右眼） 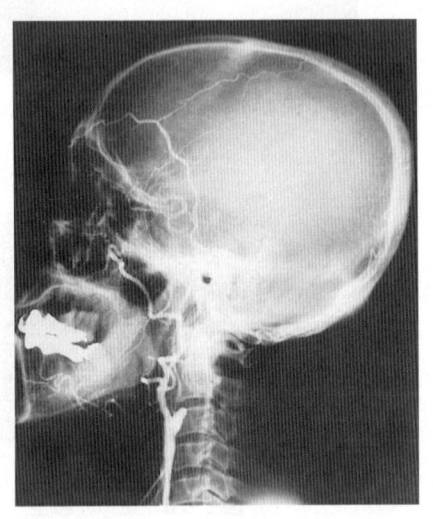　　図Ⅰ-79 内頸動脈閉塞症の脳血管造影

5．視路疾患

1）視交叉疾患

a．視交叉病変の症状

(1) 視野障害………両耳側半盲が基本*（図Ⅰ-80）．
(2) 視神経乳頭の変化．
　① 視交叉病変の持続→下行性視神経萎縮
　② うっ血乳頭：少ない．
(3) 瞳孔障害………半盲性瞳孔強直
(4) 眼筋麻痺………少ない．

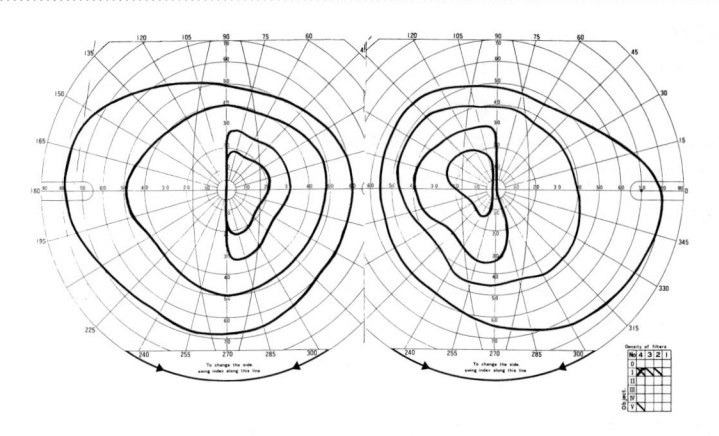

図Ⅰ-80 両耳側半盲

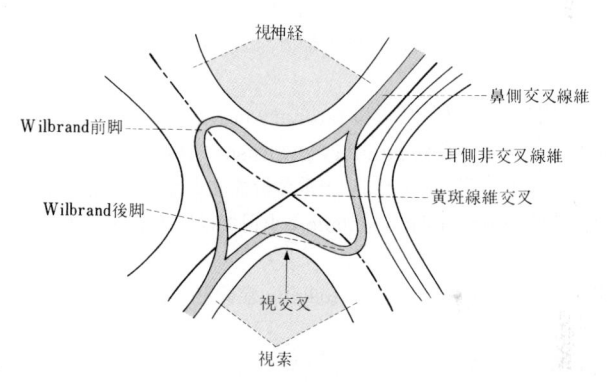

図Ⅰ-81 視交叉内の視神経線維の走行

---

* (☞ p.222) 視交叉内の視神経線維の走行：視交叉病変では両耳側半盲が基本であるが，視交叉内の視神経線維の走行は完全交叉というわけではないので，障害部位によっては，多少修飾された視野変化を示す（図Ⅰ-81）．
  (1) 網膜耳側からの線維………同側視索へいく．
  (2) 網膜下鼻側からの線維………視交叉前部を回り，反対側の視神経にわずかに入ってから（Wilbrand前脚）視索へいく．この部分の障害では，まず上耳側欠損を起こす．
  (3) 網膜上鼻側からの線維………視交叉後部で交叉するが，その際同側の視索にわずかに入ってから（Wilbrand後脚）反対側の視索へいく．この部分の障害はあまり見られない．
  (4) 黄斑部の鼻側線維………視交叉後部を横切る．

b．血管障害
視交叉は内頸動脈を初め血管に取り囲まれているため，血管障害を起こす（図Ⅰ-82）．
動脈硬化症：視交叉外側寄りの動脈による圧迫→両鼻側半盲．
頭蓋内動脈瘤：海綿静脈洞内動脈瘤で，眼筋麻痺，三叉神経障害を起こす．眼筋麻痺に頭痛を伴うものを眼筋麻痺性片頭痛 ophthalmoplegic migraine という．

c．炎　症
視交叉クモ膜炎 chiasmal arachnoiditis
〔原因〕　視交叉部クモ膜の炎症性癒着，囊腫状に髄液貯留し，視交叉・視神経を圧迫する．
〔症状〕　①　視力障害．
②　視野障害：不規則狭窄，求心狭窄，中心暗点．
③　視神経萎縮：徐々に起こる．
〔治療〕　副腎皮質ステロイド薬，脊髄腔内空気注入，開頭による癒着剥離．

d．腫　瘍
視交叉腫瘍はまれ，下垂体腫瘍が多い．
(1) **下垂体腺腫 pituitary adenoma**
(a) 嫌色素腺腫 chromophobe adenoma，下垂体機能低下症 hypopituitarism．
①　Fröhlich 症候群，脂肪生殖器性異栄養症 dystrophia adiposogenitalis：肥満，生殖器発育不全．
②　Simmonds 症候群，下垂体性悪液質 pituitary cachexia：老人性変化．
③　Lorain 症候群，下垂体性侏儒 pituitary dwarfism：侏儒．
(b) 好色素腺腫 chromophilic adenoma，下垂体機能亢進症 hyperpituitarism．
①　好エオジン性腺腫 eosinophilic adenoma：小児では巨人症 giantism，成人では末端肥大症 acromegaly を起こす．
②　好塩基性腺腫 basophilic adenoma，Cushing 症候群：肥満，骨粗鬆症，多毛症，生殖器障害．
(c) 下垂体腫瘍の放射線診断………エックス線検査でトルコ鞍の拡大，気球様拡大 ballooning が見られる（図Ⅰ-83）．
(2) **トルコ鞍周囲腫瘍 perisellar tumor**
(a) トルコ鞍上腫瘍 suprasellar tumor………視交叉病変の症状→両耳側半盲，視神経萎縮，うっ血乳頭，下垂体機能異常を起こす．エックス線検査でトルコ鞍の拡大は見られない．
①　頭蓋咽頭腫 craniopharyngioma：胎生期の頭蓋咽頭管 craniopharyngeal duct（Rathke 囊 Rathke's pouch）上皮の遺残細胞から発生した腫瘍．小児に多い．エックス線でトルコ鞍上の石灰沈着が見られる．
②　髄膜腫 meningioma：成人に多い（図Ⅰ-84）．
③　前頭葉腫瘍：神経膠腫 glioma が多い．Foster-Kennedy 症候群→同側視神経萎縮＋他側うっ血乳頭を起こす（図Ⅰ-85）．
(b) トルコ鞍前腫瘍 presellar tumor………初期には視交叉は侵さず，視神経末端を侵す→一眼視野異常．末期には視交叉を侵す→両眼視野異常．嗅溝 olfactory groove の腫瘍，髄膜腫

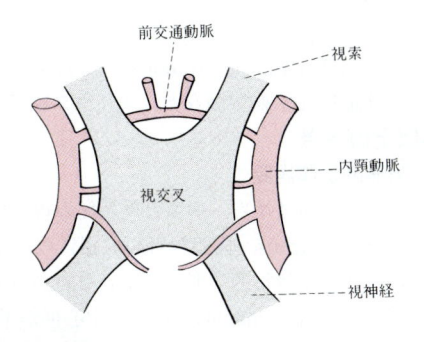

図Ⅰ-82　視交叉部の血管

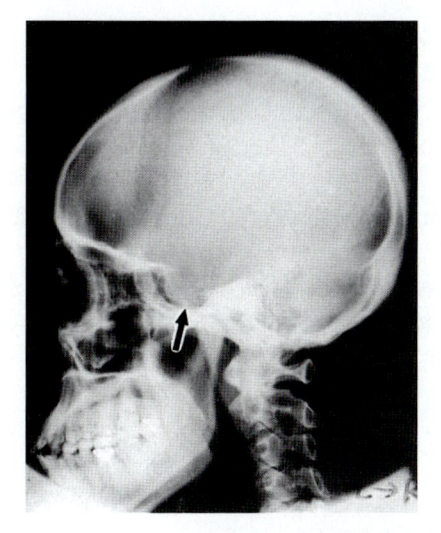

図Ⅰ-83　トルコ鞍の拡大（ballooning）

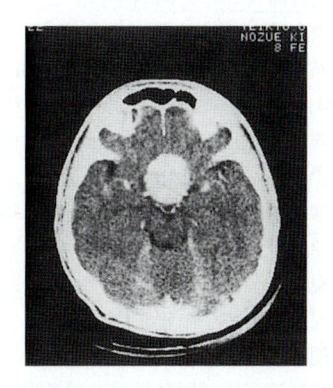

図Ⅰ-84　前頭葉腫瘍のCT

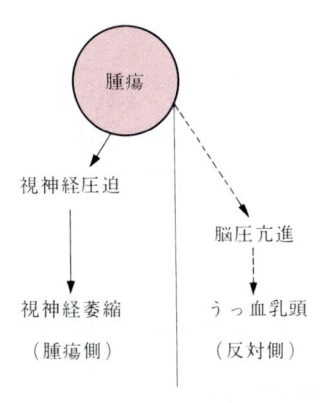

図Ⅰ-85　Foster-Kennedy症候群

(c) トルコ鞍傍腫瘍 parasellar tumor………初期には視神経，末期には視交叉を侵す．蝶形骨縁 sphenoid ridge 腫瘍，髄膜腫など，エックス線で骨破壊が見られる．

2) 視索以上の疾患
a．視索・外側膝状体病変
(1) 視野障害………同名半盲，病変と反対側の視野欠損．
① 非調和性 incongurous：両眼視野の欠損に差が見られる（図Ⅰ-86）．視交叉で混合した左右の視神経線維がまだ対称的に配列していないからである．
② 黄斑分割 splitting of macula：視野の中心部が半分見えない（図Ⅰ-87）．
③ 徐々に発病することが多い．
(2) 視神経萎縮………3～4か月後に起こる．
(3) 瞳孔反応………視索の前2/3の病変では半盲性瞳孔強直，後1/3では異常ない．

b．視放線病変
(1) 視野障害………同名半盲．
① 調和性 congurous
② 黄斑回避 sparing of macula, macula, escape：視野の中心部は見える（☞総論 図Ⅳ-5 p.78）．
③ 四半盲 quadrant hemianopsia：視放線における神経線維の配列*が，網膜上半からの線維と下半からの線維と異なるために，視放線の障害では四半盲を起こしやすい．Meyer 係蹄の障害は側頭葉の病変で起こる（図Ⅰ-88）．
④ 急に発病することが多い．
(2) 視神経萎縮………ない．
(3) 瞳孔反応………正常．

c．視中枢病変の症状
(1) 視野障害……同名半盲．四半盲，水平半盲を示すこともある．
(2) 視神経萎縮……ない．
(3) 瞳孔反応……正常．

皮質盲 cortical blindness
視知覚中枢の病変による．古典的な三主徴は，失明，瞳孔対光反応の存在，眼底変化のないことである．部分障害では，皮質刺激による不快な幻視，精神視的反射（固視，融像，調節輻湊反射など）の欠除，視運動眼振の欠除，他の精神症状を起こす．

精神盲 soul blindness
高次視活動の中枢の病変による．

---

* 視放線における視神経線維の配列
 (1) 網膜上半からの線維………外側膝状体内側を通り，鳥距溝上部に達する．
 (2) 網膜下半からの線維………外側膝状体外側を通り，視放線では側頭葉の前部を迂回し（Meyer 係蹄 Meyer's loop），鳥距溝下部に達する．
 (3) 黄斑からの線維………外側膝状体楔状部を通り，鳥距溝の上下に達する．

(1) 視的失認症 visual agnosia……見えるが，前に知っていたものでも認識できない．
(2) 視的失読症 visual alexia……見えるが，読めない．
(3) 視的失語症 visual aplasia………見えるが，話せない．

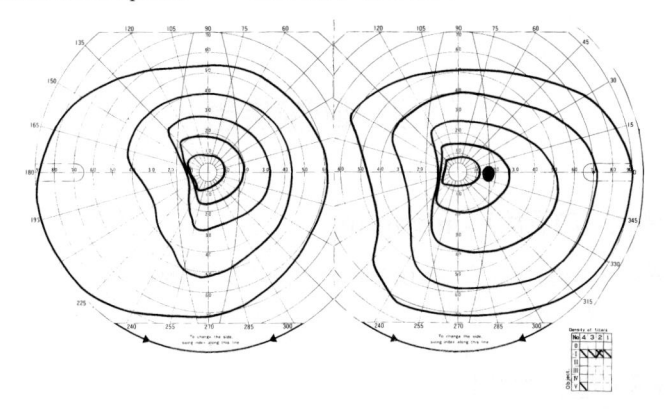

図Ⅰ-86　視野の非調和性

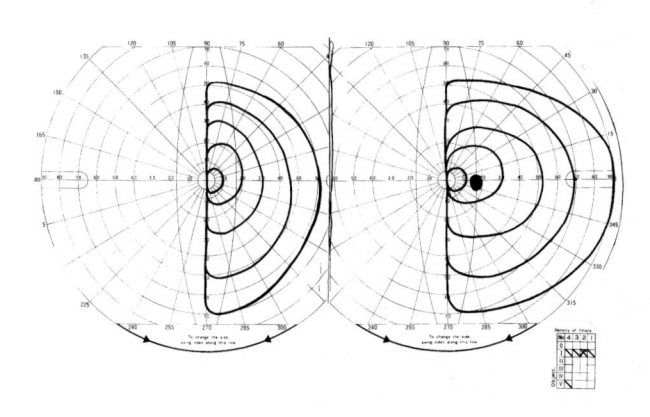

図Ⅰ-87　左側同名半盲　黄斑分割

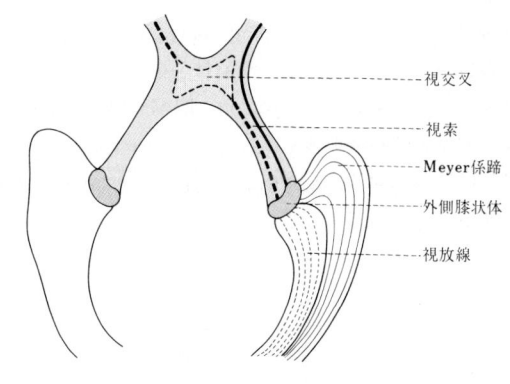

図Ⅰ-88　視放線の視神経線維の配列

第Ⅱ章　外眼部・前眼部疾患

〔1〕　眼瞼疾患

1．眼瞼内反（内反症）entropion

〔症状〕　眼瞼縁が内方に彎曲し，睫毛が眼球に接触する．角膜と結膜とが刺激され，角膜びらんや結膜炎を起こす．流涙，羞明，異物感がある（図Ⅱ-1）．

〔種類〕　① 睫毛内反 entropium ciliarum：小児で下眼瞼皮膚の過剰による（図Ⅱ-1）．下眼瞼のとくに鼻側に多い．治療は手術．

② 加齢内反（老人性内反）senile entropion：老人で眼輪筋の緊張低下と眼瞼皮膚弛緩による（図Ⅱ-2）．治療は手術．

③ 瘢痕性内反 cicatricial entropion：結膜・瞼板の瘢痕収縮による．熱傷・腐触・トラコーマなど．治療は手術．

④ 痙攣性内反 spastic entropion：眼輪筋の収縮による．眼瞼痙攣に合併．治療は原因療法．

〔手術方法〕　① 睫毛内反・瘢痕性内反：Hotz 法………眼瞼皮膚を切開し，瞼板の一部を切除して瞼縁に近い皮膚と瞼板上部とを癒着させ瞼縁の向きを変える．河本法………瞼縁に近い皮膚と瞼板上部を縫合のみによって接着させ瞼縁の向きを変える．

② 加齢内反：眼輪筋短縮術………眼輪筋を短縮して緊張させる．

2．眼瞼外反（外反症）ectropion

〔症状〕　瞼縁が外方へ彎曲し，眼瞼結膜が外へ露出しているもの（図Ⅱ-3）．結膜の充血・肥厚を起こし，重症のときは兎眼となる（☞ p.230）．

〔種類〕　① 瘢痕性外反 cicatricial ectropion：熱傷，腐蝕による眼瞼皮膚の瘢痕収縮による．治療は手術．

② 加齢外反（老人性外反）senile ectropion：老人で眼輪筋の緊張低下と眼瞼皮膚弛緩により，下眼瞼が下垂して起こる．治療は手術．

③ 麻痺性外反 paralytic ectropion：眼輪筋麻痺（顔面神経麻痺）によって起こる．原因の治療をして治らなければ手術．

④ 痙攣性外反 spastic ectropion：結膜が腫脹しているときに眼輪筋が収縮して起こる．治療は原因療法．

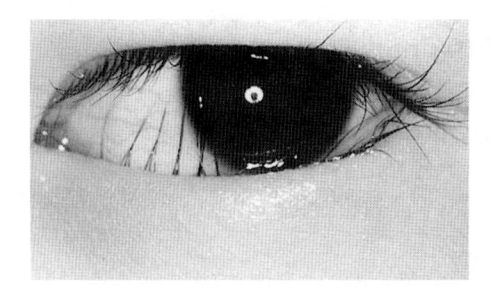

図Ⅱ-1　眼瞼内反(睫毛内反)

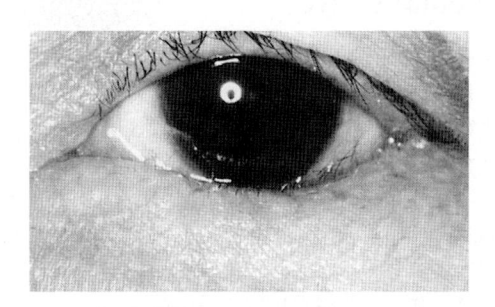

図Ⅱ-2　加齢眼瞼内反

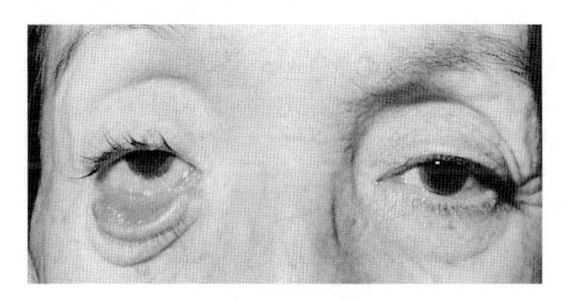

図Ⅱ-3　眼瞼外反

3. 兎眼 lagophthalmos

〔症状〕 瞼裂の閉鎖不全（図Ⅱ-4）. 高度の場合, 角膜が露出し, 角膜が障害され, 角膜乾燥, 角膜潰瘍を起こす. これを兎眼性角膜炎 exposure keratitis, keratitis e lagophthalmo という.

〔原因〕 眼輪筋麻痺（顔面神経麻痺）, 眼瞼欠損, 眼瞼瘢痕, 眼球突出.

〔治療〕 眼軟膏点眼, 眼帯などによる角膜保護, 上下の眼瞼を一時的に縫合する瞼板縫合術 tarsorrhaphy, 皮膚移植あるいは筋移植などの形成手術.

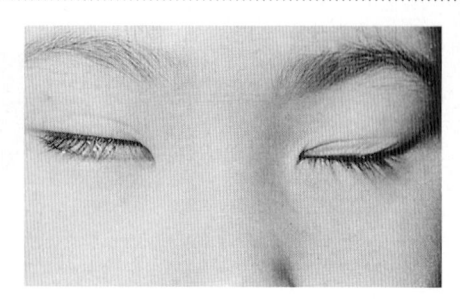

図Ⅱ-4 兎 眼(右眼)

4. 麦粒腫* hordeolum, stye

〔種類〕 ① 外麦粒腫 external hordeolum, hordeolum externum：睫毛腺（Zeis または Moll 腺）の急性化膿性炎症. 膿点は眼瞼皮膚に見られる.

② 内麦粒腫 internal hordeolum, hodeolum internum：瞼板腺（Meibom 腺）の急性化膿性炎症. 膿点は眼瞼結膜に見られる.

〔症状〕 眼瞼の一部発赤, 腫脹, 疼痛, ときに結膜浮腫（図Ⅱ-5）.

〔治療〕 抗生物質の眼軟膏, 内服, 膿点ができれば切開排膿.

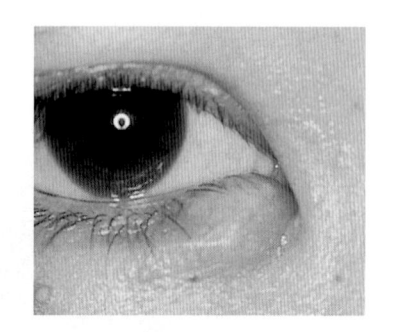

図Ⅱ-5 麦粒腫

5. 霰粒腫 chalazion

〔原因〕 瞼板腺栓塞をもとにして起こった瞼板腺（Meibom 腺）の慢性肉芽性炎症.

〔症状〕 眼瞼皮下瞼板中の球状硬結（図Ⅱ-6）. 疼痛はない. ときに急性炎症を起こし, 発赤, 腫脹, 疼痛がある. これを急性霰粒腫 chalazion acutum という.

〔治療〕 切開掻爬

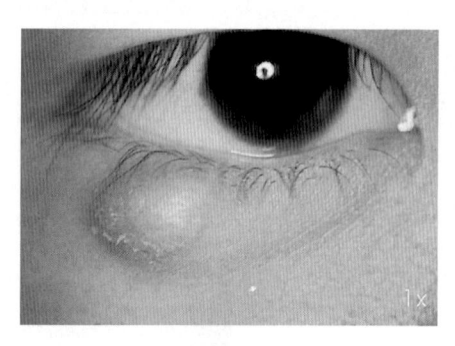

図Ⅱ-6 霰粒腫

---

* 俗にモノモライという.

6．眼瞼炎 blepharitis

1） 眼瞼皮膚炎 blepharodermatitis
皮膚の炎症を起こす原因は，すべて眼瞼皮膚の炎症を起こす．細菌・ウイルス感染，化粧品・薬品によるアレルギー，湿疹などで起こる．

2） 眼瞼縁炎 marginal blepharitis
〔症状〕 眼瞼縁の炎症．眼瞼縁の発赤・瘙痒がある．
〔原因〕 睫毛根部のブドウ球菌感染や体質で起こる．
〔経過〕 慢性の場合後遺症を残す．
① 睫毛禿 madarosis：睫毛の脱落
② 睫毛乱生 trichiasis
③ 睫毛べんち tyrosis ciliaris：瞼縁の肥厚
④ 眼瞼外反 ectropion

3） 眼角眼瞼炎 angular blepharitis
眼角皮膚の炎症．Morax-Axenfeld 双杆菌による．

4） 眼瞼炎の治療
抗生物質，副腎皮質ステロイド薬眼軟膏．

7．眼部帯状疱疹 herpes zoster ophthalmicus

帯状ヘルペスウイルスの感染による．三叉神経第1枝（眼神経）または第2枝（上顎神経）領域に発生したものを，眼部帯状疱疹（眼部帯状ヘルペス）herpes zoster ophthalmicus といい，種々の眼症状を起こす．

〔症状〕 三叉神経第1枝または第2枝領域に神経痛様症状が先行した後，皮膚発疹，水疱が生じる（図Ⅱ-7）．眼では上皮性角膜炎に続いて点状の上皮下混濁が起こる．これが帯状ヘルペス角膜炎 herpes zoster keratitis の特徴である．重症はびまん性角膜実質炎，虹彩毛様体炎および続発緑内障，さらには視神経炎，眼筋麻痺を起こす．

〔治療〕 抗生物質および副腎皮質ステロイド薬の局所および全身投与．合併症にはその治療．

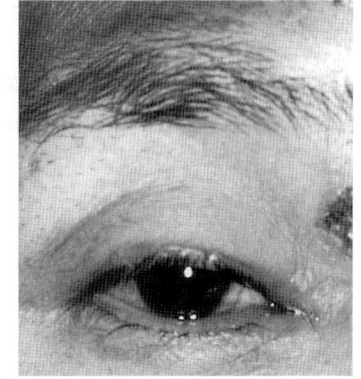

図Ⅱ-7 眼部帯状疱疹（虹彩毛様体炎）

8. 眼瞼痙攣 blepharospasm

眼輪筋の痙攣（☞総論 図Ⅱ-59, p.63）. 三叉神経刺激症状（結膜炎, 角膜炎, 異物など）, ヒステリー, チックなどで起こる. 治療は原因療法, ボツリヌス毒素*の眼輪筋注射.

9. その他の眼瞼疾患

1) 睫毛乱生 trichiasis
〔症状〕睫毛の生え方が乱れ, 一部が角膜に向かい, 角膜を刺激し, 流涙, 異物感, 角膜混濁を起こす.
〔原因〕眼瞼縁炎, 熱傷, 腐蝕, トラコーマ.
〔治療〕少数であれば睫毛電気分解 electrolytic epilation, 多数であれば Hotz 法（☞眼瞼内反 p.228）.

2) 眼瞼皮膚弛緩 blepharochalasis
上眼瞼皮膚の弛緩した状態（図Ⅱ-8）. 皮膚は薄くなり, 伸展性がある. 治療は手術で, 皮膚を切除する.

3) 潜伏眼球 cryptophthalmus, 無眼瞼 ablepharia
瞼裂が欠除し, 眼瞼下に形成不全の眼球が潜伏している.

4) 眼瞼欠損 palpebral coloboma
眼瞼の欠損であるが, 通常眼瞼縁に三角形の欠損が見られる.

5) 内眼角贅皮 epicanthus
内眼角の皮膚が余分で, 上眼瞼から半月状の皺襞を形成して内眼角を覆うもの. 東洋人に多いとされ, Down 症候群にみられる.
逆内眼角贅皮 inverse epicanthus, epicanthus inversus………内眼角の皮膚が余分で, 下眼瞼から半月状の皺襞を形成して内眼角を覆うもの（図Ⅱ-9）.

6) 瞼縁癒着 ankyloblepharon
上下の瞼縁が分離せず癒着しているもの. 上下の瞼縁が索状物で連絡しているものを線維状瞼縁癒着 ankyloblepharon filiforme という.

7) 睫毛重生 distichiasis
睫毛が2列に生えているもの.

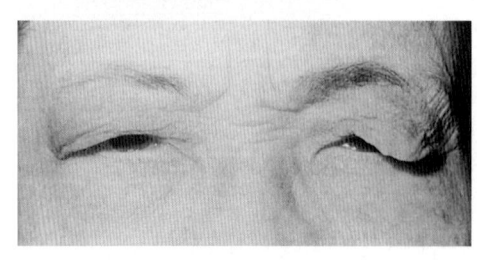

図Ⅱ-8 眼瞼皮膚弛緩

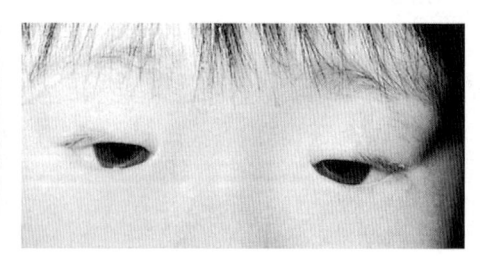

図Ⅱ-9 逆内眼角贅皮

8) 眼瞼ミオキミア myokymia
瞼縁に近い部分が細かく振戦する．疲労，ヒステリーなどで起こる．

9) 眼瞼良性腫瘍
(1) 皮様嚢腫 dermoid cyst………上眼瞼皮下に見られることが多い．
(2) 黄色腫 xanthelasma………上眼瞼内側に，両眼対称性に見られることが多い．
(3) 血管腫 hemangioma（図Ⅱ-10）．
① 単純血管腫 simple hemangioma，火焰状母斑 nevus flammeus, portwine stain：皮膚より隆起していない．顔面血管腫・緑内障・てんかんの合併は，Sturge-Weber 症候群である（☞母斑症 p.348）．
② 海綿状血管腫 cavernous hemangioma, strawberry mark：皮膚より隆起している．
(4) 神経線維腫 neurofibroma, von Recklinghausen 病（☞母斑症 p.348）．

10) 眼瞼悪性腫瘍
初期には霰粒腫との鑑別が必要になる．

(1) **基底細胞癌 basal cell carcinoma**
腫瘍中央部に潰瘍を生じ，辺縁部が隆起する．進行は緩徐，全身転移はまれ．放射線感受性が高い．

(2) **扁平上皮癌 squamous cell carcinoma**
表面凹凸の腫瘍（図Ⅱ-11）．痂皮形成，後に潰瘍．全身転移する．

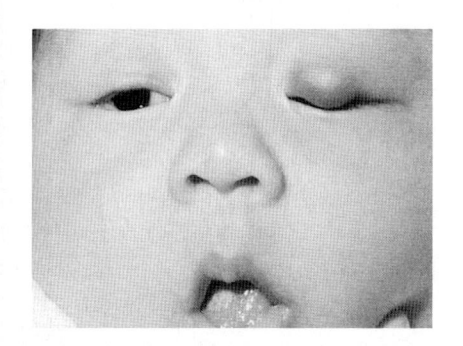

図Ⅱ-10　眼瞼血管腫

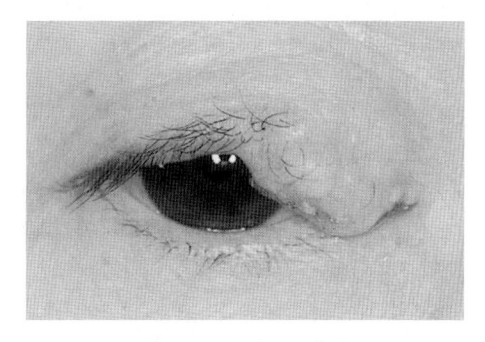

図Ⅱ-11　扁平上皮癌

---

*　**ボツリヌス毒素**：神経筋接合部の運動終末に作用して，アセチルコリンの遊離を阻害することにより神経の伝達をブロックして筋肉の収縮を抑制する．眼瞼痙攣のほか，麻痺性斜視の拮抗筋にも用いることがある．

〔2〕 涙器疾患

1．涙道疾患

　涙道疾患の主要なものはその閉塞で，閉塞部位は図Ⅱ-12 に示すとおりである．涙道疾患では，涙管閉塞とそれによる涙囊炎が重要である．

　1）　鼻涙管閉塞・狭窄 obstruction (stenosis) of nasolacrimal duct………鼻腔，副鼻腔の疾患や手術に続発することが多い．以前はトラコーマでみられた．

　2）　慢性涙囊炎 chronic dacryocystitis………鼻涙管閉塞があって，涙囊に涙液がたまり，これに細菌感染を起こしたもの．涙囊部を圧迫すると涙点から膿が逆流する．そのときに涙囊が拡張し粘液瘤となる．これを涙囊粘液瘤 lacrimal mucocele という（図Ⅱ-13）．

　3）　急性涙囊炎 acute dacryocystitis………慢性涙囊炎があるときに，涙囊内の細菌が涙囊外へ出て，涙囊周囲に急性化膿性炎症を起こしたもの．涙囊部の発赤，腫脹，疼痛がある（図Ⅱ-14）．

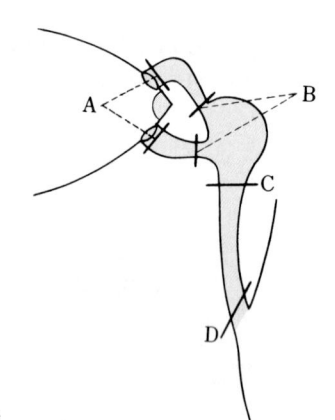

図Ⅱ-12　涙道疾患の閉塞部位
　A：涙点閉塞
　B：涙小管閉塞
　C：鼻涙管閉塞
　D：鼻涙管開口部閉塞

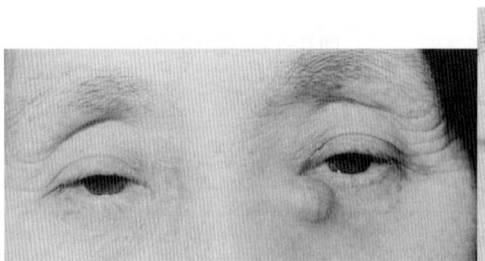

図Ⅱ-13　涙囊粘液瘤　　　　　　図Ⅱ-14　急性涙囊炎

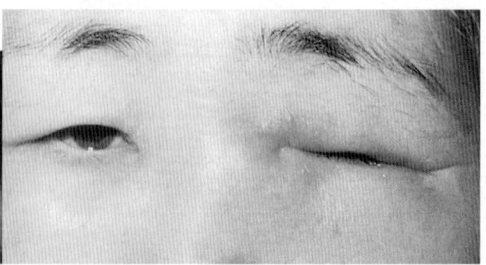

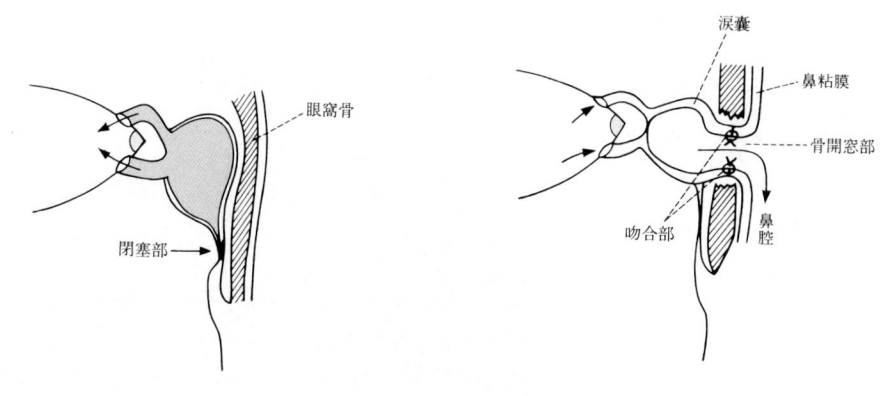

図Ⅱ-15 涙嚢鼻腔吻合術
涙嚢と鼻腔との間の骨を除去して涙嚢と鼻粘膜とを縫合する

〔**診断**〕 涙嚢洗浄で洗浄水の逆流をみる．涙管ブジーで閉塞部位をみる．涙道造影で涙嚢の状態をみる．

〔**治療**〕 鼻涙管閉塞，慢性涙嚢炎では，涙嚢鼻腔吻合術 dacryocystorhinostomy（DCR）を行う（図Ⅱ-15）．急性涙嚢炎は抗生物質を投与し，炎症消褪してから涙嚢鼻腔吻合術を行う．涙嚢摘出術 dacryocystectomy や涙管ブジー lacrimal probe が行われることもある．涙嚢摘出術では術後膿はでなくなるが流涙は残り，涙管ブジーの効果は不確実である．

涙小管閉塞では涙小管涙嚢吻合術，結膜涙嚢吻合術，人工涙道手術を行う．

4）新生児涙嚢炎 dacryocystitis neonatorum，先天鼻涙管閉塞 congenital obstruction of nasolacrimal duct

鼻涙管の鼻腔への開口部が先天性に薄い膜で閉塞しているもの．涙嚢炎を併発し，流涙と眼脂がある（図Ⅱ-16）．そのため結膜炎と誤診されやすい．涙嚢洗浄を行うと涙嚢にたまっていた膿が逆流する（図Ⅱ-17）．

〔**治療**〕 涙管ブジーでその膜を破ってやればよい（図Ⅱ-18，19）．

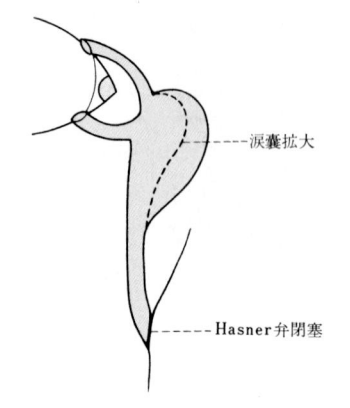

図Ⅱ-16　先天鼻涙管閉塞

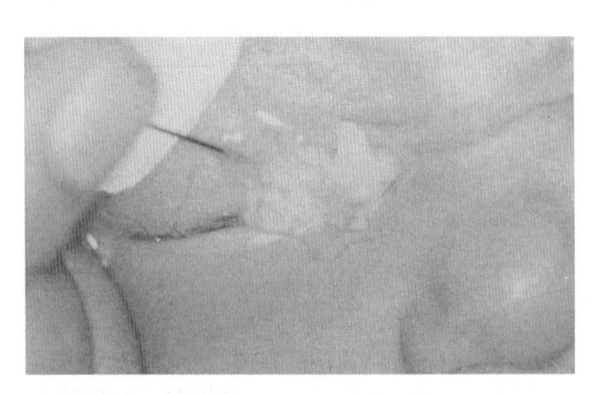

図Ⅱ-17　涙囊洗浄で排膿

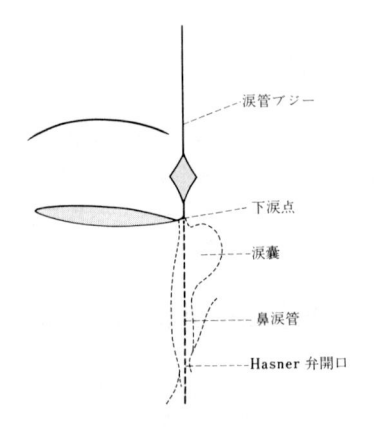

図Ⅱ-18　涙管ブジー

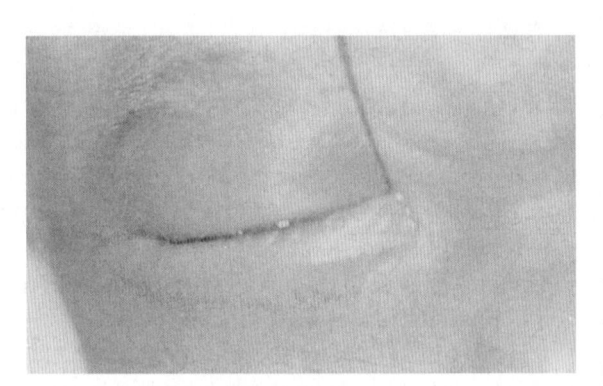

図Ⅱ-19　涙管ブジー

5) その他の涙道疾患
(1) 涙点疾患
(1) 涙点閉塞 atresia of lacrimal punctum………涙点部の瘢痕または先天性.
(2) 涙点外反 eversion of lacrimal punctum………眼瞼外反に併発する.
(2) 涙小管疾患
(1) 涙小管閉塞・狭窄 obstruction (stenosis) of canaliculus………涙小管の瘢痕または先天性.
(2) 涙小管炎 canaliculitis………内眼角部の発赤, 腫脹. 涙小管を圧迫すると涙点より排膿がある.
(3) 先天涙囊瘻 congenital lacrimal fistula
先天性に涙囊と皮膚との間に瘻孔のあるもの. 内眼角の皮膚に見られ, 瘻孔から涙が出る.

涙囊洗浄をすると瘻孔から洗浄液が出てくる．

〔治療〕 瘻孔を含めて周囲の皮膚を切除する．

2．涙腺疾患

1） 涙液分泌障害

a．涙　液

涙液は涙腺・副涙腺から分泌され，眼球表面を覆う涙液層は次の3層からなる（図Ⅱ-20）．

(1) Meibom 腺・Zeis 腺からの油層
(2) 涙腺・副涙腺からの水層
(3) 結膜杯細胞からのムチン層

涙液分泌が量的または質的に減少し角結膜上皮が障害されるものをドライアイ dry eye という（表Ⅱ-1）．

b．種　類

(1) 涙液分泌量が減少するもの→ Sjögren 症候群
(2) 涙液が蒸発しやすいもの→ Meibom 腺機能不全

c．症　状

(1) 角膜・結膜の上皮欠損
(2) 眼の乾燥感

d．診　断

(1) 涙液分泌検査

① Schirmer 試験

幅 5 mm の濾紙の一端 5 mm を折り曲げ，外眼角に近い下眼瞼に引っ掛けておき，5分後に濾紙の濡れた長さを測定する（図Ⅱ-21）．5 mm 以下が異常．

② 綿糸法

綿糸を用いて Schirmer 試験と同じように検査する．10mm 以下が異常．

(2) 涙液質検査

涙膜破壊時間 breakup time of tear film （BUT）

フルオレセインを点眼し，閉瞼後開瞼し，細隙灯顕微鏡で観察して角膜上のフルオレセインが破れる（ドライスポット dry spot）時間を測定する．5秒以下が異常．

図Ⅱ-20 涙液

表Ⅱ-1 ドライアイの診断基準

(1) 涙液（層）の質的または量的異常
　① Schirmer 試験　5 mm 以下
　②綿糸法　10 mm 以下
　③涙膜破壊時間（BUT）5秒以下
(2) 角結膜上皮障害
　①フルオレセイン染色
　②ローズベンガル染色

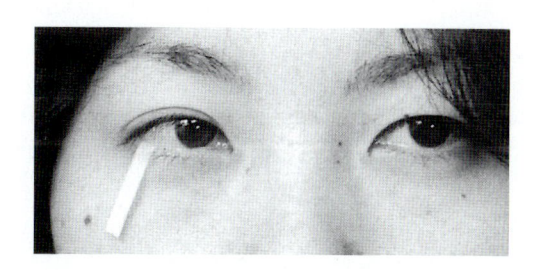

図Ⅱ-21 Schirmer 試験

(3) **角膜上皮障害検査**（図Ⅱ-22）
　① フルオレセイン染色試験
　　フルオレセイン fluorescein（点眼液または試験紙）で，染色して角膜を観察すると，上皮の欠損がある場合明らかとなる．
　② ローズベンガル染色試験
　　結膜および角膜の上皮障害の程度を観察する方法である．涙液分泌の減少が続くと結膜および角膜の上皮障害が起こる．1%ローズベンガル rose bengal 液を点眼すると，結膜および角膜の上皮障害の部分が赤く染色される．その染色の程度によって，涙液減少の程度を判定する．

e．原　因
(1) **Sjögren 症候群**
乾性角結膜炎，口内乾燥症，多発性関節炎を三主徴とする．中年の女性に多い．
　① 乾性角結膜炎 keratoconjunctivitis sicca………涙液分泌減少による．角膜・結膜の上皮欠損，フルオレセインにより角膜が染色，ローズベンガルにより角膜・結膜が染色される（図Ⅱ-22）．自覚的には，眼の乾燥感，羞明を訴える．
　② 口内乾燥症
　③ 多発性関節炎
〔治療〕　人工涙液点眼，唾液腺ホルモン内服

(2) **Stevens-Johnson 症候群**
多形性紅斑 erythema multiforme で，皮膚とともに，結膜はじめ他の粘膜が侵される．小児に多い．薬剤あるいは食物に対する過敏症として現れる．
〔症状〕　重症の偽膜性結膜炎を起こす．後遺症として，次のものがみられる．
　① 瞼球癒着 symblepharon：眼瞼結膜と眼球結膜の癒着．
　② 瞼縁癒着 ankyloblepharon：上下眼瞼の癒着．
　③ 眼球乾燥 xerosis bulbi, xerophthalmos：結膜瘢痕のため杯細胞・副涙腺の萎縮による（図Ⅱ-23）．
〔治療〕　副腎皮質ステロイド薬の全身および局所投与，二次感染予防のため抗生物質点眼．
後遺症に対しては，瞼球癒着，瞼縁癒着には形成手術，眼球乾燥には耳下腺管結膜囊内移動手術．耳下腺管が障害されているときには人工涙液．

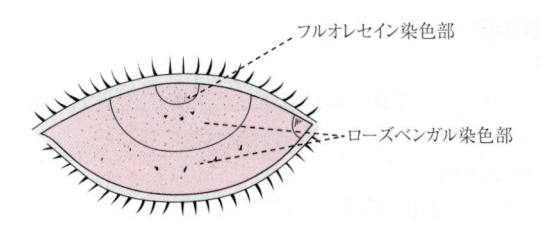

図Ⅱ-22　角膜上皮障害検査

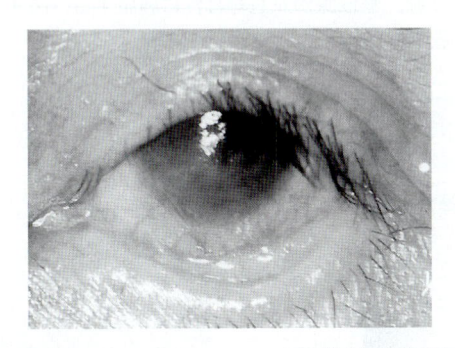

図Ⅱ-23　Stevens-Johnson 症候群（眼球乾燥）

(3) **天疱瘡 pemphigus**
全身皮膚の天疱瘡の一部として起こる場合と，眼だけで皮膚症状を欠く場合とがある．後者を眼類天疱瘡 ocular cicatrical pemphigoid という．カタル性，ときに偽膜性結膜炎を起こし，後遺症として瞼球癒着，瞼縁癒着，眼球乾燥を来す．

f．治　療
　① 人工涙液点眼——防腐剤を含まないのが推奨されている．
　② 涙点閉塞——涙点プラグ

2) その他の涙腺疾患

a．涙液異常分泌

ワニの涙 crocodile tear………唾液分泌に関連した涙液分泌（図Ⅱ-24）．先天性に Duane 症候群など眼球運動異常に伴い，後天性に顔面神経麻痺後に起こる．

b．涙腺炎 dacryoadenitis

涙腺部の腫脹．急性炎症で発赤，疼痛．
(1) 急性涙腺炎 acute dacryoadenitis
(2) 慢性涙腺炎 chronic dacryoadenitis
Mikulicz 症候群………涙腺，唾液腺が左右対称性に腫脹する（図Ⅱ-25）．

c．涙腺腫瘍（☞眼窩腫瘍 p.282）

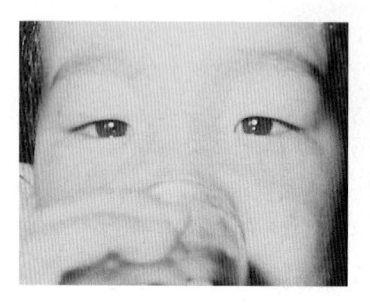

涙が出ていない 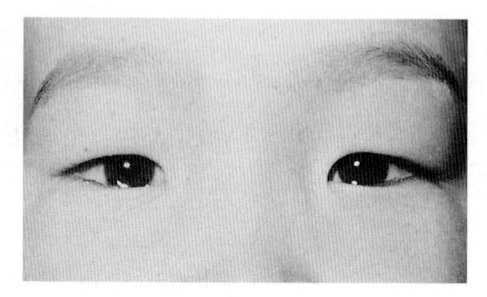　　　　　　　水を飲むと涙が出てくる

図Ⅱ-24　ワニの涙

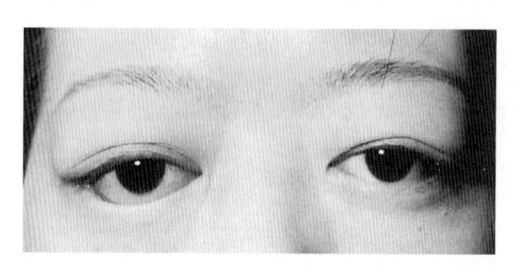

涙腺の腫脹

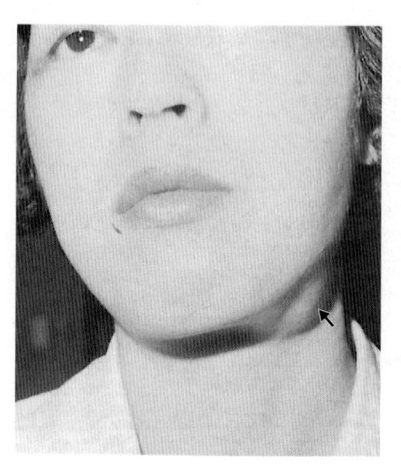

図Ⅱ-25　Mikulicz 症候群　　　耳下腺，顎下腺の腫脹

〔3〕 結膜疾患

1．結膜炎

1） 結膜炎の症状
a．結膜炎の他覚症状
(1) 眼球結膜

① 充血 hyperemia, injection………結膜の充血に2種類あり，結膜炎 conjunctivitis の充血は結膜充血であるが，鑑別が必要である（☞総論 p.92）．
② 結膜下出血 hyposphagma………結膜炎のほか，外傷，強い咳嗽でも起こる（図Ⅱ-26）．原因不明のものも多い．
③ 結膜浮腫 chemosis………結膜炎のほか，麦粒腫，腎炎などでも起こる（図Ⅱ-27）．

(2) 眼瞼結膜

① 乳頭増殖：乳頭 papilla は中に血管や細胞をもつ結膜面の隆起．結膜炎が起こると，乳頭が増殖して，眼瞼結膜は赤く混濁してくる．
② 濾胞 follicle：リンパ球から成る小さな隆起．
③ 顆粒 granula：濾胞が大きくなったもので，瘢痕をつくるもの．
④ 偽膜 pseudomembrane：滲出物でできた薄い膜．

b．結膜炎の自覚症状
眼脂，流涙，異物感．

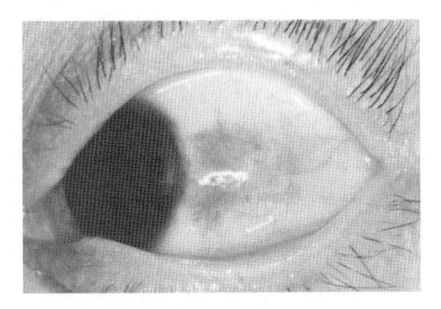

図Ⅱ-26　結膜下出血

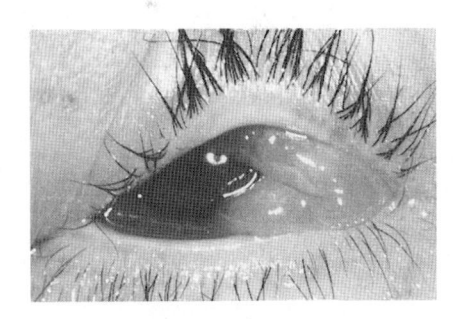

図Ⅱ-27　結膜浮腫

2) 結膜炎の分類
a．発病・経過からの分類
(1) 急性結膜炎 acute conjunctivitis
(2) 慢性結膜炎 chronic conjunctivitis
b．臨床像からの分類
(1) カタル性結膜炎 catarrhal conjunctivitis：充血・混濁のみみられる．
(2) 濾胞性結膜炎 follicular conjunctivitis：濾胞*がみられる．
(3) 偽膜性結膜炎 pseudomembranous conjunctivitis：偽膜がみられる．
c．原因からの分類
(1) ウイルス性結膜炎 viral conjunctivitis………流行性角結膜炎，咽頭結膜熱，急性出血性結膜炎など．
(2) 細菌性結膜炎 bacterial conjunctivitis………ぶどう球菌，連鎖球菌，肺炎双球菌，Koch-Weeks 菌，Morax-Axenfeld 菌，淋菌，ジフテリア菌など．
(3) アレルギー性結膜炎 allergic conjunctivitis………アトピー，薬品によるアレルギー，春季カタル，フリクテンなど．

2．細菌性結膜炎

1) 急性カタル性結膜炎 acute catarrhal conjunctivitis
ぶどう球菌，連鎖球菌，肺炎双球菌，Koch-Weeks 菌，Morax-Axenfeld 菌など．
2) 淋菌性結膜炎 gonococcal conjunctivitis
淋菌．
〔**細菌性結膜炎の治療**〕 抗生物質点眼．

---

* 結膜濾胞症 folliculosis conjunctivae：結膜に濾胞はあるが，炎症症状を欠くもの．小児に多く，自覚症状もなく，治療の必要もない．

3．新生児眼炎 ophthalmia neonatorum

生後10日までに起こる急性結膜炎の総称．新生児涙嚢炎もしばしばみられ，鑑別診断上重要である．

1) 淋菌性結膜炎 gonococcal conjunctivitis
新生児膿漏眼 blennorrhoea neonatorum ともいう．
淋菌の産道感染による．生後1～2日で発病し，眼脂著明で膿性である（図Ⅱ-28）．放置すれば角膜に潰瘍を生じ，穿孔して失明する．
〔予防〕 Credé法．出産直後に1～2％硝酸銀水を点眼する．現在は抗生物質の点眼で代用する．
〔治療〕 抗生物質点眼．

2) 封入体性結膜炎 inclusion conjunctivitis
封入体性膿漏眼 inclusion blennorrhoea ともいう．
トラコーマクラミジアの産道感染による．生後約1週間で発病し，角膜混濁も起こす．
〔治療〕 抗生物質点眼．

3) 非淋菌性細菌性結膜炎 nongonococcal bacterial conjunctivitis
化膿菌による．生後約1週間で発病する．角膜障害は起こらない．
〔治療〕 抗生物質点眼．

4) 薬剤による結膜炎 chemical conjunctivitis
Credé法によって点眼した硝酸銀による．その日から発病し，混濁を起こす．
〔治療〕 副腎皮質ステロイド薬点眼．

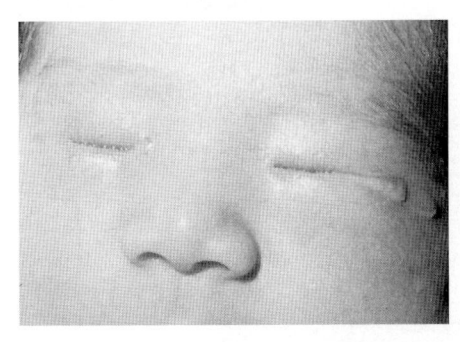

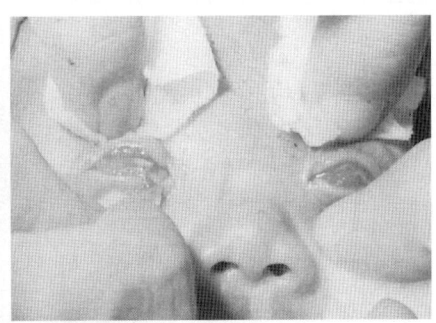

図Ⅱ-28　淋菌性結膜炎

4. ウイルス性結膜炎

1) 流行性角結膜炎 epidemic keratoconjunctivitis (EKC)

〔原因〕 アデノウイルス8型

〔症状〕 潜伏期1週間,発病後治癒までの経過2～3週間.結膜は強く充血し,眼瞼も腫脹する(図Ⅱ-29).眼瞼結膜に濾胞形成(図Ⅱ-30)(☞急性濾胞性結膜炎 p.242).小児では偽膜形成(図Ⅱ-31)(☞偽膜性結膜炎 p.242).成人では,発病1～2週後角膜表層に点状混濁を生じる(☞点状表層角膜炎 p.256).点状表層角膜炎は,1年以内に吸収されるものが多いが,なかには吸収まで5年ぐらい要するものもある.眼脂より流涙が多く,耳前リンパ腺腫脹や小児では発熱を伴うこともある.

〔治療〕 特効薬はない.混合感染予防のため抗生物質点眼,点状表層角膜炎には副腎皮質ステロイド薬点眼.

〔予防〕 伝染力が非常に強い*.通常の消毒薬は無効.患者の眼に触れた場合,手指は流水でよく洗い,煮沸できるものは煮沸する.

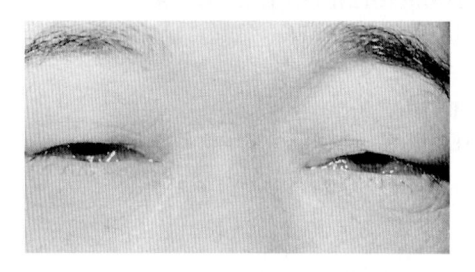

図Ⅱ-29 流行性角結膜炎の眼瞼腫脹

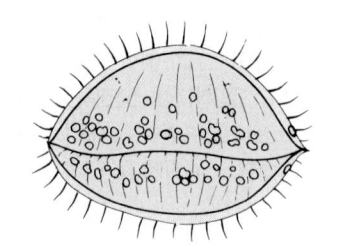

図Ⅱ-30 眼瞼結膜の濾胞

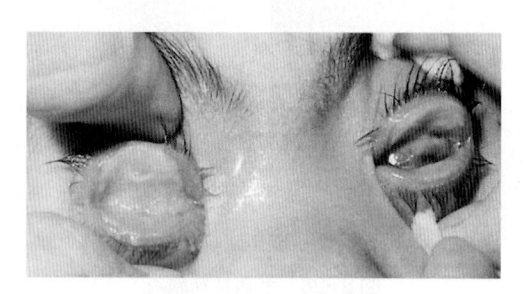

図Ⅱ-31 結膜の偽膜

＊ 伝染力が非常に強く,伝染性結膜炎の代表的なもので,俗にハヤリメといわれる.

2) 咽頭結膜熱 pharyngoconjunctival fever（PCF）

アデノウイルス3型で起こり，結膜炎，咽頭炎，発熱を伴うことからこの名がある．流行性角結膜炎と同様の症状を起こすが，軽症である．小児に多く，点状表層角膜炎を併発しない．

3) 急性出血性結膜炎 acute hemorrhagic conjunctivitis（AHC）

1969年にアフリカのガーナで始まり，東南アジアを経て，1971年に日本に上陸してきた新しい結膜炎である*．

〔原因〕　エンテロウイルス70型

〔症状〕　潜伏期1日．発病後治癒までの経過1週間．結膜の充血，とくに結膜下出血を伴うことが特徴である（図Ⅱ-32）．眼瞼の腫脹があり，角膜表層にびまん性混濁を起こす（☞点状表層角膜症 p.256）．

〔治療・予防〕　流行性角結膜炎と同様である．

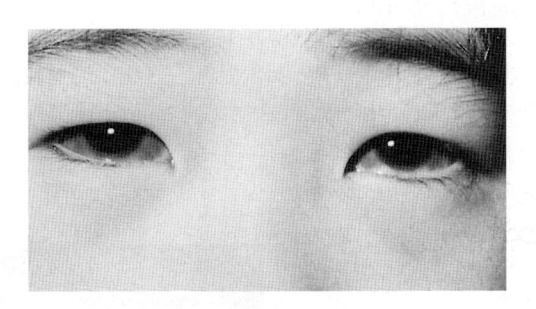

図Ⅱ-32　急性出血性結膜炎

---

*　この流行は，アポロ11号の月着陸と時を同じくしたので，アポロ11号結膜炎の別名がある．

5. トラコーマ trachoma

かつて我が国に蔓延し，代表的な眼疾患であったが，抗生物質の出現により現在はきわめてまれなものとなった．しかし，近年，性行為感染症 sexually transmitted disease（STD）の一種で，新生児眼炎の原因としてみられるようになった．

〔**原因**〕　トラコーマクラミジア，光顕で見られる封入体を Prowazek 小体という．

〔**症状**〕　結膜に濾胞，顆粒，乳頭増殖，瘢痕，およびパンヌス pannus を形成することが特徴である（図Ⅱ-33, 34）．パンヌスとは結膜血管が角膜に侵入した状態をいう．慢性の経過をとり，種々の合併症を起こし，それが視力障害の原因となる．

〔**合併症**〕　① 眼瞼肥厚・瞼板筋麻痺→眼瞼下垂
② 結膜・眼瞼瘢痕収縮→眼瞼内反・睫毛乱生（☞角膜混濁 p.250, 290），瞼裂縮小，眼球癒着
③ 結膜瘢痕→結膜乾燥・眼球乾燥（☞角膜混濁 p.250, 290）
④ パンヌス→角膜混濁・角膜潰瘍
⑤ 涙道粘膜障害・瘢痕収縮→鼻涙管閉塞・慢性涙嚢炎

〔**治療**〕　抗生物質点眼，とくにテトラサイクリン系．合併症にはそれに対する手術．以前は結膜の濾胞・顆粒・乳頭増殖を直接破壊する Keining 法などの手術が行われた．

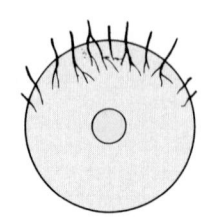

図Ⅱ-33　トラコーマパンヌス 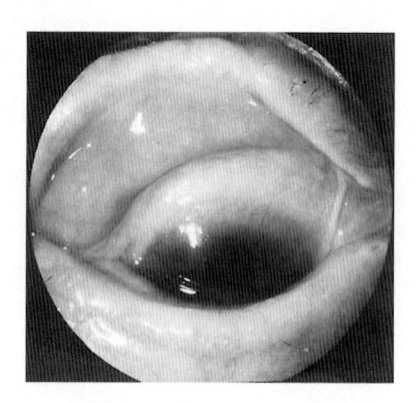　　　図Ⅱ-34　トラコーマの瘢痕

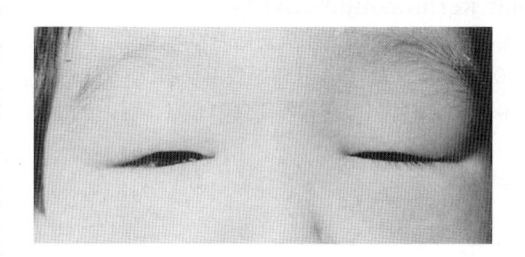

6．アレルギー性結膜炎

1）アレルギー性結膜炎・眼瞼炎 allergic conjunctivitis et blepharitis

〔原因〕 即時型アレルギーでは，アトピー（☞先天性過敏症 p.363）．抗原としては花粉*，塵埃，動物，植物，食物などの空中飛散物で，家族歴に小児湿疹，喘息，枯草熱，蕁麻疹など他のアレルギー性疾患のある人に起こる．遅延型アレルギーでは薬品，とくにアトロピン，抗生物質（ペニシリンなど），化粧品．

〔症状〕 即時型アレルギーでは，抗原と接触してから数分以内，遅延型アレルギーでは1～2日後に発症．瘙痒感が主症状，眼瞼の発赤，腫脹，結膜の充血，浮腫（図Ⅱ-35），ときに点状表層角膜症，流涙，眼脂があり，結膜の擦過標本に好酸球が見られる．アトロピンの長期点眼では結膜に濾胞が形成される．これをアトロピンカタル atropine catarrh という．

〔治療〕 抗原を避ける．副腎皮質ステロイド薬，血管収縮薬，抗ヒスタミン薬．

2）春季カタル vernal conjunctivitis

〔症状〕 瘙痒が強く，眼脂に好酸球が見られる．春から夏にかけて増悪し，冬には軽快するためこの名がある．青少年男子に多い．

① 眼瞼型 palpebral type：眼瞼結膜乳白色混濁，石垣状乳頭増殖（図Ⅱ-36）
② 眼球型 bulbar type：角膜輪部に堤防状隆起．

〔原因〕 不明．しかし花粉，塵埃によるアレルギーが推定されている．

〔治療〕 副腎皮質ステロイド薬点眼，全身強壮療法．

図Ⅱ-35 アレルギー性結膜炎・眼瞼炎

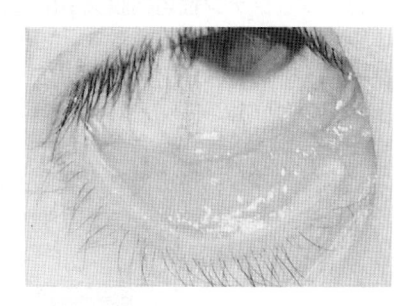

図Ⅱ-36 春季カタル

---

* 花粉症 pollinosis：季節性の花粉アレルギーのこと．結膜炎のほか，鼻炎を伴う．

7. 翼状片 pterygium

　角膜の瞼裂に相当する部分に，とくにその鼻側から肥厚・充血した結膜が三角形に侵入してくるもの（図Ⅱ-37）．進行して瞳孔領にかかれば視力は障害される．
　〔治療〕　瞳孔領にかかる前に切除する．非常に再発しやすいから，再発防止の目的で，手術後抗癌薬マイトマイシンの点眼，ストロンチウム90の照射などが行われる．

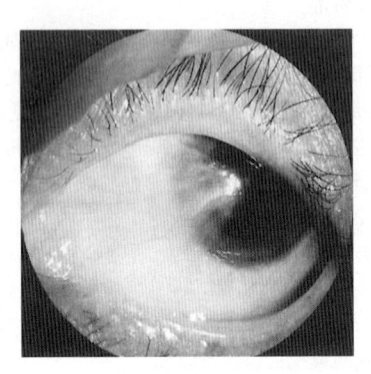

図Ⅱ-37　翼状片

8. その他の結膜疾患

1) フリクテン性角結膜炎 phlyctenular keratoconjunctivitis

　〔症状〕　結膜と角膜にできる白色円形の隆起物で（図Ⅱ-38），中央が凹みフルオレセインで染色される．角膜中央に向かって進行するものがあり，これを束状角膜炎 fascicular keratitisといい，刺激症状が強い．幼児あるいは青少年女子，とくに腺病質で偏食のものに起こりやすい．
　〔原因〕　不明．しかし結核菌蛋白を抗原とするアレルギーが推定されている．
　〔治療〕　副腎皮質ステロイド薬点眼，全身強壮療法．

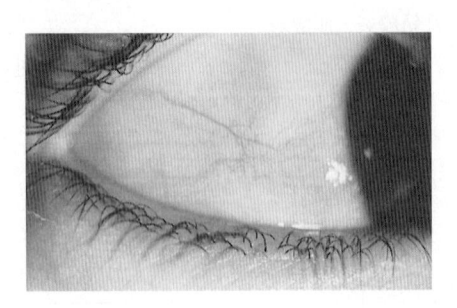

図Ⅱ-38　フリクテン性結膜炎

2) 眼球乾燥症 xerophthalmia

小児，とくに乳幼児で全身状態不良のときみられる．

(1) 結膜乾燥症 xerosis conjunctivae………結膜が光沢を失い，眼球運動に際して皺襞がみられる．結膜の瞼裂に相当する部分に白色泡状斑点ができ，これを Bitôt 斑 Bitôt's spot という（図Ⅱ-39）．

(2) 角膜軟化症 keratomalacia………角膜は乾燥して混濁し，潰瘍を生じ，崩壊して眼球内容が脱出して失明する（図Ⅱ-40）．全身的に嗄声，下痢がみられる．

〔治療〕 ビタミンAのほか，二次感染予防のため抗生物質の全身および局所投与．全身の栄養状態の改善をはかる．

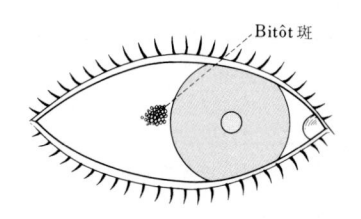

図Ⅱ-39 ビタミンA欠乏症に見られる Bitôt 斑

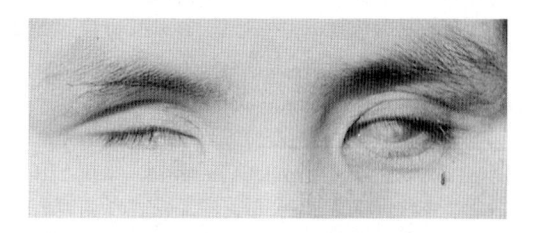

図Ⅱ-40 角膜軟化症後の眼球癆

3) 瞼裂斑 pinguecula

結膜の瞼裂に相当する部分に，角膜の鼻側または耳側に三角形の黄白色の結膜の肥厚がみられるもの．

〔治療〕 放置してよい．美容上切除してもよい．

4) 結膜結石 conjunctival concretion

眼瞼結膜に見られる白色点（図Ⅱ-41）．結膜杯細胞の分泌物変性に石灰沈着を起こしたもの．結膜面上に突出すると異物感がある．

〔治療〕 症状があるときは切除する．

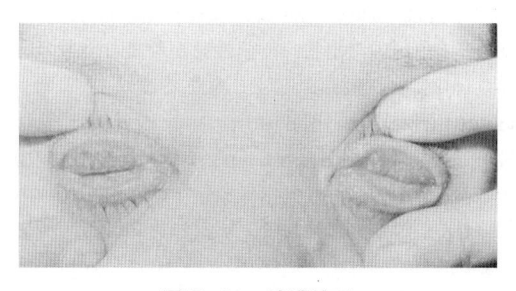

図Ⅱ-41 結膜結石

〔4〕 角膜疾患

1. 角膜炎・角膜潰瘍の症候

　角膜炎 keratitis といわれるもののなかには炎症ではなく角膜症 keratopathy と呼ぶべきものもあるが，従来からの習慣で角膜炎といわれる．

a. 毛様充血（角膜周擁充血）（☞総論 p.92）

b. 角膜混濁

　浮腫と細胞浸潤によるが，角膜の部位によって異なる（図Ⅱ-42）．

⑴　表層の病変………上皮，Bowman 膜，実質の表層は結膜の性質をもち，結膜と同時に侵される（フリクテン，流行性角結膜炎など）．

① 角膜浮腫 edema による混濁．
② 角膜上皮欠損・びらん erosion：フルオレセインで染色される．
③ 水疱性角膜炎 bullous keratitis：上皮と Bowman 膜との間に水疱ができる．
④ 糸状角膜炎 filamentary keratitis：角膜上皮に糸状物 filament を生じる．
⑤ 線状角膜炎 linear keratitis：Bowman 膜の皺襞形成．

⑵　中層の病変………実質の大部分は強膜の延長で，強膜と同時に侵される（硬化性角膜炎など）．

① 角膜浸潤 infiltration：輪部血管からの細胞浸潤による混濁．
② 角膜潰瘍 corneal ulcer：実質に及ぶ組織欠損で，組織の壊死脱落による．フルオレセインで染色される．
③ Descemet 膜瘤 Descemetocele：角膜潰瘍が深くなり，Descemet 膜に達すると，この膜は弾力性があり，潰瘍底に水疱となって突出し穿孔を防ぐ．
④ 角膜穿孔 perforation：角膜潰瘍が穿孔すると房水が流出し眼圧が低下し，虹彩が裏面に接着する．角膜穿孔が持続したものを角膜瘻 corneal fistula という．

⑶　深層の病変………実質の深層，Descemet 膜，内皮は虹彩毛様体の系統で，虹彩毛様体炎を合併しやすい．

① 角膜深層細胞浸潤，虹彩毛様体炎による内皮細胞障害による混濁．
② Descemet 膜皺襞形成 fold：Descemet 膜に線条が見られる．
③ 虹彩毛様体炎の合併：前房内滲出物，無菌性膿がたまったものを前房蓄膿 hypopyon という．角膜後面沈着物 keratic precipitates（KP）を生じる．

c. 角膜血管新生 vascularization（図Ⅱ-43）．

⑴　表在性血管新生………角膜輪部血管網から起こる．結膜血管の延長で Bowman 膜の上に見られる．これをパンヌス pannus という．

⑵　深在性血管新生………強膜血管の延長で，実質に見られる．パンヌスと異なり，角膜と強膜との境で見えなくなる．

d. 自覚症状
羞明,流涙,異物感,眼痛,眼瞼痙攣など三叉神経刺激症状と視力障害.

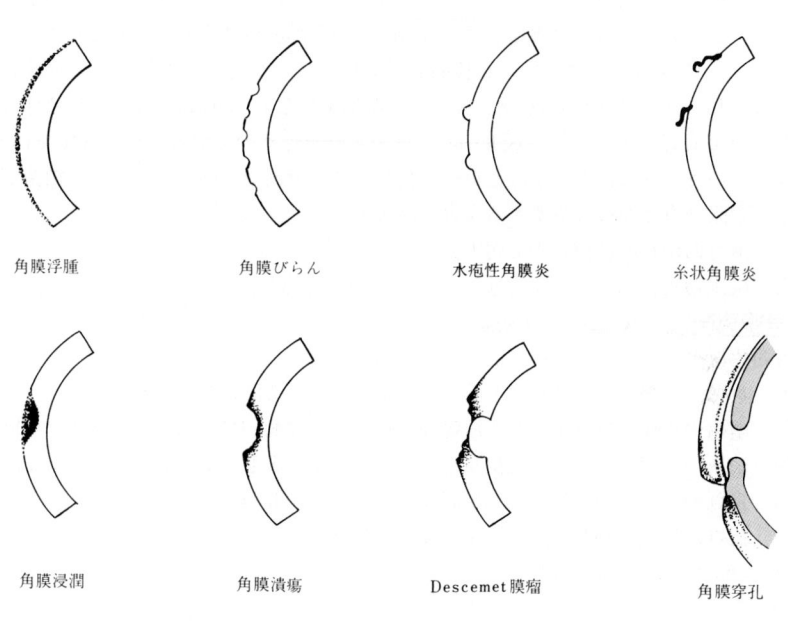

角膜浮腫	角膜びらん	水疱性角膜炎	糸状角膜炎
角膜浸潤	角膜潰瘍	Descemet膜瘤	角膜穿孔

図Ⅱ-42 角膜炎

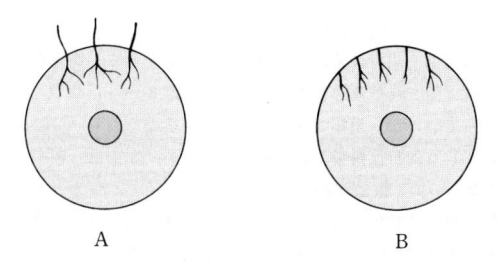

図Ⅱ-43 角膜血管新生
A:表在性血管新生 B:深在性血管新生

2. 角膜感染症

1) 細菌性角膜潰瘍 bacterial corneal ulcer

匐行性角膜潰瘍*serpiginous corneal ulcer, serpent corneal ulcer ともいう.

〔原因〕 角膜の傷に細菌が感染して起こる.細菌としては緑膿菌,ブドウ球菌が多い.連続装用コンタクトレンズや角膜異物などによる持続性の角膜上皮障害が誘因となりやすい.

〔症状〕 角膜に外傷を受け,1〜2日後眼痛,充血および視力障害が起こる.角膜表層に灰白色の浸潤が起こり,その中心部が壊死脱落して潰瘍を生じる.潰瘍は周囲および深部に向かって進行し,前房蓄膿が起こる** (図Ⅱ-44).前房蓄膿を伴うので前房蓄膿性角膜炎 hypopyon keratitis ともいう.さらに進行すると角膜穿孔し,これで治癒に向かう場合と,細菌が眼球内に侵入して全眼球炎となって失明する場合とがある.

〔診断〕 潰瘍面からの細菌検査で起因菌の検索を行う.

〔治療〕 抗生物質の局所・全身投与***,アトロピン点眼.

2) 角膜真菌症 keratomycosis

真菌性角膜潰瘍 mycotic corneal ulcer ともいう.

〔原因〕 真菌.副腎皮質ステロイド薬の点眼を行っている眼に起こりやすい.

〔症状〕 潰瘍の辺縁が盛り上がり,潰瘍底は隆起し,表面が乾いた感じである.周囲に小さな浸潤巣(菌糸の先端に起こる衛星病巣)と,潰瘍を中心とした放射状の Descemet 膜の皺襞を生じる.自覚的には,刺激に比較して眼痛が少ない(図Ⅱ-45).

〔治療〕 抗真菌性抗生物質の局所・全身投与.ピマリシン,アトロピン点眼,アンホテリシンBやフルコナゾールの全身投与.

---

* 肺炎双球菌が原因である場合に,匐行性角膜潰瘍の形をとる.匐行性とはある方向に進行していくものをいう.以前は肺炎双球菌が起因菌であることが多かったので,細菌性角膜潰瘍のことを匐行性角膜潰瘍といっていたが,現在では肺炎双球菌が少なくなり,緑膿菌が増えているので,細菌性角膜潰瘍でも必ずしも匐行性角膜潰瘍の形をとらない.本症は,稲や麦の先端による突き傷がもとで起こることが多いので,俗にツキメという.

** 前房蓄膿は角膜組織の化膿性変化の反応として白血球が前房へ滲出するため,角膜穿孔が起こらないかぎり無菌である.

*** 緑膿菌には,トブラマイシン・ゲンタマイシンなどアミノグリコシド系抗生物質の点眼・結膜下注射,コリスチン・ホスホマイシン・ポリミキシンBの内服・注射が用いられる.

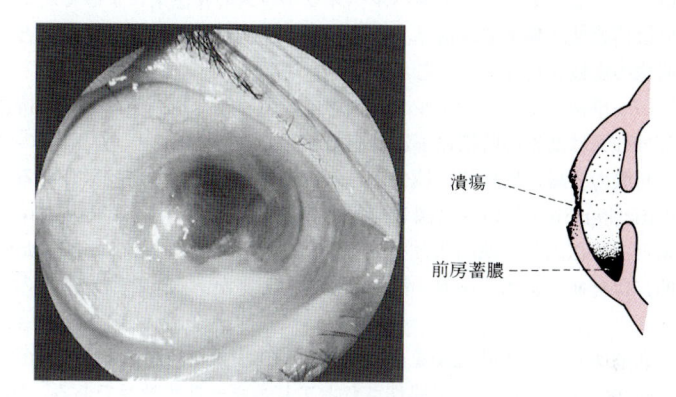

図Ⅱ-44　細菌性角膜潰瘍

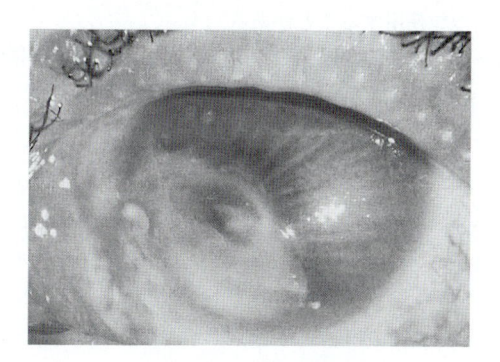

潰瘍
前房蓄膿

図Ⅱ-45　角膜真菌症

3. 単純ヘルペス角膜炎

単純ヘルペス角膜炎 herpes simplex keratitis は, 角膜ヘルペス(角膜疱疹)herpes corneae, あるいはヘルペス性角膜炎 herpetic keratitis ともいわれる.

〔病型と症状〕 (1) 幼児型………単純ヘルペスウイルスの初感染によって起こる. 結膜に急性濾胞性あるいは偽膜性結膜炎で耳前リンパ腺の腫脹があり, 流行性角結膜炎と類似する. 角膜は成人型と同様の樹枝状角膜炎を生じる.

(2) 成人型………単純ヘルペスウイルスの初感染により, ヘルペスに対する抗体をもった人に起こる. 大部分の人は幼児の時期に不顕性感染が起こっている.

① 表層型:角膜の表層に樹枝状に枝分かれした浸潤をつくるのが特徴である. これを樹枝状角膜炎 dendritic keratitis という (図Ⅱ-46, 47). フルオレセインにきれいに染色される. 進行すると潰瘍となり拡大して地図状となる. これを地図状潰瘍 geographic ulcer という (図Ⅱ-48). 自覚的には疼痛, 羞明, 流涙, 異物感, 視力障害がある. 疼痛があるのに角膜知覚は低下している.

② 深層型:角膜実質に円板状混濁を生じる. これを円板状角膜炎 disciform keratitis という (図Ⅱ-49). 単純ヘルペスによって感作されたアレルギー性角膜炎である. Descemet 膜皺襞形成, 角膜後面沈着物を伴う.

〔経過〕 難治で再発しやすい. 表層型では薄い瘢痕, 深層型では濃い瘢痕を残す.

〔治療〕 ① 抗ウイルス薬:IDU (5-iodo-2'-deoxyuridine), アシクロビルの頻回点眼.

② 抗生物質:混合感染予防のため.

③ 副腎皮質ステロイド薬:表層型では禁忌. 副腎皮質ステロイド薬の点眼はウイルスの増殖を促進し, 角膜上皮に欠損があるとき, その修復能力を抑え, 増悪させるからである[*]. ただし, 深層型では注意しつつ使用することがある.

④ 病巣の除去:ヨードチンキの角膜塗布, 冷凍凝固, 治療的角膜移植.

---

[*] 第二次世界大戦後角膜ヘルペスが増加した原因の一つには, 副腎皮質ステロイド薬の使用があげられている.

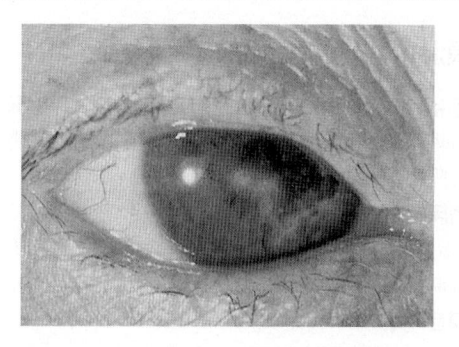

図Ⅱ-46　単純ヘルペス（樹枝状角膜炎）

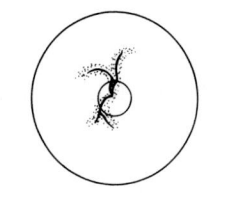

図Ⅱ-47　樹枝状角膜炎

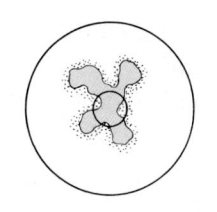

図Ⅱ-48　地図状潰瘍

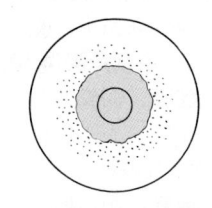

図Ⅱ-49　円板状角膜炎

4．角膜炎・角膜潰瘍

1） 点状表層角膜症 superficial punctate keratitis（SPK）*

〔症状〕 角膜表層の微細な混濁で，フルオレセインで染色すると明らかになる．自覚的に羞明，流涙，異物感，視力障害がある．

びまん性の点状表層角膜症

ビタミン B_2 欠乏による特発性のものと，異物，眼瞼内反，睫毛乱生，紫外線障害，涙液分泌減退，兎眼，知覚神経麻痺などの外的刺激によるものがある（図Ⅱ-50, 51）．

散在性の点状表層角膜症

① Fuchs 点状表層角膜炎：流行性角結膜炎に併発（図Ⅱ-52）（☞流行性角結膜炎 p.244）．
② Thygeson 点状表層角膜炎：原因不明，Fuchs 型より小さい．

〔治療〕 ビタミン B2 全身投与，角膜炎の一般薬物療法，副腎皮質ステロイド点眼薬，原因療法．

2） 乾性角結膜炎

涙液分泌減少による角結膜の上皮欠損．Sjögren 症候群参照（☞ p.238）．

3） 糸状角膜炎 filamentary keratitis

〔症状〕 角膜上皮の一部が剥がれ，糸状になって角膜表面に付着し，他端が浮動している状態（図Ⅱ-53）．自覚的に糸状物 filament の牽引による異物感，眼痛がある．

再発性のものを，反復性角膜上皮剥離 recurrent corneal erosion という．

〔治療〕 原因療法．対症的に糸状物の除去．

4） 兎眼性角膜炎 （☞兎眼 p.230）

5） 神経麻痺性角膜炎 neuroparalytic keratitis

〔原因〕 三叉神経第1枝の麻痺によって起こる角膜の栄養障害．

〔症状〕 角膜びらん，角膜潰瘍，角膜知覚麻痺のため外傷を受けやすく，感染も起こりやすい．難治（図Ⅱ-54）．

〔治療〕 抗生物質の眼軟膏を入れ，眼帯をする．角膜炎の一般薬物療法．

---

* 角膜上皮に微細な混濁を生じたものを上皮性角膜炎 epithelial keratitis と総称する．我が国では，びまん性表層角膜炎ともいうが，びまん性とか点状とかいう表現は観察する際の拡大倍率によって同じ状態を指しているともいえる．さらに，炎症所見が全くないことも多いため，このような角膜上皮層の障害を点状表層角膜症と総称するようになった．

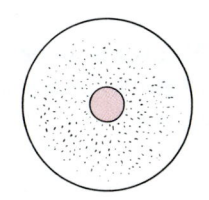

図Ⅱ-50 びまん性の点状表層角膜症

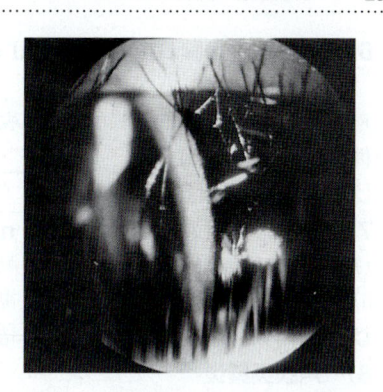

図Ⅱ-51 睫毛乱生による点状表層角膜症（細隙灯顕微鏡所見）

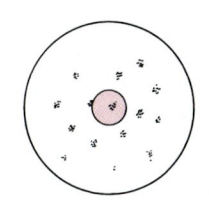

図Ⅱ-52 散在性の点状表層角膜症

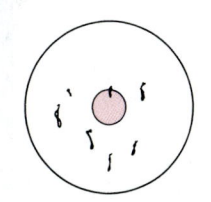

図Ⅱ-53 糸状角膜炎

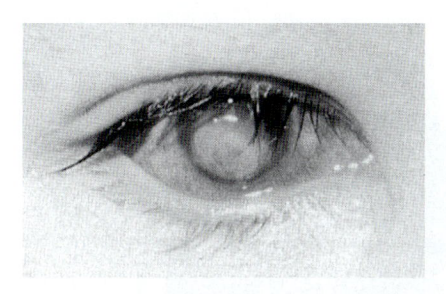

図Ⅱ-54 神経麻痺性角膜炎

6) **カタル性角膜潰瘍 catarrhal corneal ulcer, 角膜辺縁潰瘍 marginal corneal ulcer**

角膜周辺の灰白色浸潤，表層が壊死脱落して潰瘍となる（図Ⅱ-55）．結膜炎やトラコーマに合併しやすい．予後良好．

〔治療〕 抗生物質，副腎皮質ステロイド薬点眼．

7) **蚕蝕性角膜潰瘍 rodent corneal ulcer, Mooren 潰瘍 Mooren's ulcer**

〔症状〕 角膜周辺の浸潤と潰瘍．角膜縁に沿って進行すると同時に角膜中央に向かう（図Ⅱ-56）．自覚的には眼痛，羞明，流涙，視力障害が起こる．原因は不明である．

〔治療〕 対症療法，層状角膜移植，結膜弁による角膜被覆．

8) **角膜実質炎**

先天梅毒性角膜実質炎がよく知られているが，近年ではほとんどみられない（☞全身感染症 p.360）．

(1) 硬化性角膜炎（☞ p.264）．(2) 円板状角膜炎（☞ p.254）．

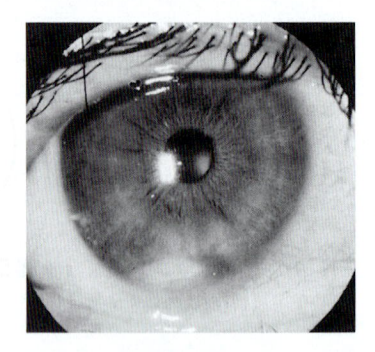

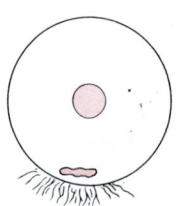

図Ⅱ-55　カタル性角膜潰瘍

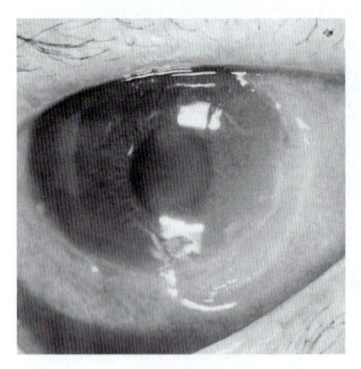

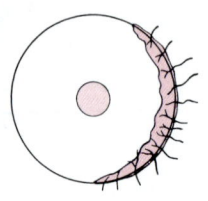

図Ⅱ-56　蚕蝕性角膜潰瘍

5．角膜ジストロフィ corneal dystrophy

原発性・遺伝性の角膜混濁.
家族性角膜変性 familial corneal dystrophy
　遺伝性で，小児期から青年期に発病し，徐々に進行する．角膜実質に物質の沈着がある．炎症症状はないが，進行すると視力障害がある．
　(1)　顆粒状角膜変性 granular corneal dystrophy（Groenouw's dystrophy）………境界鮮明な多数の結節状混濁（図Ⅱ-57 A）．燐脂質の沈着．
　(2)　格子状角膜変性 lattice corneal dystrophy………線状または格子状の角膜混濁（図Ⅱ-57 B）．アミロイドの沈着．
　(3)　斑状角膜変性 macular corneal dystrophy………点状，斑状の角膜混濁（図Ⅱ-57 C）．ムコ多糖類の沈着．
　(4)　膠様滴状角膜変性 gelatinous drop-like dystrophy………家族性に発生，我が国に多い．角膜全体に滴状の隆起が散在し，表面が凹凸になって混濁する（図Ⅱ-58）．視力障害と羞明が強い．アミロイドの沈着．

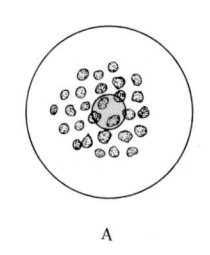

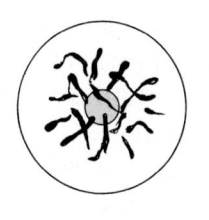

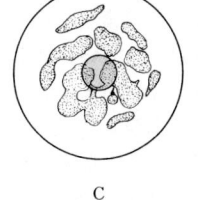

図Ⅱ-57　家族性角膜変性
A：顆粒状　B：格子状　C：斑状

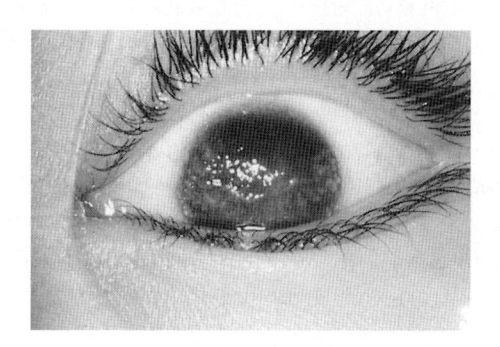

図Ⅱ-58　膠様滴状角膜変性

6. 角膜変性 corneal degeneration

続発性・非遺伝性の角膜混濁.

1) 老人環 arcus senilis
老人の角膜周辺に生じる白色の輪状混濁（☞総論 図Ⅲ-9右 p.68）．視力障害はない．治療の必要もない．

2) 若年環 arcus juvenilis, 前部胎生環 anterior embryotoxon
老人環と同様のものが若年者に現れたもの．

3) 帯状角膜混濁 band-shaped keratopathy, opacitas corneae zonularis
角膜の瞼裂部に相当して横に走る帯状混濁（図Ⅱ-67）．絶対緑内障，眼球癆など失明眼に見られることが多い．

7. 角膜瘢痕

角膜上皮に限局する病変では，上皮細胞による修復が行われ，瘢痕はつくらない．Bowman膜以下の病変では後遺症として瘢痕ができる．角膜瘢痕 scar には次のものがある．
(1) 角膜片雲 nubecula corneae………薄いびまん性の混濁（図Ⅱ-59）．
(2) 角膜斑 macula corneae………濃い限局性の混濁．
(3) 角膜白斑 leucoma corneae………濃い白色混濁（図Ⅱ-60）．
(4) 角膜癒着白斑 leucoma adherens corneae：白斑の後面に虹彩が癒着しているもの（図Ⅱ-61）．角膜穿孔のあったことを示す．角膜後面に虹彩が癒着していることを虹彩前癒着 anterior synechia, synechia iridis anterior という．
(5) 角膜ぶどう腫 staphyloma corneae………角膜後面にぶどう膜が癒着したまま眼圧上昇に抵抗できず膨隆したもの（図Ⅱ-62）．薄くなった角膜瘢痕の下にぶどう膜が透見される．
(6) 扁平角膜 aplanatio corneae………眼圧下降により角膜が扁平になったもの．

〔角膜瘢痕の治療〕
1) コンタクトレンズ………角膜片雲には不正乱視を伴っているので，その矯正に用いる．
2) 手術
(1) 仮瞳孔形成術（光学的虹彩切除術）………角膜瘢痕の手術．角膜混濁が瞳孔の部分にあって，そのために視力が不良で，それ以外に透明な部分があるときに，角膜の透明な部分に相当した虹彩の一部を切除し，仮瞳孔をつくる（図Ⅱ-63）．
(2) 角膜入墨術………角膜瘢痕で外貌が不良な場合に適応．
(3) 角膜染色術………角膜瘢痕に対して，角膜入墨術と同じ目的で行われる．
(4) 角膜ぶどう腫切除術………角膜ぶどう腫のため外貌が不良な場合に，義眼装用を目的として行われる．
(5) 眼球縮小術………角膜ぶどう腫に対し切除術と同じ目的で行われる．
(6) 角膜移植術………（☞ p.158）

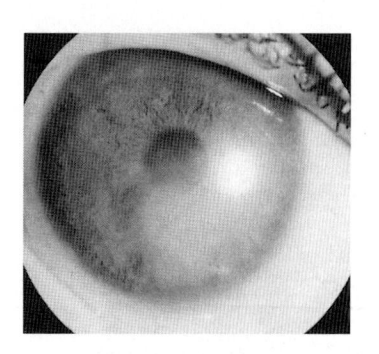

図Ⅱ-59 角膜片雲

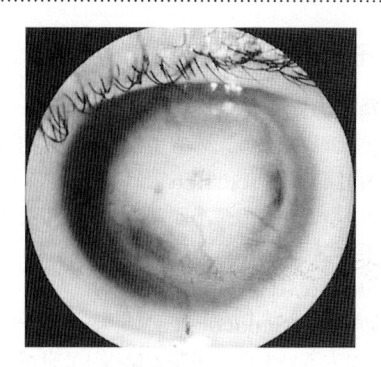

図Ⅱ-60 角膜白斑

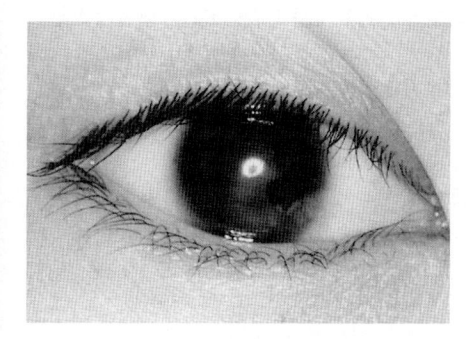

図Ⅱ-61 角膜癒着白斑

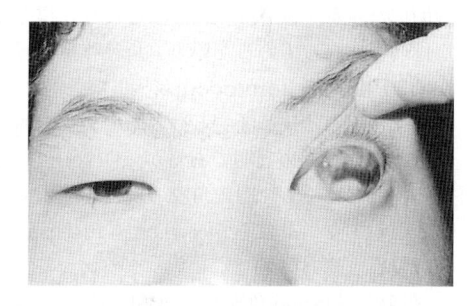

図Ⅱ-62 角膜ぶどう腫

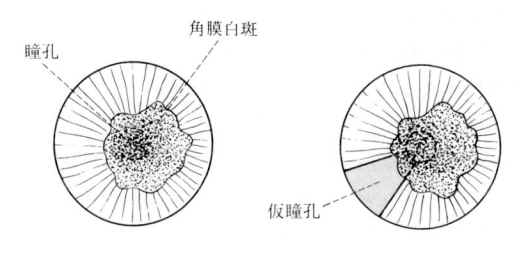

図Ⅱ-63 仮瞳孔形成術（光学的虹彩切除術）

8. その他の角膜疾患

1) 角膜の先天異常
角膜の先天異常には次のものがある（図Ⅱ-64）．

(1) **小角膜 microcornea**
角膜径の小さいもの．小眼球の部分症状としてくることが多い．

(2) **扁平角膜 cornea plana**
角膜が扁平なもの．

(3) **大角膜 megalocornea**
角膜径の大きいもの．牛眼とは眼圧が正常である点が異なる．

(4) **球状角膜 keratoglobus**
角膜が球状のもの．

(5) **Descemet膜破裂 rupture of Descemet's membrane**
分娩外傷 birth trauma であるが，一応ここに記載する．鉗子分娩による角膜障害である．
　角膜表層のびまん性混濁と深層の Descemet 膜破裂とがある（図Ⅱ-65, 66）．前者は次第に透明になるが，後者は線状混濁となり，視力障害を残す．これはその眼の明視が妨げられ，廃用性弱視になっているため，角膜移植を行っても視力は回復しないことが多い．

(6) **円錐角膜 keratoconus**
角膜が円錐状に膨隆するもの．中央部が薄くなって前方へ突出する（図Ⅱ-64）．
　その部分は初め透明であるが，Descemet 膜破裂が起こり，そこから実質内に前房水が浸入して混濁してくる．円錐角膜の底辺を囲んでヘモジデリンの沈着による角膜の色素輪が見られることがあり，これを Fleischer 輪 Fleischer's ring という．青年期に発病して進行する．
　〔症状〕　視力障害
　〔診断〕　Placido 角膜計で同心円が歪む（☞ p.135）．
　〔治療〕　初期はコンタクトレンズ，進行すれば角膜移植．

2) 角膜の色素沈着 corneal pigmentation

(1) **角膜血染 blood staining of corneae**
前房出血によって角膜実質内に血液成分が浸透して起こる．初期はヘモグロビン，後にヘモジデリンとなる．角膜出血ともいわれるが出血ではない．

(2) **Hudson-Stahli 角膜線 Hudson-Stahli line**
角膜表層の下方 1/3 に横走する褐色の色素線（図Ⅱ-67）．ヘモジデリンの沈着．

(3) **Kayser-Fleischer 輪**（☞ Wilson 病 p.350）

(4) **Fleischer 輪**（☞円錐角膜 p.262）

(5) **クロロキン角膜症**（☞薬物中毒 p.365）

3) 角膜腫瘍

(1) **角膜類皮腫 corneal dermoid**
輪部に好発，良性，白色で隆起した腫瘍（図Ⅱ-68）．

(2) **Bowen 病，上皮内上皮腫 intraepithelial epithelioma**
輪部に好発，悪性，赤色で扁平な腫瘍．潰瘍を生じる．

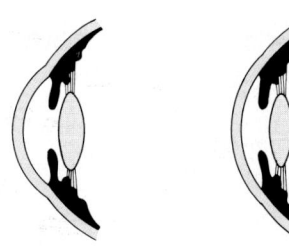

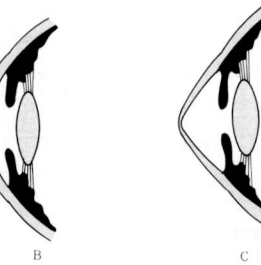

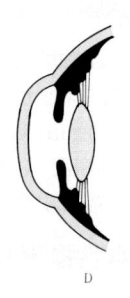

図Ⅱ-64 角膜の先天異常
A：正常角膜　B：扁平角膜　C：円錐角膜　D：球状角膜

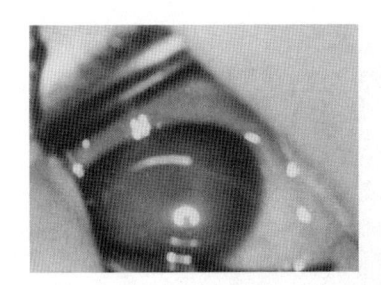

図Ⅱ-65 Descemet 膜破裂による角膜混濁

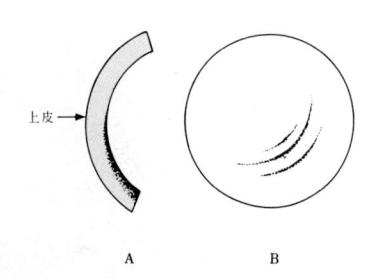

図Ⅱ-66 Descemet 膜破裂後の線状混濁
A：側面　B：正面

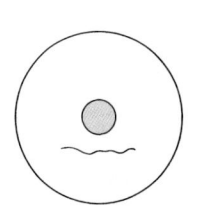

図Ⅱ-67 Hudson-Stahli 角膜線

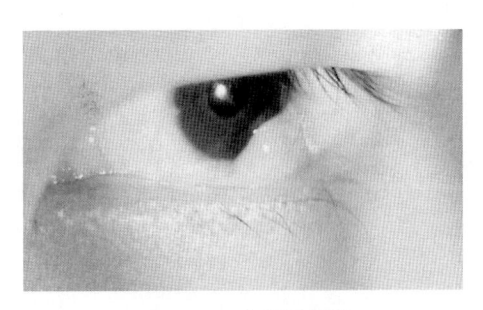

図Ⅱ-68 角膜類皮腫

〔5〕 強膜疾患

1．強膜炎 scleritis，上強膜炎 episcleritis

〔**症状**〕 上強膜炎では，眼球結膜下に限局性の隆起，周囲に充血があり，強膜炎では，強膜に扁平隆起，紫紅色になり，しばしば角膜，虹彩毛様体の炎症を伴う（図Ⅱ-69）．これを硬化性角膜炎 sclerotic keratitis という．いずれも圧痛がある．
〔**原因**〕 不明．しかしリウマチ，結核によるアレルギーが多い．
〔**治療**〕 副腎皮質ステロイド薬点眼，重症では結膜下注射，内服．

2．青色強膜 blue sclera

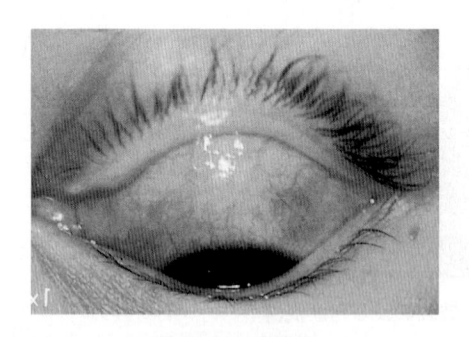

強膜が青色に見えるもの．強膜が薄くぶどう膜が透見するためである．
van der Hoeve 症候群………青色強膜に骨質脆弱と難聴を伴うもの．

図Ⅱ-69　強膜炎

〔6〕 緑内障

1. 緑内障

1) 緑内障の定義

緑内障*glaucoma は，眼圧の上昇している状態である．房水循環の障害，主として房水の流出障害によって起こる（図Ⅱ-70，☞総論 図Ⅱ-56, p.62）．

厳密には，健常眼圧を超えた状態と定義される．健常眼圧 normative intraocular pressure とは，その眼の機能障害を起こさない眼圧であり，正常眼圧 normal intraocular pressure とは，多数の健常眼から統計的に得た眼圧である．正常眼圧でも，その人の健常眼圧を超えていれば，視機能障害を起こし，緑内障である．これを正常眼圧緑内障 normal tension glaucoma（NTG）という．一方，正常眼圧を超えていても視機能障害を起こさない状態を高眼圧症 ocular hypertension という．

2) 緑内障の分類

(1) 原発緑内障 primary glaucoma………眼球に原因となる疾患のない緑内障．
① 開放隅角緑内障（広隅角緑内障）open-angle glaucoma（POAG），wide angle glaucoma………隅角は広いが，隅角の機能が悪く房水排出が障害されているもの．通常，前房が深い．慢性に経過する．
② 閉塞隅角緑内障（狭隅角緑内障）angle-closure glaucoma（PACG），closed-angle glaucoma, narrow angle glaucoma………隅角が狭いという構造上の異常で房水排出が障害されているもの．通常，前房が浅い．急性と慢性がある．
③ 先天緑内障 congenital glaucoma：(☞ p.270)．
(2) 続発緑内障 secondary glaucoma………眼疾患に続発して起こる緑内障．

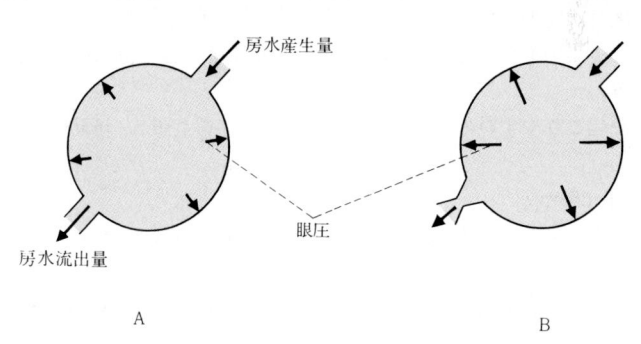

図Ⅱ-70 緑内障の発生機構
A：健常眼圧　　　B：高眼圧（緑内障）

---

* 眼圧の急激な上昇によって起こる急性緑内障では，角膜浮腫のため瞳孔が緑色に見えるので俗にアオソコヒという．

2. 閉塞隅角緑内障 angle-closure glaucoma

眼圧が急激に上昇し急性発作を起こす.

〔急性緑内障発作〕
① 視力は急激に低下し, 眼痛. 眼圧上昇が中等度の場合には虹視症.
② 頭痛, 悪心, 嘔吐がしばしば合併し, 内科の疾患と誤られることがある.
③ 他覚症状としては, 角膜は浮腫のため混濁し, 瞳孔は散大し, 前房は浅く, 結膜の充血が強い.

放置すれば早い時期に失明する. このような発作を起こすのは, 老人, とくに神経質な婦人に多い.

〔誘発試験〕
閉塞隅角緑内障が疑われる場合, 負荷試験を行って眼圧の変動をみる.
① 暗室試験:暗室に入る.
② 散瞳試験:散瞳薬を点眼する.
③ うつむき試験:伏臥位 prone position をとる.

〔急性緑内障発作の救急処置〕
(1) 縮瞳薬点眼
ピロカルピンの点眼. 縮瞳によって隅角部を広げるとともに房水流出を促進する.
(2) 炭酸脱水酵素阻害薬内服または静注
房水産生に必要な炭酸脱水酵素を阻害し, 房水の産生を抑制する.
　　アセタゾラミド acetazolamide（ダイアモックス diamox）
　　ジクロルフェナミド dichlorphenamide（ダラナイド daranide）
(3) 高浸透圧薬点滴静注……血液浸透圧を高め, 房水の流出を促進する.
　　マニトール mannitol
(4) レーザー虹彩切開術
上記薬物治療で, 眼圧下降したら, レーザー虹彩切開術 laser iridotomy を行う.
(5) 他眼の処置
他眼にも発作が起こりやすいので, 縮瞳薬ピロカルピンを点眼し, 予防的虹彩切開術を行う.

〔手 術〕
虹彩切除術 iridectomy
虹彩の根部が前方に出て, 隅角が狭くなり, 房水が流出しにくくなっている（図Ⅱ-71）. そこで, 虹彩を切除して, 房水を流出しやすくする（図Ⅱ-72）.
レーザー光線によって虹彩を切開することもできる（レーザー虹彩切開術 laser iridotomy, LI）.

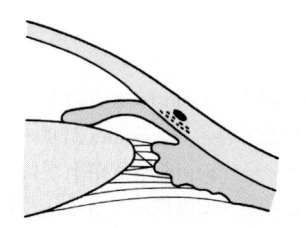

図Ⅱ-71 閉塞隅角緑内障
隅角が閉塞して房水が流出しない

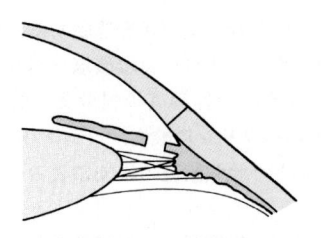

図Ⅱ-72 虹彩切除術
手術後,虹彩を切除して隅角が開かれて房水が流出する

3．開放隅角緑内障 open-angle glaucoma

〔症状〕健常眼圧より高い状態が続いて，自覚症状がないうちに視野の異常，視神経萎縮が徐々に進行する．これらがかなり進行し，視力も低下してから気付くことが多い．

〔診断〕
(1) 緑内障性視野異常
① 鼻側狭窄
② Seidel 暗点または Bjerrum 暗点：Mariotte 盲点の上下への拡大（☞総論 図Ⅳ-13, p.81）．Mariotte 盲点の露出：量的視野検査で得られ，Seidel 暗点の一つの表れである（図Ⅱ-73）．
③ Rönne 鼻側階段 nasal step………Seidel 暗点が上下に延長すると，鼻側の水平線上へ合して輪状暗点になるが，上下が食い違うと階段ができる．これを鼻側階段といい，上下の神経線維の侵され方の差異による（図Ⅱ-74）．
(2) 眼底：緑内障性視神経萎縮・緑内障性乳頭陥凹 glancomatous cupping（☞図Ⅰ-67, p.219）．
(3) 眼圧：1回だけ眼圧検査を行っても，眼圧が正常であることも少なくないので，1日のうち時間を変えて何回か検査を行ったり（眼圧日内変動），トノグラフィ（☞総論 p.116），誘発試験を行ったりする．

〔誘発試験〕① 飲水試験：水を多量に飲む．② ステロイド眼圧反応試験：副腎皮質ステロイド薬を点眼する．

〔治療〕正常視機能を保持できる眼圧，すなわち健常眼圧にコントロールする．まず，薬物療法，それで不十分な場合は手術を行う．
(1) 点眼：① β遮断薬……交感神経β受容体を遮断する．房水産生抑制．チモロールマレイン酸塩，ベフノロール塩酸塩，カルテオロール塩酸塩，ベタキソロール塩酸塩．
② 交感神経刺激薬……アドレナリン作動直接刺激薬．房水流出促進．エピネフリン epinephrine（エピスタ epista），ジパベフリン塩酸塩．
③ プロスタグランジン……ぶどう膜強膜流の増加による房水流出促進．イソプロピルウノプロストン，ラタノプラスト．
④ 炭酸脱水酵素阻害薬……産水産生抑制，ドルゾラミド塩酸塩．
(2) 手術
① **線維柱帯切開術 trabeculotomy**
線維柱帯を切開して，Schlemm 管を開放し，房水を流出しやすくする（図Ⅱ-75, 76）．
レーザー光線を線維柱帯に照射し，瘢痕収縮により，線維柱帯を広げ，房水を流出しやすくすることも行われる（レーザー線維柱帯形成術 laser trabeculopasty, LTP）．
② **濾過手術 filtering surgery**
眼球壁に穴を開け，房水を眼球の外へ流出させる．
線維柱帯切除術 trabeculectomy
結膜弁の下に強膜弁を作り，強膜の下から房水を流出させる（図Ⅱ-75, 77）．

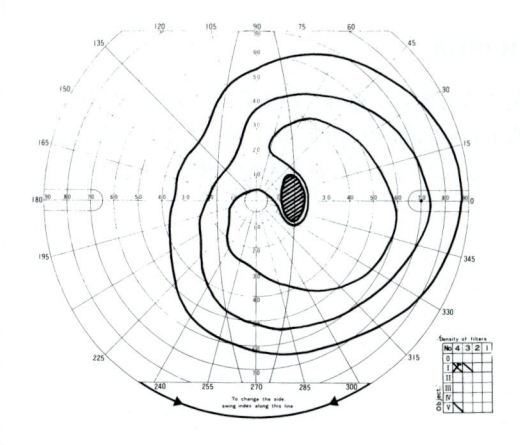

図Ⅱ-73 緑内障の視野
(鼻側狭窄と Mariotte 盲点の露出)

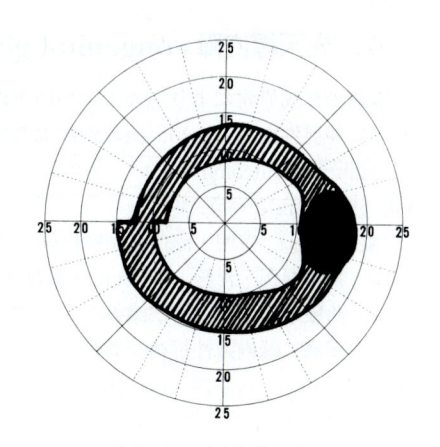

図Ⅱ-74 緑内障の視野
(Rönne 鼻側階段)

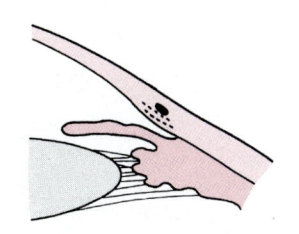

図Ⅱ-75 開放隅角緑内障 隅角は開放しているが房水が流出しにくい

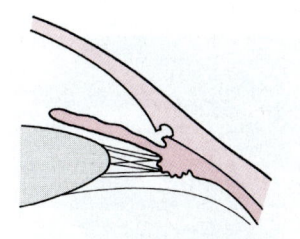

図Ⅱ-76 線維柱帯切開術

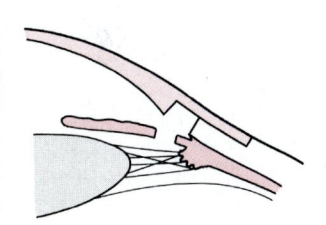

図Ⅱ-77 線維柱帯切除術

4. 先天緑内障 congenital glaucoma

隅角の形成異常により房水の流出障害が起こるもので，そのうち乳児期に発症したものは，眼球に伸展性があるため，眼球が拡大し牛眼 buphthalmus（図Ⅱ-78, 79）あるいは乳児緑内障 infantile glaucoma といい，青年期に発症したものは眼球の拡大を伴わず若年緑内障 juvenile glaucoma という．

〔症状〕　① 羞明・流涙・眼瞼痙攣
② 角膜混濁・浮腫・Descemet 膜破裂
③ 角膜の拡張・前房が深い．
④ 眼底に緑内障性視神経萎縮．

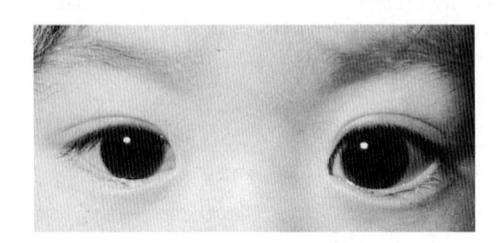

図Ⅱ-78　牛眼（両眼）

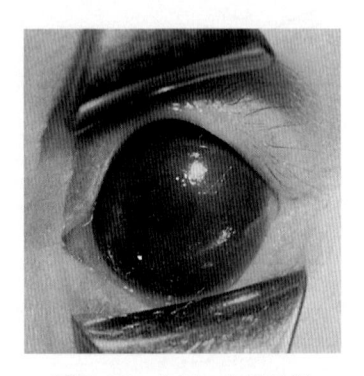

図Ⅱ-79　牛眼の角膜混濁

5．続発緑内障 secondary glaucoma

続発緑内障は，他の眼疾患あるいは全身疾患，副腎皮質ステロイド薬の点眼や外傷で生じる．

1）閉塞隅角緑内障

(1) ぶどう膜炎による続発緑内障 uveitic glaucoma：虹彩毛様体炎による虹彩癒着，瞳孔遮断，隅角癒着による（図Ⅱ-80）．緑内障でもこの場合に限り例外的に散瞳薬（アトロピン）点眼．虹彩切除術．

(2) 血管新生緑内障 rubeotic glaucoma：糖尿病網膜症や網膜静脈閉塞症に続発する虹彩血管新生のため隅角癒着を起こす．

(3) 眼内腫瘍による続発緑内障：眼球内容増加による．

(4) 悪性緑内障 malignant glaucoma：房水の硝子体内貯留による．緑内障手術，白内障手術後に起こる．前房消失し，予後不良．

(5) 虹彩角膜内皮症候群 iridocorneal endothelial syndrome（ICE）：角膜内皮細胞が変性し，虹彩が萎縮する．①虹彩萎縮，②角膜浮腫（Chandler 症候群），③虹彩結節（Cogan-Reese 症候群）がある．

2）開放隅角緑内障

(1) ステロイド緑内障 steroid glaucoma：副腎皮質ステロイド薬点眼による．

(2) Posner-Schlossman 症候群

緑内障性毛様体炎発症 glaucomato-cyclitic crisis ともいう．虹彩毛様体炎と緑内障が発作性に片眼に起こる．

(3) 水晶体嚢性緑内障 capsular glaucoma

水晶体前嚢にふけ様の沈着物（偽落屑 pseudoexfoliation）が認められる．高齢者にみられる．偽落屑症候群 pseudoexfoliation syndrome，あるいは単に落屑症候群 exfoliation syndrome ともいう．

(4) 水晶体融解緑内障 phacolytic glaucoma

過熟白内障で水晶体内容が前房内に融解して急性発作を起こす．老人にみられる．

3）絶対緑内障 absolute glaucoma

緑内障が進行し失明したもの．

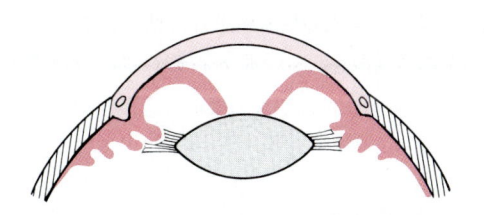

図Ⅱ-80　瞳孔遮断による続発緑内障

〔7〕 水晶体疾患

1．白内障

1） 白内障の定義
白内障*cataract，cataractaは水晶体の混濁をいう．

2） 白内障の種類
(1) 発病の時期による分類………先天白内障と後天白内障．
(2) 進行性か非進行性かによる分類………進行性白内障と停止性白内障．
(3) 混濁の部位による分類………皮質白内障，核白内障，囊白内障など．
(4) 混濁の形による分類………点状白内障，楔状白内障など．
(5) 原因による分類………加齢白内障，外傷性白内障など．
(6) 核の硬化状態による分類………軟性白内障と硬性白内障．水晶体核はおおむね25歳までは硬化していないが，25歳以上になると硬化してくる．前者を軟性白内障，後者を硬性白内障という．

一般に，発病の時期と原因による診断名が用いられる．先天性のものは停止性であることが多く，後天性のものは進行性であることが多い．部位および形は所見を示す場合に用いられ，核の硬化状態は手術方法の決定に際して重要である．

3） 白内障の原因
白内障は原因による分類で診断される（表Ⅱ-5）．

a．先天白内障 congenital cataract
水晶体の発生異常による混濁．

b．加齢白内障（老人性白内障）senile cataract
水晶体の新陳代謝障害，一種の老化現象である．

c．併発白内障 complicated cataract
ぶどう膜炎，網膜剥離など，重篤な眼内疾患に続発する水晶体の栄養障害．

d．外傷性白内障 traumatic cataract
鋭傷または鈍傷で水晶体囊の損傷による水晶体線維の膨化である（☞眼外傷 p.334）．

e．糖尿病白内障 diabetic cataract
糖尿病による水晶体の新陳代謝障害．老人性白内障と区別しにくく，若年の糖尿病患者に見られる白内障では診断できるが，老人の糖尿病患者に見られる白内障では，老人性であるか，糖尿病性であるかの鑑別が困難である．このような場合には，老人性白内障であることが多い（☞糖尿病 p.354）．

---

* 進行すると瞳孔領が白くなるため，俗にシロソコヒという．

f. ステロイド白内障 steroid cataract

副腎皮質ステロイド薬の長期使用の結果で，水晶体嚢の透過性亢進による混濁（☞薬物中毒 p.364）．

g. 放射線白内障 radiation cataract

眼部に対する放射線照射による水晶体の混濁（☞物理的損傷 p.340）．

h. 赤外線白内障（ガラス工白内障）infrared cataract

赤外線照射を長期に受けると起こる．ガラス工に多い（☞物理的損傷 p.340）．

4) 白内障の症状

(1) 他覚症状………水晶体の混濁（図Ⅱ-81）．
(2) 自覚症状………視力障害，ただし，混濁が瞳孔領にないときには自覚しない．

表Ⅱ-2 白内障の原因

種　　類	原　　因
先　天	遺伝，風疹，未熟児，薬剤
加　齢	水晶体の新陳代謝障害，老化現象
外傷性	外　傷
糖尿病	糖尿病
併　発	眼内疾患に続発する水晶体の栄養障害
放射線	放射線照射
ステロイド	副腎皮質ステロイド薬全身投与

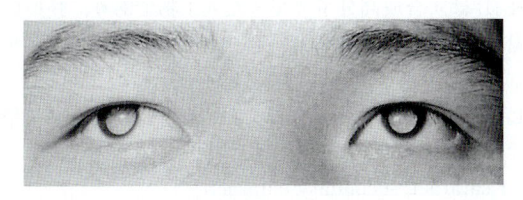

図Ⅱ-81　白内障

5) 白内障手術 cataract surgery

a. 手術の原理 (図Ⅱ-82)

(1) 水晶体摘出 cataract extraction

白内障は，水晶体が混濁するために起こる視力障害であるから，まず混濁している水晶体を摘出する．

(2) 眼内レンズ移植 intraocular lens implantation

水晶体を摘出した眼（無水晶体眼 aphacia）では，その屈折力を補うため，かなり強い凸レンズを必要とする*．そこで，水晶体の代わりに眼内レンズ（人工水晶体）intraocular lens (IOL) を移植する．

b. 手術方法 (図Ⅱ-83)

(1) 嚢外摘出術 extracapsular cataract extraction (ECCE)

水晶体の表面の膜である嚢を残して，内容である核と皮質を摘出する方法．

① 計画的嚢外摘出術 planned extracapsular cataract extraction (PECCE)

強角膜切開後，水晶体前嚢を切除し，そこから核を摘出し，内容である皮質を吸引する．

② 水晶体乳化術（超音波白内障手術）phacoemulsification (PEA)

超音波で水晶体核を砕いて吸引する方法．強角膜切開創が超音波プローブが入る 3mm と小さくてよいのが利点．しかし，角膜内皮や水晶体後嚢を傷付けやすい．

(2) 嚢内摘出術 intracapsular cataract extraction (ICCE)

水晶体の嚢を含めて水晶体全部を摘出する方法．冷凍手術装置を用い，水晶体を冷凍して摘出する（冷凍摘出術 cryoextraction）．

(3) 吸引術 aspiration・経毛様体扁平部水晶体切除術 pars plana lensectomy

核のない軟性白内障に適応．小さく強角膜切開で前房からまたは強膜切開で毛様体扁平部から硝子体を通じて，水晶体嚢を切除し，そこから水晶体内容を吸引する．

c. 術後管理

(1) 無水晶体眼の矯正

眼内レンズ（図Ⅱ-84）は，合成高分子でできた人工物であり，長期の予後については明らかでないので，①小児および若年者，②ぶどう膜炎など炎症のある眼，では原則として使用しない．

眼内レンズ移植をしない無水晶体は，眼鏡またはコンタクトレンズで矯正する．ただし，片眼無水晶体は，眼鏡では不等像視が起こって装用できない．

(2) 後発白内障 after cataract, secondary cataract

嚢外摘出術後，残った水晶体後嚢や皮質とで瞳孔領に膜様混濁となったもの．術後視力障害の原因となる．YAG レーザーで切裂術 dilaceration を行う．

d. 手術の適応

視力障害のため日常生活が不自由になったとき．

---

* 強度近視では，強い凹レンズの眼鏡またはコンタクトレンズで矯正するので，水晶体を摘出しただけで見える．すなわち近視の強い場合は眼内レンズは必要としない．

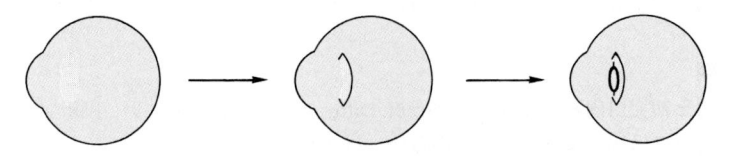

図Ⅱ-82 白内障手術の原理

囊外摘出術　　囊内摘出術　　吸引術

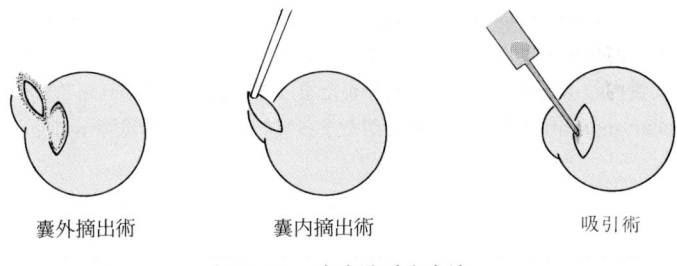

図Ⅱ-83 白内障手術方法

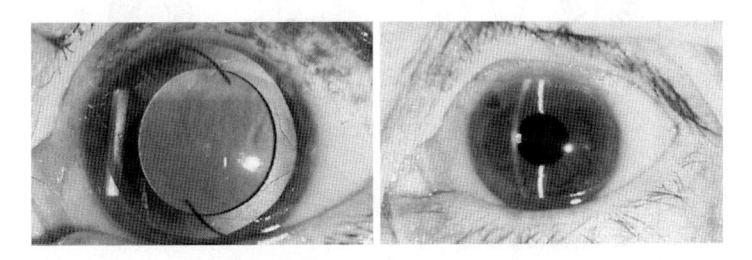

図Ⅱ-84 眼内レンズ
左：散瞳時，眼内レンズが挿入されている
右：縮瞳時，外見からは分からない

2. 加齢白内障（老人性白内障）

1) 加齢白内障の病型

加齢白内障 age-relatad cataract, senile cataract, cataracta senilis は，それまで透明であった水晶体に混濁が始まり，それが次第に進行していく．時期によっていろいろな病型を示す（図Ⅱ-85）．

a．初　期

発病の初期を初発白内障 incipient cataract, cataracta incipiens といい，手術の時期ではない．この時期の病型には次のようなものがある．

(1) 皮質白内障 cortical cataract, cataracta corticalis………赤道部の皮質から混濁が始まり，次第に中心に拡がっていく．この型では混濁が瞳孔領に及ばないときには視力は障害されない．本人の自覚症状がなくて，眼底検査でたまたま白内障が発見されるというのは初期のこの型である．散瞳して斜照法や徹照法で見ると，瞳孔の周辺から中心に向かい，楔形の陰影が見られる．その混濁の形から楔状白内障 cuneiform cataract, cataracta cuneiformis という．細隙灯顕微鏡で見ると，前後の皮質に赤道部から中心へ向かっての混濁が見られる．皮質白内障のごく初期には，皮質内の水晶体線維の間に水分がたまって割れ目が見られることが多い．この状態を褶隙 lamellar separation という．水分がたまっているところを水隙 water cleft という．

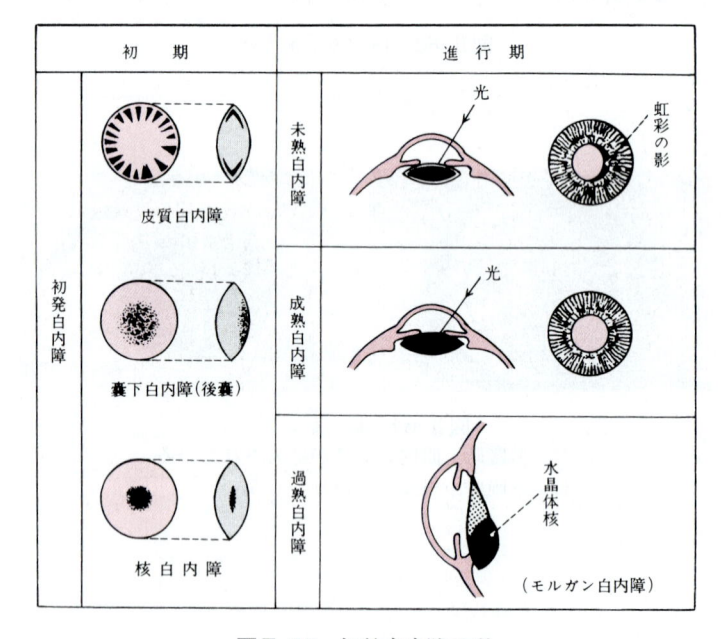

図Ⅱ-85　加齢白内障の型

(2) 囊下白内障 subcapsular cataract, cataracta subcapsularis………後囊の直下の皿状混濁で，中央から始まり，次第に周辺に広がっていく．この型では初期から視力が障害される．眼底は混濁を通してぼんやり見える．散瞳して，徹照法で見ると，黒い円板状の混濁として見られる．細隙灯顕微鏡で後囊直下の混濁が見られる．

(3) 核白内障 nuclear cataract, cataracta nuclearis………核の混濁から始まるものであるが，まれである．

b．進行期

進行すると，皮質白内障では混濁が瞳孔領に及び，瞳孔が白く見えるようになり，囊下白内障では混濁の濃さと範囲を増していく．この時期は視力も低下して手術の時期である．水晶体皮質の大部分が混濁した時期にも3期が区別される．

(1) 未熟白内障 immature cataract, cataracta immatura………水晶体皮質の混濁は進んだが，囊直下まで混濁が進んでいない時期．そのため，斜照法では虹彩の陰影が混濁部にうつる．この時期では水晶体が膨化して，前房が浅くなり，眼圧が高くなることがある．これを膨隆白内障 intumescent cataract, cataracta intumescens という．

(2) 成熟白内障 mature cataract, cataracta matura………さらに進行して水晶体皮質全体が混濁した状態．斜照法では虹彩の陰影が混濁部にうつらない．前房の深さは正常にもどっている．

(3) 過熟白内障 hypermature cataract, cataracta hypermatura………成熟期をすぎて放置していると，水晶体は萎縮して扁平になり，前房はかえって深くなる．ときに皮質が液化して核が下方に沈下する．これをモルガン白内障 Morganian cataract, cataracta Morganiana という．

(4) 黒色（褐色）白内障 black cataract, cataracta nigra（brown cataract, cataracta brunescens）………加齢白内障の異型で，水晶体核に色素沈着して黒色または褐色に見えるもの．一般に眼底に異常があるものが多い．

2）加齢白内障の薬物療法

in vitro での実験成績をもとに，種々薬物療法が行われているが，確実なものはない．

(1) カタリン catalin・ファコリン phacolin………トリプトファン代謝異常によってキノイド物質が水晶体蛋白に結合して白内障が起こるとし，水晶体蛋白と親和性のあるこれら薬物の点眼によってキノイド物質が水晶体蛋白と結合できなくしようとするものである．

(2) グルタチオン glutathione………水晶体に多く含まれているグルタチオンが白内障では減少する．

(3) ビタミンC………水晶体に多く含まれているビタミンCが白内障では減少する．

(4) パロチン parotin………白内障は水晶体囊の透過性の変化が主因であり，唾液腺は水晶体囊と同じ中胚葉起源であるから，唾液腺ホルモンであるパロチンは水晶体囊の透過性の調整に重要な役割を演じる．

3. 先天白内障 congenital cataract, cataracta congenita

水晶体の先天性混濁.

〔**原因**〕 ① 遺伝因子：常染色体優性遺伝が多い.
② 環境因子：妊娠中の風疹罹患，エックス線照射，副腎皮質ステロイド薬内服など．未熟児や新生児の代謝異常でも白内障が起こる*.

〔**種類**〕 （図Ⅱ-86） ① 層間白内障 zonular cataract, cataracta zonularis：核周囲の混濁，しばしばその外縁に楔状の混濁がある．これを騎手 rider という.
② 前極白内障 anterior polar cataract, cataracta polaris anterior，後極白内障 posterior polar cataract, cataracta polaris posterior：前極あるいは後極の混濁.
③ 点状白内障 punctate cataract, cataracta punctata：点状の混濁.
④ 全白内障 total cataract, cataracta totalis：全体の混濁.
⑤ 核白内障 nuclear cataract, cataracta nuclearis：核の混濁.

〔**症状**〕 水晶体の混濁の程度は一様でない．混濁が強ければほとんど見えないし，軽ければかなり良好な視力があって，その間にいろいろの段階がある．視力障害があれば眼振を伴う．通常，これらは進行しない.

先天白内障は，全身の異常を伴うことがある．Hallermann-Streiff 症候群（図Ⅱ-87），先天風疹症候群（☞図Ⅴ-21, p.360）など.

〔**治療**〕 視力障害が高度であれば手術．手術は廃用性弱視の予防のため早期に行う.

---

* このような白内障は出生後発生し，進行性であるため，後天白内障ということになるが，しばしば先天白内障との区別が困難である.

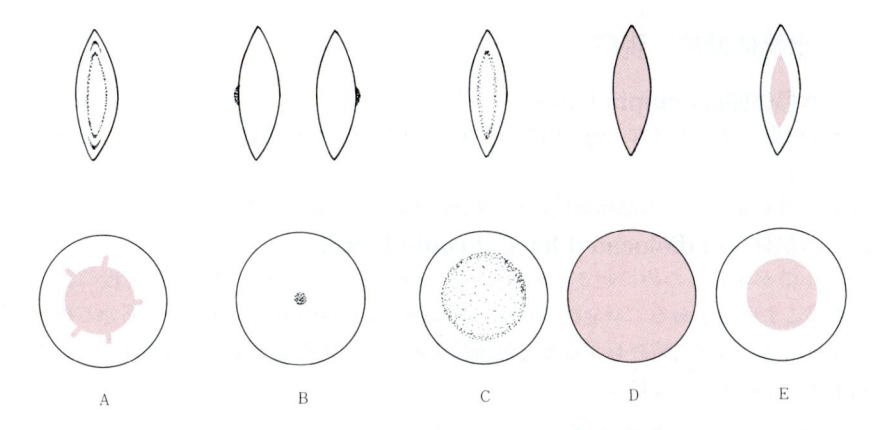

図Ⅱ-86 先天白内障の種類
A：層間白内障　B：前極白内障，後極白内障
C：点状白内障　D：全白内障　E：核白内障

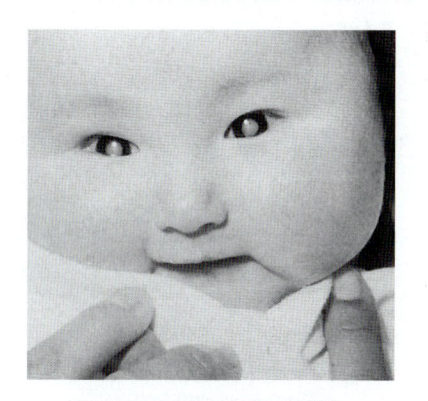

図Ⅱ-87 先天白内障（両眼）
（Hallermann-Streiff 症候群）

4. 水晶体偏位・脱臼

1) 水晶体偏位 ectopia lentis
水晶体の先天性位置異常．通常内上方へ偏位，眼底が二つの部分に見える（図Ⅱ-88）．単眼複視がある．
Marfan症候群………水晶体偏位にくも指症 arachynodactylia を伴うもの．

2) 水晶体脱臼 dislocated lens, luxatio lentis
Zinn小帯が切れるために起こる水晶体の位置異常（図Ⅱ-89）．視力障害を起こし，続発緑内障を起こす危険がある．不全脱臼では，瞳孔領に水晶体のある部分とない部分とがあるため単眼複視を訴え，眼底検査をすると，視神経乳頭が二つ見える．完全脱臼では，水晶体は前房や硝子体を浮遊することになる．

5. その他の水晶体疾患

(1) 球状水晶体 spherophacia, 小水晶体 microphacia
水晶体が小さく球状のもの．
Marchesani症候群………球状水晶体に短指症 brachydactylia を伴うもの．

(2) 円錐水晶体 lenticonus
水晶体の前面あるいは後面が円錐状に隆起しているもの．前面の場合を前部円錐水晶体 anterior lenticonus，後面の場合を後部円錐水晶体 posterior lenticonus という．

(3) 水晶体欠損 lens coloboma, coloboma lentis
水晶体が一部欠損しているもの．

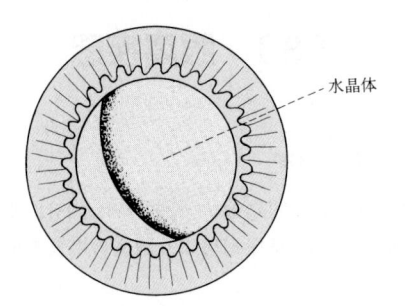

図Ⅱ-88 水晶体偏位

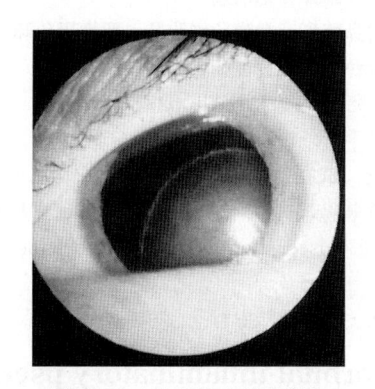

図Ⅱ-89 外傷性水晶体脱臼

〔8〕 眼窩疾患

1．眼窩腫瘍 orbital tumor

〔**症状**〕　眼球突出（☞総論 p.111），眼球偏位（図Ⅱ-90, 93），眼球運動障害，複視，視神経圧迫により視力障害，うっ血乳頭，眼球圧迫により眼底の皺襞形成（図Ⅱ-91）．

〔**種類**〕
① 原発腫瘍：眼窩から発生．
　　良性腫瘍：線維腫，血管腫，皮様嚢腫
　　悪性腫瘍：髄膜腫，リンパ腫，横紋筋肉腫
② 続発腫瘍：涙腺，副鼻腔，眼球など隣接組織からの波及．
　　良性腫瘍：涙腺混合腫，副鼻腔粘液瘤
　　悪性腫瘍：涙腺癌，副鼻腔癌，網膜芽細胞腫，悪性黒色腫
③ 転移性腫瘍：遠隔組織からの血行性転移の他の臓器の癌．

〔**原因検査**〕　（☞総論 眼球突出 p.111）（図Ⅱ-92）
〔**治療**〕　切除できるものは手術．
① 眼窩切開術 orbitotomy：浅在性腫瘍に対し，眼窩を切開して摘出する．
② Krönlein 法：深在性腫瘍に対し，眼窩外壁の骨をはずして球後の腫瘍を摘出する．
③ 眼窩内容除去術 orbital evisceration, exenteratio orbitae：悪性腫瘍に対し，眼窩の内容を眼球ごと除去する．

悪性腫瘍では，放射線療法・化学療法も行う．

2．眼窩炎性偽腫瘍 orbital inflammatory pseudotumor

〔**症状**〕　眼窩腫瘍の症状に炎症症状が加わる（図Ⅱ-94）．
〔**本態**〕　腫瘍と思い手術してみると腫瘍はなく炎症病変．
〔**治療**〕　副腎皮質ステロイド薬全身投与．重症では Krönlein 法．

3．眼窩蜂巣炎 orbital cellulitis, phlegmone orbitalis

〔**原因**〕　副鼻腔，歯，眼瞼，顔面に原発した感染の波及．
〔**症状**〕　眼球突出，眼瞼発赤・腫脹，結膜浮腫，眼球運動障害があり，自覚的に疼痛，発熱がある（図Ⅱ-95）．進行すると，海綿静脈洞血栓，髄膜炎を起こし生命の危険もある．
〔**治療**〕　抗生物質の全身投与．

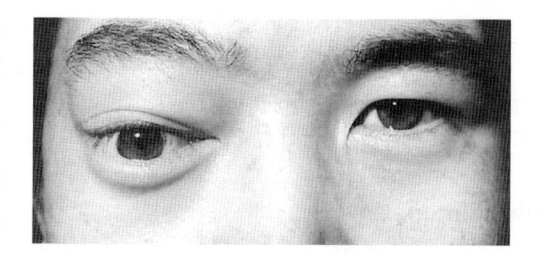

図Ⅱ-90　眼窩腫瘍(右眼涙腺混合腫瘍)

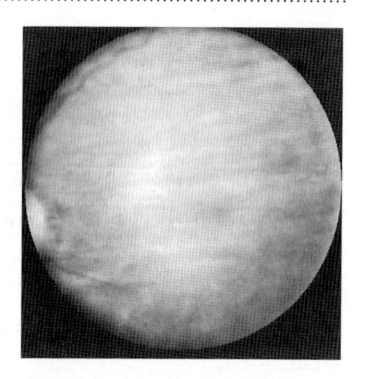

図Ⅱ-91　眼窩腫瘍の圧迫による眼底の皺襞

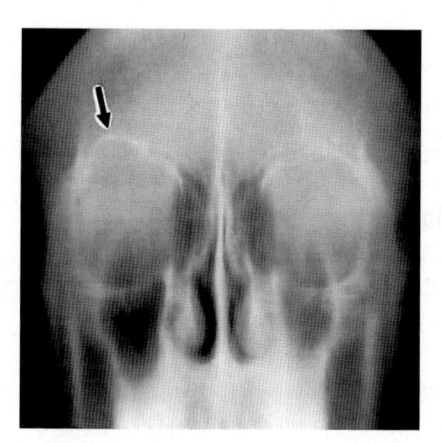

図Ⅱ-92　眼窩腫瘍のエックス線所見　眼窩壁の拡大

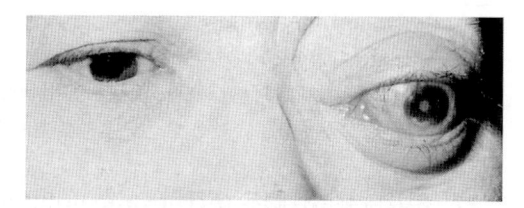

図Ⅱ-93　副鼻腔粘液瘤(左眼)

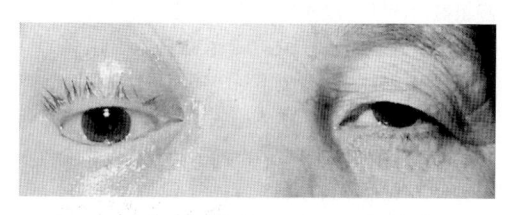

図Ⅱ-94　眼窩炎性偽腫瘍(右眼)

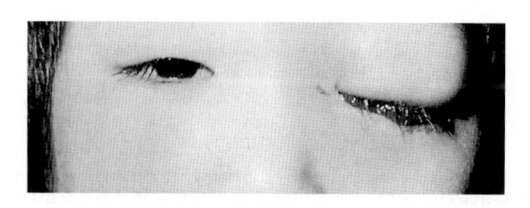

図Ⅱ-95　眼窩蜂巣炎(左眼)

4. Basedow 病

Basedow 病あるいは Graeves 病は，甲状腺機能亢進症 hyperthyroidism であり，眼球突出，甲状腺腫，頻脈は，Merseburg の三主徴とされ，眼症状を起こすことは古くから知られている＊．Basedow 病の眼症状には二つの病型がある．

1) 甲状腺中毒性眼症 thyrotoxic ophthalmopathy

甲状腺ホルモン thyroxine によって引き起こされ，甲状腺機能亢進症を伴う．非浸潤性眼症 non-infiltrative ophthalmopathy ともいわれ，交感神経支配の瞼板筋（Müller 筋）の緊張亢進による症状を主とする．軽症型 mild type，良性眼球突出 benign exophthalmos などといわれることもある．

〔症状〕 (1) Basedow 症状……眼球突出，軽度，大部分両眼性（図Ⅱ-96）．

(2) Dalrymple 症状……上眼瞼後退による瞼裂開大（図Ⅱ-96）．

(3) Graefe 症状……下方視に際して，上眼瞼が下降しない（図Ⅱ-97）．

(4) Gifford 症状……上眼瞼反転困難

(5) Stellwag 症状……瞬目の減少

(6) Moebius 症状……上方視に際して，額に皺が寄らない．前頭筋の収縮不全による．

〔治療〕 (1) 甲状腺機能亢進症の治療……甲状腺中毒性眼症はそれのみで治癒

(2) 瞼板筋の緊張亢進に対して，交感神経遮断薬 guanethidine の点眼あるいは眼瞼挙筋後転

2) 甲状腺刺激性眼症 thyrotropic ophthalmopathy

甲状腺刺激ホルモン thyrotropic hormone, TSH によって引き起こされ，甲状腺機能は正常かあるいは低下していることが多い．浸潤性眼症 infiltrative ophthalmopathy ともいわれ，眼窩組織の浮腫，浸潤による症状を主とする．重症型 severe type，悪性眼球突出 malignant exophthalmos といわれることもある．

〔症状〕 (1) 眼球突出……高度（図Ⅱ-98） (2) 角膜障害……兎眼と眼球突出による．

(3) 眼筋障害……上転障害を起こしやすい（図Ⅱ-99）．これは上直筋の変性ばかりでなく，下直筋と下斜筋の癒着のため上転しようとしても下直筋が弛緩しないことによる．外眼筋ミオパチー，重症筋無力症を合併しやすい．

(4) 視神経障害……視力障害，うっ血乳頭，視神経萎縮を起こす．

〔治療〕 (1) 眼筋異常……上転障害に下直筋後転．その他眼筋麻痺の治療

(2) 重症眼球突出……眼窩減圧手術

＊ 甲状腺機能異常 dysthyroid によらず，Basedow 病の眼症状がありながら甲状腺機能が正常（euthyroid）の場合もある．このように，甲状腺機能と眼症とは必ずしも相関しない．

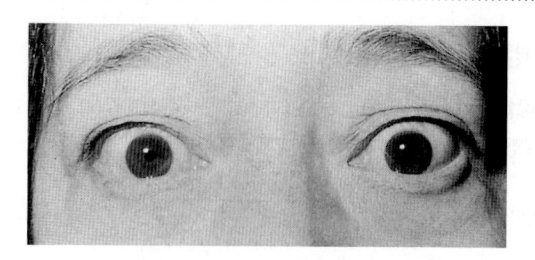

図Ⅱ-96　瞼裂開大と眼球突出

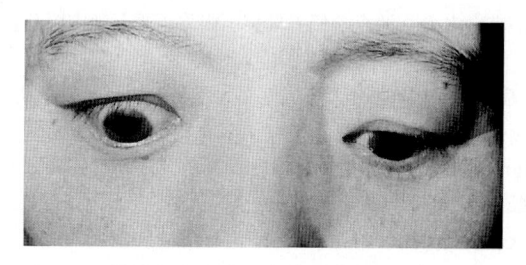

図Ⅱ-97　Graefe 症状（右眼）

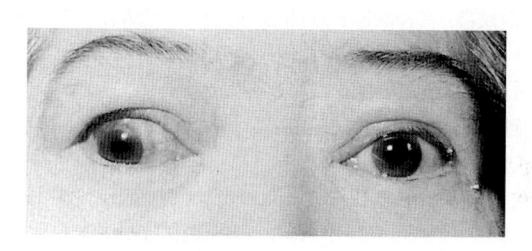

図Ⅱ-98　悪性眼球突出

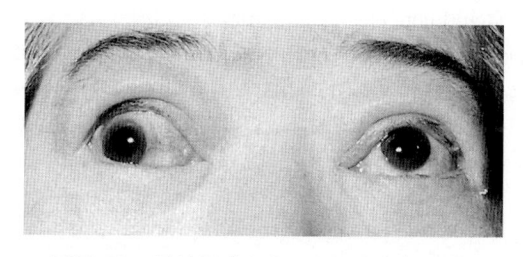

図Ⅱ-99　悪性眼球突出の上転障害（右眼）

5. その他の眼窩疾患

1) 眼窩の先天異常

a. 頭蓋骨早期癒合症 craniostenosis

(1) **Crouzon 病**

カエル様顔貌 froglike face を示す。眼窩が浅いため，眼球突出，外斜視，視神経萎縮を起こす（図Ⅱ-100）。

(2) **Apert 病 acrocephalosyndactylia**

Crouzon 病に類似，合指症 syndactylia を伴う。

(3) **両眼隔離症 hypertelorism**

両眼の眼窩の間隔が広いもの。涙点の側方偏位，眼瞼下垂，逆内眼角贅皮，外斜視，視神経萎縮を伴いやすい。

① Waardenburg 症候群……両眼隔離症，虹彩異色（金銀眼といわれることもある），難聴，眉毛増生，頭髪白変を伴う（図Ⅱ-101）。

② Cornelia de Lange 症候群……両眼隔離症，精神薄弱，身体発育不全，合指症からアザラシ様奇形 phocomelia までの種々の骨奇形，中央で連絡する眉毛増生を伴う。

(4) **塔状頭蓋 oxycephaly, tower skull**

頭蓋の横径および前後径が短く，たてに長く，塔のような形をしている。眼窩が浅いため眼球突出，外斜視，視神経萎縮を起こす。

b. 下顎顔面異骨症 mandibulofacial dysostosis

(1) Franceschetti 症候群，Treacher-Collins 症候群……頬骨および下顎骨の形成不全，巨口症，難聴。眼症状としては，瞼裂が斜め下方へ向かう走行異常 antimongoloid slant，下眼瞼の非定型的欠損，睫毛の位置異常を伴う（図Ⅱ-102）。

(2) Pierre Robin 症候群……小顎症，口蓋裂，鳥顔貌 bird face，眼症状としては，小眼球，白内障が見られる。

(3) Goldenhar 症候群……眼球上類皮腫 epibulbar dermoid，上眼瞼欠損，耳介前付着物，小顎症を伴う（図Ⅱ-103）。そのほか，小眼球，白内障が見られることもある。

(4) Hallermann-Streiff 症候群……鳥顔貌 bird face：下顎骨形成不全とオウムのくちばし様鼻 parrot-beak nose による（図Ⅱ-104）。小眼球，白内障を伴う。

(5) Rubenstein-Taybi 症候群……狭く鳥のくちばしに似た鼻と知能障害がある。瞼裂が斜め下方へ向かう走行異常 antimongoloid slant，小眼球，白内障を伴う。

(6) Meyer-Schwickerath 症候群 oculodentodigital dysplasia……小眼球，先天緑内障，歯のエナメル質低形成，合指症を伴う（図Ⅱ-105）。

(7) Ullrich 症候群……広い鼻，下顎形成不全，多指症，小眼球，無虹彩，先天緑内障を伴う。

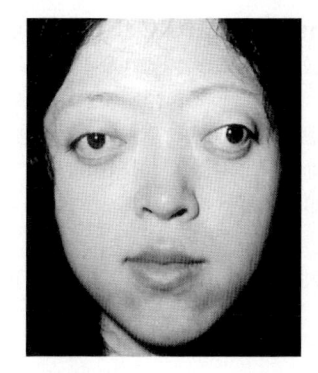

図Ⅱ-100 Crouzon 病

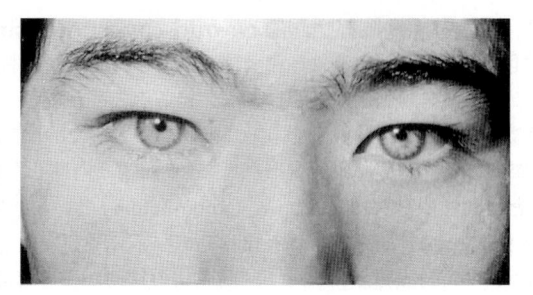

図Ⅱ-101 Waardenburg 症候群

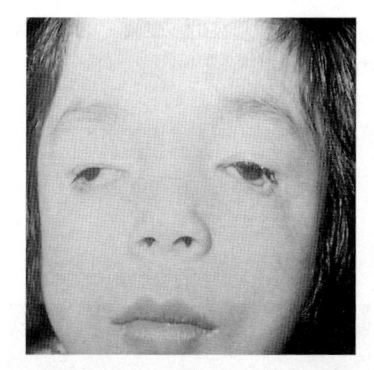

図Ⅱ-102 Franceschetti 症候群

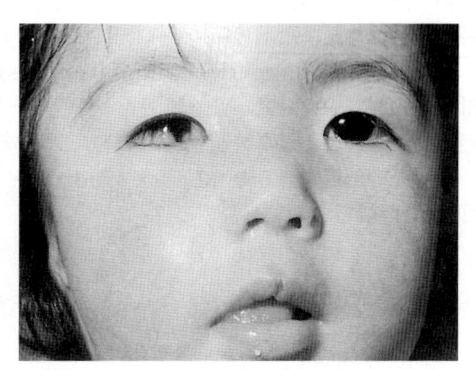

図Ⅱ-103 Goldenhar 症候群

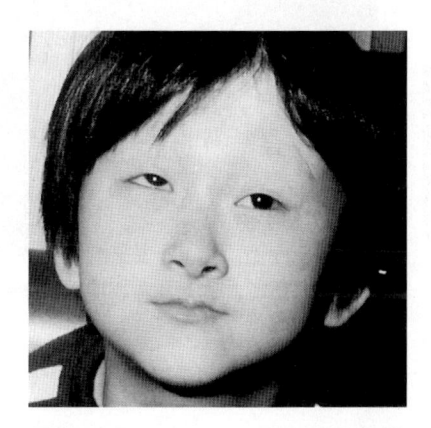

図Ⅱ-104 Hallermann-Streiff 症候群

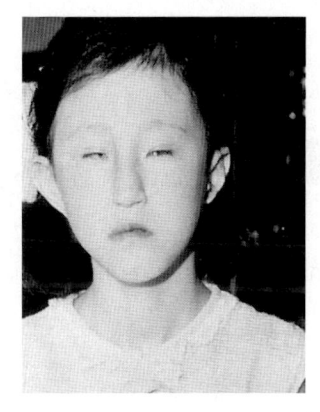

図Ⅱ-105 Meyer-Schwickerath 症候群

2) 内頸動脈海綿静脈洞瘻 carotid-cavernous sinus fistula(C-C fistula, CCF)

〔原因〕　内頸動脈の海綿静脈洞部が損傷され，内頸動脈が海綿静脈洞に破れることによって起こる．外傷や動脈瘤の破裂によって起こることが多い．

〔症状〕　動脈血が強い圧をもって静脈内に入るため，静脈洞，眼窩内のうっ血により種々の症状が起こる．著明な眼球突出が起こり，脈搏と同期した血管雑音を聞き，搏動が触診される．これを搏動性眼球突出 pulsating exophthalmos という．眼瞼浮腫，結膜の充血，浮腫，眼底血管の怒張，蛇行が見られる（図Ⅱ-106）．

〔診断〕　頸動脈撮影によって，動脈相の初期から海綿静脈洞，およびこれに連絡する静脈，静脈洞が造影される（図Ⅱ-107）．

〔治療〕　頸動脈の結紮．

3) 全眼筋麻痺を伴う症候群

a．海綿静脈洞症候群 cavernous sinus syndrome

〔原因〕　海綿静脈洞の病変．

〔症状〕　動眼神経，滑車神経，外転神経，三叉神経の障害，眼球突出，眼瞼・結膜浮腫．

b．上眼窩裂症候群 superior orbital fissure syndrome

〔原因〕　上眼窩裂の病変．

〔症状〕　動眼神経，滑車神経，外転神経，三叉神経，交感神経の障害，眼球突出．

c．眼窩先端部症候群 orbital apex syndrome

上眼窩裂症候群＋視神経障害．

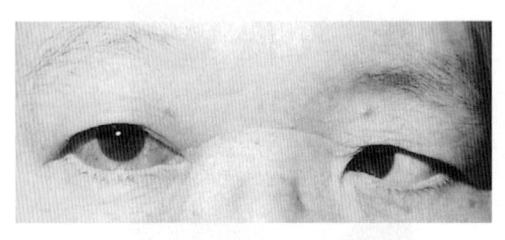

図Ⅱ-106　内頸動脈海綿静脈洞瘻（右眼）

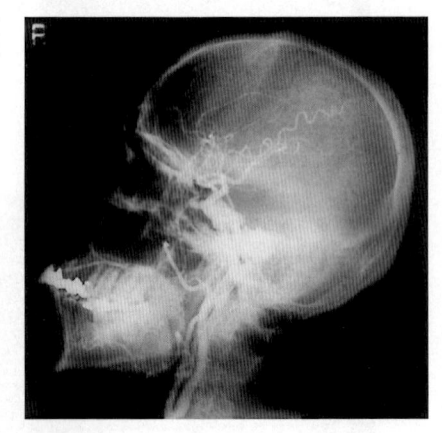

図Ⅱ-107　内頸動脈海綿静脈洞瘻の脳血管造影

第Ⅲ章　ぶどう膜・網膜・硝子体疾患

〔1〕　ぶどう膜疾患

1．ぶどう膜炎

1）ぶどう膜炎の定義
ぶどう膜炎 uveitis
虹彩・毛様体・脈絡膜の炎症．

2）ぶどう膜炎の分類
a．発生部位による分類

(1) **虹彩毛様体炎 iridocyclitis，前部ぶどう膜炎 anterior uveitis**
虹彩，毛様体の炎症．虹彩炎 iritis と毛様体炎 cyclitis とに理論上は区別できるが，臨床的には両者は合併して起こり区別は困難である．

(2) **脈絡膜炎 chorioiditis，後部ぶどう膜炎 posterior uveitis**
脈絡膜の炎症．網膜にも炎症が波及して網脈絡膜炎 retinochorioiditis，脈絡網膜炎 chorioretinitis となることが多い．

b．原因による分類：結核性ぶどう膜炎，梅毒性ぶどう膜炎，外傷性虹彩毛様体炎など．

c．病理所見による分類：① 肉芽腫性ぶどう膜炎 granulomatous uveitis ……… 類上皮細胞・マクロファージ・巨細胞の浸潤で肉芽腫を形成．原田病・サルコイドーシスなど．
② 非肉芽腫性ぶどう膜炎 nongranulomatous uveitis ……… 好中球・リンパ球・形質細胞の浸潤．Behçet 病など．

3）ぶどう膜炎の原因
(1) 感染………結核，梅毒，トキソプラズマ症など．
(2) アレルギー………水晶体過敏性眼内炎など．
(3) 外傷………交感性眼炎など．
(4) 毒物
(5) 非特異的全身疾患．① 膠原病，サルコイドーシスなど．② 新陳代謝疾患：糖尿病，痛風など．
(6) 不明………原田病，Behçet 病など．

4）ぶどう膜炎の診断
眼所見のほか，全身所見と臨床検査によって原因を診断することが必要である．

5) ぶどう膜炎の治療
a. 原因療法
b. 対症療法
(1) アトロピン点眼………散瞳により虹彩の安静と後癒着の防止，鎮痛効果がある．
(2) 副腎皮質ステロイド薬………点眼，結膜下注射，内服，点滴に用いる．
(3) 遮光眼鏡………遮光により虹彩の安静．

2. 虹彩毛様体炎

1) 虹彩毛様体炎の他覚症状
(1) 毛様充血（☞眼の充血 p.92）
(2) 前房内滲出
① 房水フレア aqueous flare：滲出液．細隙灯顕微鏡で光柱の増強として観察される．
② 房水セル aqueous cell（房水浮遊物 aqueous floater）：炎症性細胞（図Ⅲ-1）．細隙灯顕微鏡で微塵として観察される．房水の温流によって，前方の角膜に近い部分は下方に，後方の虹彩に近い部分では上方に流れるが，これは角膜と虹彩との温度差による．前房内滲出細胞著明なときには下方に沈殿し膿性となる．これを前房蓄膿 hypopyon という．まれに出血も起こり，前房出血 hyphema という．
③ 角膜後面沈着物 keratic precipitates（KP）：前房内滲出細胞の角膜後面沈着（図Ⅲ-2,3）．しばしば角膜中心を頂点とした三角形となり，これを Ehrlich 三角という．
(3) 虹彩後癒着 posterior synechia（図Ⅲ-4）………滲出物のために虹彩後面が水晶体に癒着する．瞳孔全体が虹彩に癒着すると，前房と後房の間の房水の交通が遮断され，房水が後房にたまって虹彩を前面に膨隆させる．これを膨隆虹彩 iris bombé, iris gibbera という．膨隆虹彩となった虹彩根部と角膜後面とは癒着（虹彩前癒着 anterior synechia）となり，隅角を閉鎖して続発緑内障となる．虹彩後癒着が瞳孔全周に起こることを瞳孔遮断 seclusio pupillae，瞳孔領が滲出物によって白色の膜様組織で閉鎖された状態を瞳孔閉鎖 occlusio pupillae という．
(4) 虹彩………充血，腫脹，変色，混濁（紋理不明瞭）．瞳孔縁の結節（Koeppe 結節 Koeppe's nodule）．
(5) 瞳孔………縮小，対光反応鈍麻
(6) 硝子体………混濁 vitreous opacity

2) 虹彩毛様体炎の合併症・後遺症
(1) 続発緑内障………前後房遮断による眼圧上昇．
(2) 眼球低張，眼球癆………毛様体機能低下による眼圧低下，眼球癆は眼球萎縮の状態．
(3) 併発白内障………水晶体の栄養障害．
(4) 角膜混濁………角膜内皮細胞障害，眼球癆による帯状角膜混濁．

3) 虹彩毛様体炎の自覚症状
三叉神経刺激症状，眼痛，羞明，流涙などと視力障害．

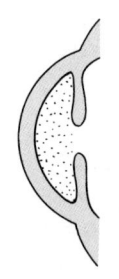

第Ⅲ章　ぶどう膜・網膜・硝子体疾患

図Ⅲ-1　房水セル

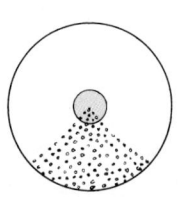

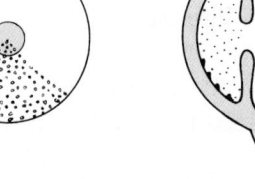

図Ⅲ-2　角膜後面沈着物

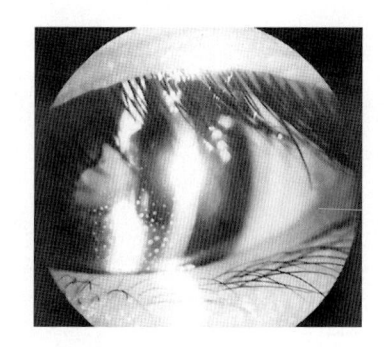

図Ⅲ-3　角膜後面沈着物
　　　　細隙灯顕微鏡所見

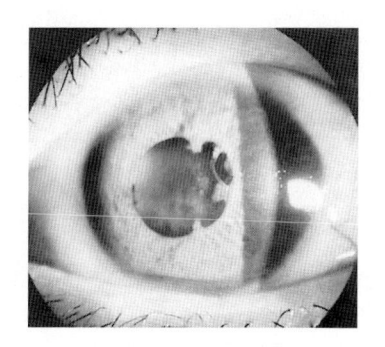

図Ⅲ-4　虹彩後癒着

3. 脈絡膜炎

1) 脈絡膜炎の他覚症状
(1) 眼底………混濁．脈絡膜の病巣からの炎症性滲出物はBruch膜，網膜色素上皮を通って網膜下に入り，さらに網膜内に進入して病巣に相当する網膜に境界不鮮明な混濁を起こす．混濁は限局性の場合と眼底全般の混濁の見られるびまん性の場合とがあり，前者を散在性脈絡膜炎 disseminated choroiditis（図Ⅲ-5），後者をびまん性脈絡膜炎 diffuse choroiditis（図Ⅲ-6）という．びまん性脈絡膜炎では視神経乳頭境界不鮮明，発赤が見られる．

(2) 硝子体………混濁

2) 脈絡膜炎の後遺症
網脈絡膜萎縮 chorioretinal atrophy………網膜色素上皮の障害により，色素脱失と色素沈着が起こり，白斑と黒い色素斑が混在する．散在性脈絡膜炎では白斑の周囲に色素斑が現れ（図Ⅲ-7），びまん性脈絡膜炎では眼底全体の色素の乱れを生じ粗糙に見える（図Ⅲ-8）．これがごま塩眼底である．

3) 脈絡膜炎の自覚症状
視力障害，黄斑部の病変では，中心暗点，変視症，小視症，光視症を生じる*．

---

* **変視症・小視症**：滲出物による視細胞の配列の乱れによる．
  光視症：視細胞の刺激症状による．

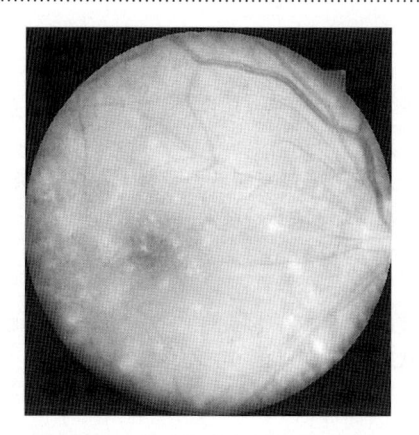

第Ⅲ章　ぶどう膜・網膜・硝子体疾患

図Ⅲ-5　梅毒性散在性網脈絡膜炎

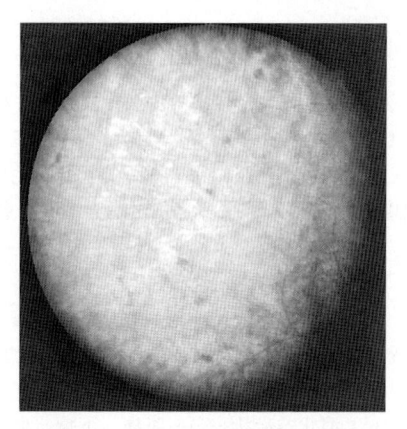

図Ⅲ-6　先天梅毒性網脈絡膜萎縮
（ごま塩眼底）

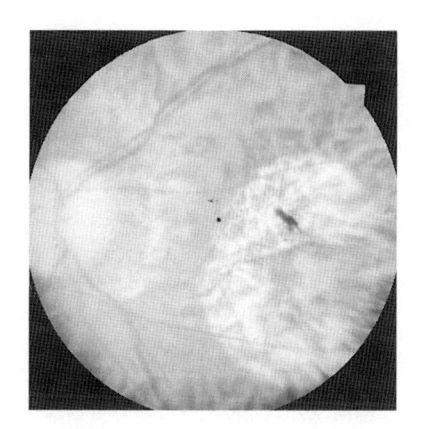

図Ⅲ-7　散在性網脈絡膜萎縮

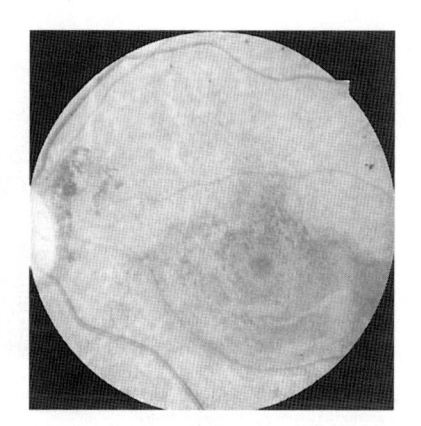

図Ⅲ-8　びまん性網脈絡膜萎縮
（ごま塩眼底）

4. Behçet病

ぶどう膜炎，口内アフタ，皮膚症状，外陰部潰瘍を主徴とするが，症状は多彩である．性差はあまりないが失明するものは男子に多い．

〔**症状**〕（1）眼症状………① 虹彩毛様体炎：しばしば前房蓄膿（図Ⅲ-9），② 網脈絡膜炎：眼底血管炎で，網膜出血，白斑，浮腫，混濁，硝子体混濁が起こる（図Ⅲ-10）．
 (2) 口内アフタ（図Ⅲ-11）
 (3) 外陰部潰瘍（図Ⅲ-12）
 (4) 皮膚症状………結節性紅斑様皮疹，とくに下肢に見られる（図Ⅲ-13）．痤瘡様皮疹，血栓性静脈炎，注射部位の発赤，化膿など皮膚の過敏状態が起こりやすい．
 (5) 関節炎
 (6) 消化器症状………腹痛，下痢，便秘
 (7) 神経症状………運動障害，知覚障害（神経ベーチェット病 neuro-Behçet's disease）
 (8) 血管症状………動脈炎，静脈炎（血管ベーチェット病 vasculo-Behçet's disease）

〔**経過**〕再発を繰り返していくうちに増悪，進行する．
 (1) 虹彩毛様体炎………ぶどう膜炎，虹彩後癒着，続発緑内障，眼球癆となって失明する．
 (2) 網脈絡膜炎………網脈絡膜萎縮，視神経萎縮となって失明する．
神経症状，血管症状のため死亡することもある．

〔**治療**〕対症療法．副腎皮質ステロイド薬の内服は慎重に行う．

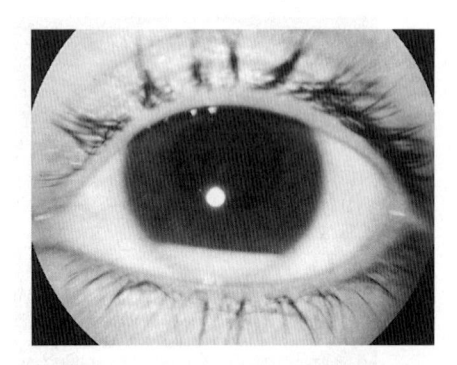

図Ⅲ-9 Behçet病 虹彩毛様体炎（前房蓄膿）

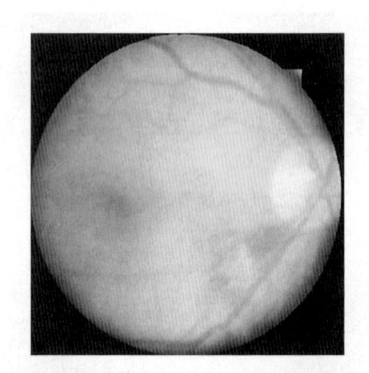

図Ⅲ-10 Behçet病 網脈絡膜炎

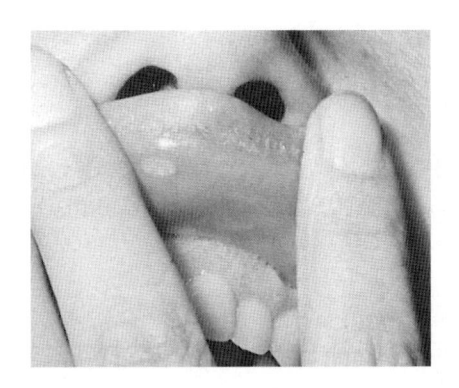

第Ⅲ章　ぶどう膜・網膜・硝子体疾患　295

図Ⅲ-11　Behçet 病　口内アフタ

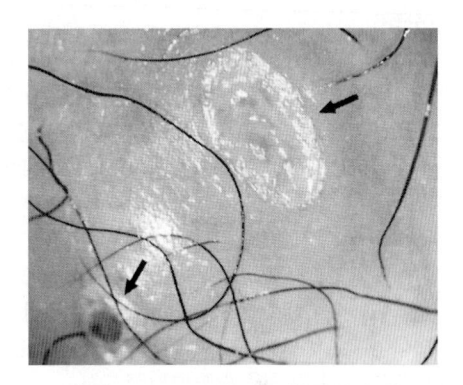

図Ⅲ-12　Behçet 病　外陰部潰瘍

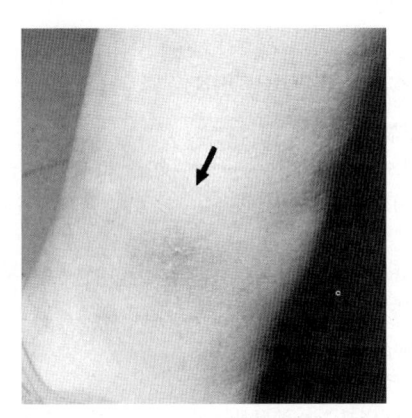

図Ⅲ-13　Behçet 病　結節性紅斑

5. 原田病

Vogt-小柳-原田病 Vogt-Koyanagi-Harada disease，または急性びまん性ぶどう膜炎 uveitis diffusa acuta ともいう．

〔分類〕
(1) 原田病………後部ぶどう膜炎が著明．前部ぶどう膜炎は軽度，予後良好．
(2) Vogt-小柳病………前部ぶどう膜炎が著明，予後不良．

〔症状〕 両眼に急激な高度の視力障害が起こる．
(1) 原田病 ① 脈絡膜炎：眼底に浮腫性混濁が多発する（図Ⅲ-14）．ときに癒合して網膜剥離となる．視神経乳頭は発赤，境界不鮮明となる．螢光眼底造影では，螢光色素漏出点が多数見られる（図Ⅲ-15）．
② 虹彩毛様体炎：前房内滲出が見られる．
(2) Vogt-小柳病………重症の虹彩毛様体炎が起こる．
(3) 全身症状………皮膚の白斑 vitiligo，毛髪の白変 poliosis，脱毛，難聴，耳鳴が見られる．脳脊髄液は，圧上昇と細胞増加がある．

〔経過〕 原田病では通常1か月後回復に向かい，網膜色素上皮や脈絡膜の色素が脱失し，眼底全体が赤く見える（図Ⅲ-16）．これを夕焼け眼底という．Vogt-小柳病では急速に進行し眼球癆となって失明することが多い．

〔原因〕 不明．しかし，色素の障害の強いことから，ぶどう膜色素に関連したアレルギー説や色素親和性のウイルス説が有力である．

〔治療〕 副腎皮質ステロイド薬の局所および全身投与，アトロピン点眼，高浸透圧薬の全身投与．

6. サルコイドーシス sarcoidosis

〔眼症状〕 ぶどう膜炎が最も多い．
(1) 虹彩毛様体炎（前部ぶどう膜炎）………虹彩面上にサルコイド結節，前房混濁，角膜裏面に豚脂様沈着物 mutton-fat keratic precipitates，虹彩後癒着を生じる．刺激症状は軽度である．
(2) 網脈絡膜炎（後部ぶどう膜炎）………眼底に黄白色のろうそくのしずく candle-wax drippings と網膜静脈周囲炎が見られ，網膜出血を起こすことがある（図Ⅲ-17）．真珠の首飾り状硝子体混濁 string of pearles が見られる．
(3) 眼瞼，結膜，涙腺にサルコイド結節
〔診断〕 (1) 胸部X線上両側リンパ節腫脹
(2) ツベルクリン反応陰性
(3) Kveim 反応陽性………Kveim 反応はサルコイドーシス患者のリンパ節，皮膚結節の組織浮遊液を抗原とした皮内反応．
(4) 生検………リンパ節，皮膚，結膜
〔治療〕 副腎皮質ステロイド薬．

〔**サルコイドーシスに関連した症候群**〕　サルコイドーシスに特有ではないが，サルコイドーシスでしばしばみられる．
(1) Heerfordt症候群（ぶどう膜耳下腺熱 uveo-parotid fever）………ぶどう膜炎，耳下腺腫脹，顔面神経麻痺を三主徴とし，発熱を伴う．
(2) Mikulicz症候群
(3) Sjögren症候群

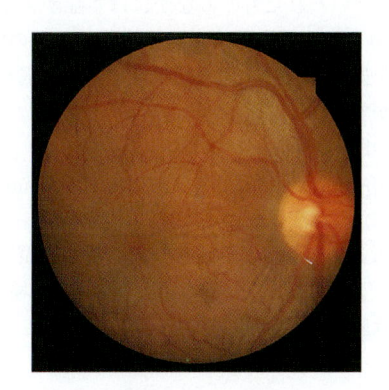

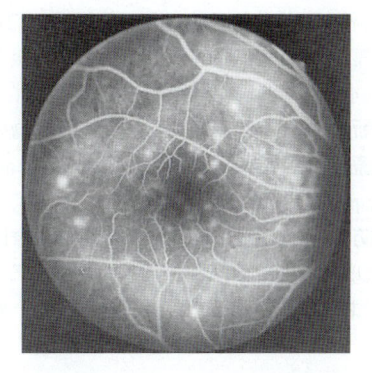

図Ⅲ-14　原田病

図Ⅲ-15　原田病の螢光眼底

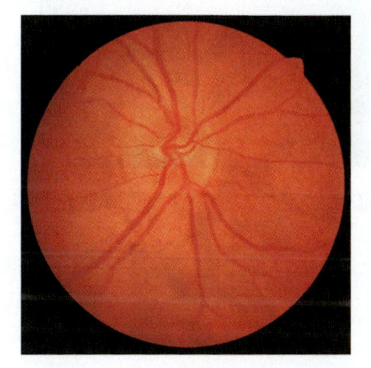

図Ⅲ-16　原田病後の夕焼け眼底

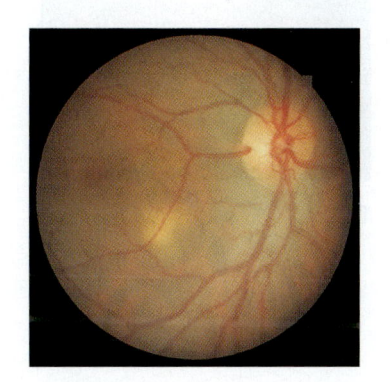

図Ⅲ-17　サルコイドーシス（網脈絡膜炎）

7. トキソプラズマ症 toxoplasmosis

原虫の一種 toxoplasma gondii の感染による．この原虫はイヌ，ネコ，ウシ，ブタ，ウサギ，ネズミなど動物を介してヒトに感染する．

トキソプラズマ性網脈絡膜炎 toxoplasmic chorioretinitis

〔症状〕 眼底黄斑部の浮腫，混濁が起こり，大きな円形の黄白色の萎縮巣をつくり，色素斑を伴う（図Ⅲ-18，19）．先天トキソプラズマ症 congenital toxoplasmosis では，出生時すでに瘢痕化しており，従来黄斑欠損 macular coloboma といわれたもののなかには本症が含まれていると考えられる．そのほか，小眼球，白内障がみられ，視力障害の随伴症状としての斜視，眼振が認められる．トキソプラズマ症は眼と脳とを好んで侵し，網脈絡膜炎のほか，脳石灰化像，脳水腫を合併し，痙攣や精神薄弱を伴うことが多い．

〔診断〕 トキソプラズマ血清反応と動物の接触の既往歴．

〔治療〕 サルファ薬，とくに pyrimethamine (daraprim)．抗生物質，とくに spiramycin，acetylspiramycin．副腎皮質ステロイド薬．

〔予防〕 先天トキソプラズマ症では治療困難であるから予防がたいせつである．妊娠初期に血清反応を行って強陽性であれば治療する．また，妊娠初期に陰性の場合には後期に検査し，陽性であれば新鮮感染を考えて治療する．妊娠中は動物との接触を避ける．

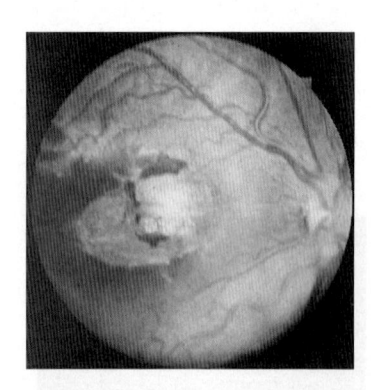

図Ⅲ-18　先天トキソプラズマ性網脈絡膜萎縮

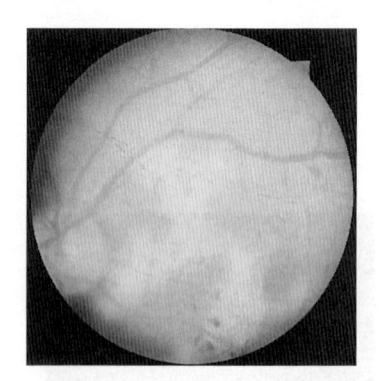

図Ⅲ-19　トキソプラズマ性網脈絡膜炎

8．眼内炎・全眼球炎・交感性眼炎

1） 眼内炎 endophthalmitis・全眼球炎 panophthalmitis

〔原因〕 眼球内に細菌・真菌・ウイルスによる感染を起こしたものをいう．穿孔性外傷，眼内手術，角膜潰瘍などにより直接，あるいは身体他部の化膿巣から血行性に転移して起こる．転移して起こるものを転移性眼内炎 metastatic endophthalmitis という．全身疾患や免疫抑制薬・副腎皮質ステロイド薬のような薬剤で抵抗力が弱まったときにだけ起こる日和見感染 opportunistic infection で起こることも多い．

〔症状〕 自覚的には疼痛と視力障害，他覚的には，前房混濁，硝子体混濁，眼瞼・結膜の浮腫・充血，眼球突出が見られる（図Ⅲ-20）．

〔治療〕 抗生物質の局所および全身投与，硝子体切除術，進行した場合には眼球内容除去術 evisceration, exenteratio bulbi を行う．

〔予後〕 しばしば不良で，眼球癆となる．

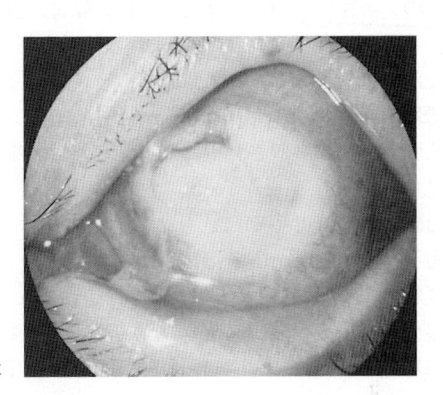

図Ⅲ-20　全眼球炎

2） 交感性眼炎 sympathetic ophthalmia

〔原因〕 一眼が穿孔性外傷により，ぶどう膜の損傷を受けた後，1～2か月して両眼に急性びまん性ぶどう膜炎が起こるもの．

眼内手術によって起こることもある．受傷眼を起交感眼 exciting eye，非受傷眼を被交感眼 sympathizing eye という．

〔症状〕 受傷眼のぶどう膜炎が消褪しないでおり，被交感眼に羞明，流涙が起こり，両眼とも高度の視力障害をきたす（☞急性びまん性ぶどう膜炎 p.296）．

〔治療〕 副腎皮質ステロイド薬の全身および局所投与．重症では受傷眼の眼球摘出．

9．その他のぶどう膜疾患

1） ぶどう膜欠損

(1) ぶどう膜欠損 coloboma uveae

小眼球 microphthalmos を伴っていることが多い（図Ⅲ-21）．ぶどう膜欠損は胎生期の眼裂

の閉鎖不全によって起こり，虹彩欠損と脈絡膜欠損とから成る．虹彩欠損 coloboma iridis は虹彩の下方が欠損し，瞳孔が下方に切れたように見える（図Ⅲ-22）．脈絡膜欠損 coloboma chorioideae は脈絡膜の下方が欠損し，その部分の眼底が白く見える（図Ⅲ-23）．視力障害があり，通常，眼振を伴う．

眼球の先天異常には小眼球のほか，次のものがある．

(2) **無眼球 anophthalmos**：先天性の無眼球はほとんどない．臨床的に無眼球といわれるものでも痕跡的な眼球が認められるのが普通で，小眼球の非常に小さいものと考えられる．

(3) **単眼症 cyclopia**：一眼しかないもの．

(4) **先天眼球嚢胞 congenital cystic eyeball**：眼球が嚢腫状に眼瞼皮下に認められるもの．瞼裂は存在する．瞼裂が存在しなければ潜伏眼球となる（☞ p.232）．

2) 虹彩の先天異常

虹彩の先天異常にはぶどう膜欠損のほか，次のものがある．

(1) **無虹彩 aniridia**

虹彩のないもの．痕跡程度のものはある．視力障害，羞明，眼振がある．白内障，緑内障を合併しやすい．

〔治療〕 遮光眼鏡，着色コンタクトレンズ．

(2) **瞳孔膜遺残 persistent pupillary membrane**

胎生期の瞳孔膜が完全に吸収されずに残ったもの（図Ⅲ-24）．瞳孔領に茶褐色の膜状，糸状，斑状のものが見られる．

〔治療〕 視力障害があれば手術．

(3) **虹彩異色 heterochromia iridis**

左右の眼の虹彩の色が異なるもの（図Ⅲ-25）．

 (1) 単純虹彩異色………Waardenburg 症候群（☞ p.286）．

 (2) 虹彩毛様体炎の合併………Fuchs 虹彩異色性虹彩毛様体炎 Fuchs' heterochromic iridocyclitis．

 (3) Horner 症候群（☞ p.104）．

 (4) 続発虹彩異色………虹彩毛様体炎経過後．

(4) **前房分離不全症候群 anterior chamber cleavage syndrome**

前眼部中胚葉性の発育障害，胎生期の分離が不完全なことによる．

 (1) 後部胎生環：角膜周辺部混濁，Schwalbe 線の前方突出

 (2) Axenfeld 異常：後部胎生環＋虹彩周辺部癒着

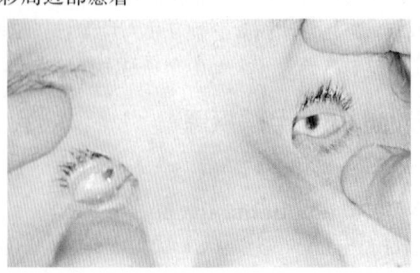

図Ⅲ-21 小眼球（両眼）

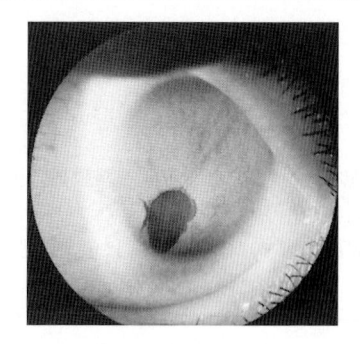

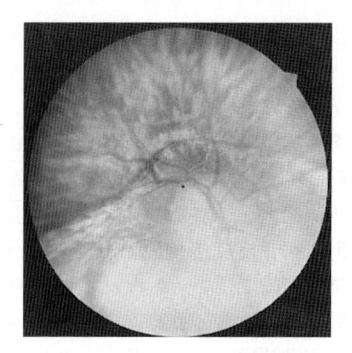

図Ⅲ-22 虹彩欠損

図Ⅲ-23 脈絡膜欠損

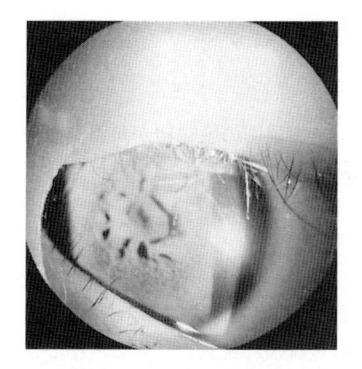

図Ⅲ-24 瞳孔膜遺残

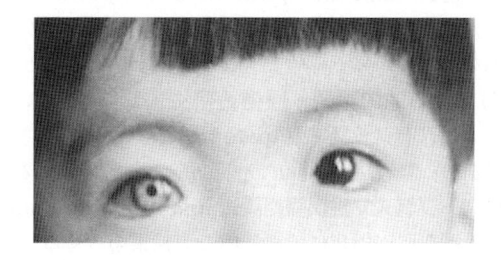

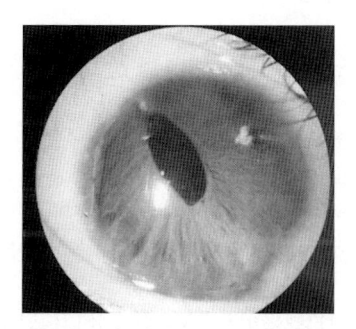

図Ⅲ-25 虹彩異色

図Ⅲ-26 Rieger症候群の瞳孔偏位

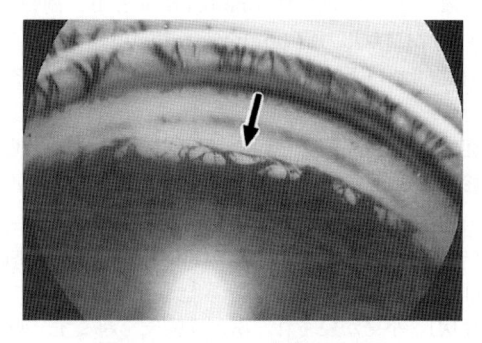

図Ⅲ-27 Rieger症候群の隅角

(3) Rieger 異常：Axenfeld 異常 + 虹彩形成不全（図Ⅲ-26, 27）.
(4) Peter 異常：角膜中央部混濁 + 虹彩前癒着

3）ぶどう膜腫瘍
(1) 悪性黒色腫 malignant melanoma
〔症状〕 虹彩，毛様体，脈絡膜から発生する悪性腫瘍（図Ⅲ-28, 29）．脈絡膜黒色腫では，硝子体中に突出し，続発性網膜剥離を起こす．全身転移しやすい．
〔診断〕 超音波検査，螢光眼底造影を行う．螢光眼底造影では悪性黒色腫は色素に濃染されるが，網膜剥離では淡染あるいは染色されない．
〔治療〕 眼球摘出（図Ⅲ-30）．

(2) 転移性腫瘍 metastatic tumor
他臓器の悪性腫瘍，とくに癌が血行性に転移したもの．原発病巣と全身所見に注意する．原発病巣は男性では肺癌，女性では乳癌が多い．

(3) 虹彩囊腫 iris cyst
外傷，手術，強い縮瞳薬点眼連用後発生．茶褐色の囊腫で，瞳孔領内に球形に膨隆する（図Ⅲ-31）．

(4) 前房内上皮増殖 epithelial downgrowth
手術，とくに白内障手術，外傷の後，創口付近から灰白色半透明の膜様物が角膜後面や虹彩前面を覆いながら下降してくる．隅角を閉鎖すると緑内障を起こす．

4）その他の真菌・原虫・寄生虫感染症
(1) ヒストプラズマ症 histoplasmosis
真菌の一種 histoplasma capsulatum の感染による．

ヒストプラズマ性網脈絡膜炎 histoplasmic chorioretinitis
〔症状〕 眼底周辺に境界鮮明な萎縮巣をつくる．ときに黄斑部に囊胞を形成し，中心性脈絡網膜症に類似した所見が見られる（図Ⅲ-32）．これは後に円形の萎縮巣となる．
〔診断〕 ヒストプラスミン皮内反応陽性，ツベルクリン皮内反応陰性，胸部エックス線写真で石灰化像．
〔治療〕 抗真菌抗生物質 amphotericin B，副腎皮質ステロイド薬．

(2) オンコセルカ症 onchocerciasis
糸状虫類の一種 onchocerca volvulus が，ブヨを仲介としてヒトに寄生して起こる．アフリカの地方病．
〔症状〕 網脈絡膜炎を起こし，網脈絡膜萎縮，視神経萎縮となる．
〔診断〕 皮下結節とそこからの虫体の証明，前房中の虫体の発見．

(3) トキソカリア症 toxocariasis
寄生虫のイヌ回虫 toxocaria canis，またはネコ回虫 toxocaria cati の感染．排泄物中の虫卵が経口感染する．
〔症状〕 小児が侵され，ぶどう膜炎を起こす．眼底に白色腫瘍ができて，硝子体中に白色塊となる．（☞白色瞳孔の鑑別診断 p.101）．
〔診断〕 トキソカラ皮内反応と血清反応，イヌと接触の既往歴．

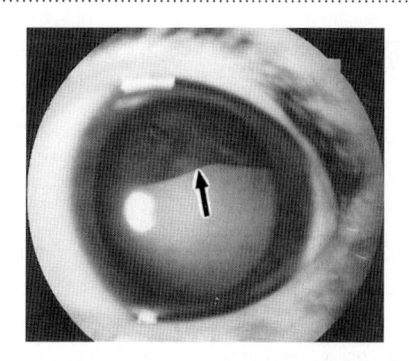

図Ⅲ-28 ぶどう膜悪性黒色腫

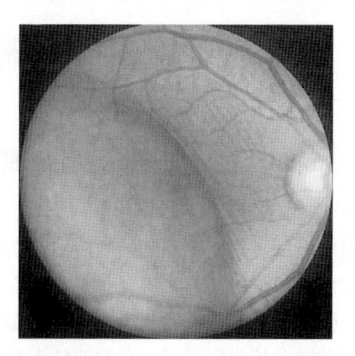

図Ⅲ-29 ぶどう膜悪性黒色腫

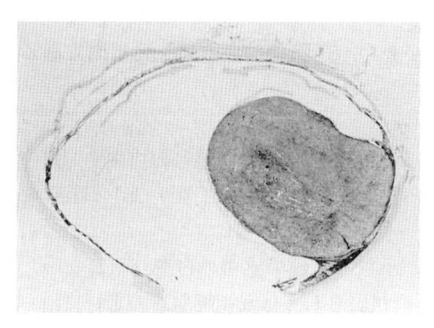

図Ⅲ-30 眼球摘出したぶどう膜悪性黒色腫の割面

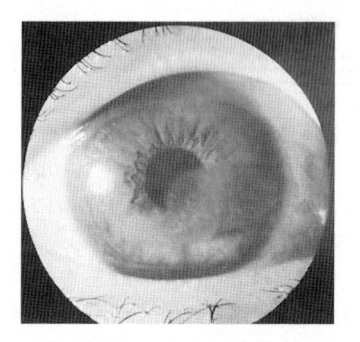

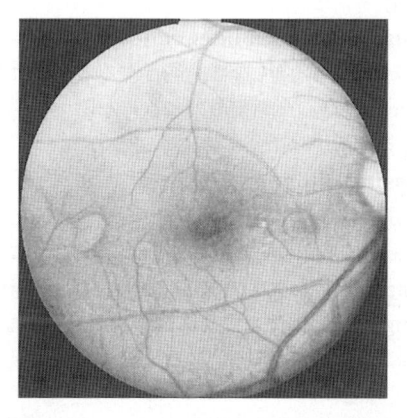

図Ⅲ-31 虹彩嚢腫

図Ⅲ-32 ヒストプラズマ性網脈絡膜炎

〔2〕 網膜・硝子体疾患

1. 高血圧症・動脈硬化症の眼底
1) 高血圧性眼底変化
動脈収縮による変化と，動脈収縮が高度となって血流障害が起こり，それによる毛細血管壁の栄養障害のために起こる変化とがある．

a. 動脈全般的狭細 generalized narrowing
網膜動脈全体の収縮で，全般的に細くなる（図Ⅲ-33 A，34）．

b. 動脈口径不同 irregularity of caliber
網膜動脈の局所的の収縮で，部分的で細くなる（図Ⅲ-33 B，C）．

c. 網膜出血 hemorrhage
毛細血管壁の障害による．表在性線状出血が多い．網膜前出血や硝子体出血もある（図Ⅲ-35）．

d. 網膜白斑 exudate
(1) 軟性白斑 soft exudate………境界不鮮明，大きく，軟らかい感じの白斑で，綿花様白斑 cotton wool patch ともいい，虚血による神経線維の膨化である（図Ⅲ-36）．膠原病（特にSLE）の眼底にも見られる．

(2) 硬性白斑 hard exudate………境界鮮明，小さく，硬い感じの白斑，脂質ないし類脂質の沈着で，網膜浮腫の存在を示す．黄斑部で外網状層もしくは双極細胞層の走行に沿って放射状に配列したものを星芒状白斑*star figure という．

e. 乳頭浮腫 papilloedema
f. 網膜浮腫 retinal edema

2) 動脈硬化性眼底変化
a. 動脈反射亢進 increase of arterial light reflex
動脈壁に見られる白い輝いた反射が強くなる．進行すると高度となる．
(1) 銅線動脈 copper-wire artery………銅線のようになる．
(2) 銀線動脈 silver-wire artery………銀線のようになる．

b. 動静脈交叉現象 crossing phenomenon
動脈と静脈の交叉する部分に見られる（図Ⅲ-37）．
(1) Gunn 現象 Gunn's phenomenon………静脈が動脈に圧迫されて細くなる現象．
① 静脈の隠伏 concealment of vein：交叉部で静脈の血柱が見えなくなる．
② 静脈の先細り tapering of vein：静脈が交叉部の両側で細くなる．
③ 静脈の塞ぎ止め banking of vein：静脈が交叉部の末梢で太くなる．
この順序で動脈硬化は強くなる．
(2) Salus 交叉弓 Salus' arch………静脈が動脈に圧迫され弓状に迂曲する現象．逆に静脈が上にあるとき，静脈が動脈を弓状に乗り越える現象を静脈の乗り越え humping of vein という．

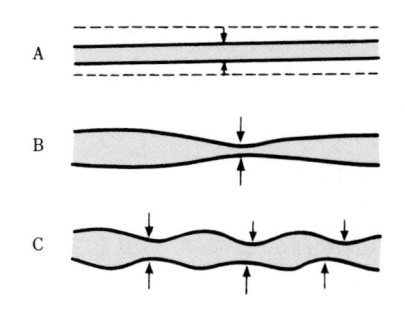

図Ⅲ-33　高血圧性眼底変化　動脈の収縮
　　　A：全般的狭細
　　　B：⎱
　　　C：⎰口径不同

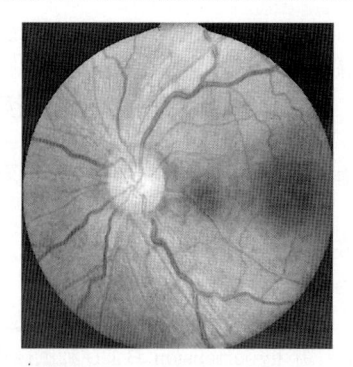

図Ⅲ-34　高血圧眼底（動脈の狭細および交差現象）

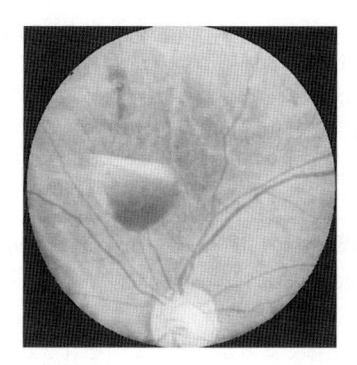

図Ⅲ-35　高血圧網膜症（網膜および網膜前出血）

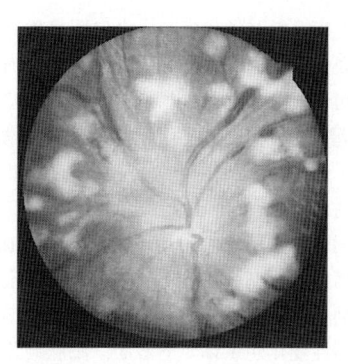

図Ⅲ-36　高血圧網膜症（乳頭浮腫および軟性白斑）

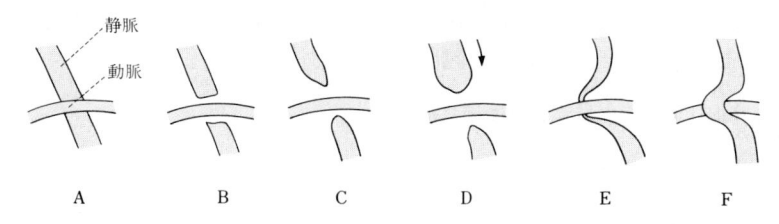

図Ⅲ-37　動静脈交差現象
　　　A：正常交差　　　B：静脈の隠伏　　　C：静脈の先細り
　　　D：静脈の塞ぎ止め　　E：Salus 交叉弓　　F：静脈の乗り越え

---

*　（☞ p.304）星芒状白斑は脂肪沈着が神経線維の走行に沿って放射状に見られるもので，慢性腎炎のときにしばしば起こるので，腎性網膜症 renal retinopathy の特徴ある所見とされたが，黄斑部に浮腫の長く存在したことを示す．

(3) 血管の蛇行………動脈は硬化すると末梢の血流抵抗が増大し走行が蛇行する．黄斑部の小静脈がコルク栓抜き様に屈曲することがある（Guist 現象）．

3）高血圧・動脈硬化症の眼底所見の分類
(1) **Scheie 分類**
高血圧性変化と動脈硬化性変化とを区別した分類（表Ⅲ-1）．
(2) **Keith-Wagener 分類**
眼底所見に全身所見を加味した分類．原法のⅢ群の範囲が広いので，これを二つに分ける変法が用いられることが多い（表Ⅲ-2）．

4）高血圧症・動脈硬化症の眼底
高血圧症 hypertension および動脈硬化症 arteriosclerosis では眼底に変化がみられる．高血圧性変化が持続すると動脈硬化性変化が起こる．動脈硬化性変化は老人性変化としてもある程度は起こるが，高血圧症によるものが主体であり，高血圧症と動脈硬化症の眼底変化は密接な関係にある．

高血圧症，動脈硬化症の場合に眼底検査が行われるが，それは生体で血管を直接観察できるのは眼底のみであり，また眼底の動脈は内頸動脈の枝であるから，全身血管系，とくに脳血管障害を起こす脳の動脈の状態を知るうえに意義があると考えられるからである．

5）高血圧症・動脈硬化症の眼底所見の診断
高血圧症，動脈硬化症の眼底所見の診断名としては次のようなものが用いられている．
(1) 高血圧眼底 fundus hypertonicus
(2) 網膜動脈硬化症 arteriosclerosis retinae（網膜血管硬化症 angiosclerosis retinae）
(3) 高血圧性網膜症 hypertensive retinopathy, retinopathia hypertonica
(4) 動脈硬化性網膜症 arteriosclerotic retinopathy, retinopathia arteriosclerotica

高血圧性変化が主体であるか，動脈硬化性変化が主体であるかによって，それぞれ高血圧性あるいは動脈硬化性という診断を用い，眼底に血管変化のみならず出血，白斑が認められたときに網膜症と診断することが多い．腎性高血圧による高血圧性網膜症を腎性網膜症 renal retinopathy という．

Scheie 分類では，高血圧性変化と動脈硬化性変化を分けているから容易であるが，Keith-Wagener 分類では，次のような診断名が適当である．

Ⅰ群
Ⅱa群 ｝高血圧眼底または網膜動脈硬化症

Ⅱb群：網膜静脈閉塞症

Ⅲ群
Ⅳ群 ｝高血圧性網膜症

6）妊娠中毒性網膜症 retinopathy of toxemia of pregnancy
〔原因〕　妊娠後半期，妊娠中毒症によって起こる．
〔症状〕　高血圧性網膜症の眼底変化，とくに網膜の浮腫が強く続発網膜剥離を起こしやすい．
〔予後〕　重症では生命および失明の危険．分娩あるいは妊娠中絶により改善する．
〔治療〕　重症では妊娠中絶．

表Ⅲ-1　Scheie 分類

度	高血圧性変化（H）	動脈硬化性変化（S）	
		反射亢進	交叉現象
1	動脈狭細	軽度	軽度
2	動脈口径不同	著明	中等度
3	出血・白斑	銅線動脈	高度
4	乳頭浮腫	銀線動脈	

表Ⅲ-2　Keith-Wagener 分類

群		眼底所見	全身所見
Ⅰ		動脈の狭細と硬化軽度	血圧安静により下降
Ⅱ	a	動脈の狭細と硬化著明	血圧高いが一般状態良好
	b	出血・白斑	
Ⅲ		綿花様白斑	心腎機能障害
Ⅳ		乳頭浮腫	心腎機能障害高度・脳障害

2. 網膜静脈閉塞症 occlusion of retinal vein

〔**原因**〕 動脈硬化による交叉部での静脈圧迫，静脈炎などで，網膜静脈の血栓形成．そのため，網膜静脈血栓 thrombosis venae retinae ともいう．

〔**症状**〕 網膜静脈の走行に沿った放射状の多数の出血，白斑，浮腫と，静脈の怒張，蛇行が見られる．

網膜中心静脈の本幹閉塞 central retinal vein occlusion (CRVO) では，視神経乳頭を中心に四方へ出血し（図Ⅲ-38, 39），分枝閉塞 branch retinal vein occlusion (BRVO) では，閉塞部位から扇子形に出血する（図Ⅲ-40）．上耳側静脈に発症しやすい．

自覚的には，本幹閉塞では視力障害，分枝閉塞ではその領域の視野欠損が起こるが，黄斑部に病変が波及すれば視力も障害される．

〔**合併症**〕 ①　血管新生緑内障 rubeotic glaucoma：隅角を含めた前部ぶどう膜に新生血管が発生し，房水流出抵抗が増大し眼圧が上昇する．

②　硝子体出血 vitreous hemorrhage：網膜に新生血管が発生し，破綻して硝子体中に出血する．

〔**治療**〕 ①　抗血液凝固療法：初期に行う抗血液凝固薬（ヘパリンなど），線維素溶解酵素（ウロキナーゼ）の全身投与．

②　光凝固法：やや陳旧例に行う（図Ⅲ-41）．

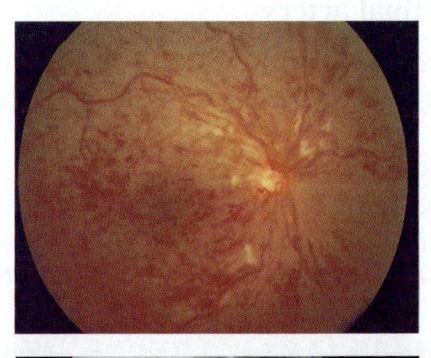

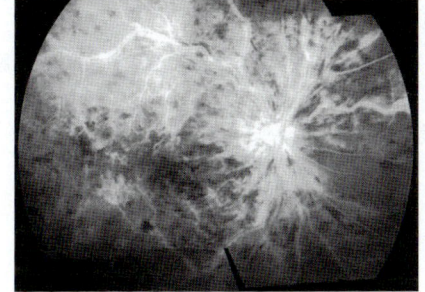

第Ⅲ章　ぶどう膜・網膜・硝子体疾患　*309*

図Ⅲ-38　網膜中心静脈閉塞症

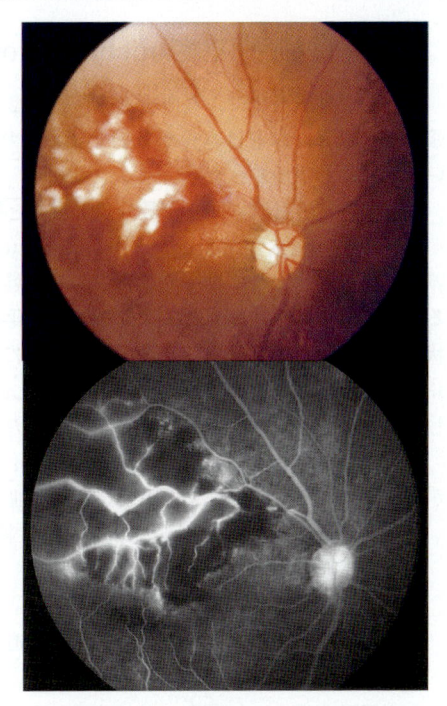

図Ⅲ-39　網膜静脈分枝閉塞症

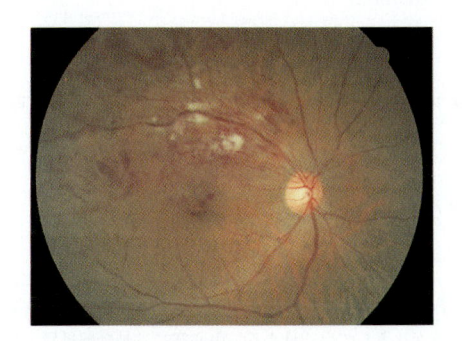

図Ⅲ-40　網膜静脈分枝閉塞症

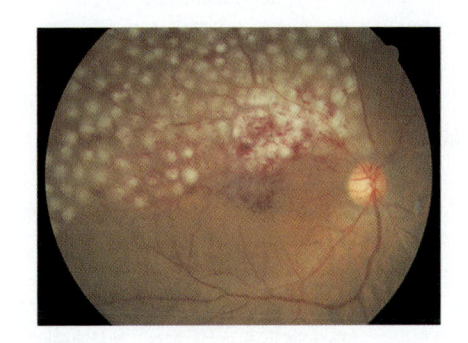

図Ⅲ-41　網膜静脈分枝閉塞症光凝固後

3. 網膜動脈閉塞症 occlusion of retinal artery

〔原因〕 動脈硬化による血栓形成，動脈攣縮，心疾患による塞栓，骨折による脂肪栓塞，側頭動脈炎など．以前は塞栓が多いと考えられたため網膜動脈塞栓 embolia arteriae retinae といわれることが多かった．

〔症状〕 網膜動脈の閉塞が数分以上続くと網膜の虚血性変化が起こる．

網膜中心動脈本幹閉塞 central retinal artery occlusion (CRAO) では，急激な高度の視力障害，前駆症状として動脈攣縮による一過性視力障害（一過性失明 amaurosis fugax）を訴えることがある．眼底は初期には動脈の狭細化が見られる程度であるが，数時間後に網膜は浮腫状に混濁し，黄斑部は白色，中心窩は赤色に見える（桜実紅斑 cherry red spot*）（図Ⅲ-42，43）．1～2週間後網膜の浮腫状混濁は消褪し，視神経乳頭は萎縮する．毛様網膜動脈**が存在し，黄斑部を栄養している場合には中心視力は残る．

分枝閉塞 branch retinal artery occlusion (BRAO) では，その分枝に栄養されている網膜が浮腫状に混濁し，視野欠損が起こる（図Ⅲ-44，45）．

〔予後〕 網膜の虚血が30分以上続くと，網膜機能は回復しない．

〔治療〕 血管拡張と眼圧下降を図る．

① 眼球マッサージ

手指により，上眼瞼の上から，眼球を圧迫し，圧迫を弱めることを繰り返す．

② 血管拡張薬

亜硝酸アミル amyl nitrite

吸入液が1管中1ml入っている．被覆を除かず，そのまま管を打ち叩いて破砕し，内容を被覆に吸収させ，鼻腔に当てて吸入する．

③ 炭酸脱水酵素阻害薬

アセタゾラミド acetazolamide（ダイアモックス diamox）

注射用1瓶　500mgを静注する．

④ 前房穿刺 paracentesis

点眼麻酔・眼部消毒後，角膜輪部から前房にメスを入れ，前房水を流出させる．抗生物質眼軟膏を点眼し，眼帯をする．

⑤ 原因検査

上記の救急処置後，高血圧・心疾患・血液疾患など原因を検査する．

---

* cherry red spot：網膜中心動脈閉塞では，神経線維層の浮腫が起こり白く見える．リピドーシス (Tay-Sachs病など) では，神経節細胞に糖脂質が沈着して白く見える．中心窩には神経線維層・神経節細胞がないので白濁せず，網膜色素上皮・脈絡膜が透見されて赤く見える．

** 毛様網膜動脈 cilio-retinal artery：毛様動脈系と網膜中心動脈系との間に吻合が見られるもの．短後毛様動脈からの Zinn-Haller 動脈輪の分枝が網膜動脈と吻合する視神経乳頭外縁より現れ，鎌状に屈曲し，黄斑部に向かう．検眼鏡的には約20%，螢光眼底造影では約40%に見られるという．網膜動脈閉塞が起きても，毛様動脈から血管供給を受けるために失明をまぬがれる．

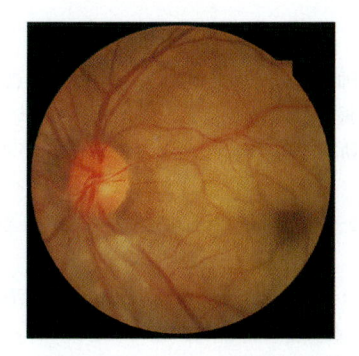

図Ⅲ-42 網膜中心動脈閉塞症

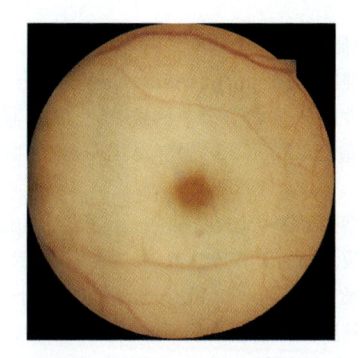

図Ⅲ-43 網膜中心動脈閉塞症（cherry red spot）

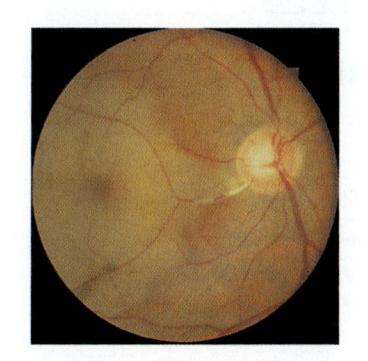

図Ⅲ-44 網膜動脈分枝閉塞症

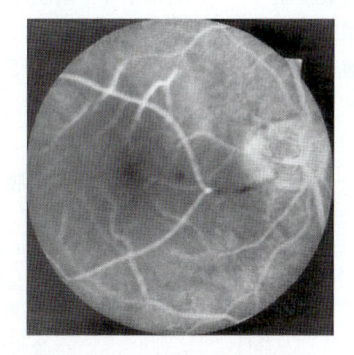

図Ⅲ-45 網膜動脈分枝閉塞症の螢光眼底

4．糖尿病網膜症

糖尿病網膜症 diabetic retinopathy は糖尿病 diabetes mellitus の最も重要な眼合併症である．糖尿病の罹患年数と関係し，若く糖尿病に罹患した場合には，網膜症を発生しやすく，重症例も多い．

〔眼底所見〕　三つの病期がある．
(1)　単純網膜症 simple retinopathy………毛細血管瘤 microaneurysma，出血（点状・斑状・線状），硬性白斑，網膜浮腫（図Ⅲ-46～48）．検眼鏡的に眼底変化をはっきり認めない時期でも，螢光眼底造影法で点状の螢光漏出や ERG で律動様小波の減弱がみられることがある（図Ⅲ-47）．
(2)　前増殖網膜症 preproliferative retinopathy………軟性白斑，網膜血管閉塞．螢光眼底造影法で網膜無血管野がみられる．網膜静脈異常．
(3)　増殖網膜症 proliferative retinopathy………新生血管，網膜前出血，硝子体出血，線維血管性増殖膜，牽引性網膜剥離（図Ⅲ-49, 50）．進行すると失明する．

〔眼底所見の分類〕　Scott 分類（表Ⅲ-3）．慢性型と急性型とに分けている．

〔合併症〕　(1)　Kimmelstiel-Wilson 症候群………糖尿病＋腎障害で，糖尿病網膜症＋高血圧性網膜症の眼底変化が見られる．
(2)　網膜脂血症　lipemia retinalis………血中脂質の増加による．網膜血管が乳白色となる．視力障害はない．血糖コントロールにより回復する．

〔予後〕　不良．

〔治療〕
(1)　単純網膜症………内科的治療．網膜浮腫では光凝固．
(2)　前増殖網膜症………光凝固（総論 図Ⅵ-10, p.158）．
(3)　増殖網膜症………硝子体手術（図Ⅲ-51，図Ⅲ-85～87，p.328）．

表Ⅲ-3　糖尿病網膜症の分類（Scott 分類）

Ⅰ(a)	毛細血管瘤		Ⅰ(b)	静脈の変化
Ⅱ	点状出血・小白斑			
Ⅲ(a)	斑状出血・大白斑	軽度		
Ⅲ(b)		高度		
Ⅳ	硝子体出血			
Ⅴ(a)	増殖網膜症		Ⅴ(b)	血管変化著明な増殖網膜症
Ⅵ	網膜剥離			

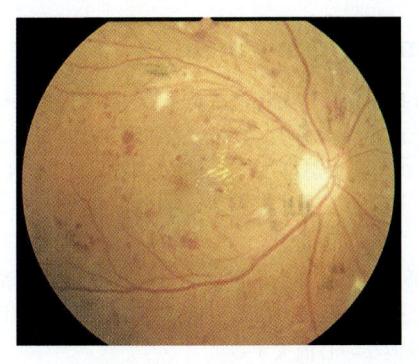

第Ⅲ章　ぶどう膜・網膜・硝子体疾患

図Ⅲ-46　糖尿病網膜症
（出血と小白斑）

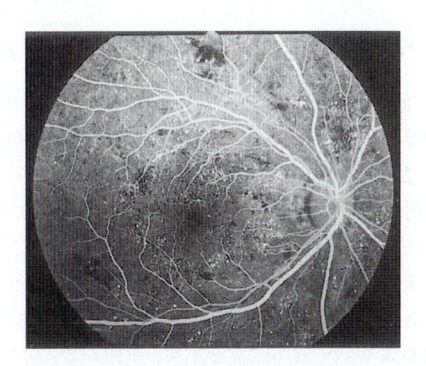

図Ⅲ-47　糖尿病網膜症の螢光眼底
（毛細血管瘤）

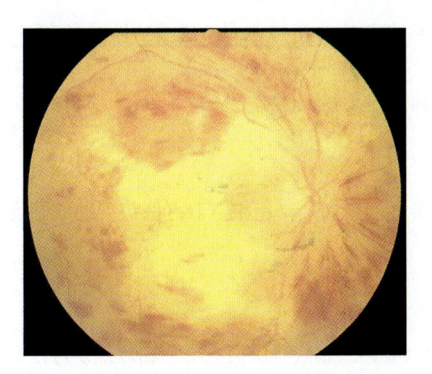

図Ⅲ-48　糖尿病網膜症
（出血と大白斑）

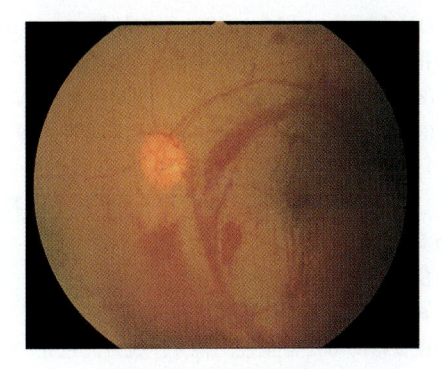

図Ⅲ-49　糖尿病網膜症
（硝子体出血）

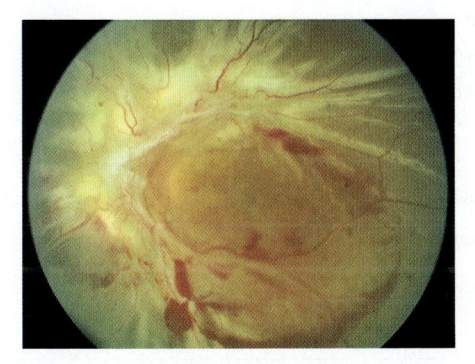

図Ⅲ-50　糖尿病網膜症
（増殖性網膜症）

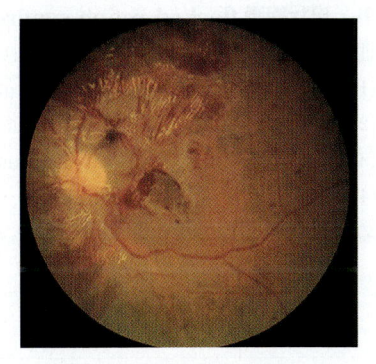

図Ⅲ-51　糖尿病網膜症
（左の症例の硝子体手術後）

5．網膜色素変性 pigmentary retinal degeneration *

〔原因〕 遺伝性素因で起こり，遺伝形式としては常染色体劣性遺伝が多く，両親に血族結婚が見られることが多い．変性は杆体と網膜色素上皮から始まり，錐体と脈絡膜に及んでいく．

〔症状〕 小児期に夜盲**で発病し，視野狭窄，視力低下が起こり，次第に進行して失明する．視野は杆体の多い部分，すなわち，20～30°がまず見えなくなるので，輪状暗点となり，これが内外に進行して求心狭窄となる（図Ⅲ-52）．

眼底は粗糙となり，色素斑が見られる．色素斑は骨小体様色素斑 bone corpuscles を特徴とする（図Ⅲ-53）．網膜血管の狭細化，進行すると視神経萎縮になる．視神経萎縮は，ろう様黄色萎縮 waxy atrophy を示す．ERG は早期から減弱ないし消失する．

ときに色素斑を欠くものがあり，これを無色素性網膜色素変性 degeneratio pigmentosa retinae sine pigmento という．本質的には網膜色素変性と同一と考えてよい．

〔合併症〕 精神薄弱や聾を合併するものが少なくない．
 (1) Laurence-Moon-Biedl 症候群………網膜色素変性，精神薄弱，肥満，性器発育不全，多指
 (2) Cockayne 症候群………網膜色素変性，精神薄弱，聾，侏儒，早老
 (3) Usher 症候群………網膜色素変性，聾

〔治療〕 確実なものはない．

〔社会医学的事項〕 1996 年 1 月に厚生省特定疾患（難病）に指定され，医療費助成制度がある．

夜盲を来す疾患

a．小口病 Oguchi's disease

夜盲はあるが停止性．視力，視野，色覚に異常はない．眼底は灰白色で，剥げかかった金箔様の光沢を示す（図Ⅲ-54）．暗順応は非常に遅いが，暗順応を十分すれば（約 3 時間），眼底所見は正常となり，光覚も正常となる．水尾 - 中村現象という．しかし，光に当たると 1～2 分でもとに戻る．

b．斑状網膜 flecked retina syndrome

眼底に白色または黄色の斑点が見られるものの総称．
 (1) 白点状網膜炎 retinitis punctata albescens………眼底白色斑と夜盲．進行性．
 (2) 白点状眼底 fundus albipunctatus………眼底白色斑と夜盲．停止性．
 (3) 黄色斑眼底 fundus flavimaculatus………眼底黄色斑と夜盲．進行性．
 (4) ドルーゼン，硝子疣 drusen………眼底黄色斑．夜盲とは無関係．老人に見られ，Bruch 膜の疣状隆起．

---

 * 色素性網膜炎 retinitis pigmentosa（RP）ともいう．
 ** 俗にトリメという．

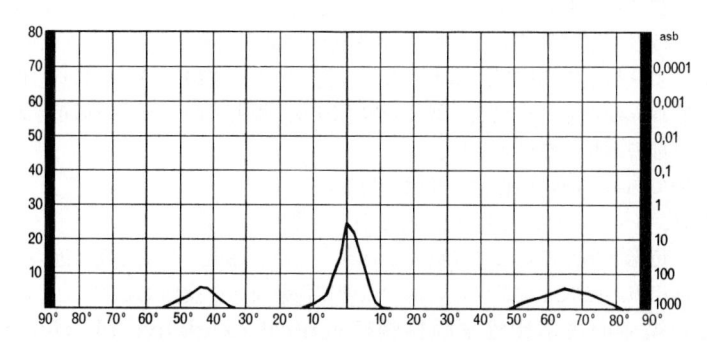

図Ⅲ-52　網膜色素変性の静的視野(輪状暗点)

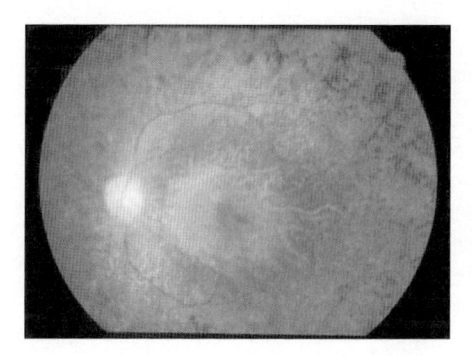

図Ⅲ-53　網膜色素変性

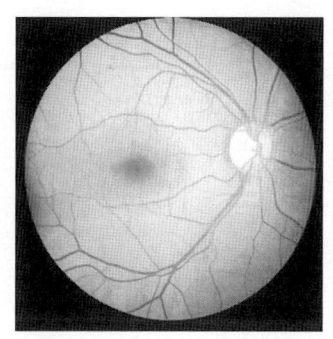

図Ⅲ-54　小口病

6．中心性網脈絡膜症

1) 中心性漿液性網脈絡膜症（増田型）central serous chorioretinopathy (Masuda)

中心性網脈絡膜炎 chorioretinitis centralis ともいう．

〔症状〕　中年男子の片眼に好発．黄斑部に限局した円形の滲出液貯留による網膜剥離[*]．境界は鮮明，混濁は軽度（図Ⅲ-55）．発病2～3週後網膜後面沈着物による小点状黄色斑がでる．螢光眼底造影により病巣内に円形，噴水形などの螢光色素の漏出点が見られる（図Ⅲ-56）．自覚的には中心暗点，変視症，小視症，軽度の視力障害．視力は凸レンズで矯正されることが多い．これは黄斑部の網膜剥離による．

〔原因〕　不明である．心身の過労が誘因となる．

〔予後〕　良好．3～4カ月で自然治癒もあるが，再発もしやすい．

〔治療〕　螢光色素漏出点に対して光凝固を行う．しかし漏出点が中心窩に近い場合には光凝固は行わず，滲出液の吸収を促進する目的で血管拡張薬などを投与する．

2) Rieger 型中心性滲出性網脈絡膜症 central exudative chorioretinopathy (Rieger)

〔症状〕　黄斑部に円形の黄褐色の滲出病巣があり，しばしば出血を合併する（図Ⅲ-57）．螢光眼底造影では不規則な螢光漏出像が見られる（図Ⅲ-58）．脈絡膜新生血管による．自覚的には視力障害が強く，凸レンズでの矯正効果はない．

〔原因〕　トキソプラズマ症，ヒストプラズマ症，結核，梅毒など．

〔治療〕　原因療法

---

[*] 病態は，脈絡膜血管の透過性亢進により，脈絡膜に組織液が貯留し，網膜色素上皮の障害が起こり，そこから網膜下へ組織液が入り，網膜剥離となる．外側血液網膜関門が障害される代表的疾患である（☞ p.6）．なお，内側血液網膜関門が障害される疾患に糖尿病網膜症がある．

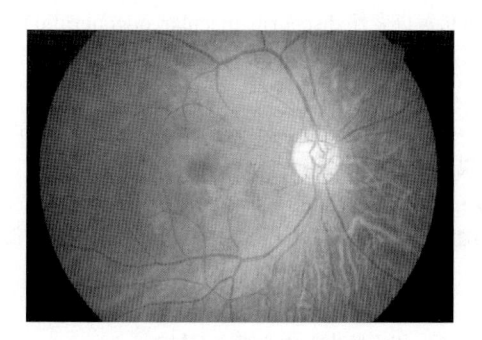

図Ⅲ-55 中心性網脈絡膜症（増田型）

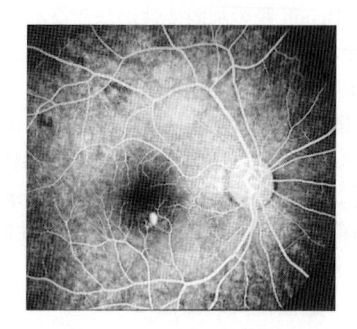

図Ⅲ-56 増田型の螢光眼底

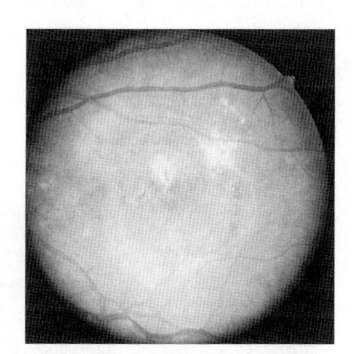

図Ⅲ-57 中心性網脈絡膜症（Rieger型）

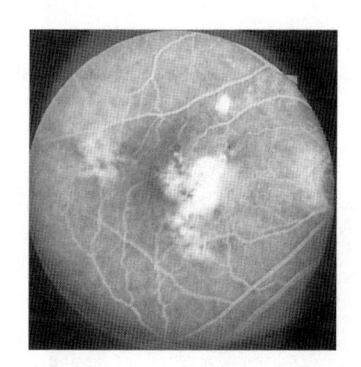

図Ⅲ-58 Rieger型の螢光眼底

7．黄斑変性 macular degeneration

1）加齢黄斑変性 age-related macular degeneration（ARMD）
50 歳以上で発病，黄斑部に脈絡膜新生血管を生じ，出血と線維性増殖が起こる（図Ⅲ-59, 60）．Bruch 膜の加齢変性が基となる．円板状黄斑変性 disciform macular degeneration ともいう．視力障害と中心暗点がみられる．

2）黄斑円孔 macular hole
黄斑への硝子体牽引による．円形，赤色，境界鮮明で，前嚢が破れると黄斑円孔となる（図Ⅲ-63, 64）．ときに網膜剥離．自覚的には視力障害と中心暗点．

3）網膜上膜 epiretinal membrane，網膜前膜 preretinal membrane
網膜内境界膜上に形成された線維性増殖組織．網膜前黄斑線維症 preretinal macular fibrosis ともいう（図Ⅲ-65）．

4）遺伝性黄斑変性
家族性に発現し，両眼性で，徐々に進行する．視力障害と中心暗点が起こる．

a．卵黄様黄斑変性 vitelliform macular degeneration, Best 病，幼年型 infantile type
7 歳までに発病，円形，黄色，境界鮮明で目玉焼の卵黄様 sunny-side-up egg appearance と形容される．視力は初期には良好であるが，吸収されると萎縮巣が残り障害される．

b．Stargardt 病，若年黄斑変性 juvenile macular degeneration，若年型 juvenile type
6 歳から 20 歳までに発病，初期から中心視力の低下がみられるが，眼底所見が著明でなく，弱視やヒステリーと診断されることもある．進行すると眼底は粗糙となり，微細な色素沈着がみられるようになる（図Ⅲ-61, 62）．Stargardt 病に精神薄弱・てんかんなど脳症状を伴うものを大脳黄斑変性 cerebromacular degeneration あるいは Oatmann 型という．

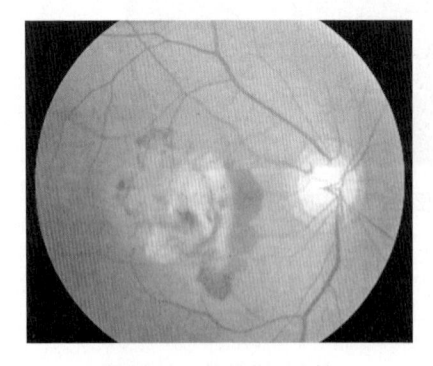

図Ⅲ-59　加齢黄斑変性

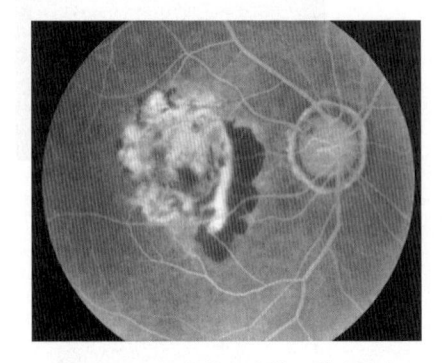

図Ⅲ-60　加齢黄斑変性の蛍光眼底

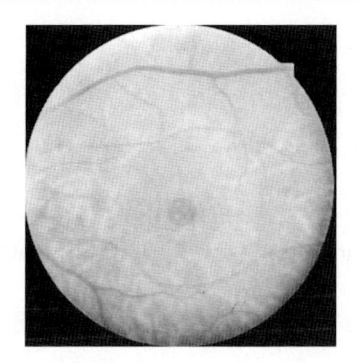

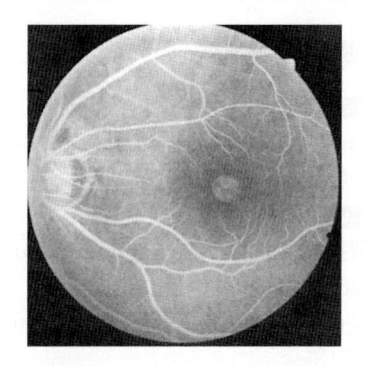

第Ⅲ章　ぶどう膜・網膜・硝子体疾患　　*319*

図Ⅲ-61　黄斑変性

図Ⅲ-62　黄斑変性の螢光眼底

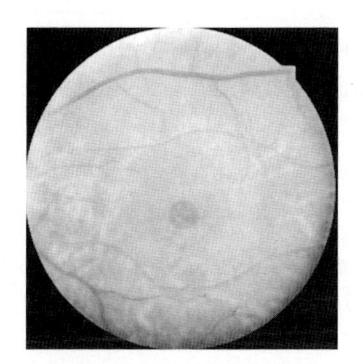

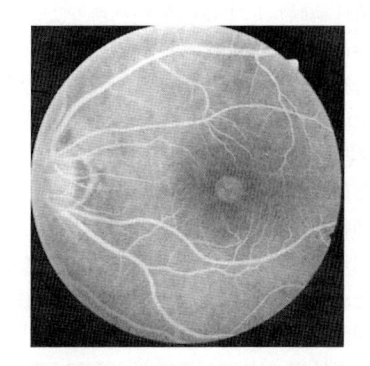

図Ⅲ-63　黄斑円孔

図Ⅲ-64　黄斑円孔の螢光眼底

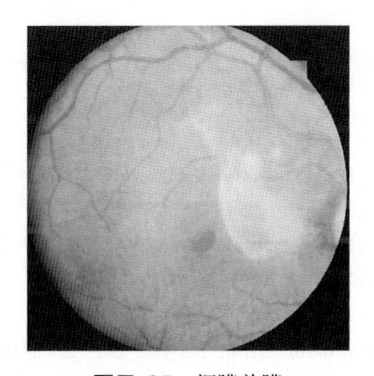

図Ⅲ-65　網膜前膜

8．網膜剥離

1） 網膜剥離の定義
網膜剥離 retinal detachment, amotio retinae は，網膜が色素上皮層を脈絡膜側に残して剥がれた状態をいう．

2） 網膜剥離の種類
a．裂孔原性網膜剥離 rhegmatogenous detachment（特発網膜剥離 idiopathic detachment）
網膜裂孔 renital tear or hole ができ，液化した硝子体が網膜下に侵入して網膜が剥離する（図Ⅲ-66，67）．

b．非裂孔原性網膜剥離 non-rhegmatogenous detachment（続発網膜剥離 secondary detachment）
(1) 牽引性剥離 traction detachment……硝子体中の索状物が網膜を牽引して網膜が剥離する．増殖性網膜症による続発性剥離など．
(2) 滲出性剥離 exudative detachment……網膜下の液体貯留や腫瘍によって網膜が剥離する．脈絡膜血管からの滲出には，原田病，中心性漿液性脈絡網膜症，脈絡膜腫瘍など．網膜血管からの滲出には，Coats 病など．

3） 裂孔原性網膜剥離の原因
網膜と硝子体の変性が原因で起こる．
① 網膜変性
赤道部から周辺にかけて，部分的に生じる．変性巣の縁に沿って硝子体の癒着がある．格子模様のため，格子状変性 lattice degeneration という．
② 網膜円孔
格子状変性巣の内部が萎縮し，全層が消失したもの（萎縮円孔 atrophic hole）．
③ 網膜裂孔
格子状変性の縁に生じる．通常，後部硝子体剥離が進行するとき，硝子体の癒着部分が裂ける．
④ 硝子体変性
硝子体の液化，後部硝子体剥離のことで，加齢，近視，遺伝的要素などで起こる．

4） 網膜剥離の症状
a．自覚症状
光視症，飛蚊症を前駆症状として，視野欠損，変視症，視力障害が起こる．
b．他覚症状
剥離部は青白く，網膜が浮き上がって見える．裂孔は，境界鮮明で赤色である．これは脈絡膜が見えるからである．裂孔は馬蹄形 horse-shoe-shaped tear，円孔 round hole などの形で，周辺部の網膜変性部位に見られることが多い（図Ⅲ-68）．そのほか，黄斑部の円孔 macular hole や網膜鋸状縁での断裂 oral disinsertion, dialysis もある．眼圧は低下する．

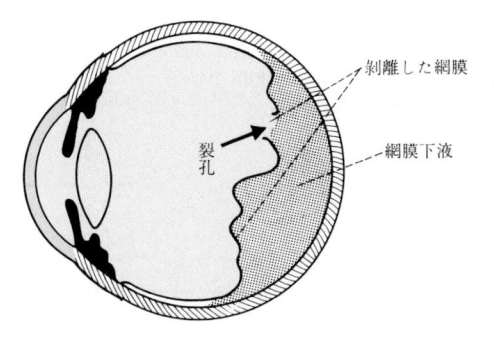

図Ⅲ-66　網膜剝離

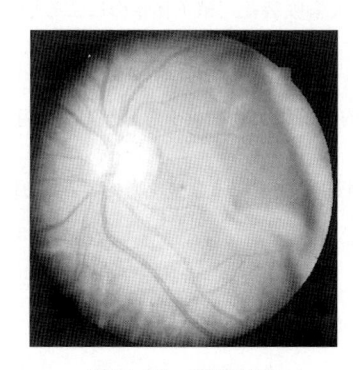

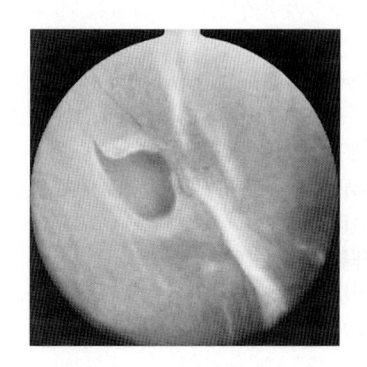

（剝離した網膜／網膜下液／裂孔）

図Ⅲ-67　網膜剝離

図Ⅲ-68　網膜剝離の裂孔

5) 網膜剥離の治療
a．裂孔原性網膜剥離
手術の原理
網膜剥離は，網膜裂孔ができ網膜が剥がれ，網膜下液が貯留した状態であるから，網膜裂孔を閉塞し，剥離した網膜の復位を促進する（網膜復位術 retinopexy）（図Ⅶ-69, 70）.

手術方法
(1) 裂孔閉塞手術＊（図Ⅲ-71）
① ジアテルミー凝固 diathermy coagulation
高周波電流による熱凝固．強膜側から行う．
② 光凝固 light coagulation
レーザー laser 光線による熱凝固．
眼底を見ながら眼内から行う．
③ 冷凍凝固 cryocoagulation
超低温による凝固．強膜側から行う．
(2) 復位促進手術
① 強膜締結術 scleral buckling
合成高分子の埋没材料＊＊を強膜に縫い付け，内側に陥凹させ，網膜に近付ける（図Ⅲ-72）
② 輪状締結術 encircling
合成高分子の埋没材料を用いて眼球全体を絞る．強膜締結術の効果を強めるほか，硝子体牽引を軽減させる．
(3) 硝子体手術 vitreous surgery
強膜側からの手術で復位が得られない重症例，巨大網膜裂孔，硝子体牽引による網膜剥離に行う．
① 硝子体切除術＊＊＊ vitrectomy
硝子体を切除吸引し，その分灌流液を注入し，眼内照明により病巣部を観察しつつ手術する．
② 硝子体置換術 fluid-gas exchange
硝子体内に空気を注入し，網膜下液を裂孔から吸収排除し，網膜を復位させ，裂孔を眼内レーザーで凝固する．

b．非裂孔原性網膜剥離
(1) 牽引性剥離………硝子体索切断術
(2) 滲出性剥離………原病の治療

＊ 網膜裂孔の周囲の脈絡膜に炎症を起こさせ，網膜と脈絡膜を癒着させる．
＊＊ 強膜壁に直接縫着する材料（エクスプラント exoplant）と，強膜層間に埋め込む材料（インプラント implant）がある．
＊＊＊ 白内障手術の合併症の硝子体脱出の処置としても行われる（前部硝子体切除術 anterior vitrectomy）.

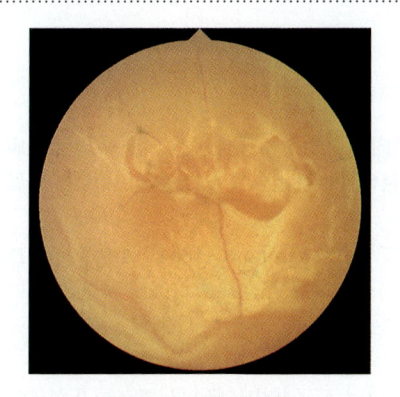

図Ⅲ-69　網膜剥離
（手術前）

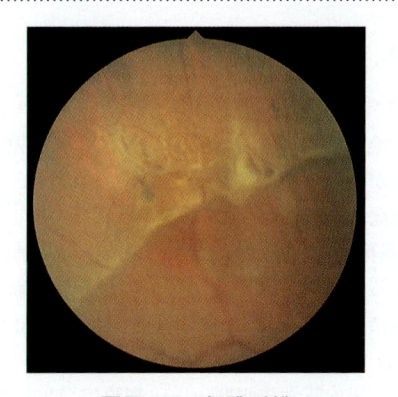

図Ⅲ-70　網膜剥離
（手術後）

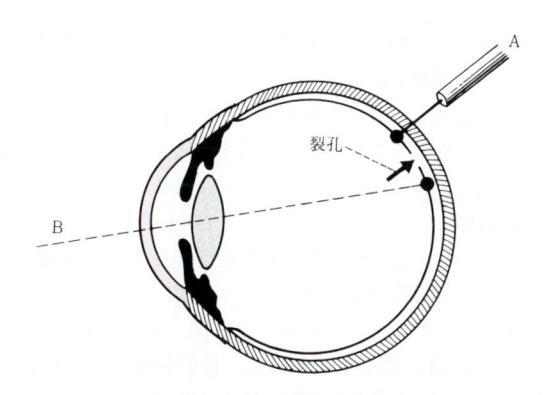

図Ⅲ-71　裂孔閉塞術
A：ジアテルミー凝固　　B：光凝固

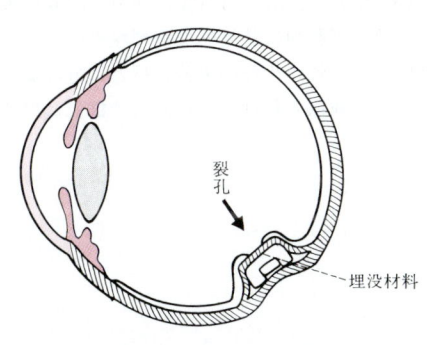

図Ⅲ-72　復位促進手術

9. 網膜芽細胞腫

1) 網膜芽細胞腫の疫学

網膜芽細胞腫 retinoblastoma は，乳幼児の眼球内に発生する悪性腫瘍．1～2歳で発病するものが多い．30％は両眼性．また遺伝性で，常染色体性優性遺伝または遺伝子の突然変異による散発生．

〔名称〕 網膜膠腫 glioma retinae と以前いわれていた．Virchow (1864) が網膜の支持組織である神経膠 glia から発生すると考えて命名した．その後，Verhoeff (1926) が胎生期の網膜細胞に分化する前の網膜芽細胞 retinoblast から発生するとし，現在では網膜芽細胞腫．

2) 網膜芽細胞腫の症状

(1) 黒内障性猫眼期………網膜に発生した白色腫瘍が硝子体中に隆起して，瞳孔が猫の眼のように白色に光って見える（図Ⅲ-73）．腫瘍の表面に網膜血管が認められる．視力も失われているので黒内障性猫眼 amaurotic cat's eye という．瞳孔が白い場合，白色瞳孔 leukocoria と総称する．

(2) 緑内障期………眼球内容の増加により眼圧が上昇し，続発緑内障となる．

(3) 展開期………眼球外に増殖し眼窩に浸潤する．

(4) 転移期………全身に転移して死の転帰をとる．

典型的な場合にはこの経過をとるが，必ずしもそうでない．初発症状は猫眼が最も多いが斜視がこれに次ぎ，充血や視力障害のこともある．

3) 網膜芽細胞腫の治療

(1) 眼球摘出（図Ⅲ-74）………視神経断端をなるべく長くして眼球を摘出する．視神経断端に浸潤している場合には放射線療法を追加する．

(2) 保存療法………眼球を摘出しないで治療する方法．腫瘍が小さい場合に適応になる（図Ⅲ-75）．放射線療法，光凝固法，化学療法がある．放射線療法としては，radon seed, Co60 あるいは radium などの放射性同位元素を強膜に縫合する方法が眼球全体への侵襲が少ない．

4) 網膜芽細胞腫の分類

(1) 発育様式から………硝子体側に向かって発育する内長型 endophytic type と，脈絡膜側に向かって発育する外長型 exophytic type．外長型は一見脈絡膜腫瘍に類似する．

(2) 病理組織から………網膜芽細胞腫に特異的な病理組織はロゼット rosette 形成であるが，ロゼット形成の著明な分化型と，それが少ない未分化型とに分ける（図Ⅲ-76）．

(3) 保存療法の予後から………腫瘍の程度と予後から5群にわける Reese の分類がある．

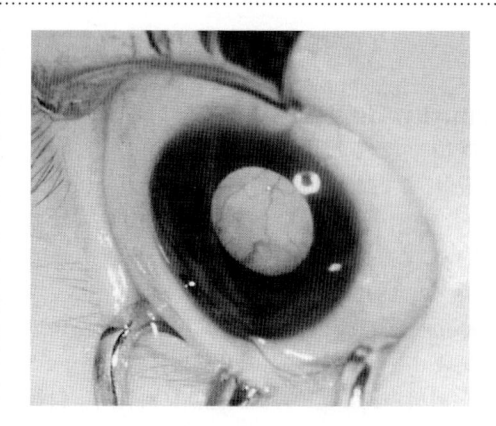

図Ⅲ-73　網膜芽細胞腫（黒内障性猫眼）

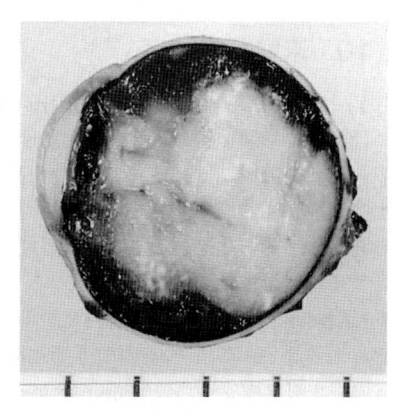

図Ⅲ-74　網膜芽細胞腫摘出眼の割面

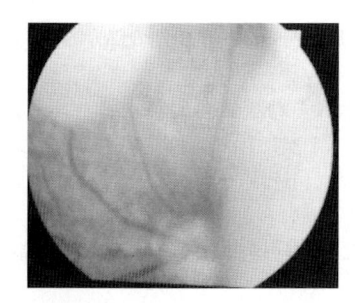

図Ⅲ-75　眼底にみられる網膜芽細胞腫の腫瘍（保存療法の適応）

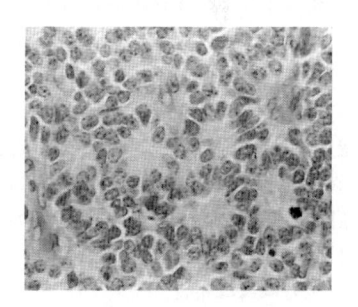

図Ⅲ-76　網膜芽細胞腫の病理組織ロゼット形成

10. 未熟児網膜症

1) 未熟児網膜症 retinopathy of prematurity（ROP）

〔原因〕 網膜血管の未熟性と高濃度の酸素供給によって起こる．

人間胎児の眼球は9か月で網膜血管が眼底周辺部にまで達して完成されるが，それ以前では血管形成が不完全である．その状態で高濃度の酸素を投与すると，網膜血管の閉塞または攣縮を起こす．その結果起こる組織の無酸素状態のため，毛細血管の発育過剰となり，網膜に血管新生を起こして網膜症が発生する．

〔活動期〕 (1) 1期：網膜内血管新生期 neovascularization………眼底周辺ことに耳側周辺部に血管新生が起こり，それより周辺部は無血管領域で蒼白に見える．後極部には変化がない．

(2) 2期：境界線形成期 demarcation line………眼底周辺ことに耳側周辺部に血管新生領域とそれより周辺の無血管帯領域の境界部に境界線が明瞭に認められる（図Ⅲ-77）．後極部に血管の怒張蛇行が見られる．

(3) 3期：硝子体内滲出・増殖期 leakage and proliferation into vitreous………硝子体内へ滲出と血管およびその支持組織の増殖が見られる．

(4) 4期：部分的網膜剥離期 partial retinal detachment………牽引性の部分的網膜剥離が見られる．

(5) 5期：全網膜剥離期 total detachment………網膜全剥離が見られる．

〔経過〕 上述の段階的経過をとる比較的良性の型（Ⅰ型）と，極小未熟児に発症し，後極部の血管異常吻合から急速に網膜剥離期に進む悪性の型（Ⅱ型）とがある．

〔瘢痕期〕 病期に応じて種々の程度の瘢痕を残す．

(1) 1度………眼底後極部には著変なく，周辺部に軽度の色素沈着や網脈絡膜萎縮の見られるもの．視力はほぼ正常．

(2) 2度………牽引乳頭 disc distorsion を示す（図Ⅲ-78）．黄斑部耳側偏位，周辺部に白色組織塊が見られる．種々の程度の視力障害がある．

(3) 3度………網膜襞形成 retinal fold を示す．先天性網膜襞に類似する．周辺部に白色組織塊があり，視力は 0.1 以下．

(4) 4度………水晶体後部に白色組織塊が見られる．これを水晶体後線維増殖症 retrolental fibroplasia という（図Ⅲ-79）．視力障害は強い．高度の場合は眼球癆となる（図Ⅲ-80）．

〔予防〕 未熟児に対する酸素使用は慎重にし，できる限り短期間，低濃度とする．

〔治療〕 自然治癒傾向も強い．硝子体内滲出・増殖期に無血管帯と血管帯との境界領域に光凝固を行う．

2) 未熟児の白内障 cataract of prematurity

未熟児に出生後発生し，進行する白内障．

3) 未熟児の近視 myopia of prematurity

未熟児には強度近視が多い．

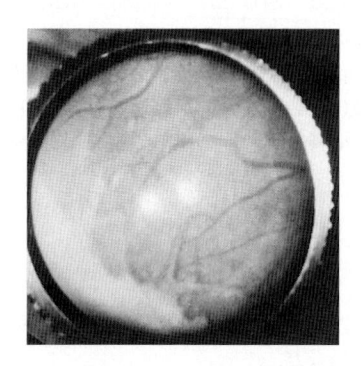

図Ⅲ-77　未熟児網膜症（境界線形成期）

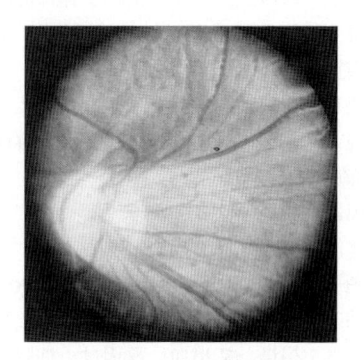

図Ⅲ-78　未熟児網膜症（牽引乳頭）

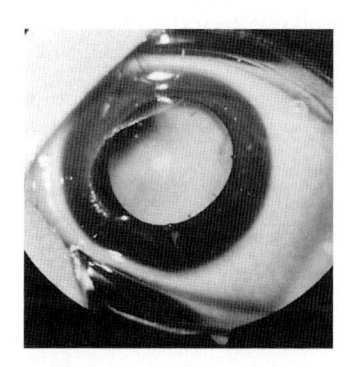

図Ⅲ-79　水晶体後線維増殖症

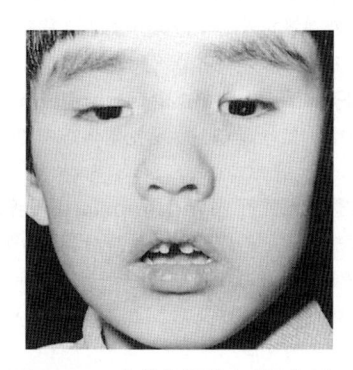

図Ⅲ-80　未熟児網膜症（眼球癆）

11. 硝子体疾患

1） 硝子体疾患の症状
a．他覚症状：硝子体混濁 vitreous opacity, opacitas corporis vitrei（OCV）………細隙灯顕微鏡または徹照法によって硝子体に混濁が見られる（図Ⅲ-81）．細隙灯顕微鏡で後部硝子体を観察するには，Hruby レンズ，あるいは Goldmann 三面鏡を用いる．

b．自覚症状：(1) 飛蚊症 flying flies, myodesopsia………硝子体混濁があると，網膜にその影を映して，蚊が飛んでいるように見える．網膜に近い混濁ほど飛蚊症の訴えは強い．
(2) 視力障害………硝子体内の混濁の程度によって種々の程度の視力障害を起こす．

2） 硝子体混濁の原因
a．ぶどう膜炎
硝子体内への炎症性滲出物である．

b．硝子体出血 vitreous hemorrhage
① 網膜損傷による．後部硝子体剥離の発症時に，網膜円孔や網膜裂孔が形成され，あるいは網膜血管を損傷して出血．原因は，加齢変化や外傷など．
② 網膜由来，時に脈絡膜由来の新生血管からの破綻性出血による．原因は，糖尿病網膜症，網膜静脈閉塞症，Eales 病，加齢黄斑変性など．

c．硝子体剥離 vitreous detachment
硝子体が網膜から剥離したもの（図Ⅲ-82）．硝子体の液化による．中年以後の人や病的近視に起こりやすい．硝子体の液化が起こると，硝子体中のゲルの部分が網膜から剥離して前方へ移動し，網膜との間はゾルとなる．とくに後部に起こるものを後部硝子体剥離 posterior vitreous detachment といい，剥離しない部分が残るとその部分の網膜を牽引して網膜に裂孔を形成し，網膜剥離を起こす危険がある．後部硝子体剥離は眼底検査で白色のたばこの煙の輪のように見える（Weiss's ring）（図Ⅲ-83）．

d．硝子体閃輝 synchisis scintillans corporis vitrei
硝子体中に光り輝く小片が見えるもので，主としてコレステリンによる．自覚症状はない（図Ⅲ-84）．

e．生理的飛蚊症 myodesopsia physiologica
飛蚊症を訴えるのに他覚的検査で異常が見られないもの．明るいものや白いものを見るとき自覚しやすい．視力障害はない．硝子体中に浮遊する細胞や線維による．しかし，よく検査すると硝子体剥離などが見られることが多い．

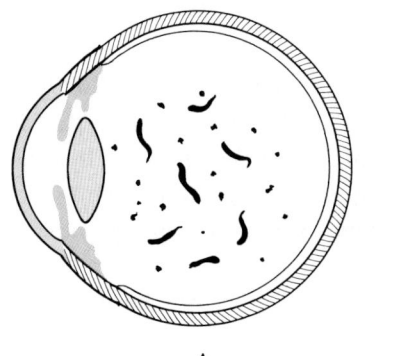

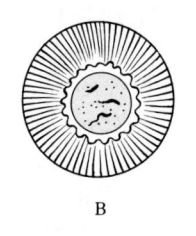

第Ⅲ章　ぶどう膜・網膜・硝子体疾患　*329*

図Ⅲ-81　硝子体混濁
A：横から見たところ　B：徹照して見たところ

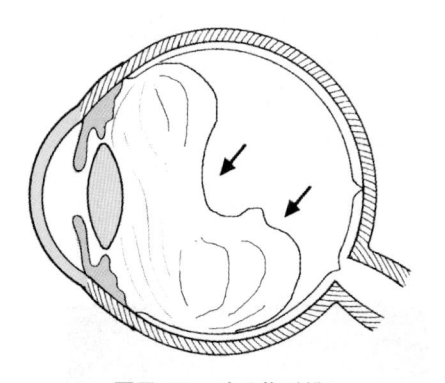

図Ⅲ-82　硝子体剥離

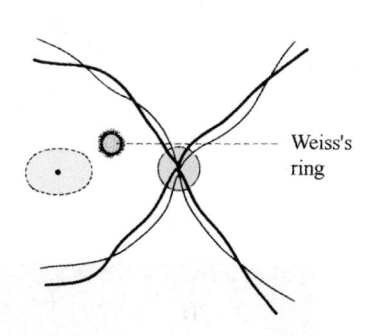

図Ⅲ-83　後部硝子体剥離

Weiss's ring

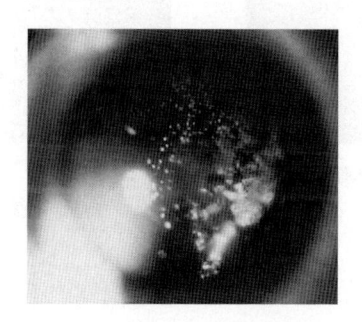

図Ⅲ-84　硝子体閃輝

3） 硝子体疾患の治療
原病の治療
 a．吸収療法：高張食塩水・ヒアルロニダーゼ結膜下注射，ヨード薬内服など．
 b．手　術：(1)　硝子体吸引術 aspiration of vitreous………混濁した硝子体を吸引する．
　(2)　硝子体切除術 vitrectomy………混濁した硝子体を切除する（図Ⅲ-85〜87）．①前部硝子体切除術 anterior vitrectomy, open sky vitrectomy：水晶体を摘出して，瞳孔を通して硝子体の前部を切除する．②扁平部硝子体切除術 pars plana approach vitrectomy：毛様体扁平部から眼球内に入り硝子体を切除する．

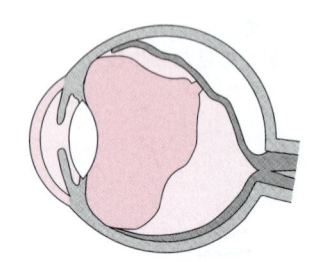

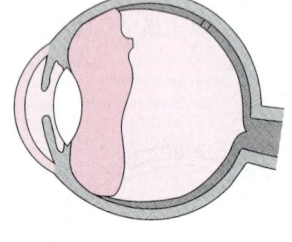

図Ⅲ-85　硝子体切除術

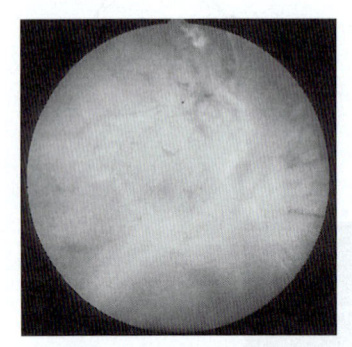

図Ⅲ-86　硝子体切除術
　　　　（手術前）

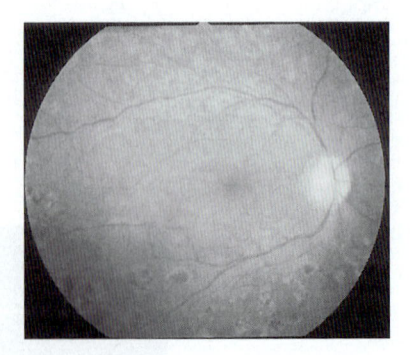

図Ⅲ-87　硝子体切除術
　　　　（手術後）

4) 硝子体の先天異常

a．硝子体動脈遺残 persistent hyaloid artery
胎生7か月で吸収されるべき硝子体動脈が残存したもの（図Ⅲ-88）．

(1) **前部硝子体動脈遺残，Mittendorf小点 Mittendorf's dot**
硝子体動脈遺残の前部が水晶体後嚢に付着し，黒点として見えるもの．視力とは無関係．

(2) **後部硝子体動脈遺残**
視神経乳頭から硝子体中に白色の紐状混濁が浮遊しているもの．

b．第1次硝子体過形成遺残 persistent hyperplastic primary vitreous（PHPV）
第1次硝子体の遺残増殖したもの（図Ⅲ-89）．成熟児，軽い小眼球，前房が浅い．

(1) **前部第1次硝子体過形成遺残 anterior PHPV**
水晶体後面に血管に富む白色組織（☞ p.101）．続発緑内障，硝子体出血を起こしやすい．

(2) **後部第1次硝子体過形成遺残 posterior PHPV，先天網膜襞 congenital retinal fold，先天鎌状網膜剥離 ablatio falciformis congenita**
視神経乳頭から網膜周辺に向かって血管を伴う網膜襞が見られる．耳側に多い．黄斑偏位を伴い，未熟児網膜症の瘢痕と類似する．

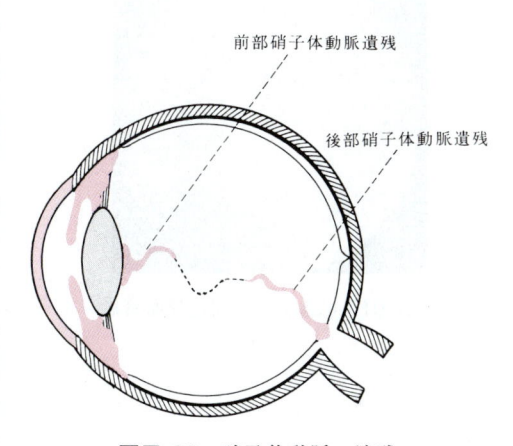

図Ⅲ-88　硝子体動脈の遺残

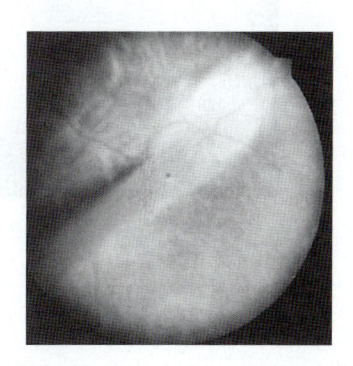

図Ⅲ-89　第1次硝子体過形成遺残

12. その他の網膜・硝子体疾患

1）Coats 病
滲出性網膜症 exudative retinopathy ともいう．
〔症状〕 若年男子に多く，片眼性．白色の滲出斑，出血，血管瘤，血管新生を伴う（図Ⅲ-90，91）．末期には，滲出性網膜剥離，虹彩毛様体炎，続発緑内障を起こして失明．
〔診断〕 小児では白色瞳孔を示し，網膜芽細胞腫との鑑別が重要．
〔治療〕 確実なものはない．初期には光凝固．

2）Eales 病
青年男子の両眼に発症しやすく，再発性の網膜，硝子体の出血が起こる（図Ⅲ-92）．若年再発性網膜硝子体出血 hemorrhagia retinae et corporis vitrei recidiva juvenum ともいう．網膜静脈周囲に白鞘が見られる（網膜静脈周囲炎 retinal periphlebitis）（図Ⅲ-93）．再発を繰り返すうちに，結合組織，グリア組織の増殖が起こり（増殖性網膜症），失明する（図Ⅲ-94）．

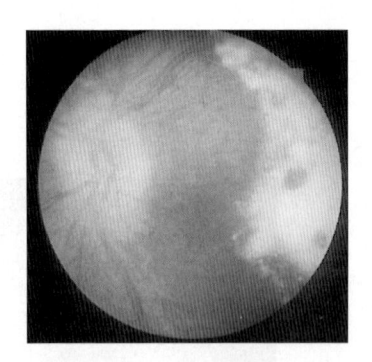

図Ⅲ-90　Coats 病の滲出斑 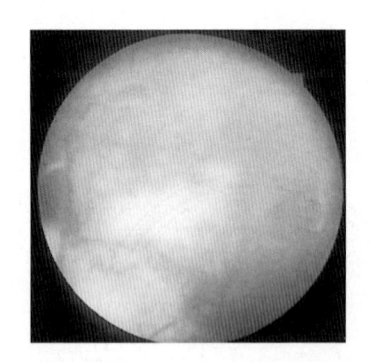　　　　図Ⅲ-91　Coats 病の周辺部血管瘤

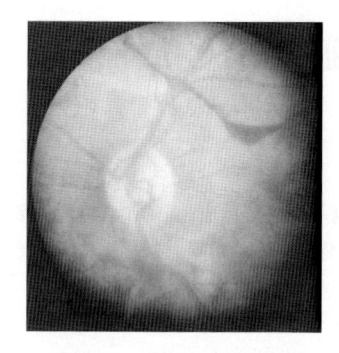

図Ⅲ-92　網膜静脈周囲炎
　　　　（網膜硝子体出血）

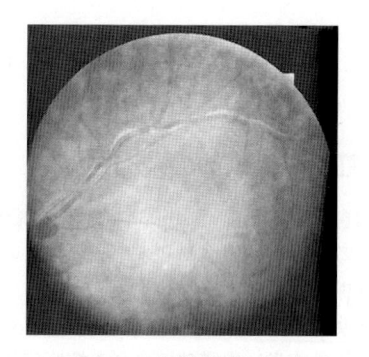

図Ⅲ-93　網膜静脈周囲炎
　　　　（白鞘）

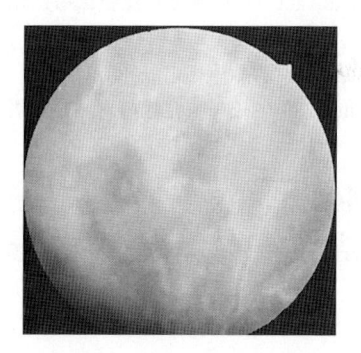

図Ⅲ-94　網膜静脈周囲炎
　　　　（白鞘および増殖性変化）

第Ⅳ章 外 傷

〔1〕 鈍的眼外傷

1．虹彩・毛様体の鈍的眼外傷

(1) 前房出血 hyphema………虹彩・毛様体が裂傷を受けて出血する（図Ⅳ-1）．多くは自然に吸収するが，大量出血のときや吸収しないと，続発緑内障や角膜血染を起こす．その場合には前房穿開術を行う．

(2) 外傷性虹彩毛様体炎 traumatic iridocyclitis………虹彩・毛様体の血行障害，血管拡張による透過性亢進，組織破壊による抗原抗体反応で起こる．

(3) 瞳孔括約筋断裂 rupture of iris sphincter………外傷性散瞳 traumatic mydriasis を起こす．

(4) 虹彩離断 iridodialysis………虹彩根部が毛様体と解離し，瞳孔が二つできて単眼複視を訴える（図Ⅳ-2）．眼圧が下降することが多い．

2．水晶体の鈍的眼外傷

(1) 打撲白内障 contusion cataract………水晶体皮質深層に花弁状混濁を起こす．消失するものと進行するものとがある．

(2) 水晶体脱臼 dislocated lens（☞水晶体疾患 p.280）

(3) Vossius 輪状混濁 Vossius' ring………瞳孔縁の水晶体表層混濁，瞳孔縁の虹彩色素沈着による（図Ⅳ-3）．

3．硝子体の鈍的眼外傷

硝子体出血 vitreous hemorrhage………毛様体，脈絡膜，網膜から出血した血液が硝子体に及んで起こる．

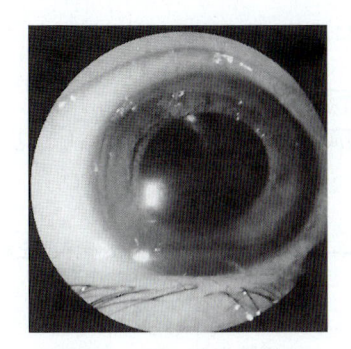

図Ⅳ-1　外傷性前房出血

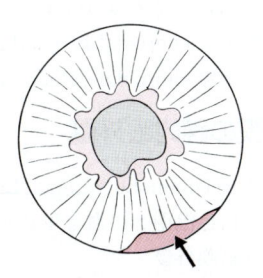

図Ⅳ-2　虹彩離断

水晶体表層混濁

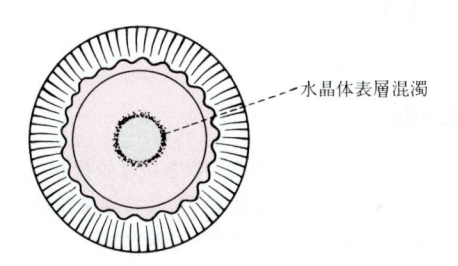

図Ⅳ-3　Vossius 輪状混濁

4. 脈絡膜の鈍的眼外傷

(1) 脈絡膜破裂 choroidal rupture………初期には出血のため明らかでないが，やがて強膜を透見し白色線状に見える（図Ⅳ-4）．
(2) 脈絡膜出血 choroidal hemorrhage………暗赤色，円板状に見える．
(3) 脈絡膜剥離 choroidal detachment………眼底周辺部に暗赤色の隆起として見える．

5. 網膜の鈍的眼外傷

(1) 網膜振盪 commotio retinae, Berlin 混濁 Berlin's edema………網膜の浮腫を起こし，境界不鮮明な乳白色混濁と出血を生じる（図Ⅳ-5）．
(2) 介達性網膜外傷
① 外傷性網膜症 traumatic retinopathy, Purtscher 網膜症 Purtscher's retinopathy：胸部打撲により網膜の浮腫・出血を起こす．
② 脂肪栓塞 fat emboli：長い骨の骨折によって起こる．
(3) 外傷性黄斑円孔 traumatic macular hole
(4) 外傷性網膜剥離 traumatic retinal detachment
(5) 外傷性網膜出血 traumatic retinal hemorrhage

6. 視神経の鈍的眼外傷

(☞視神経損傷，視神経管骨折，p.344)

7. 眼窩の鈍的眼外傷

(1) 眼窩骨折 orbital fracture………特に眼窩の吹き抜け骨折 blowout fracture（☞ p.342）．
(2) 眼窩気胞 orbital emphysema………眼窩骨折により副鼻腔から空気が侵入する．
(3) 眼窩出血 orbital hemorrhage………眼球突出を起こす．

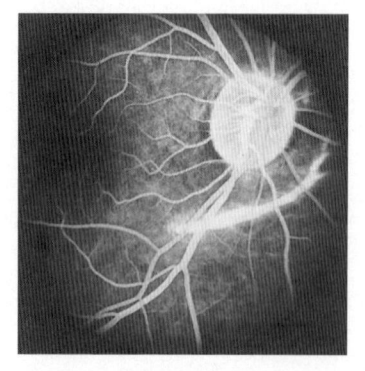

図Ⅳ-4　脈絡膜破裂の螢光眼底

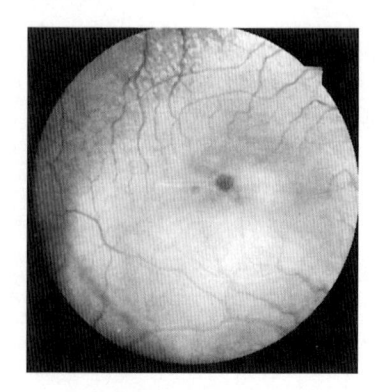

図Ⅳ-5　網膜振盪

〔2〕 穿孔性眼外傷

眼裂傷 laceration とその併発症には次のものがある.

1．眼瞼裂傷 laceration of lid

眼瞼皮膚ばかりでなく，瞼板および上眼瞼挙筋の裂傷の有無を見て，もしこれがあれば，瞼板縫合および上眼瞼挙筋縫合を行わないと，後に醜形や眼瞼下垂を残す（図Ⅳ-6）.

2．涙小管断裂 laceration of canaliculus

眼瞼鼻側の裂傷の際には涙小管が切断されることが多い（図Ⅳ-7）. 涙小管縫合を行わないと，患者は以後一生流涙に苦しむ.

3．眼球穿孔性外傷 perforating injury of eyeball

角膜・強膜が穿孔した場合で，次の合併症が起こる可能性がある.
(1) 眼球内容の脱出………ぶどう膜，硝子体，水晶体の脱出（図Ⅳ-8）.
(2) 細菌感染………全眼球炎（☞ぶどう膜炎 p.289）
(3) 交感性眼炎（☞ぶどう膜炎 p.289）
(4) 外傷性白内障（☞白内障 p.272）
〔治療〕 脱出した眼球内容の切除と眼球壁の縫合，感染予防のため，抗生物質の全身・局所投与，交感性眼炎の注意，外傷性白内障は水晶体摘出術.

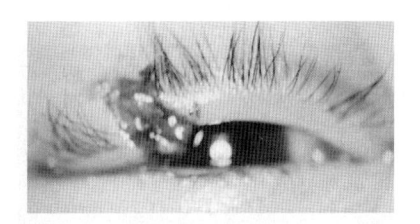

図Ⅳ-6 眼瞼裂傷

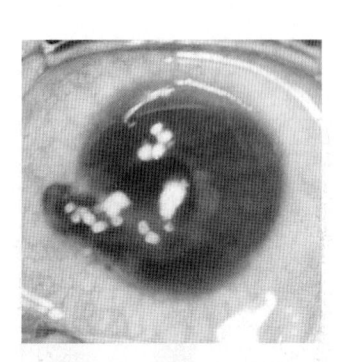

図Ⅳ-8 眼球穿孔性外傷

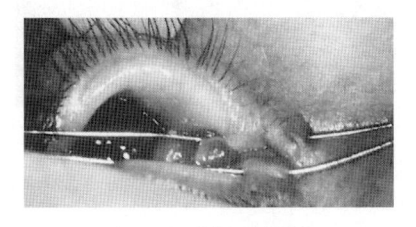

図Ⅳ-7 涙小管断裂

〔3〕 眼異物

1. 結膜異物 conjunctival foreign body, corpus alienum conjunctivae

上眼瞼結膜にあることが最も多い．眼瞼結膜に異物のあるとき，眼をこすると角膜上皮の多発性びらんを起こす．綿の先で除去する．

2. 角膜異物 corneal foreign body, corpus alienum corneae

スパーテル，異物計，電気ドリルで除去する．

3. 眼球内異物 intraocular foreign body, corpus alienum bulbi

鉄片異物が最も多い（図Ⅳ-9, 10）．

眼球内異物による障害としては，① 機械的障害，② 細菌感染，③ 交感性眼炎，④ 化学的障害がある．

化学的障害としては，異物が眼内に残留溶解して起こるもので次のものがある．

(1) 眼球鉄症 siderosis bulbi………鉄片が眼内組織に浸透して，角膜，虹彩，水晶体は茶褐色となり，網膜変性を起こして失明する．

(2) 眼球銅症 chalcosis bulbi………銅片が眼内組織に浸透して，角膜，虹彩，水晶体は黄緑褐色となり，網膜変性を起こして失明する．

〔治療〕 摘出．鉄片異物は磁石で摘出する．

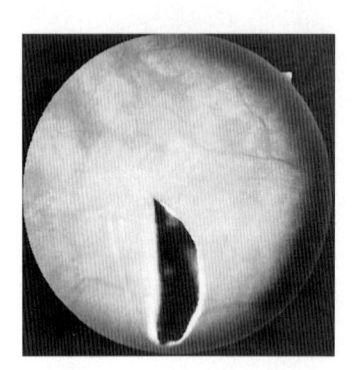

図Ⅳ-9　眼球内鉄片異物

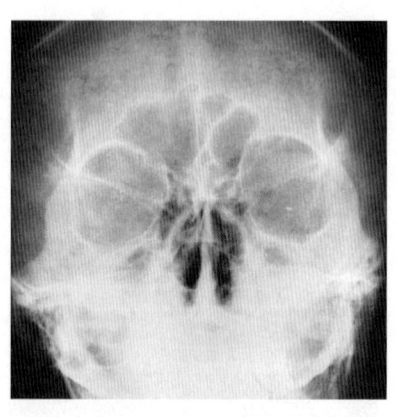

図Ⅳ-10　眼球内鉄片異物のエックス線所見（左眼）

〔4〕 角・結膜腐蝕（化学損傷）

角・結膜腐蝕 corrosion of cornea and conjunctiva

1．酸

酸が組織に作用してできた凝固蛋白は不溶性であるため，表在性で，眼内に浸透していかない（図Ⅳ-11）．したがって，非進行性で，予後良好である．

2．アルカリ

アルカリが組織に作用してできた凝固蛋白は可溶性であるため，深達性で，眼内に浸透していく（図Ⅳ-12）．したがって，進行性で，予後不良である．

〔治療〕　ただちに，十分洗眼する．水道水でよい．中和するには，酸には3％重曹水，アルカリには2％硼酸水が良いが，洗浄液の種類を選ぶより，なるべく早く水道水でも洗眼すべきである．
感染予防のため，抗生物質，瘢痕・瞼球癒着防止のため，副腎皮質ステロイド薬の局所・全身投与を行う．
〔予後〕　重症では，角膜白斑，結膜瘢痕，瞼球癒着（図Ⅳ-13），角膜穿孔，ぶどう膜炎，続発緑内障を起こして失明する．

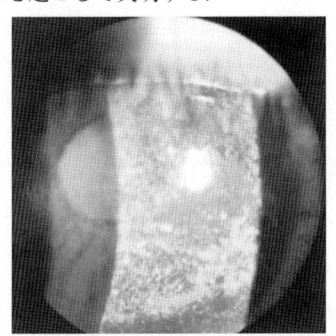

図Ⅳ-11　角膜上皮欠損

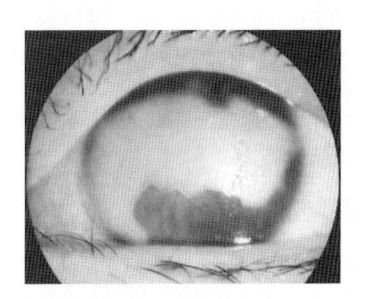

図Ⅳ-12　角膜潰瘍

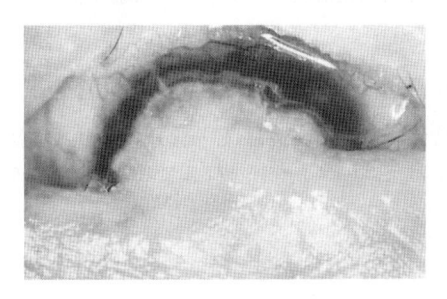

図Ⅳ-13　瞼球癒着

〔5〕 光線性眼障害

1．紫外線

紫外線 ultra-violet ray は，A（400～320 nm），B（320～280 nm），C（280～100 nm）に分けられる．このうち眼科に関係があるのは紫外線Aである．ほとんどが角膜あるいは水晶体で吸収される．

(1) 点状表層角膜症 superficial punctate keratopathy

角膜上皮障害 photokeratitis である．光線暴露から数時間後くらいで，眼痛，流涙，強い羞明で発症する．結膜充血を伴う．

 1) 電気性眼炎 ophthalmia electrica………電気溶接光や太陽灯などで起こる．
 2) 雪眼炎 ophthalmia nivalis………特に春先のスキー，雪山登山などで起こる．

(2) 白内障

オゾン層の破壊による紫外線量の増加でその慢性暴露により白内障を起こしやすいと言われている．

〔予防〕 保護眼鏡
〔治療〕 鎮痛薬内服，点眼麻酔，副腎皮質ステロイド薬点眼

2．赤外線

赤外線 infra-red ray は，近（700～3,000 nm），中（3～30 μm），遠（30～1,000 μm）に分けられる．近赤外線は，水晶体までで吸収され，わずかに眼底まで到達する．それ以上の波長は，角膜を通過しない．

 ガラス工白内障 glassblower's cataract………水晶体嚢直下の混濁が起こる．溶鉱炉や電気溶接も原因となる．

3．電離放射線

(1) 放射線白内障 radiation cataract………放射線にさらされてから数年後出現する．水晶体後嚢下のドーナツ様混濁，進行して全白内障となる（図Ⅳ-14, 15）．
(2) 放射線角膜炎 radiation keratitis………眼付近の放射線治療後に見られることが多い（図Ⅳ-16）．

4．レーザー光線

紫外線レーザーは，水晶体へ光化学あるいは熱損傷を起こす．近紫外，可視光，近赤外のレーザーは，網膜を凝固・損傷する．パルス発振型レーザーでは，網膜や脈絡膜に機械的破壊を起こす．黄斑部が凝固されると，萎縮し，視力障害と暗点が起こる．工業用あるいは実験用レーザーの誤照射に注意する必要がある．

5. 可視光線

強い可視光線，特に短波長のものは網膜に光障害を起こし，黄斑が障害されると視力障害と中心暗点を来す．

太陽性網膜炎 solar retinopathy，日食性網膜炎 eclipse retinitis……太陽を直視し黄斑部が損傷したもの．

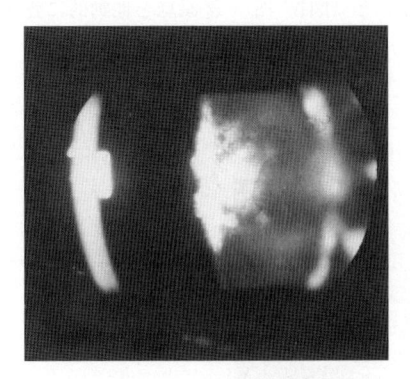

図Ⅳ-14　原爆白内障

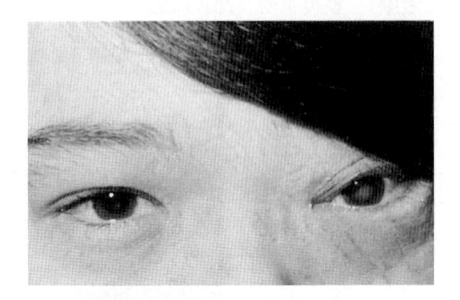

図Ⅳ-15　放射線白内障

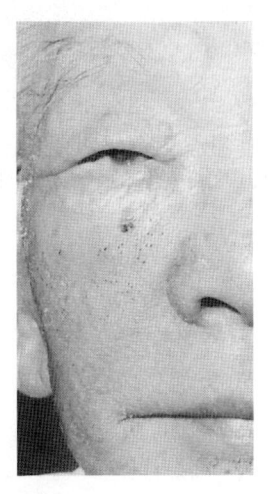

図Ⅳ-16　放射線角膜炎

〔6〕 眼窩骨折

眼窩骨折では,眼窩壁の中でもっとも薄い眼窩底が骨折を起こしやすい.

眼窩底骨折では,陥凹した眼窩底に下直筋および下斜筋やそれらの周囲組織が嵌頓し,上転障害および下転障害を起こす(図Ⅳ-17).これを眼窩吹き抜け骨折 blowout fracture という.診断は,①エックス線検査で眼窩底に陰影がみられること(図Ⅳ-18),②眼球を他動的に動かす牽引試験で強い抵抗があることによる.

〔治療〕 整復手術(図Ⅳ-19).

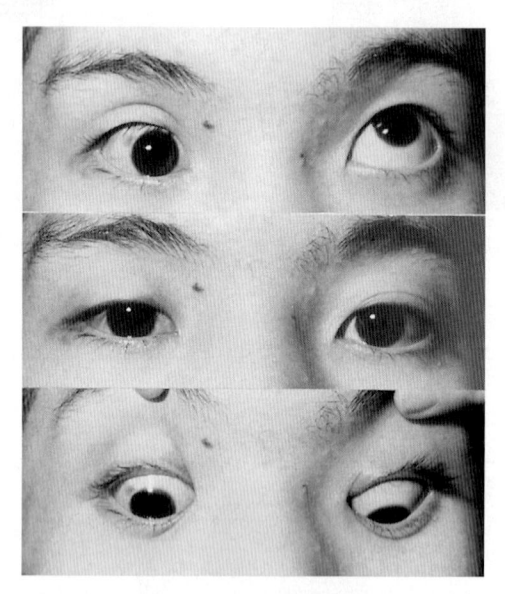

図Ⅳ-17 眼窩吹き抜け骨折 blowout fracture
右眼上転・下転障害,眼球陥凹,眼瞼皮下出血,結膜下出血もみられる

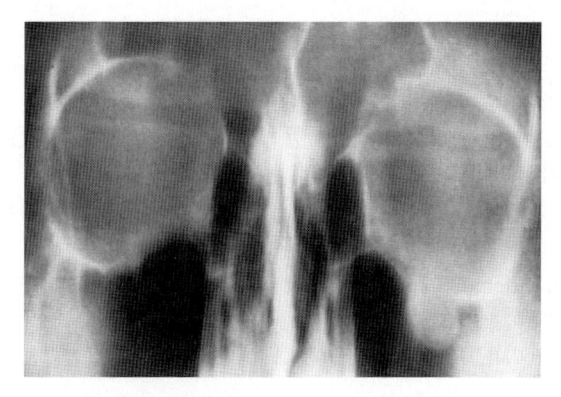

図Ⅳ-18　眼窩吹き抜け骨折のエックス線所見
左眼眼窩底から眼窩組織の脱出がみられる

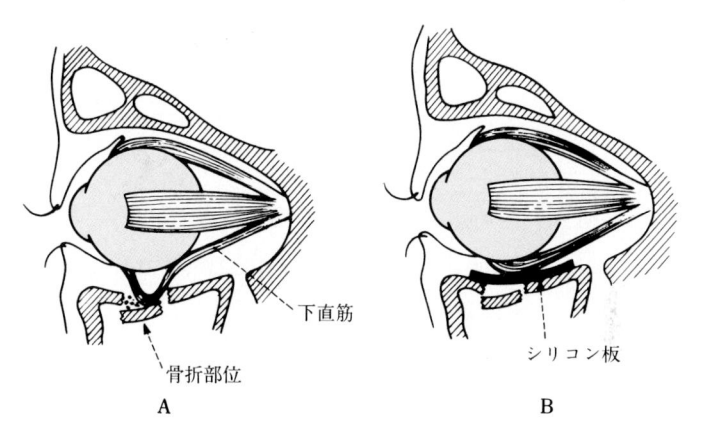

図Ⅳ-19　眼窩吹き抜け骨折の手術原理
A：骨折部に下直筋および周囲組織が嵌頓している
B：下直筋および周囲組織を引き出して骨折部にシリコン板を挿入する

〔7〕 視神経損傷

　視神経障害を起こしやすい頭部外傷の部位としては，前頭部で，とくに眉毛部，眼窩外上縁打撲があげられる（図Ⅳ-20）．
　〔種類〕　(1)　視神経管骨折*fracture of optic canal………視神経管の骨折により，視神経が圧迫される．
　(2)　視神経鞘内出血 hemorrhagia into optic nerve sheath………視神経鞘内の出血により，視神経の圧迫・循環障害を起こす．
　〔症状〕　急激な高度の視力障害．瞳孔対光反応消失．眼底は初期には変化を見ないが，やがて単性視神経萎縮となる．
　〔診断〕　視神経管骨折のときは視神経管エックス線撮影で視神経管の骨折像（図Ⅳ-21）．
　〔治療〕　視神経管開放術．骨折が明らかでないときは副腎皮質ステロイド薬全身投与．

　＊　頭部外傷による視神経管骨折の頻度については，20～95％と報告者によってさまざまの意見がある．実際は，骨折よりも浮腫による視神経障害（視神経損傷）が多いともいわれる．副腎皮質ステロイド薬の奏効する症例も少なくない．骨折が明らかでないとき外傷性視神経損傷という．

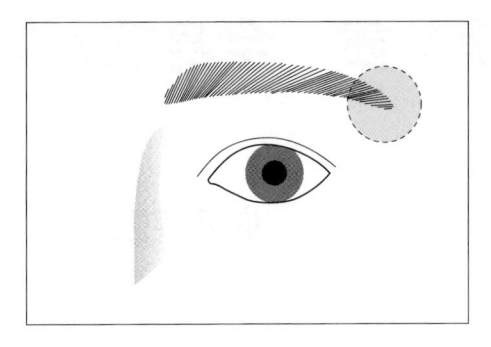

図Ⅳ-20　視神経管損傷を起こしやすい部位（赤アミ部分）

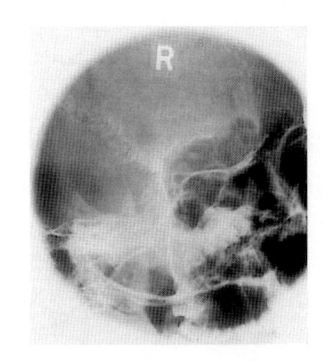

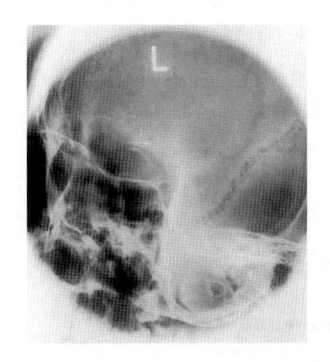

図Ⅳ-21　視神経管骨折（右眼：正常　左眼：骨折）

第 V 章　全身病と眼

〔1〕 血液疾患

1．白血病 leukemia

1) 白血病網膜症 leukemic retinopathy
急性・慢性，リンパ性・骨髄性のいずれの白血病にも起こるが，急性の場合に起こりやすい．中央部に白斑を伴う出血が特徴とされる（図 V-1）．
(1) 出血………眼底後極部に好発，黄斑部に出血すれば視力障害を起こす．
(2) 白血球細胞の浸潤………出血斑の中央部の白斑
(3) 眼底全体の蒼白化
(4) 網膜静脈の怒張・蛇行

2) 眼球突出
(1) 緑色腫 chloroma………骨髄性白血病．骨組織，とくに眼窩骨壁に好発，幼児に多い（図 V-2）．
(2) リンパ腫 lymphoma………リンパ性白血病．眼窩内腫瘍性浸潤

2．貧血 anemia

貧血網膜症 anemic retinopathy
(1) 眼底全体の蒼白化
(2) 網膜静脈の怒張・蛇行
(3) 出血………表在性で，ときに網膜前出血（図 V-3）．

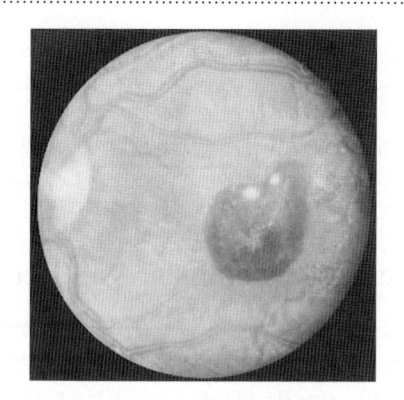

図V-1　白血病網膜症

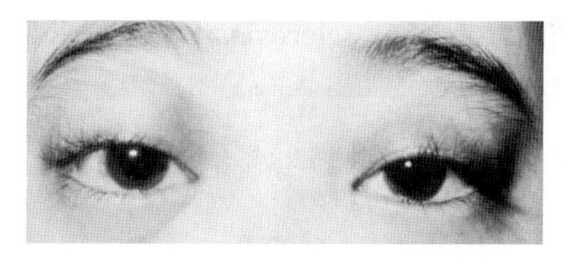

図V-2　白血病による眼球突出

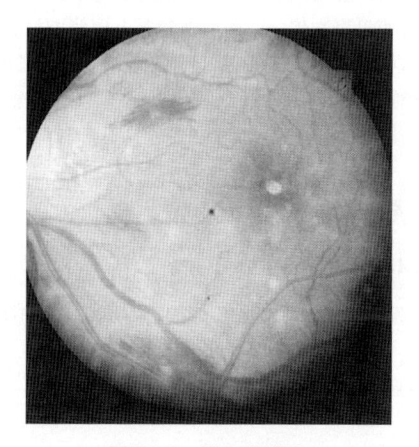

図V-3　貧血網膜症

〔2〕 母斑症

　母斑 nevus は，先天性あるいは晩発性に出現する皮膚の形成異常である．母斑症 phacomatosis は，皮膚に母斑があり，中枢神経系・内臓などに腫瘍その他の病変のあるものをいう．常染色体性劣性遺伝が多い．

1．神経線維腫症 neurofibromatosis, von Recklinghausen 病

〔症状〕　① 皮膚：扁平な淡褐色斑 café au lait を生じ，とくに軀幹に見られる（図V-4）．
　② 眼：眼瞼・眼窩・虹彩・網膜に神経線維腫，視神経に神経膠腫，眼球突出など．頭蓋内病変による眼症状（図V-5, 6）．von Recklinghausen 病とも呼ばれる．
　③ 中枢神経系：頭蓋内腫瘍，とくに髄膜腫，神経膠腫．
〔予後〕　不良
〔治療〕　対症療法

2．結節性硬化症 tuberous sclerosis, Bourneville-Pringle 病

〔症状〕　① 皮膚：皮脂腺腫 sebaceous adenoma，青白く桃色で，鼻唇溝周囲に蝶形に見られる．
　② 眼：網膜腫瘍，白色に見える．脳内病変による眼症状．
　③ 中枢神経系：結節性脳硬化症，精神薄弱，てんかん，エックス線上頭蓋内石灰化像．
〔予後〕　不良
〔治療〕　対症療法

3．Sturge-Weber 症候群

〔症状〕　① 皮膚：顔面血管腫，三叉神経第1枝領域に見られる．
　② 眼：（i）緑内障，同側母斑を伴い，顔面血管腫と同側で虹彩異色がある（図V-7）．（ii）脈絡膜血管腫，脈絡膜が暗く見える．（iii）脳内病変による眼症状．
　③ 中枢神経系：脳内血管腫，精神薄弱，てんかん，エックス線上罹患血管壁の輪部を示す平行線が見られる．
〔予後〕　良好
〔治療〕　緑内障の治療必要．

4．von Hippel-Lindau 病

〔症状〕　① 眼………網膜血管腫，網膜血管の拡張，出血，滲出があり，進行すると増殖性網膜症，続発緑内障となる．眼のみのものを von Hippel 病という．
　② 中枢神経系………小脳脊髄血管腫，精神薄弱，痙攣．
〔予後〕　脳内病変は不良．
〔治療〕　網膜血管腫は光凝固法．

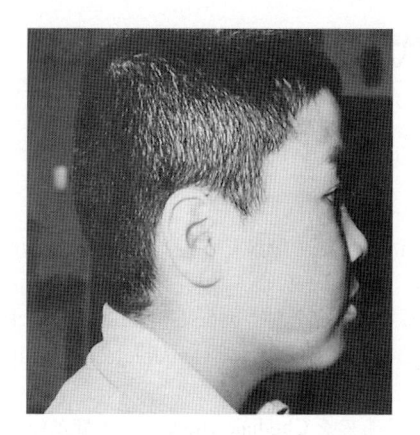

図V-4　von Recklinghausen病
顔面皮膚褐色斑

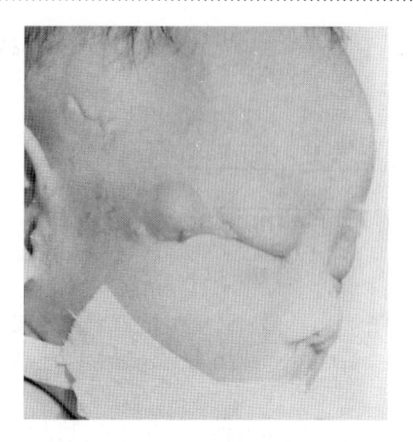

図V-5　von Recklinghausen病
眼瞼神経線維腫

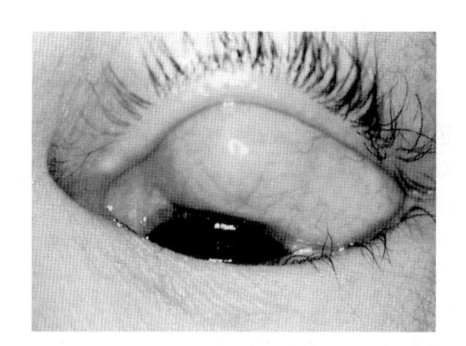

図V-6　von Recklinghausen病
結膜下に見られる眼窩神経線維腫

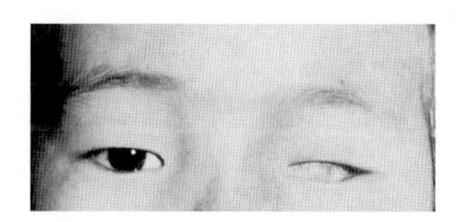

図V-7　Sturge-Weber症候群
顔面血管腫と緑内障（左眼失明）

〔3〕 先天代謝異常

1．アミノ酸代謝異常

1） 白子 albinism

チロジン tyrosine からメラニン melanin を，産出するときの酵素であるチロジナーゼ tyrosinase の全身的あるいは局所的な先天性欠乏による．

白子には，眼，皮膚，毛髪の三つとも色素が欠乏している完全白子 complete albinism と，眼，皮膚，毛髪の三つのうち，あるものの色素が欠乏している不完全白子 incomplete albinism がある．

白子に全身症状を伴い，白血球に巨大顆粒を認めるものを Chediak-Higashi 症候群という．

白子眼 albinotic eye では，ぶどう膜と網膜の色素が欠乏している．黄斑部の形成不全があり，視力は不良である．そのため，眼振が合併する．虹彩は紅色，瞳孔は赤色で，ウサギの眼のように見える（図V-8）．眼底も赤く明るく見え，網膜血管ばかりでなく，脈絡膜血管もすけて見える．このような眼底を白子眼底 albinotic fundus という．眼底のみ白子眼底を示すことがある．

虹彩の色素がないので，光線を虹彩全体で通過してしまうため羞明が強い．

〔治療〕 遮光眼鏡または遮光コンタクトレンズ．

2） ホモシスチン尿症 homocystinuria

ホモシスチンを合成するときの酵素であるシスタチオニン合成酵素の先天欠損により，ホモシスチンが尿中に排泄される．

身長高く，くも指症あり，水晶体偏位が見られる（☞ Marfan 症候群との鑑別 p.351）（表V-1）．

3） フェニルケトン尿症 phenylketonuria

フェニルアラニン水酸化酵素の先天的欠乏による．フェニルアラニンの蓄積と尿中排泄．全身，眼の色素欠乏．白子眼との鑑別が必要である．

2．金属代謝異常

Wilson 病（肝レンズ核変性症 hepatolenticular degeneration）

銅沈着．肝硬変，脳変性を起こす．角膜周辺黄色色素沈着（銅の沈着による）．これを Kayser-Fleischer 輪 Kayser-Fleischer's ring という（図V-9）．

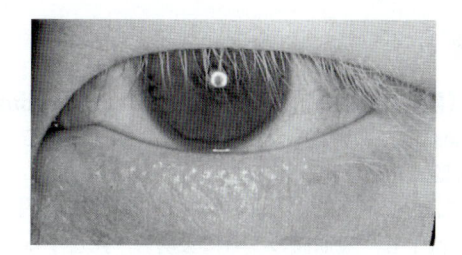

図V-8　白子眼

表V-1　ホモシスチン尿症とMarfan症候群との鑑別

	ホモシスチン尿症	**Marfan**症候群
遺　伝	常染色体劣性	常染色体優性
水晶体偏位	下方偏位が多い	上方偏位が多い
精神薄弱	＋	－
ホモシスチン尿	＋	－

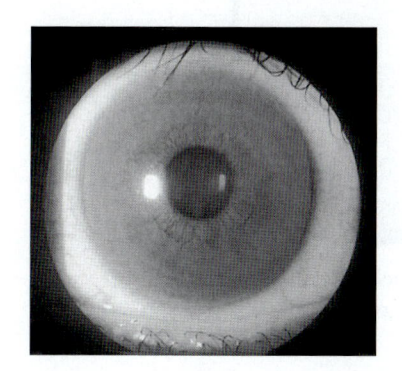

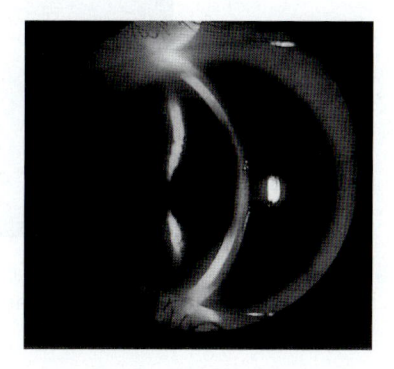

図V-9　Wilson病の角膜　Kayser-Fleischer輪
　　　　右は細隙灯顕微鏡所見

3. 脂質代謝異常[*]

1) Tay-Sachs 病（黒内障性家族性白痴 amaurotic familiar idiocy）

糖脂質，とくに ganglioside が網膜，脳の神経細胞に蓄積する．先天性酵素欠乏による．

乳児型，若年型，成人型に分けられる．

乳児型 infantile type では，出産正常，発病までは正常発育，6か月～1年で発病，発育停止，無感動となり，両眼視力低下し，短期間のうちに失明し，死亡する．眼底は桜実紅斑 cherry red spot（☞ p.310）が特徴で，黄斑部に赤色斑が見られる（図V-10）．乳頭は最初正常であるが，後に視神経萎縮となる．

2) Niemann-Pick 病

sphingomyelin が神経系，肝，脾など全身の組織に蓄積する．生後数か月で発病．発育遅延，肝脾腫大が見られ，両眼視力低下し，徐々に進行して失明し，死亡する．眼底には cherry red spot が見られる．

3) Gaucher 病

glucocerebroside が蓄積する．

結膜色素沈着，眼底に cherry red spot が見られる．

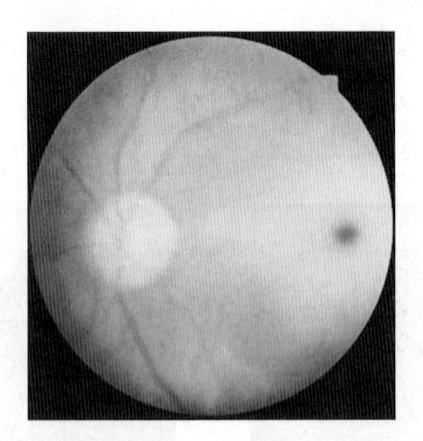

図V-10 Tay-Sachs 病の眼底 cherry red spot

---

[*] 脂質代謝異常はリピドーシス lipidosis と総称される．

4. 糖質代謝異常

1) ガラクトース血症 galactosemia
ガラクトースをブドウ糖に転換する酵素の一つである galactose-1-phosphate-uridyltransferase の先天的欠乏により，ガラクトースが蓄積する．白内障（ガラクトース白内障 galactose cataract）を起こす．尿水中の高濃度のガラクトースによる．

2) ムコ多糖症 mucopolysaccharidosis
ムコ多糖類が結合組織中に蓄積する．特有の顔貌 gargoylism を示し，侏儒，難聴，精神薄弱のほか，眼症状として角膜混濁，網膜色素変性が見られる（図V-11）．
　ムコ多糖症は，6型に分類されるが，角膜混濁が Hurler 症候群ではあり，Hunter 症候群ではない．

5. 蛋白代謝異常

Louis-Bar 症候群，毛細血管拡張性失調症 ataxia teleangiectasia
小脳失調，結膜の毛細血管拡張，反復する呼吸器感染が特徴．

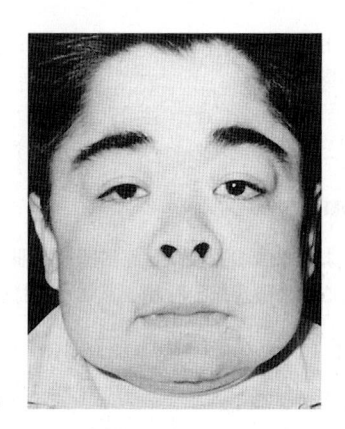

図V-11 ムコ多糖症 gargoylism

〔4〕 代謝疾患

1．糖尿病

1) **糖尿病網膜症**（☞網膜・硝子体疾患 p.312）
2) **水晶体**
 (1) 白内障（糖尿病白内障 diabetic cataract）………水晶体内糖代謝異常による混濁．若年糖尿病に見られる．老人糖尿病に見られる白内障は通常加齢白内障であるが，糖尿病があると加齢白内障の発生・進行が早い．水晶体囊下皮質に見られる雪状点状混濁 snow-flake dot から，急速に進行して水晶体全体が混濁する．治療は進行すれば手術．
 (2) 屈折異常………前房中の糖の増減により水晶体の水平衡の変化を起こし，屈折力が変化する．血糖が低下すると屈折力も低下する．
 (3) 調節異常………水晶体の硬化が早く起こり，老視の発生が早い．
3) **眼筋**
 末梢神経の栄養血管の障害による神経麻痺．糖尿病治療で治癒する．
4) **虹彩**
 (1) 虹彩血管新生（虹彩ルベオーシス）rubeosis iridis………末梢血管閉塞による．
 (2) 虹彩毛様体炎
5) **眼圧**
 糖尿病性昏睡のときには脱水のため眼圧が低下する．

2．痛風 gout

尿酸代謝異常による尿酸の蓄積．とくに関節と眼．眼組織への尿酸の蓄積は角膜，強膜，結膜，眼瞼に見られる．強膜炎，上強膜炎，虹彩毛様体炎を起こす．

3．アミロイドーシス amyloidosis

アミロイドの異常が起こる．
(1) 原発性アミロイドーシス………家族性
(2) 続発性アミロイドーシス………慢性組織壊死著明な疾患に起こる．
眼瞼，結膜のアミロイド結節，硝子体混濁など．

4．骨形成不全症 osteogenesis imperfecta

骨折しやすい．青色強膜が見られる．

5．筋強直（緊張）性ジストロフィ myotonic dystrophy

白内障，眼瞼下垂を起こす．

6．Grönblad-Strandberg 症候群

ⅰ）弾力性仮性黄色腫 pseudoxanthoma elasticum………頸・腋窩・鼠径部の皮膚が弾力消失し黄色に変化する．
ⅱ）網膜色素線条 angioid streaks………眼底視神経乳頭の周囲に地割れのように走る色素線条が見られる（図Ⅴ-12，13）．
ⅲ）心血管系障害．
〔**治療**〕 特別のものはない．

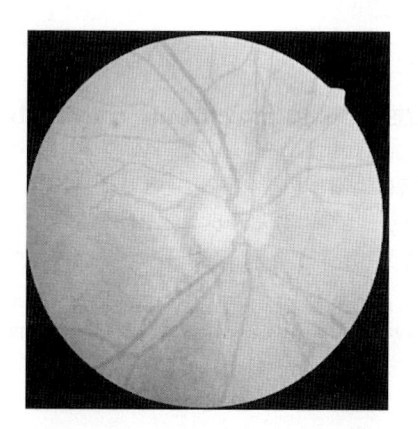

図Ⅴ-12 Grönblad-Strandberg 症候群の眼底網膜色素線条

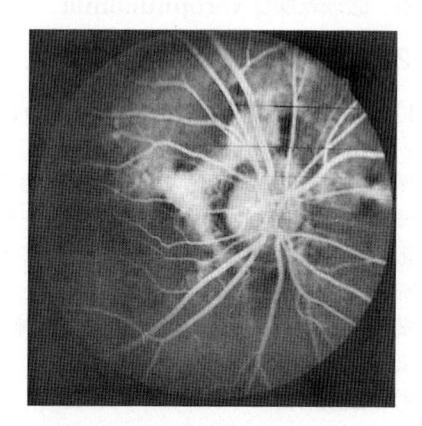

図Ⅴ-13 Grönblad-Strandberg 症候群の螢光眼底

7．Ehlers-Danlos 症候群

ⅰ）皮膚がゴムのように弾力性に富む．
ⅱ）関節の過度の屈曲性．
ⅲ）網膜色素線条

8．Laurence-Moon-Biedl 症候群

網膜色素変性，精神薄弱，肥満，性器発育不全，多指（☞網膜硝子体疾患 p.314）．

9．Marfan 症候群

水晶体偏位，くも指症（☞水晶体疾患 p.280）．

〔5〕 ビタミン欠乏症

1．ビタミンA欠乏症

1) 特発夜盲 essential night-blindness

代表的な後天夜盲．杆体外節にある感光物質の視紅 rhodopsin は蛋白質にビタミンAからできる色素が結合したものであるから，ビタミンAが欠乏すると視紅が産生できなくなって夜盲を起こす（図V-14）．現在はまれである．

2) 眼球乾燥症 xerophthalmia（☞結膜疾患 p.249）

2．ビタミンB_1欠乏症

1) 軸性視神経炎 axial optic neuritis（慢性球後視神経炎 chronic retrobulbar optic neuritis）

脚気，授乳，たばこ・アルコール中毒も栄養障害によるビタミンB_1不足と考えられる．脚気弱視，授乳弱視，たばこ弱視，アルコール弱視などともいわれる．現在はまれである．

乳頭黄斑線維束を好んで侵し，視力障害と中心暗点を示す．中心暗点はラケット状の盲点中心暗点（石津暗点）が特徴とされる．

眼底は初期には変化はないが，後に視神経乳頭の耳側が萎縮する（☞軸性視神経萎縮 axial optic atrophy p.214）．

2) 眼筋麻痺（☞眼筋麻痺 p.210）．

3．ビタミンB_2欠乏症

リボフラビン欠乏症 ariboflavinosis
びまん性表層角膜炎，輪部角膜の混濁と血管新生．

ニコチン酸欠乏症（ペラグラ pellagra）
まれに球後視神経炎，視神経萎縮．

4．ビタミンB_{12}欠乏症

悪性貧血………貧血網膜症を起こす（☞血液疾患 p.346）．

5．ビタミンC欠乏症

壊血病により眼瞼，結膜，網膜，眼窩に出血を来す．眼窩出血により眼球突出を来す．

6．ビタミンD欠乏症

くる病で眼球突出，視神経萎縮，白内障を起こす．

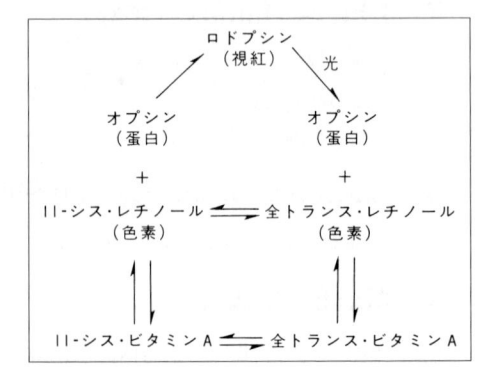

図V-14 ロドプシン-レチネン-ビタミンAサイクル

〔6〕 膠原病と近縁疾患

　膠原病 collagen disease は結合組織のフィブリノイド変性を主病変とする疾患の総称で，治療としては，副腎皮質ステロイド薬が有効である．

1．全身性エリテマトーデス systemic lupus erythematosus（SLE）

　眼底に出血および綿花様白斑が現れる（図V-15, 16）．高血圧症のときと異なり，動脈に高血圧性変化は見られない．治療により消褪する．

2．強皮症 scleroderma

　全身性エリテマトーデスと同じ眼底変化．まれに白内障．

3．皮膚筋炎 dermatomyositis

　全身性エリテマトーデスと同じ眼底変化．まれに眼筋麻痺．

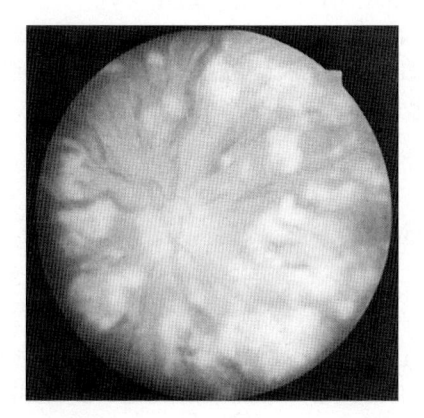

図V-15　全身性エリテマトーデス

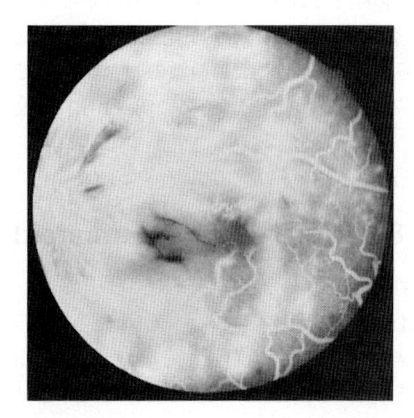

図V-16　全身性エリテマトーデスの螢光眼底

4. Sjögren症候群 (☞ p.238)

5. 結節性多発動脈炎 polyarteritis nodosa

動脈壁の壊死とフィブリノイド変性．男性に多い．腎障害を起こしやすく，高血圧症となり，高血圧性網膜症が見られる．
　まれに強膜壊死，角膜壊死，虹彩毛様体炎などが起こる．中枢神経系血管障害により視力，視野，眼筋異常を起こす．側頭動脈炎とも密接な関係にある．

6. Wegener肉芽腫症 Wegener's granulomatosis

結節性動脈周囲炎の異型
気道の壊死性肉芽腫症，壊死性血管炎，壊死性糸球体炎を三主徴とする．
(1) 眼窩腫瘍………鼻腔，副鼻腔の肉芽腫の眼窩への浸潤．
(2) 強膜炎，角膜辺縁潰瘍………眼球組織原発（図V-17）

7. 脈なし病 pulseless disease, 高安病 Takayasu's disease, 大動脈炎症候群 aortitis syndrome

〔原因〕　大動脈弓主要分枝の起始部付近における閉塞．日本人の若い女性に多い．
〔症状〕　橈骨動脈搏動消失，頸動脈洞反射亢進，特有な眼症状，とくに眼底変化が三主徴．眼底変化としては動静脈の吻合が特徴で，初期には周辺部で後に中心部に及び，乳頭周囲に見られるようになる（図V-18, 19）．網膜出血，硝子体出血を起こす．眼底血圧は低下している．白内障，虹彩萎縮を併発する．
〔治療〕　特別なものはない．

8. 関節リウマチ rheumatoid arthritis

虹彩毛様体炎と強膜炎を起こす．
1) Still病
若年性リウマチ様関節炎 juvenile rheumatoid arthritis で，小児の両眼に見られる慢性の虹彩毛様体炎．充血が少ない．そのため発見が遅れ，併発白内障，続発緑内障を起こして見出されることもある．
　角膜表層の石灰沈着による帯状角膜変性を伴う．
2) 穿孔性強膜軟化症 scleromalacia perforans
リウマチ様強膜炎 rheumatoid scleritis ともいう．中高年女性に多い．強膜にリウマチ様結節ができ，強膜の壊死が起こって薄くなり，強膜ぶどう腫となる．穿孔すれば失明．治療としては強膜移植が行われる．

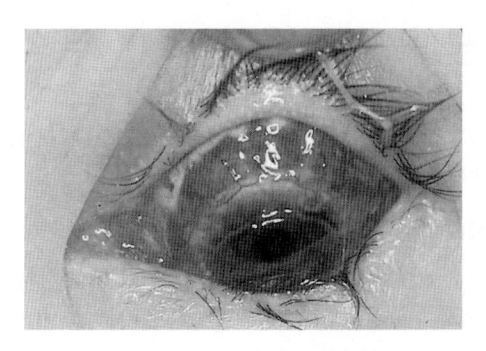

図V-17　Wegener肉芽腫症

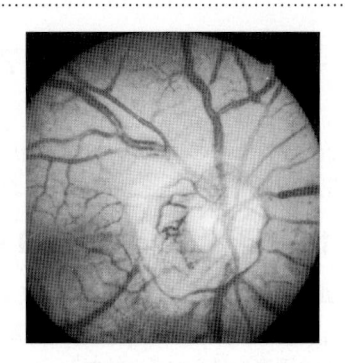

図V-18　脈なし病

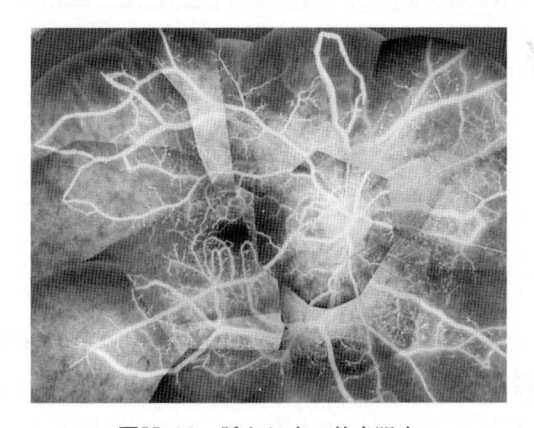

図V-19　脈なし病の螢光眼底

〔7〕 全身感染症

胎盤を介しての血行感染で起こり，眼を含み全身が侵される．感染が妊娠中の早い時期ほど胎児の障害も大きい．重症であれば流産，死産となる．

1．先天風疹 congenital rubella

風疹ウイルス rubella virus に妊娠3か月までに罹患した場合に起こる．先天風疹症候群 congenital rubella syndrome は，眼奇形，難聴，心障害を三主徴とする．そのほか，中枢神経系の障害も見られる．

眼症状としては，白内障と網膜症の頻度が高い．

(1) 風疹白内障 rubella cataract………核の混濁から始まり全混濁となる（図V-20）．
(2) 風疹網膜症 rubella retinopathy………眼底の色素の変化が特徴的で，後極部，とくに黄斑部に色素沈着および色素脱失を伴った色素のむらが認められ，粗糙に見える．いわゆるごま塩眼底 pepper and salt fundus であり，一見，網膜色素変性に類似するが，視力をはじめ視機能に影響なく，ERG も正常である（図V-21）．
(3) 小眼球
(4) 虹彩萎縮………虹彩毛様体炎による．瞳孔散大筋も瞳孔収縮筋も発育不全で，瞳孔が小さく散大しない．
(5) 斜視・眼振………視力障害に続発して認められることがある．
〔治療〕　白内障に対しては手術．
〔予防〕　妊娠中の母体の感染を避ける．

2．先天サイトメガロウイルス congenital cytomegalovirus

サイトメガロウイルス cytomegalovirus（CMV）に妊娠中に感染して起こる．中枢神経系と細網内皮系を侵す．眼症状としては網脈絡膜炎で，網膜血管周囲に滲出性変化を起こし，後

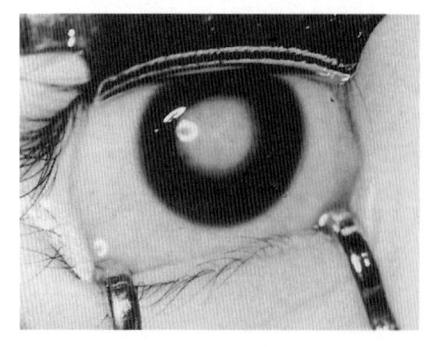

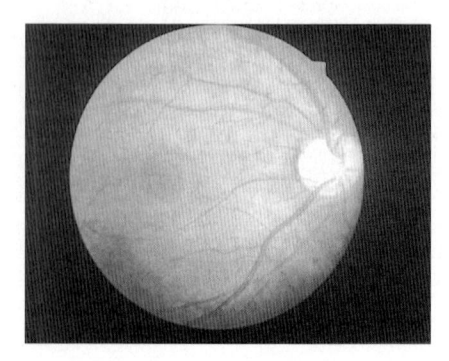

図V-20　先天風疹白内障　　　　　図V-21　先天風疹網膜症

に萎縮を残す．先天トキソプラズマ性網脈絡膜炎との鑑別が必要である．頭部エックス線上頭蓋内石灰化像が見られる．

3．先天梅毒 congenital syphilis

先天梅毒は treponema pallidum の胎盤を介しての血行感染による．

1) 角膜実質炎 interstitial keratitis（先天梅毒性角膜実質炎 keratitis parenchymatosa e lue congenita）

出産前先天梅毒によって感作されたアレルギー性角膜炎である．

〔症状〕 6～12歳に好発する．角膜実質炎，Hutchinson歯牙，難聴をHutchinsonの三主徴という．羞明，流涙で発病する．角膜浮腫，浸潤，角膜深層の血管新生が起こる．そのため，角膜はピンク色になり，salmon patch といわれる．虹彩毛様体炎を伴う．炎症の程度により種々の瘢痕を残す（図Ⅴ-22）．

〔治療〕 アトロピン，副腎皮質ステロイド薬点眼と駆梅療法．

2) 網脈絡膜炎 chorioretinitis（先天梅毒性網脈絡膜炎 chorioretinitis e lue congenita）

〔症状〕 出生時すでに炎症症状は消褪し，萎縮が見られる．そのため，先天梅毒性網脈絡膜萎縮 atrophia retinochorioideae e lue congenita ともいわれる．眼底全体，とくに赤道部以遠に微細な色素斑，脱色素斑が見られ，ごま塩眼底 pepper and salt fundus として知られる．網膜色素変性に類似している．これを続発性網膜色素変性 secondary pigmentary degeneration，偽色素性網膜炎 pseudoretinitis pigmentosa という．

〔治療〕 駆梅療法で多少は軽快する．

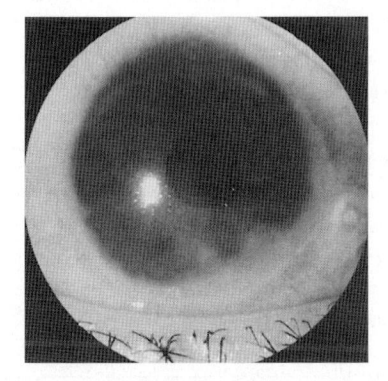

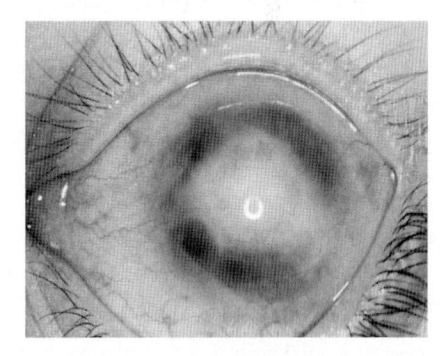

図Ⅴ-22 角膜実質炎の瘢痕（左：角膜片雲　右：角膜白斑）

4. 後天梅毒 acquired syphilis

後天梅毒は梅毒の2期，3期に起こる．

1) 虹彩毛様体炎 iridocyclitis
虹彩毛様体炎の症状（☞ぶどう膜炎 p.289）．虹彩の充血と結節形成が起こりやすい．

2) 網脈絡膜炎 chorioretinitis
脈絡膜の梅毒は同時に網膜を侵し，網脈絡膜炎となる．

(1) 梅毒性散在性網脈絡膜炎 disseminated syphilitic chorioretinitis, chorioretinitis disseminata syphilitica………眼底に灰白色斑が散在する．硝子体混濁，網膜血管炎を伴う．

(2) 梅毒性びまん性網脈絡膜炎 diffuse syphilitic chorioretinitis, chorioretinitis diffusa syphilitica………乳頭発赤，境界不鮮明，網膜のびまん性混濁，硝子体混濁，網膜血管炎を伴う．後に網脈絡膜萎縮を残し，網膜色素変性に類似する（☞続発網膜色素変性，偽色素性網膜炎）．

(3) 梅毒性中心性網脈絡膜炎 central syphilitic chorioretinitis, chorioretinitis centralis syphilitica………眼底中心部に灰白色混濁，硝子体混濁を伴う．

3) 神経梅毒
(1) 単性視神経萎縮
(2) Argyll Robertson 瞳孔（反射性瞳孔強直）
(3) 眼筋麻痺

〔梅毒性眼疾患の診断〕臨床症状のほか，梅毒血清反応陽性を参考とする．
〔梅毒性眼疾患の治療〕全身的駆梅療法を眼科一般療法とともに行う．

5. 後天免疫不全症候群 acquired immunodeficiency syndrome (AIDS)

ヒト免疫不全ウイルス human immunodeficiency virus（HIV）の感染による．日和見感染．
(1) サイトメガロウイルス cytomegalovirus（CMV）網膜炎
(2) 水痘帯状疱疹ウイルス varicella zoster virus（VZV）網膜炎
(3) 悪性腫瘍：悪性リンパ腫の眼内浸潤．眼瞼・結膜の Kaposi 肉腫．

---

* (☞ p.363) 皮膚原性白内障にはそのほか次のものがある．
 (1) 強皮症（☞ p.357）．
 (2) Werner 症候群：早老，皮膚萎縮を伴う．
 (3) Rothmund 症候群：小児，皮膚萎縮を伴う．

〔8〕 皮膚疾患

1．アトピー性皮膚炎 atopic dermatitis

眼瞼皮膚炎，白内障，網膜剥離を起こす（図V-23, 24）．このように皮膚疾患と関係ある白内障を皮膚原性白内障*dermatogenous cataract という．

2．皮膚粘膜眼症候群

皮膚粘膜眼症候群 muco-cutaneo-ocular syndrome は，全身皮膚，粘膜および眼を侵す症候群をいう．
1) **Stevens-Johnson 症候群**（☞ p.238）
2) **天疱瘡 pemphigus**（☞ p.239）
3) **Reiter 症候群**

結膜炎，尿道炎，多発性関節炎を三主徴とする．
結膜炎はカタル性結膜炎で，膿性分泌があるため淋菌性結膜炎に類似するが，淋菌は証明されない．予後良好．

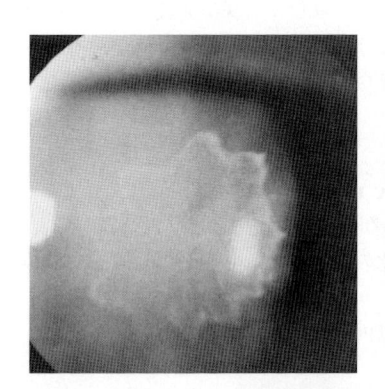

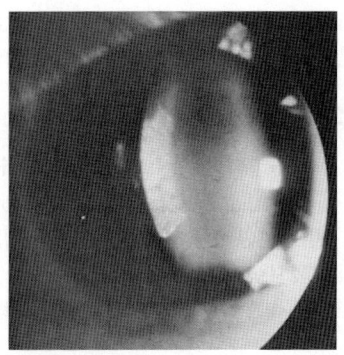

図V-23　皮膚原性白内障

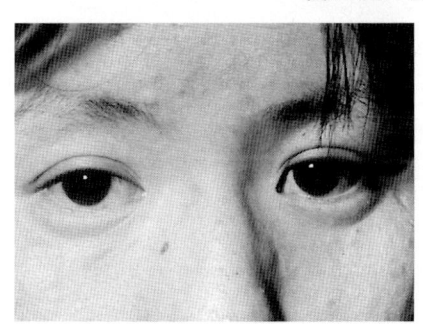

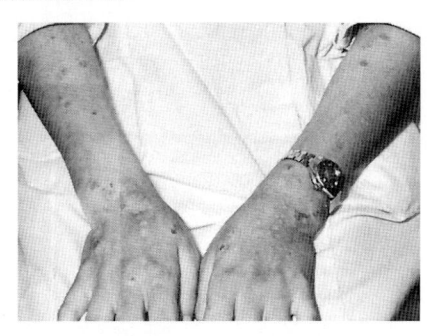

図V-24　皮膚原性白内障の皮膚所見

〔9〕 薬物中毒

医原性疾患 iatrogenic disease の発病と薬剤の投与期間・投与量との間には個人差が非常に大きい．同じ投与期間，投与量でも，発病する人としない人とがある．

1．副腎皮質ステロイド薬

副腎皮質ステロイド薬は点眼により緑内障，角膜創傷治癒遅延，真菌症・角膜ヘルペスの誘発を，内服により白内障を起こす．

1) ステロイド緑内障 steroid glaucoma

緑内障の原因とならない眼疾患に副腎皮質ステロイド薬の点眼を長期連用すると眼圧が上昇する．開放隅角緑内障の症状で，進行すると視神経萎縮をきたし，視力障害，視野異常を起こす．

〔治療〕 副腎皮質ステロイド薬の点眼を中止し，縮瞳薬を点眼する．ときに緑内障手術が必要なこともある．

〔予防〕 副腎皮質ステロイド薬の長期連用を避け，使用するときには眼圧に十分注意する．

2) ステロイド白内障 steroid cataract

副腎皮質ステロイド薬の長期内服により起こる．リウマチ様関節炎やネフローゼで問題になることが多い．白内障は後嚢直下の混濁で始まり，進行すると皮質全体が混濁する．内服を中止すると進行が止まるものが多い．進行すれば白内障手術を行う．

2．エタンブトール

エタンブトール視神経症 ethambutol optic neuropathy

エタンブトール ethambutol は抗結核薬であるが，長期連用により視神経が障害される．

視力障害と中心暗点が見られる．眼底は変化のないものもあるが，乳頭炎，視神経萎縮あるいは網膜の混濁が見られるものもある．

早期に発見し，内服を中止すれば，数カ月以内に回復する．

3. クロロキン

クロロキン chloroquine は抗マラリア薬であるが，リウマチ様関節炎や慢性腎炎に対し長期に連用される．その体内蓄積による眼障害として網膜症と角膜症とを起こす．

クロロキン網膜症 chloroquine retinopathy

〔症状〕 自覚症状としては，視力障害と視野異常である．中心窩は障害されにくいため，中心視力は比較的後まで保たれる．これに対して，視野異常は早期から見られ，傍中心暗点，輪状暗点，進行すると求心狭窄となる．

他覚症状としては，黄斑部の浮腫混濁が見られる．進行すると，中心部は色素沈着のため暗く，その周囲は脱色素のため明るく，さらにその周囲を色素沈着が取り囲むドーナツ状になるのが特徴で，これを標的黄斑 bull's eye macula という（図V-25, 26）．末期には網膜全体が変性し，視神経も萎縮する．ERG も subnormal から extinguished となる．

〔治療〕 ない．内服中止後も進行する．

クロロキン角膜症 chloroquine keratopathy

角膜に微細な混濁．クロロキン沈着による．自覚症状はなく，内服中止により消失する．

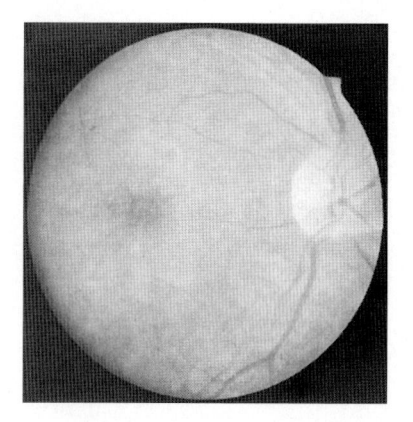

図V-25　クロロキン網膜症

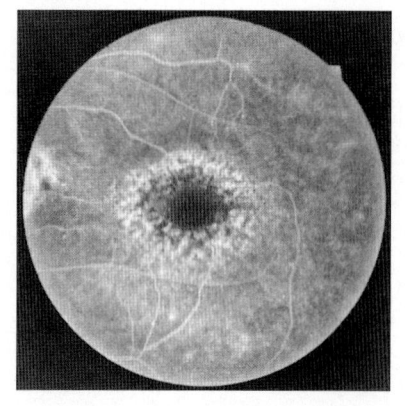

図V-26　クロロキン網膜症の螢光眼底

4. キノホルム

キノホルム quinoform は整腸薬であるが，この内服によって SMON（subacut myelo-opticoneuropathy）を起こすと考えられている．視神経萎縮を来して視力障害を生じる．

和文索引

ゴシック：特に重要語

〈あ〉

アイバンク　158
アコモドメータ　136
アセチルコリン　208
アセタゾラミド　310
アトピー性皮膚炎　363
アトロピンカタル　247
アノマロスコープ　128
アミロイドーシス　354
アルカリ　339
アレルギー性結膜炎　242, 247
亜硝酸アミル　310
赤ガラス法　138
悪性眼球突出　284
悪性近視　172
悪性黒色腫　302
悪性緑内障　271
顎の上下　86
朝顔症候群　220
頭の傾斜　86
圧入眼圧検査　116
圧平眼圧検査　115
安静位　50
暗順応　36
　　──曲線　130
　　──計　130
　　──検査　130
暗所視　6, 36
暗点　80

〈い〉

医原性疾患　364
異常眼球運動　87
異常3色覚　213
異常神経支配　207
異物感　92
異名半盲　77
遺伝子　72
　　──型　72
遺伝性視神経萎縮　218
石津暗点　80
石原表　128

板付レンズ　132
一過性黒内障　222
一過性失明　310
1型色覚　213
1色覚　212
色視野の倒錯　198
色の三属性　34
咽頭結膜炎　S-10
咽頭結膜熱　171, 245

〈う〉

ウイルス性結膜炎　S-10, 242
うっ血乳頭　218, 219
右側同名半盲　78
上ひき　52
内ひき　52
内まわし　52
内よせ　48
運動性融像　44

〈え〉

エキシマレーザー角膜切除術 173
エタンブトール視神経症 364
円錐角膜　184, 262
円錐水晶体　280
円柱レンズ　40, 132, 176, 180
円板状角膜炎　254
円板状黄斑変性　318
炎性視神経萎縮　217
遠見視力　30
遠視　38, 174
　　──性弱視　196
　　──性乱視　176
遠点　41
　　──距離　136
遠用眼鏡　187
縁間　16

〈お〉

オートレフラクトメータ 132
オフサルモメータ　134

オンコセルカ症　302
おおい試験　137
小口病　83, 314
凹レンズ　40, 132, 173
桜実紅斑　310, 352
黄視症　108
黄色腫　233
黄色斑眼底　314
黄斑　S-4
　　──円孔　318
　　──回避　78, 226
　　──分割　226
　　──変性　318
大型弱視鏡　138
大熊表　128

〈か〉

カエル様顔貌　286
カタル性角膜潰瘍　258
カタル性結膜炎　242
ガラクトース血症　353
ガラス工白内障　273, 340
下顎顔面異骨症　286
下眼窩裂　26
下斜筋　24, 53
　　──過動症　189
　　──麻痺　84, 85 188
下垂体腺腫　224
下直筋　24, 53
　　──麻痺　84, 85
下転　52
下方コーヌス　220
火炎状出血　102
化学的損傷　S-9
可読最小閾　28
加齢黄斑変性　70, 160, 318
加齢眼瞼下垂　70, 110
加齢眼瞼内反　70
加齢外反　228
加齢白内障　S-10, 70, 272
加齢内反　228
仮性近視　178
仮像　98

仮瞳孔形成術　260
家族性角膜変性　259
過熟白内障　277
渦静脈　12
顆粒　241
　——状角膜変性　259
回旋運動　52
回旋眼振　88
回旋点　38
回旋偏位　84
海綿静脈洞　12
　——症候群　288
開散　48
　——麻痺　49, 202
開放隅角緑内障　S-10, 265, 268
階段状波形　144
外顆粒層　6
外眼角　16
外眼筋　24
　——ミオパチー　209
　——炎　209
　——麻痺　97
外境界膜　6
外斜視　188
外傷性虹彩毛様体炎　334
外傷性散瞳　334
外傷性白内障　272
外傷性網膜症　336
外側眼瞼靱帯　26
外側膝状体　14
外直筋　24
外直筋麻痺　84, 85
外転　52
　——神経　58
　——神経麻痺　206
外麦粒腫　230
外反症　228
外方回旋　52
外網状層　6
顔の回転　86
角視力　28
角・結膜腐蝕　339
角膜　S-8, 3
　——Bowman膜　3
　——Descemet膜　3
　——ジストロフィ　259
　——ヘルペス　254

——ぶどう腫　260
——ぶどう腫切除術　260
——移植　158
——異物　338
——炎　250
——縁　22
——潰瘍　250
——血管新生　250
——血染　262
——後面沈着物　250, 290
——混濁　100, 250
——実質　3
——実質炎　258
——周攤充血　93
——上皮　3
——真菌症　252
——浸潤　250
——染色術　260
——穿孔　250
——知覚計　121
——知覚検査　121
——治療薬　156
——内皮　3
——内皮細胞　69
——軟化症　249
——入墨術　260
——白斑　260
——反射法　197
——斑　260
——瘢痕　260
——片雲　260
——辺縁潰瘍　258
——変性　260
——癒着白斑　260
——類皮腫　262
——老人環　68
核間麻痺　203
核上中枢　56
核白内障　277, 278
学校教育法　164
学校近視　172
学校健康診断　171
学校伝染病　171
学校保健法　171
滑車神経　58
——麻痺　206
滑動性運動系　56
褐色白内障　277

花粉症　247
河本中心暗点計　126
河本法　228
干渉波　146
肝レンズ核変性症　350
杆体　6
　——1色覚　212
乾性角結膜炎　238, 256
間欠性斜視　188
間接反応　60
関節リウマチ　358
感覚性融像　44
感覚網膜　64
管状視野　198
眼圧　62
　——検査　115
　——下降薬　156
眼位　S-6, 50
　——異常　98
　——検査　137
　——性眼振　89
眼異物　338
眼科眼振　89
眼窩　26
　——シンチグラフィ　150
　——炎性偽腫瘍　282
　——下孔　26
　——隔膜　26
　——気胞　336
　——骨折　336, 342
　——骨膜　26
　——撮影　148
　——腫瘍　209, 282
　——出血　336
　——上切痕　26
　——静脈撮影法　148
　——切開術　282
　——先端部症候群　288
　——造影法　148
　——内容除去術　282
　——吹き抜け骨折　342
　——蜂巣炎　282
眼角眼瞼炎　231
眼球　2
　——運動　S-6, 52
　——運動系　56
　——運動検査　138
　——運動障害　85

索引　369

――陥凹　112
――乾燥　238
――乾燥症　249, 356
――銀行　159
――結膜　S-8, 22
――後退運動症　207
――縮小術　260
――鞘　24
――上類皮腫　286
――振盪　87
――鉄症　338
――銅症　338
――突出　111
――突出度検査　111
――内異物　338
――被膜　24
――壁硬性　115
――偏位の定量検査　138
眼鏡　180
――レンズ　180
――試験枠　122
――処方箋　182
――度　134
眼筋麻痺　97, 200
――性片頭痛　224
眼茎　64
眼瞼　S-6, 16
――ミオキミア　232
――炎　231
――縁　16
――縁炎　231
――下垂　S-6, 109
――外反　228
――挙筋　17
――筋　17
――痙攣　198, 232
――欠損　232
――結膜　S-8, 22
――腫脹　108
――内反　228
――皮膚　17
――皮膚炎　231
――皮膚弛緩　232
――裂　16
――裂縮小　110
――裂縮小症候群　110
――裂傷　337
眼球運動障害　S-4, S-7

眼脂　S-2, S-3, 93
眼軸　38
眼静脈　12
眼振　87
眼性眩暈　98
眼性斜頸　86
眼性片頭痛　80
眼精疲労　91, 175
眼前手動　122
眼痛　92
眼底　S-4, 6
　――カメラ　120
　――（鏡）検査　S-4
　――撮影　120
　――出血　102
眼電位図　143
眼電図　143
眼動脈　11
眼内レンズ　152, 157, 274
　――移植　274
眼内異物撮影　148
眼内炎　299
眼杯　64
眼部帯状疱疹　231
眼房　10
眼輪筋　17
　――短縮術　228
眼類天疱瘡　239

〈き〉

城戸-戸塚法　148
基礎分泌　94
基底　191
　――細胞癌　233
器質弱視　196
機能弱視　196
偽外斜視　190
偽近視　178
偽視神経炎　219, 220
偽斜視　38, 190
偽内斜視　190
偽膜　241
　――性結膜炎　242
偽落屑　271
義眼　168
拮抗筋　54
逆内眼角贅皮　232
求心狭窄　76

急性カタル性結膜炎　242
急性びまん性ぶどう膜炎　296
急性球後視神経炎　214
急性結膜炎　242
急性霰粒腫　230
急性出血性結膜炎　S-10, 171, 245
急性緑内障発作　S-11, 266
急性涙腺炎　240
急性涙嚢炎　234
球後視神経炎　214
球後注射　155
球状角膜　262
球状水晶体　280
球面レンズ　40, 180
牛眼　270
巨人症　224
虚血性視神経症　70, 216
虚性暗点　80
鋸状縁　4
共同運動　54
共同筋　54
共同性斜視　98, 188
共同偏視　200
狭隅角緑内障　265
狭窄　76
教育弱視　164
強角膜線維柱帯　3
強主経線　176
強度近視　172
強皮症　357
強膜　3
　――炎　264
　――岬　10
　――篩状野　3
　――静脈洞　10
　――締結術　322
　――内静脈叢　10
矯正眼鏡　180
矯正視力　30
　――検査　132
矯正不能　133
近距離視力表　124
近業近視説　178
近見視力　30
　――検査　124
近見反応　S-8, 48, 60

近視　38, 172
　　──性乱視　176
近接性輻湊　49
近点　41
　　──距離　136
　　──計　136
近用眼鏡　187
筋移動術　210
筋群　54
筋強直性ジストロフィ　354
筋性眼精疲労　91
筋電図　146
緊張性輻湊　48
銀線動脈　304

〈く〉

クロロキン角膜症　262, 365
クロロキン網膜症　365
くも指症　280
空気眼圧計　116
隅角　10
　　──検査　121
屈折　37
　　──異常　38, 172
　　──異常弱視　196
　　──検査　132
　　──状態　38
　　──性遠視　174
　　──性近視　172

〈け〉

経線　38
　　──弱視　177
痙攣性外反　228
痙攣性散瞳　104
痙攣性縮瞳　104
痙攣性内反　228
傾斜乳頭　220
蛍光眼底造影　120
血液房水関門　10
血管腫　233
血管収縮薬　156
血管新生緑内障　271, 308
結節性硬化症　348
結節性多発動脈炎　358
結点　38
結膜　S-8, 22, 114
　　──異物　338

──円蓋　S-8, 22
──炎　S-10, 241
──下出血　241
──下注射　155
──乾燥症　249
──結石　249
──充血　92
──嚢　22
──浮腫　241
──の発赤　S-4
健常眼圧　265
牽引性剥離　320
牽引乳頭　326
検影法　132
検眼鏡　132
顕性遠視　174
瞼縁　16
　　──癒着　232, 238
瞼球癒着　238
瞼板　18
　　──筋　17
　　──腺　18
　　──縫合術　230
瞼裂　16
　　──斑　249
限界フリッカー値　126
原発緑内障　265

〈こ〉

コーヌス　173, 220
コリンエステラーゼ　208
コンタクトレンズ　183
ごま塩眼底　292, 361
こみあい現象　30
固視検査　197
口内アフタ　294
広隅角緑内障　265
甲状腺眼症　209
甲状腺機能亢進症　284
甲状腺刺激性眼症　284
甲状腺中毒性眼症　284
交感性眼炎　299
交互点滅対光反射試験　S-8
交差性複視　98
交代遮閉試験　137
交代性上斜位　188
光覚　36, 122
　　──検査　130

光学的虹彩切除術　260
光視症　96
光線性眼外傷　340
光軸　38
抗アレルギー薬　156
抗コリンエステラーゼ薬　208
抗感染薬　156
後極白内障　278
後結点　38
後結膜動脈　22
後主点　38
後焦線　176
後焦点　37
後退視症　108
後天梅毒　362
後天免疫不全症候群　362
後転術　192
後頭注視中枢　56
後発白内障　274
後部ぶどう腫　173
後部虚血性視神経症　216
後部硝子体剥離　S-2, 328
後部胎生環　300
後房レンズ　157
恒常性斜視　188
虹彩　4
　　──異色　300
　　──窩　4
　　──欠損　300
　　──血管新生　354
　　──後癒着　290
　　──切除術　266
　　──前癒着　260, 290
　　──嚢腫　302
　　──分割輪　4
　　──毛様体炎　289
　　──離断　334
　　──ルベオーシス　100, 354
虹視症　108
高眼圧症　265
高血圧眼底　306
高血圧症　304
高血圧性眼底変化　304
高血圧性網膜症　306
高浸透圧薬　S-10, 266
格子状角膜変性　259

格子状変性　　173, 320	――者のリハビリテーション　162	――検査　126
硬性白斑　　118, 304		――闘争　44
膠原病　　357	視覚障害児　　170	視力　　28, 66, 122
膠様滴状角膜変性　　259	視覚障害者　　162	――検査　122
黒色白内障　　277	視覚伝導路　　14	――障害　S-2, 74
黒内障性家族性白痴　　352	視覚誘発電位　　142	――表　122
黒内障性瞳孔強直　　106	視覚路　　14	――不良性眼振　89
黒内障性猫眼　　324	視空間　　44	視路　　14
骨形成不全症　　354	視交叉　　14	字づまり視力　　28, 122
混合乱視　　176	視交叉――クモ膜炎　224	字ひとつ視力　　28, 122
混乱視　　98	視細胞　　6	自覚的屈折検査　　132
	視細胞――層　6	自発眼振　　88
〈さ〉	視索　　14	耳側コーヌス　　220
サイトメガロウイルス　　362	視軸　　38	色覚　　34
サルコイドーシス　　296	視神経　　13, 14	――異常　82
3型色覚　　213	――萎縮　217	――検査　128
3歳児健康診査　　169	――炎　214	色視症　　108
左側同名半盲　　78	――管　13, 26	色素製剤　　156
詐盲　　198	――管開放術　344	色相　　34
彩度　　34	――管骨折　344	――配列検査　128
細菌性角膜潰瘍　　252	――管撮影　148	色調　　34
細菌性結膜炎　　242	――孔形成　220	色盲検査表　　128
細隙灯顕微鏡検査　　114	――交叉　14	軸性遠視　　174
最小錯乱円　　176	――膠腫　220	軸性近視　　172
最小視角　　28	――症　214	軸性視神経炎　　356
雑性乱視　　176	――鞘　13	下ひき　　52
三重焦点レンズ　　181	――鞘内出血　344	失明の告知　　162
蚕蝕性角膜潰瘍　　258	――脊髄炎　216	実際空間　　44
散在性脈絡膜炎　　292	――損傷　344	実性暗点　　80
散瞳　　104	――乳頭　S-4	社会弱視　　164
――薬　S-4, 156	――乳頭形成不全　220	斜位　　50, 188
酸　　339	――乳頭欠損　220	斜筋　　24
霰粒腫　　230	――網膜炎　214	斜視　　S-6, 51, 84, 188
	視性刺激遮断　　194	――角　190
〈し〉	――弱視　196	――視能矯正　192
ジアテルミー凝固　　322	視線　　38	――弱視　194
ジオプター　　40	視中枢　　14	斜照法　　113
四半盲　　78, 226	視的失語症　　226	斜乱視　　177
糸状角膜炎　　250, 256	視的失読症　　226	遮眼子　　122
指数　　122	視的失認症　　226	遮光眼鏡　　167
姿勢反射　　58	視能訓練士　　192	遮閉-遮閉除去試験　　137
脂肪栓塞　　336	視標追跡検査　　144	遮閉試験　　137
視運動眼振　　88, 144	視方向　　44	遮閉法　　196
視運動反射　　58	視放線　　14	若年環　　260
視運動皮質　　14	視野　　32	若年再発性網膜硝子体出血　　332
視覚の島　　32	――の調和性　78	若年緑内障　　270
視覚器　　1	――異常　76	弱視　　164, 194
視覚障害　　170	――狭窄　76	

――学級　164
――眼鏡　167
――眼振　89
――教育　164
――視能矯正　196
弱主経線　176
手動弁　122
主経線　176
主点　38
主要眼底変化　118
樹枝状角膜炎　254
周辺視野検査　126
周有線領　14
羞明　96
充血　241
重症筋無力症　208
重複眼　46
縮瞳　104
　――薬　S-10, 156, 266
春季カタル　247
準盲　164
初期救急　S-9
初発白内障　276
小角膜　262
小眼球　299
小眼瞼　110
小虹彩動脈輪　11
小虹彩輪　4
小視症　97, 187
小水晶体　280
小数視力　30
小児の屈折検査　134
小児の視力検査　124
症状性眼精疲労　91
焦線　176
焦点　37
硝子体　9
　――吸引術　330
　――混濁　S-3, 328
　――手術　322
　――出血　102, 308, 328, 334
　――切除術　322, 330
　――閃輝　328
　――置換術　322
　――動脈　64
　――動脈遺残　65, 331
　――剥離　328

　――変性　173
硝子疣　314
睫毛　16
　――べんち　231
　――汗腺　16
　――脂腺　16
　――重生　232
　――電気分解　232
　――禿　231
　――内反　228
　――乱生　231, 232
衝動性運動系　56
衝動性眼振　87
上横走靭帯　26
上眼窩裂　26
　――症候群　288
上眼瞼挙筋　17
上強膜　3
　――炎　264
　――静脈　12
上下運動　52
上下共同運動　54
上下筋　24
　――過動症　189
上下注視麻痺　200
上下偏位　84
上斜筋　24
　――麻痺　84, 85
上斜視　188
上直筋　24, 53
　――麻痺　84, 85
上転　52
常染色体　72
　――遺伝　72
　――性優性遺伝　72
　――性劣性遺伝　72, 213
静脈の隠伏　304
静脈の先細り　304
静脈の乗り越え　304
静脈の塞ぎ止め　304
触診法　116
白子眼　350
身体障害者手帳　162
身体障害者福祉法　162
神経管　64
神経溝　64
神経膠細胞　6
神経上皮層　6

神経性眼精疲労　91
神経節細胞　6
　――層　6
神経線維腫　233
　――症　348
神経線維層　6
神経襞　64
神経麻痺性角膜炎　256
真菌性角膜潰瘍　252
真珠の首飾り状硝子体混濁　296
真像　98
深層出血　102
進行性近視　172
新生児眼炎　243
新生児膿漏眼　243
新生児涙嚢炎　235
滲出性網膜症　332
滲出性剥離　320
人工水晶体　157, 274

〈す〉

ステロイド白内障　273, 364
ステロイド緑内障　271, 364
スペキュラマイクロスコピー　121
水晶体　9
　――核　9
　――欠損　280
　――血管膜　64
　――後線維増殖症　326
　――混濁　100
　――小胞　64
　――脱臼　280, 334
　――摘出　274
　――乳化術　274
　――嚢　9
　――嚢性緑内障　271
　――皮質　9
　――偏位　280
　――胞　64
　――融解緑内障　271
水痘帯状疱疹ウイルス　362
水平運動　52
水平眼振　88
水平共同運動　54
水平筋　24
水平細胞　6

索引

水平注視麻痺　200
水平偏位　84
水疱性角膜炎　250
垂直運動　52
垂直眼振　88
垂直共同運動　54
垂直筋　24
垂直注視麻痺　200
錐体　6
　——1色覚　212
随意運動　58
随意遠視　174
髄膜腫　224

〈せ〉

正位　50
正視　38
正常画像　148
正常眼圧　115, 265
　——緑内障　265
正常眼底所見　S-5
正常分泌　94
正乱視　176
生物学的個体差　172
生理的安静位　50
生理的眼振　88
生理的飛蚊症　328
成熟白内障　277
青黄色弱　213
青黄色盲　212
青視症　108
青色強膜　264
制動靭帯　24
精神盲　226
静的視野　32
　——検査　126
赤外線白内障　273
赤視症　108
赤色弱　213
赤色盲　212
赤道面　38
赤緑色盲　212
雪眼炎　340
絶対暗点　80
絶対遠視　174
絶対的安静位　50
絶対瞳孔強直　106
絶対緑内障　271

先天鎌状網膜剥離　331
先天眼球嚢胞　300
先天眼瞼下垂　109
先天サイトメガロウイルス　360
先天色覚異常　212
先天特発眼振　89
先天梅毒　361
　——性角膜実質炎　361
　——性網脈絡膜炎　361
先天白内障　272, 278
先天鼻涙管閉塞　235
先天風疹　360
　——症候群　278, 360
先天網膜襞　331
先天緑内障　270
先天涙嚢瘻　236
洗眼　S-9
染色体　72
染色体異常　73
閃輝暗点　80
穿孔性眼外傷　337
穿孔性強膜軟化症　358
潜伏遠視　174
潜伏眼球　232
潜伏眼振　89
線維状瞼縁癒着　232
線維柱帯切開術　268
線維柱帯切除術　268
線維柱帯網状組織　10
線状角膜炎　250
線条検影器　132
全遠視　174
全眼球炎　299
全眼筋神経麻痺　207
全色盲　212
全身性エリテマトーデス　357
全白内障　278
全盲　122
前極白内障　278
前結点　38
前結膜動脈　22
前主点　38
前焦線　176
前焦点　37
前増殖網膜症　312
前庭頸筋系　56

前転術　192
前頭・鼻尖撮影　148
前頭注視中枢　56
前部虚血性視神経症　216
前部胎生環　260
前房レンズ　157
前房隅角　10
前房出血　290, 334
前房蓄膿　290
前房内細胞浮遊　290
前房内上皮増殖　302
前房内蛋白増加　290
前房分離不全症候群　300
前毛様静脈　12
前毛様動脈　11

〈そ〉

ソフトコンタクトレンズ　183
双極細胞　6
早期電位　140
相対調節幅　48
相対輻湊幅　48
層間白内障　278
瘙痒感　108
増殖（性）網膜症　118, 312
臓器の移植に関する法律　159
束状角膜炎　248
側頭動脈炎　216
続発網膜剥離　320
続発緑内障　265, 271
外ひき　52
外まわし　52
外よせ　48

〈た〉

ダイアモックス　310
他覚的屈折検査　132
他覚的調節検査　136
多因子遺伝　73
多焦点レンズ　181
多発性硬化症　216
打撲白内障　334
太陽性網膜炎　340
対光反応　S-8, 60
対座法　126
体細胞遺伝病　73

帯状ヘルペス角膜炎　231
帯状角膜混濁　260
大角膜　262
大虹彩動脈輪　11
大虹彩輪　4
大視症　108, 187
大動脈炎症候群　358
第1ノイロン　14
第1異常　213
第1眼位　54
第1結点　38
第1次眼胞　64
第1次視中枢　14
第1次硝子体　65
　　――過形成遺残　331
第1次脳胞　64
第1色盲　212
第1主点　38
第1焦点　37
第1偏位　98
第2ノイロン　14
第2眼位　54
第2結点　38
第2次眼胞　64
第2次視中枢　14
第2色弱　213
第2色盲　212
第2主点　38
第2焦点　37
第2偏位　98
第3ノイロン　14
第3眼位　54
第3色弱　213
第3色盲　212
第4ノイロン　14
高安病　358
単一神経筋単位　146
単眼運動　52
単眼症　300
単眼複視　177
単純ヘルペス角膜炎　254
　単純網膜症　312
　単純近視　172
単性視神経萎縮　362
単乱視　176
炭酸脱水酵素阻害薬　S-10, 266
短後毛様動脈　11

短縮術　192
弾力性仮性黄色腫　355

〈ち〉

地図状潰瘍　254
中間中枢　56
中心暗点　80
　　――計　126
中心窩　S-4, 6
中心外視力　30
中心固視　194, 197
中心視野検査　126
中心視力　30
中心性漿液性網脈絡膜症　316
中心性網脈絡膜症　316
中枢性眼振　88
注視線　38
注視麻痺　200
昼盲　83
長後毛様動脈　11
鳥距溝　14
超音波検査　152
超音波診断法　152
超音波白内障手術　274
調節　41
　　――域　42
　　――痙攣　43, 187, 198
　　――検査　136
　　――性眼精疲労　91, 177
　　――性内斜視　188, 192
　　――性輻湊　48
　　――範囲　42
　　――麻痺　43, 187
　　――麻痺薬　38, 134, 156
　　――力　42, 136, 186
頂点間距離　182
直筋　24
直接反応　60
直像（鏡）検査　S-4
直乱視　177

〈つ〉

椎骨脳底動脈閉塞症　222
痛風　354

〈て〉

テノン嚢下注射　155

低視力　164
定位の誤認　98
鉄道眼振　88
徹照法　113
天疱瘡　239, 363
点眼　155
　　――薬　156
点字　164
点状出血　102
点状白内障　278
点状表層角膜炎　256, 340
転移性眼内炎　299
転移性腫瘍　302
電気性眼炎　340

〈と〉

トキソカリア症　302
トキソプラズマ症　298
トキソプラズマ性網脈絡膜炎　298
トノグラフィ　116
トラコーマ　246
ドライアイ　237
ドルーゼン　69, 314
ともひき筋　54
ともむき筋　54
とり目　83
兎眼　230
　　――性角膜炎　230, 256
投影検査　138
透光体　9
倒像（鏡）検査　S-4
倒乱視　177
等感度線　32
等像レンズ　179
塔状頭蓋　286
糖尿病　354
　　――白内障　272, 354
　　――網膜症　312
頭位異常　86, 206
頭蓋咽頭腫　224
頭蓋骨早期癒合症　286
頭部撮影　148
同時視　44
同側複視　98
同名半盲　78, 226
動眼神経　58
　　――異常再生　205

――麻痺　204	――麻痺　84,85	白内障　S-10,272
動静脈交叉現象　304	内転　52	――手術　274
動的視野　32	内反症　228	――治療薬　156
――検査　126	内麦粒腫　230	白血病　346
動脈口径不同　304	内分泌性外眼筋ミオパチー　209	――網膜症　346
動脈硬化症　304	内方回旋　52	搏動性眼球突出　288
動脈硬化性眼底変化　304	内網状層　6	麦粒腫　230
動脈硬化性網膜症　306	軟性白斑　118,304	原田病　296
動脈全般の狭細　304		反射運動　58
動脈反射亢進　304	〈に〉	反射性瞳孔強直　106
銅線動脈　304	二重焦点レンズ　181	反射性分泌　94
瞳孔　S-8	二重反転鉤　S-8	半月皺襞　16,22
――の異常連合運動　106	2型色覚　213	半月神経節　60
――異常　104	2色覚　212	半盲　77
――括約筋　4,60	肉芽腫性ぶどう膜炎　289	斑状角膜変性　259
――括約筋断裂　334	日常生活訓練　166	斑状出血　102
――間距離　181	日食性網膜炎　340	斑状網膜　314
――求心路　S-8	乳児緑内障　270	瘢痕性外反　228
――緊張症　106	乳頭　118,241	瘢痕性内反　228
――散大筋　4,60	――炎　214	
――遮断　290	――黄斑線維束　80	〈ひ〉
――中心線　38	――上膜　220	100 hue 検査　128
――反応　S-8,60	――浮腫　218,304	ヒステリー　198
――不同　104	妊娠中毒性網膜症　306	――黒内障　198
――閉鎖　290		――弱視　198
――変形　104	〈の〉	――性眼瞼下垂　198
――膜　64	脳層　6	ヒストプラズマ症　302
――膜遺残　65,300	嚢下白内障　277	ヒストプラズマ性網脈絡膜炎　302
凸レンズ　40,132,175	嚢外摘出術　274	ビタミンA欠乏症　83,356
特発網膜剥離　320	嚢内摘出術　274	ビタミンB_1欠乏症　356
特発夜盲　356		ビタミンB_2欠乏症　356
豚脂様沈着物　296	〈は〉	ビタミンB_{12}欠乏症　356
鈍的眼外傷　334	ハードコンタクトレンズ　183	ビタミンC欠乏症　356
	パネル D-15 検査　128	ビタミンD欠乏症　356
〈な〉	パンヌス　246,250	ヒト免疫不全ウイルス　362
内顆粒層　6	はりあい筋　54	ひき運動　52
内眼角　16	杯細胞　22	びまん性脈絡膜炎　292
――贅皮　232	背理性神経支配　207	比較暗点　80
内眼筋　4	廃用性弱視　196	比較遠点　174
内眼筋麻痺　97,106	梅毒性びまん性網脈絡膜炎　362	皮質下中枢　56
内境界膜　6	梅毒性散在性網脈絡膜炎　362	皮質視力　28
内頸動脈閉塞症　222	白色瞳孔　101	皮質中枢　56
内頸動脈海綿静脈洞瘻　288	白点状眼底　314	皮質白内障　276
内斜視　188	白点状網膜炎　314	皮質盲　226
内側眼瞼靱帯　26		皮膚筋炎　357
内側縦束　156		皮膚原性白内障　363
――症候群　203		皮膚粘膜眼症候群　363
内直筋　24		

皮様嚢腫　233
非ステロイド系消炎薬　156
非共同運動　90
非肉芽腫性ぶどう膜炎　289
非裂孔原性網膜剥離　320
飛蚊症　S-2, 96, 328
眉毛　16
鼻性視神経炎　216
鼻尖・頤部撮影　148
鼻側狭窄　76, 268
鼻涙管　20, 26
　──狭窄　234
　──閉塞　234
光干渉断層計　5
光凝固　160, 322
光投影能力　122
一重瞼　18
表現型　72
　──模写　72
表在性出血　102
豹紋状眼底　173
病的近視　172
病歴　S-6
日和見感染　299
貧血　346
　──網膜症　346

〈ふ〉

フェニルケトン尿症　350
フリクテン性角結膜炎　248
フリッカー視野検査　126
フルオレセイン染色　114
フルオレセイン染色試験　238
プリズム　191
フレアセルフォトメトリ　121
ぶどう膜　4
　──炎　289
　──欠損　64, 299
不規則狭窄　76
不正乱視　177, 184
不等像視　179
不等像性眼精疲労　91
不同視　179
　──弱視　179, 196
風疹　360
　──白内障　360
　──網膜症　360
封入体性結膜炎　243
封入体性膿漏眼　243
副神経節　60
副腎皮質ステロイド薬　156, 364
副中心暗点　80
副涙腺　20, 22
複視　97, 98
複像検査　138
複乱視　176
輻湊　48
　──運動　S-6
　──遠点　48
　──角　48
　──近点　48
　──近点の検査　138
　──痙攣　49, 198
　──反応　60
　──麻痺　49, 202
二重瞼　18
匐行性角膜潰瘍　252
振子様眼振　87
分数視力　30
分離最小閾　28

〈へ〉

ヘルペス性角膜炎　254
平面視野計　126
併発白内障　272
閉塞隅角緑内障　S-10, 70, 265, 266
片眼視力　30
変視症　97
変性近視　172
扁平角膜　260, 262
扁平上皮癌　233
偏心固視　194, 197

〈ほ〉

ホモシスチン尿症　350
ホロプテル　46
ボツリヌス毒素の眼輪筋注射　232
歩行訓練　166
保因者　72, 213
保護眼鏡　180
保存療法　324
補装具　167
母子保健法　169
放射状角膜切開術　173
放射線角膜炎　340
放射線検査　150
放射線白内障　273, 340
飽和度　34
縫合　9
房水　10
　──セル　96
　──フレア　96
房水産出量　116
房水循環　62
房水静脈　10
房水流出率　116
傍正中橋網様体　56
傍中心暗点　80
傍有線領　14
膨隆虹彩　290

〈ま〉

麻酔薬　156
麻痺性外反　228
麻痺性散瞳　104
麻痺性斜視　98, 188
麻痺性縮瞳　104
末梢性眼振　88
末端肥大症　224
慢性球後視神経炎　356
慢性結膜炎　242
慢性進行性外眼筋ミオパチー　209
慢性涙腺炎　240
慢性涙嚢炎　234

〈み〉

ミトコンドリア遺伝子病　73
未熟児網膜症　161, 326
未熟白内障　277
脈なし病　358
脈絡膜　4
　──炎　289, 292
　──欠損　300
　──出血　102, 173, 336
　──破裂　336
　──剥離　336
脈絡網膜炎　289

〈む〉

ムコ多糖症　353
むき運動　54
むき眼位　54
無眼球　300
無眼瞼　232
無虹彩　300
無色素性網膜色素変性　314
無軸索細胞　6
無水晶体　179, 184
　——眼　274
無名線　148

〈め〉

目やに　S-2
眼の化学的損傷　S-9
眼の乾燥感　95
眼の充血　92
明暗弁　122
明順応　36
明所視　6, 36
明度　34
綿花様白斑　118, 304

〈も〉

モルガン白内障　277
毛細血管瘤　312
毛様充血　93, 250
毛様神経節　60
毛様脊髄中枢　60
毛様体　4
　——筋　4
　——静脈叢　12
　——突起　4
　——輪　4
毛様(体)小帯　9
毛様動脈　11
毛様網膜動脈　310
盲　164
盲眼振　89
盲教育　164
盲点の拡大　80
盲点中心暗点　80, 214
網膜　6
　——下出血　102
　——芽細胞腫　324
　——膠腫　324

　——脂血症　312
　——色素上皮　6
　——色素線条　355
　——**色素変性**　83, 314
　——出血　102, 304
　——上膜　318
　——静脈血栓　308
　——静脈周囲炎　332
　——静脈分枝閉塞症　309
　——**静脈閉塞症**　70, 308
　——振盪　336
　——正常対応　46
　——性視神経萎縮　218
　——前黄斑線維症　318
　——前出血　102
　——対応　44, 46, 138
　——対応異常　46
　——中心静脈　12
　——中心動脈　11
　——中心動脈閉塞症　311
　——電図　140
　——動脈硬化症　306
　——動脈塞栓　310
　——動脈分枝閉塞症　311
　——**動脈閉塞症**　70, 310
　——白斑　304
　——**剥離**　S-2, 70, 173, 320
　——浮腫　304
　——復位術　322
　——襞形成　326
　——有髄神経線維　118
　——裂孔　S-2
網脈絡膜萎縮　173, 292
網脈絡膜炎　289

〈や〉

夜盲　83

〈ゆ〉

有線領　14
誘発眼振　88
融解　44, 138
　——運動　44
　——角　48
　——除去眼位　50
　——性輻湊　49

〈よ〉

よせ運動　54
　——系　56
読み分け困難　30
抑制　44, 138
翼状片　248

〈ら〉

ランタンテスト　128
らせん状視野　198
裸眼視力　30
　——検査　122
卵黄様黄斑変性　318
乱視　38, 134, 176
　——表　134

〈り〉

リウマチ様強膜炎　358
離反運動　54
立体視　44, 140
律動様小波　140
流行性角結膜炎　S-10, 171, 244
流涙　70, 93
両眼運動　54
両眼隔離症　286
両眼視　44, 66
　——機能　44
両眼視機能　138
両眼視野　44
両眼視力　30
両耳側半盲　77, 222
両鼻側半盲　77, 224
良性眼球突出　284
良性近視　172
量的視野　32
　——検査　126
緑色弱　213
緑色盲　212
緑色腫　346
緑内障　S-10, 62, 265
　——性陥凹　218
　——性視神経萎縮　218
　——性視野異常　268
淋菌性結膜炎　242, 243
輪状コーヌス　220
輪状暗点　80

輪状締結術　322
輪部結膜　22

〈る〉

涙液異常分泌　240
涙液分泌過多　94
涙液分泌検査　237
涙液分泌減少　238
涙液分泌障害　237
涙管ブジー　235
　——試験　95
涙器　20
涙丘　16
涙湖　16,20
涙小管　20
　——炎　236
　——疾患　236
　——断裂　337
　——閉塞　236
涙腺　20
　——炎　240
　——疾患　237
　——腫瘍　240
涙点　16,20
　——外反　236

　——疾患　236
　——閉塞　236
涙道　20
　——のポンプ作用　94
　——疾患　234
　——造影法　95
　——通過障害　94
　——排泄機能検査　95
涙嚢　20
　——炎　234
　——洗浄試験　95
　——摘出術　235
　——粘液瘤　234
　——鼻腔吻合術　235
累進屈折力レンズ　181

〈れ〉

レーザー角膜内切削形成術　173
レーザー虹彩切除術　S-10
レーザー線維柱帯形成術　268
レーザー光凝固　160
レフラクトメータ　132
レンズ　40

　——メータ　134, 181
冷凍凝固　161, 322
冷凍摘出術　274
裂孔原性網膜剥離　320

〈ろ〉

ローズベンガル染色試験　238
ロゼット形成　324
ろう様萎縮　218
濾過手術　268
濾胞　241
　——性結膜炎　242
老眼鏡　187
老視　43, 70, 186
老人環　260
老人性外反　228
老人性眼瞼下垂　70
老人性眼瞼内反　70
老人性内反　228
老人性白内障　70, 272, 276

〈わ〉

ワニの涙　240

索引 379

ゴシック：特に重要語

欧文索引

⟨α～κ⟩

α 角　38
α-point　130
β 遮断薬　268
β-point　130
γ 角　38
κ 角　38

⟨A⟩

3 attributes of color vision　34
A モード方式　152
a 波　140
abducens nerve　58
abducens palsy　206
abduction　52
aberrant regeneration of oculomotor nerve　205
ablatio falciformis congenita　331
ablepharia　232
absolute glaucoma　271
absolute hyperopia　174
absolute position of rest　50
absolute pupillary paralysis　106
absolute scotoma　80
AC/A 比　49
AC-IOL　157
accessory ganglion　60
accessory lacrimal glands　20, 22
accommodation　41, 49
accommodation spasm　198
accommodative convergence　48, 49
accommodative esotropia　188
accommodative palsy　187
accommodative spasm　187
accommodometer　136
achromatopsia　212

acquired immunodeficiency sydrome　362
acrocephalosyndactylia　286
acromegaly　224
acute catarrhal conjunctivitis　242
acute conjunctivitis　242
acute dacryoadenitis　240
acute dacryocystitis　234
acute hemorrhagic conjunctivitis　245
acute retrobulbar optic neuritis　214
adaptometer　130
adduction　52
Adie 症候群　106
after cataract　274
age-related cataract　70
age-related macular degeneration　70, 318
agonist　54
AHC　245
AIDS　362
AION　216
albinism　350
albinotic eye　350
albinotic fundus　350
allergic conjunctivitis　242
allergic conjunctivitis et blepharitis　247
alternating cover test　137
amacrine cell　6
amaurosis fugax　222, 310
amaurosis hysterica　198
amaurotic cat's eye　324
amaurotic familiar idiocy　352
amaurotic nystagmus　89
amaurotic pupillary paralysis　106
amblyopia　194
amblyopia ex anopsia　196
amblyopia hysterica　198
amblyopic nystagmus　89

ametropia　38
ametropic amblyopia　196
amotio retinae　320
Amsler チャート　126
amyloidosis　354
Anderson 法　89
anemia　346
anemic retinopathy　346
angioid streak　355
angiosclerosis retinae　306
angle-closure glaucoma　265, 266
angle of convergence　48
angle of strabismus　190
angular blepharitis　231
angular vision　28
aniridia　300
aniseikonia　179
anisocoria　104
anisometropia　179
anisometropic amblyopia　196
ankyloblepharon　232, 238
ankyloblepharon filiforme　232
annulus iridis minor　4
annulus tendineus communis　24
anomaloscope　128
anomalous retinal correspondence　46
anomalous trichromatism　213
anophthalmos　300
antagonist　54
anterior capsule　9
anterior chamber　2
anterior chamber angle　10
anterior chamber cleavage syndrome　300
anterior chamber lens　157
anterior ciliary artery　11
anterior ciliary vein　12

anterior conjunctival artery 22
anterior embryotoxon 260
anterior ischemic optic neuropathy 216
anterior lenticonus 280
anterior polar cataract 278
anterior pole 9
anterior substance 9
anterior synechia 260, 290
anterior uveitis 289
antimongoloid slant 286
anular crescent 173, 220
anulus iridis major 4
aortitis syndrome 358
Apert 病 286
aplanatio corneae 260
applanation tonometry 115
aqueous flare 290
aqueous floaters 290
aqueous humor 2, 10
aqueous vein 10
aquired syphilis 362
arachnoidea 13
arachynodactylia 280
ARC 46
arcus juvenilis 260
arcus senilis 260
Argyll Robertson 瞳孔 106, 362
ariboflavinosis 356
ARMD 318
arteriosclerosis 306
arteriosclerosis retinae 306
arteriosclerotic retinopathy 306
aspiration of vitreous 330
asthenopia 91
asthenopia accommodativa 91
asthenopia aniseikonica 91
asthenopia muscularis 91
asthenopia nervosa 91
asthenopia symptomatica 91
astigmatism 38, 176
ataxia teleangiectasia 353
atopic dermatitis 363

atresia of lacrimal punctum 228
atrophia nervi optici 217
atrophia retinochorioideae e lue congenita 361
autosomal chromosome 72
autosomal dominant inheritance 72
autosomal inheritance 72
autosomal recessive inheritance 72
A-V 型斜視 189
A-V patterns 189
Axenfeld 神経節 60
Axenfeld 異常 300
axial hyperopia 174
axial myopia 172
axial optic atrophy 356
axial optic neuritis 214, 356

〈B〉

B モード方式 152
b 波 140
bacterial conjunctivitis 242
bacterial corneal ulcer 252
ballooning 224
band-shaped keratopathy 260
banking of vein 304
basal cell carcinoma 233
Basedow 症状 284
Basedow 病 284
basic secretion 94
basophilic adenoma 224
Behçet 病 294
Bell 現象 200
Benedikt 症候群 204
benign exophthalmos 284
benign myopia 172
Bergmeister's papilla 220
Berlin 混濁 336
Berlin's edema 336
binasal hemianopsia 77
binocular field of vision 44
binocular function 138
binocular movement 54
binocular vision 44
bipolar cell 6

bird face 286
birth trauma 262
bitemporal hemianopsia 77
Bitôt's spot 249
Bjerrum 暗点 80, 268
black cataract 277
blennorrhoea neonatorum 243
blepharitis 231
blepharochalasis 232
blepharodermatitis 231
blepharophimosis 110
blepharophimosis syndrome 110
blepharoptosis 109
blepharoptosis hysterica 198
blepharospasm 198, 232
blind spot of Mariotte 32
blood-aqueous barrier 10
blood-ocular barrier 10
blood-retinal barrier 6
blood staining of corneae 262
blot hemrrhage 102
blowout fracture 336, 342
blue sclera 264
bone corpuscles 268
Bouneville-Pringle 病 348
Bowen 病 262
Bowman's membrane 3
brachydactylia 280
brain layer 6
branch retinal artery occlusion 310
branch retinal vein occlusion 308
BRAO 310
Brodmann17 野 14
Brodmann18 野 14
Brodmann19 野 14
brown cataract 277
Brücke's muscle 4
Bruch's membrane 4
Brücke 筋 4
BRVO 308
Budge 中枢 60
bulbar conjunctiva 22

bull's eye macula 365
bullous keratitis 250
buphthalmus 270

《C》

C値 116
café au lait 348
calcarine fissure 14
canal of Schlemm 10
caniculitis 236
canaliculus 20
candle-wax drippings 296
capsular glaucoma 271
carotid-cavernous sinus fistula 288
caruncle 16
cataract 9, 272
cataract of prematurity 324
cataract surgery 274
cataracta 272
cataracta brunescens 277
cataracta congenita 278
cataracta corticalis 276
cataracta cuneiformis 276
cataracta hypermatura 277
cataracta immatura 277
cataracta incipiens 276
cataracta intumescens 277
cataracta matura 277
cataracta Morganiana 277
cataracta nigra 277
cataracta nuclearis 277, 278
cataracta polaris anterior 278
cataracta polaris posterior 278
cataracta punctata 278
cataracta senilis 276
cataracta subcapsularis 277
cataracta totalis 278
cataracta zonularis 278
catarrhal conjunctivitis 242
catarrhal corneal ulcer 258
cavernous hemangioma 233
cavernous sinus 12
cavernous sinus syndrome 288

C-C fistula 288
CCF 288
cecocentral scotoma 80
center of rotation 38
central exudative chorioretinopathy 316
central fixation 194
central pupillary line 38
central retinal artery 11
central retinal artery occlusion 310
central retinal vein 12
central retinal vein occlusion 308
central scotoma 80
central serous chorioretinopathy 316
central syphilitic chorioretinitis 362
cerebromacular degeneration 318
cerebrovascular occlusion 222
CFF 126
chalazion 230
chalazion acutum 230
chalcosis bulbi 338
check ligament 24
Chediak-Higashi 症候群 350
chemical conjunctivitis 243
chemosis 241
cherry red spot 310, 352
chiasmal arachnoiditis 224
chloroma 346
chloroquine keratopathy 365
chloroquine retinopathy 365
choked disc 218
choriocapillaris 4
chorioiditis 289
chorioretinal atrophy 173, 292
chorioretinitis 289, 361, 362
chorioretinitis centralis 316
chorioretinitis centralis syphilitica 362

chorioretinitis diffusa syphilitica 362
chorioretinitis disseminate syphilitica 362
chorioretinitis e lue congenita 361
choroid 2, 4
choroidal detachment 336
choroidal hemorrhage 102, 336
choroidal rupture 336
chromatopsia 108
chromophilic adenoma 224
chromophobe adenoma 224
chromosomal disorder 73
chromosome 72
chronic conjunctivitis 242
chronic dacryoadenitis 240
chronic dacryocystitis 234, 240
chronic progressive ocular myopathy 209
chronic retrobulbar optic neuritis 356
cicatricial ectropion 228
cicatricial entropion 228
CID 360
cilia 16
ciliary artery 11
ciliary body 2
ciliary ganglion 60
ciliary injection 93
ciliary muscle 4
ciliary processes 4
ciliary venous plexus 12
cilio-retinal artery 310
ciliospinal center 60
circle of Zinn-Haller 11
circulus arteriosus iridis major 11
circulus arteriosus iridis minor 11
circumcorneal injection 93
CL 183
closed-angle glaucoma 70, 265
CMV 360, 362
Coats 病 332

Cockayne 症候群　314
collagen disease　357
coloboma chorioideae　300
coloboma iridis　300
coloboma lentis　280
coloboma of optic disk　220
coloboma uveae　64, 299
color sense　34
Comberg 法　148
comitance　99
comitant strabismus　98, 188
commotio retinae　336
complete albinism　350
complicated cataract　272
compound astigmatism　176
computed tomography　150
concave lens　40
concealment of vein　304
concentric contraction　76
cone　6
cone monochromatism　212
confrontation method　126
confusion　98
congenital alacrima　228
congenital cataract　272, 278
congenital cystic eyeball　300
congenital cytomegalovirus　360
congenital glaucoma　265, 270
congenital idiopathic nystagmus　89
congenital lacrimal fistula　236
congenital obstruction of nasolacrimal duct　235
congenital ptosis　109
congenital retinal fold　331
congenital rubella　360
congenital rubella syndrome　360
congenital syphilis　361
congenital toxoplasmosis　298
congruous　78, 226
conjugate deviation　200
conjunctiva　1, 22

conjunctival concretion　249
conjunctival cul-de-sac　22
conjunctival foreign body　338
conjunctival injection　92
conjunctival sac　22
conjunctivitis　241
consecutive optic atrophy　218
constant tropia　188
contraction　76
contusion cataract　334
conus　220
conus anularis　220
conus inferior　220
conus temporalis　220
convergence　48, 54
convergence palsy　202
convergence reaction　60
convergence spasm　198
convex lens　40
copper-wire artery　304
cornea　2, 3
cornea plana　262
corneal degeneration　260
corneal dermoid　262
corneal dystrophy　259
corneal foreign body　338
corneal pigmentation　262
corneal ulcer　250
Cornelia de Lange 症候群　286
corona ciliaris　4
corpus alienum bulbi　338
corpus alienum conjunctivae　338
corpus alienum corneae　338
corrected vision　30
corrosion of cornea and conjunctiva　339
cortical blindness　226
cortical cataract　276
cortical vision　28
cosmetic keratoplasty　158
cotton wool patch　118, 304
cover test　137
cover-uncover test　137

craniopharyngeal duct　224
craniopharyngioma　224
craniostenosis　286
CRAO　310
Credé 法　243
crescent　173, 220
crocodile tear　240
crossed diplopia　98
crossing phenomenon　304
Crouzon 病　286
crowding phenomenon　30
CRVO　308
cryocoagulation　161, 322
cryptophthalmus　232
CT　150
cuneiform cataract　276
curvature hyperopia　174
curvature myopia　172
Cushing 症候群　224
cyanopsia　108
cyclitis　289
cyclopean eye　46
cyclophoria　50
cyclopia　300
cyl　40
cylinder　40
cylindrical lens　40, 180
cytomegalovirus　360, 362

〈D〉

D　40
dacryoadenitis　240
dacryocystectomy　235
dacryocystitis neonatorum　235
dacryocystorhinostomy　235
Dalrymple 症状　284
dark adaptation　36
dark trough　143
day blindness　83
DCR　235
degeneratio pigmentosa retinae sine pigmento　314
degenerative myopia　172
deoxyribonucleic acid　72
dermatogenous cataract　363

dermatomyositis　357
dermoid cyst　233
Descemet 膜破裂　262
Descemet 膜瘤　250
Descemet's membrane　3
Descemetocele　250
deutan　213
deuteranomaly　213
deuteranopia　212
Devic 病　216
dextroversion　54
diabetes mellitus　312
diabetic cataract　272, 354
diabetic retinopathy　312
dialysis　320
diathermy coagulation　322
dichromatism　212
diffuse choroiditis　292
diffuse syphilitic chorioretinitis　362
digital tonometry　116
dilator pupillae　4
diopter　40
diplopia　97, 98
direct astigmatism　177
direct reaction　60
disc distorsion　326
discharge　93
disciform keratitis　254
disciform macular degeneration　318
dislocated lens　280, 334
disseminated choroiditis　292
disseminated syphilitic chorioretinitis　362
dissociated vertical deviation　188
distichiasis　232
divergence　48, 54
divergence palsy　202
DNA　72
dot hemorrhage　102
drusen　69, 314
dry eye　95, 237
DSCL　183
Duane 症候群　207
duction　52

dura mater　13
DVD　188
dysthyroid　284
dysthyroid ocular myopathy　209
dystrophia adiposogenitalis　224

〈E〉

Eales 病　332
early receptor potential　140
ECCE　274
eccentric fixation　194
eccentric nystagmus　89
eclipse retinitis　340
ectopia lentis　280
ectropion　228, 231
Edinger-Westphal 核　56, 60
Ehers-Danlos 症候群　355
EKC　244
electro-myogram　146
electro-nystagmogram　144
electro-oculogram　143
electro-retinogram　140
embolia arteriae retinae　310
EMG　146
emmetropia　38
encircling　322
end artery　11
endocrine ocular myopathy　209
endophthalmitis　299
endothelium　3
ENG　144
―――検査　144
enlargement of blind spot　80
enoph thalmos　112
entropion　228
entropium ciliarum　228
EOG　143
―――眼筋機能検査　144
―――網膜機能検査　143
eosinophilic adenoma　224
EP　50
epibulbar dermoid　286

epicanthus　232
epicanthus inversus　232
epidemic keratoconjunctivitis　244
epipapillary membrane　220
epiphora　70, 93
epiretinal membrane　318
episclera　3
episcleral vein　12
episcleritis　264
epithelial downgrowth　302
epithelial keratitis　256
epithelium　28
equator　9
equatorial plane　38
ERG　140
erosion　250
ERP　140
erythema multiforme　238
erythropsia　108
escape　226
esophoria　50
esotropia　188
essential night-blindness　356
ET　188
ethambutol optic neuropathy　364
eversion of lacrimal punctum　236
exciting eye　299
excretory system　20
exenteratio orbitae　282
exophoria　50
exophthalmos　111
exoplant　322
exotropia　188
exposure keratitis　230
external hordeolum　230
external ophthalmoplegia　97
extinguished　140
extorsion　52
extraocular muscle　24
exudate　304
exudative detachment　320
exudative retinopathy　332
eye　1

eye ball 1
eye bank 159
eye brow 1, 16
eye-tracking test 144

⟨F⟩

F 値 116
facultative hyperopia 174
false image 98
false projection 98
familial corneal dystrophy 259
far point 41
far point of convergence 48
far vision 30
fascia bulbi 24
fascicular keratitis 248
fat emboli 336
fetal fissure 64
fibrae medullatae retinae 118
field of fixation 32
filament 250
filamentary keratitis 250, 256
first neuron 14
first visual center 14
fixation line 38
flame-shaped hemorrhage 102
flecked retina syndrome 314
Fleischer's ring 262
flying flies 96, 328
floor 26
fluid-gas exchange 322
fluorescein angiography 120
focus 37
fold 250
follicle 241
follicular conjunctivitis 242
fornix 22
Förster 周辺視野計 126
Foster-Kennedy 症候群 224
fovea centralis S-4, 2
Foville 症候群 206

fracture of optic canal 344
Franceschetti 症候群 286
froglike face 286
Fröhlich 症候群 224
Fuchs' heterochromic iridocyclitis 300
Fuchs' spot 173
functional amblyopia 196
fundus S-4
fundus albipunctatus 314
fundus camera 120
fundus flavimaculatus 314
fundus hypertonicus 306
fundus photography 120
fusion 44, 138
fusion angle 48
fusion-free position 50
fusional convergence 49
fusional movement 44

⟨G⟩

galactose cataract 353
galactosemia 353
ganglion cell 6
ganglion cell layer 6
gargoylism 353
Gasser 神経節 60
Gaucher 病 352
gelatinous drop-like dystrophy 259
generalized narrowing 304
geographic ulcer 254
giant cell arteritis 216
giantism 224
Gifford 症状 284
glancomatonis cupping 268
gland of Krause 20
gland of Wolfring 20
glands of Moll 16
glands of Zeis 16
glassblower's cataract 340
glaucoma 62, 265
glaucomato-cyclitic crisis 271
glaucomatous cupping 218
glaucomatous optic atrophy 218
glia cell 6

glioma 224
glioma retinae 324
gliosis 220
goblet cell 22
Goldenhar 症候群 286
Goldmann 圧平眼圧計 116
Goldmann 隅角鏡 114
Goldmann 視野計 126
gonococcal conjunctivitis 242, 243
Gradenigo 症候群 206
Graefe 症状 209, 284
Graeves 病 284
granula 241
granular corneal dystrophy 259
granulomatous uveitis 289
Grönblad-Strandberg 症候群 355
Guist 現象 306
Gunn 現象 304
Gunn's phenomenon 304

⟨H⟩

Hallermann-Streiff 症候群 278, 286
halo vision 108
hard exudate 118, 304
Hasner 弁 20
HCL 183
hemangioma 233
hemianopsia 77
hemorrhage 304
hemorrhagia into optic nerve sheath 344
hemorrhagia retinae et corporis vitrei recidiva juvenum 332
hepatolenticular degeneration 350
hereditary optic atrophy 218
herpes corneae 254
herpes simplex keratitis 254
herpes zoster ophthalmicus 231
herpetic keratitis 254

Hertel 眼球突出計　111
Hess 赤緑試験　138
heterochromia iridis　300
heteronymous hemianopsia
　77
heterophoria　50
heterotropia　50, 188
heterozygous　72
high myopia　172
histoplasma capsulatum
　302
histoplasmic chorioretinitis
　302
histoplasmosis　302
HIV　362
homocystinuria　350
homonymous diplopia　98
homonymous hemianopsia
　78
homozygous　72
hordeolum　230
hordeolum externum　230
hordeolum internum　230
horizontal cell　6
horizontal gaze palsy　200
horizontal movement　52
horizontal muscle　24
horizontal nystagmus　88
Horner 筋　94
Horner's muscle　94
Horner 症候群　110, 104
horopter　46
horse-shoe-shaped tear
　320
Hotz 法　228
HRR 表　128
Hudson-Stahli 角膜線　262
Hudson-Stahli line　262
human immunodeficiency vi-
　rus　362
Humphry 自動視野計　126
humping of vein　304
Hunter 症候群　353
Hurler 症候群　353
hyaloid artery　64
hyperemia　92, 241
hypermature cataract　277
hypermetropia　38, 174

hyperopia　38, 174
hyperopic amblyopia　196
hyperopic astigmatism　176
hyperphoria　50
hyperpituitarism　224
hypertelorism　286
hypertension　306
hypertensive retinopathy
　306
hyperthyroidism　284
hypertropia　188
hyphema　290, 334
hypophoria　50
hypopituitarism　224
hypoplasia of optic disc　220
hypopyon　250, 290
hyposphagma　241
hypotropia　188
hysteria　198

〈I〉

iatrogenic disease　364
ICCE　274
idiopathic detachment　320
immature cataract　277
implant　322
incipient cataract　276
inclusion blenorrhoea　243
inclusion conjunctivitis　243
incomplete albinism　350
incongruous　78, 226
increase of arterial light
　reflex　304
indirect reaction　60
infantile glaucoma　270
infantile type　318
inferior crescent　220
inferior oblique　24
inferior orbital fissure　26
inferior rectus　24
infiltration　250
infiltrative ophthalmopathy
　284
infraduction　52
infraorbital foramen　26
infrared cataract　273
infraversion　54
injection　92, 241

inner limiting membrane　6
inner nuclear layer　6
inner plexiform layer　6
innominate line　148
interference pattern　146
intermarginal space　16
intermittent tropia　188
internal carotid arterial occlu-
　sion　222
internal hordeolum　230
internal ophthalmoplegia
　97, 106
internuclear palsy　203
interstitial keratitis　361
intorsion　52
intraepithelial epithelioma
　262
intraocular foreign body
　338
intraocular lens　157
intraocular muscle　4
intraocular pressure　62
intraocular tension　62
intrascleral plexus　10
intumescent cataract　277
inverse astigmatism　177
inverse epicanthus　232
IOL　157, 274
iridectomy　266
iridocyclitis　289, 362
iridodialysis　334
iris　2
iris bombé　290
iris crypt　4
iris cyst　302
iris frill　4
iris gibbera　290
iritis　289
irregular astigmatism　177
irregular contraction　76
irregularity of caliber　304
ischemic optic neuropathy
　70, 216
isopter　32
itching　108

⟨J⟩

jaw winking phenomenon 110
jerky nystagmus 87
juvenile glaucoma 270
juvenile macular degeneration 318
juvenile rheumatoid arthritis 358
juvenile type 318

⟨K⟩

Kayser-Fleischer's ring 262, 350
Keith-Wagener 分類 306
keratic precipitates 250, 290
keratitis 250
keratitis e lagophthalmo 230
keratitis parenchymatosa e lue congenita 361
keratoconjunctivitis sicca 238
keratoconus 262
keratoglobus 262
keratomalacia 249
keratomycosis 252
keratopathy 250
keratoplasty 158
keratoscope 134
Kimmelstiel-Wilson 症候群 312
kinetic perimetry 126
kinetic visual field 32
Koeppe 隅角鏡 114
Koeppe's nodule 290
Kohlrausch 屈曲点 130
KP 250, 290
Krause 腺 20
Krönlein 法 282
Kveim 反応 296

⟨L⟩

laceration 337
laceration of canaliculus 337
laceration of lid 337
lacrimal apparatus 1, 20
lacrimal gland 20
lacrimal lake 16, 20
lacrimal mucocele 234
lacrimal passage 20
lacrimal probe 235
lacrimal puncta 20
lacrimal punctum 16
lacrimal sac 20
lagophthalmos 230
lamellar keratoplasty 158
lamina cribrosa 3
Landolt 環 28, 122, 124
laser in situ keratomileusis 173
laser iridotomy 266
laser photocoagulation 160
laser trabeculopasty 268
lashes 16
LASIK 173
latent hyperopia 174
latent nystagmus 89
lateral canthus 16
lateral geniculate body 14
lateral palpebral ligament 26
lateral rectus 24
lateral wall 26
lattice corneal dystrophy 259
lattice degeneration 173, 320
Laurence-Moon-Biedl 症候群 314, 355
Leber 視神経症 218
left homonymous hemianopsia 78
lens 2
lens capsule 9
lens coloboma 280
lens cortex 9
lens nucleus 9
lens vesicle 64
lensmeter 134
lenticonus 280
leucoma adherens corneae 260

leucoma corneae 260
leukemia 346
leukemic retinopathy 346
leukocoria 101, 324
levator muscle 17
levoversion 54
LI 266
lid 1, 16
lid margin 16
lid swelling 108
light adaptation 36
light coagulation 322
light peak 143
light projection 122
light reaction 60
light sense 36
limbus corneae 22
linear keratitis 250
lipemia retinalis 312
lipidosis 352
long posterior ciliary artery 11
Lorain 症候群 224
Louis-Bar 症候群 353
low vision 164, 194
LTP 268
luxatio lentis 280
lymphoma 346

⟨M⟩

Mackay-Marg 眼圧計 116
macropsia 108, 187
macula 226
macula corneae 260
macula lutea S-4, 2
macular coloboma 298
macular corneal dystrophy 259
macular degeneration 318
macular hole 318, 320
madarosis 231
magnetic resonance imaging 150
malignant exophthalmos 284
malignant glaucoma 271
malignant melanoma 302
malignant myopia 172

mandibulofacial dysostosis 286
manifest hyperopia 174
Marchesani 症候群 280
Marcus Gunn 現象 110
Marcus Gunn phenomenon 110
Marcus Gunn 瞳孔 S-8
Marfan 症候群 280, 355
marginal blepharitis 231
marginal corneal ulcer 258
Mariotte 盲点 32
Masuda 316
mature cataract 277
medial canthus 16
medial longitudinal fasciculus 56
medial palpebral ligament 26
medial rectus 24
medial wall 26
medullated nerve fibers 118
megalocornea 262
Meibom 腺 18
Meibomian gland 18
meningioma 224
meridional amblyopia 177
meridional plane 38
metamorphocoria 104
metamorphopsia 97
metastatic endophthalmitis 299
metastatic tumor 302
Meyer 係蹄 226
Meyer's loop 226
Meyer-Schwickerath 症候群 286
MG 208
microaneurysma 312
microcornea 262
microphacia 280
microphthalmos 299
micropsia 97, 187
Mikulicz 症候群 240
Millard-Gubler 症候群 206
minimum cognostible 28
minimum legible 28

minimum separable 28
miosis 60, 104
misdirection syndrome 205
mitochondrial gene disorder 73
Mittendorf's dot 331
mixed astigmatism 176
MLF 56
──症候群 203
m.m. 122
Moebius 症候群 206
Moebius 症状 284
Moll 腺 16
monochromatism 212
monocular movement 52
Mooren's ulcer 258
Morganian cataract 277
morning glory syndrome 220
motor fusion 44
MRI 150
MS 216
muco-cutaneo-ocular syndrome 363
mucopolysaccharidosis 353
Müller 筋 4, 17
Müller's muscle 4, 17
multifocal lens 181
multiple sclerosis 216
muscae volitantes 328
muscle layer 17
mutton-fat keratic precipitates 296
myasthenia gravis 110, 208
mycotic corneal ulcer 252
mydriasis 60, 104, S-2
myodesopsia 96
mydriasis 328
myodesopsia physiologica 328
myokymia 232
myopia 38, 172
myopia of prematurity 324
myopic astigmatism 176
myopic degeneration of vitreous 173
myotonic dystrophy 354

〈N〉

naked vision 30
narrow angle glaucoma 265
nasal step 268
nasolacrimal duct 20, 26
n.c. 133
n.d. 122
near point 41
near point of convergence 48
near reflex 60
near response 48
near vision 30
negative scotoma 80
nerve fiber layer 6
neural fold 64
neural groove 64
neural tube 64
neuro-Behçet's disease 294
neuroepithelial layer 6
neurofibroma 233
neurofibromatosis 348
neuroparalytic keratitis 256
neuroretinitis 214
nevus 348
nevus flammeus 233
nictitating membrane 16
Niemann-Pick 病 352
night blindness 83
nodular point 38
non-granulomatous uveitis 289
non-infiltrative ophthalmopathy 284
non-rhegmatogenous detachment 320
nongonococcal bacterial conjunctivitis 243
normal intraocular pressure 265
normal retinal correspondence 46
normal secretion 94
normal tension glaucoma 265

normative intraocular pressure 265
NRC 46
NTG 265
nubecula corneae 260
nuclear cataract 277, 278
nyctalopia 83
nystagmus 87

⟨O⟩

oblique astigmatism 177
oblique muscle 24
obstruction of canaliculus 236
obstruction of nasolacrimal duct 234
occlusio pupillae 290
occlusion 196
occlusion of retinal artery 70, 310
occlusion of retinal vein 70, 308
OCT 8
ocular adnexa 1
ocular cicatrical pemphigoid 239
ocular hypertension 265
ocular movement 52
ocular muscle 1
ocular myopathy 110, 209
ocular myositis 209
ocular rigidity 115
ocular vertigo 98
oculo-cerebro-renal syndrome 353
oculodentodigital dysplasia 286
oculomotor nerve 58
oculomotor palsy 110, 204
OCV 328
Oguchi's disease 314
OKN 88, 144
OKP 144
olfactory groove 224
onchocerca volvulus 302
onchocerciasis 302
opacitas corneae zonularis 260

opacitas corporis vitrei 328
open angle glaucoma 265, 268
ophthalmia electrica 340
ophthalmia neonatorum 243
ophthalmia nivalis 340
ophthalmic artery 11
ophthalmic migraine 80
ophthalmic vein 12
ophthalmometer 134
ophthalmoplegia 97
ophthalmoplegic migraine 224
ophthalmoscopy S-4
opportunistic infection 299
optic atrophy 217
optic axis 38
optic canal 13, 26
optic chiasm 14
optic cup 64
optic disc S-4
optic foramen 26
optic glioma 220
optic media 9
optic nerve 1, 13
optic nerve sheath 13
optic neuritis 214
optic neuromyelitis 216
optic neuropathy 214
optic pit 220
optic radiation 14
optic stalk 64
optic tract 14
optical keratoplasty 158
optokinetic nystagmus 88, 144
optokinetic pattern 144
optomotor reflex 58
ora serrata 4
oral disinsertion 320
orbicular muscle 17
orbicularis ciliaris 4
orbit 1, 26
orbital apex syndrome 288
orbital cellulitis 282
orbital emphysema 336
orbital evisceration 282

orbital hemorrhage 336
orbital inflammatory pseudotumor 282
orbital portion 20
orbital scintigraphy 150
orbital septum 26
orbital tumor 282
orbital venography 148
orbital wall 26
orbital wall fracture 336
orbitography 148
orbitotomy 282
organic amblyopia 196
ORT 192
orthophoria 50
orthoptics 192
oscillatory potentials 140
osteogenesis imperfecta 354
outer limiting membrane 6
outer nuclear layer 6
outer plexiform layer 6
overaction of vertical muscle 189
oxycephaly 286

⟨P⟩

P_0/C 値 116
PACG 265
palpebral coloboma 232
palpebral conjunctiva 22
palpebral fissure 16
palpebral portion 20
pannus 246, 250
panophthalmitis 299
Panum's fusional area 46
papilla 241
papilledema 218
papillitis 214
papillo-macular bundle 80
papilloedema 304
paracentral scotoma 80
paradoxical innervation 146
paralytic ectropion 228
paralytic strabismus 98, 188
parasellar tumor 224

parastriate area 14
Parinaud 症候群 200
parrotbeak nose 286
pars ciliaris 4
pars plana 4
pars plicata 4
pars pupillaris 4
partially sighted 164, 194
pathological myopia 172
PC-IOL 157
PCF 245
PEA 274
pemphigus 239, 363
pendular nystagmus 87
penetrating keratoplasty 158
pepper and salt fundus 360
perforating injury of eyeball 337
perforation 250
perimetry 126
periorbita 26
peripheral optic neuritis 214
perisellar tumor 224
peristriate area 14
persistent hyaloid artery 65, 331
persistent hyperplastic primary vitreous 331
persistent pupillary membrane 65, 300
Peter 異常 300
phacolytic glaucoma 271
phacomatosis 348
pharyngoconjunctival fever 245
phenocopy 72
phenylketonuria 350
phlegmone orbitalis 282
phlyctenular keratoconjunctivitis 248
phocomelia 286
photophobia 96
photopic ERG 140
photopic vision 6, 36
photopsia 96

photorefractive keratectomy 173
PHPV 331
physiologic position of rest 50
pia mater 13
Pierre Robin 症候群 286
pigmentary retinal degeneration 314
pinguecula 249
PION 216
pituitary adenoma 224
pituitary cachexia 224
pituitary dwarfism 224
PL 法 66
Placido 角膜計 134, 177, 262
pleoptics 196
plica semilunaris 16
POAG 265
poliosis 296
pollinosis 247
polyarteritis nodosa 358
polygene inheritance 73
pontine paramedian reticular formation 56
porropsia 108
portwine stain 233
position of eye 50
position of gaze 54
position of rest 50
positive scotoma 80
Posner-Schlossman 症候群 271
post-edematous optic atrophy 217
posterior capsule 9
posterior chamber 2
posterior chamber lens 157
posterior conjunctival artery 22
posterior ischemic optic neuropathy 216
posterior lenticonus 280
posterior PHPV 331
posterior polar cataract 278
posterior pole 9
posterior staphyloma 173
posterior substance 9

posterior synechia 290
posterior uveitis 289
posterior vitreous detachment S-2
postural reflex 58
power of accommodation 42
PPRF 56
Preferential looking 66
preproliferative retinopathy 312
preretinal hemorrhage 102
preretinal macular fibrosis 318
preretinal membrane 318
presbyopia 70, 186
presellar tumor 224
primary cerebral vesicle 64
primary deviation 98
primary glaucoma 265
primary optic atrophy 217
primary optic vesicle 64
primary position 54
primary vitreous 65
principal point 38
PRK 173
progressive myopia 172
progressive-power lens 181
proliferative retinopathy 118, 312
prosthesis 168
protan 213
protanomaly 213
protanopia 212
Prowazek 小体 246
proximal convergence 49
pseudo Argyll Robertson 瞳孔 106, 205
pseudo Argyll Robertson pupil 106
pseudo Graefe 症状 205
pseudoesotropia 190
pseudoexfoliation 271
pseudoexotropia 190
pseudomembrane 241
pseudomembranous conjunctivitis 242

pseudomyopia 178
pseudoneuritis 220, 320
pseudoretinitis pigmentosa 361
pseudostrabismus 190
pseudoxanthoma elasticum 355
pterygium 248
pulsating exophthalmos 288
pulseless disease 358
punctate cataract 278
pupil 2
pupil distance 181
pupillary membrane 64
pupillotonia 106
Purkinje's phenomenon 34
Purtscher 網膜症 336
Purtscher's retinopathy 336

⟨Q⟩

quadrant hemianopsia 78, 226
quantitative visual field 32

⟨R⟩

radial keratotomy 173
radial portion 4
radiation cataract 273, 340
radiation keratitis 340
railroad nystagmus 88
range of accommodation 42
Rathke's pouch 224
Rayleigh 均等 128
rectus muscle 24
recurrent corneal erosion 256
reflex pupillary paralysis 106
reflex secretion 94
refraction 37
refractive error 38
refractometer 132
region of accommodation 42
regular astigmatism 176
Reiter 症候群 363

relative hyperopia 174
relative scotoma 80
remission 216
renal retinopathy 305, 306
renital tear or hole 320
retina 2
retinal correspondence 46, 138
retinal corresponding points 46
retinal detachment 70, 320
retinal edema 304
retinal fold 326
retinal hemorrhage 102
retinal periphlebitis 332
retinal pigment epithelium 6
retinal rivalry 44
retinitis pigmentosa 314
retinitis punctata albescens 314
retinoblast 324
retinoblastoma 324
retinochorioiditis 289
retinopathia arteriosclerotica 306
retinopathia hypertonica 306
retinopathy of prematurity 326
retinopathy of toxemia of pregnancy 306
retinopexy 322
retraction syndrome 207
retrobulbar neuritis 214
retrolental fibroplasia 326
rhegmatogenous detachment 320
rheumatoid arthritis 358
rheumatoid scleritis 358
rhinogenous optic neuropathy 216
Rieger 316
Rieger 異常 300
Rieger 型中心性滲出性網脈絡膜炎 316
right homonymous hemianopsia 78

ring scotoma 80
RK 173
rod 6
rod monochromatism 212
rodent corneal ulcer 258
Rönne 鼻側階段 268
roof 26
ROP 326
rose bengal 238
rotatory nystagmus 88
round hole 320
rubella cataract 360
rubella retinopathy 360
rubella virus 360
Rubenstein-Taybi 症候群 286
rubeosis iridis 354
rubeotic glaucoma 271, 308
rupture of Descemet's membrane 262
rupture of iris sphincter 334

⟨S⟩

saccadic system 56
Salus 交叉弓 304
Salus' arch 304
sarcoidosis 296
Scheie 分類 306
Schiötz 眼圧計 115
Schirmer 試験 237
Schlemm 管 10
school myopia 172
Schwalbe 線 3
Schwalbe's line 10
scintillating scotoma 80
SCL 183
sclera 2, 3
scleral buckling 322
scleral spur 10
scleritis 264
scleroderma 357
scleromalacia perforans 358
sclerotic keratitis 264
scotoma 80
scotoma scintillans 80
scotometry 126

scotopic ERG 140	s.l. 122	strabismus sursumvergens 188
scotopic vision 6, 36	SLE 357	strawberry mark 233
Scott 分類 312	slit-lamp biomicroscopy 114	striate area 14
sebaceous adenoma 348	SMON 365	string of pearls 296
sebaceous glands of cilia 16	smooth pursuit system 56	stroma 3
seclusio pupillae 290	Snellen 視標 29	Sturge-Weber 症候群 348
second neuron 14	snow-flake dot 354	stye 230
second visual center 14	soft exudate 118, 304	subacut myelo-opticoneur-opathy 365
secondary cataract 274	solar retionpathy 340	subarachnoidal space 13
secondary detachment 320	somatic cell genetic disorder 73	subcapsular cataract 277
secondary deviation 98	soul blindness 226	subdural space 13
secondary glaucoma 265, 271	SP 44	superficial punctate keratitis 256
secondary optic vesicle 64	sparing of macula 78, 226	superficial punctate keratopathy 340
secondary pigmentary degeneration 361	spastic ectropion 228	superior oblique 24
secondary position 54	spastic entropion 228	superior orbital fissure 26
secretory system 20	sph 40	superior orbital fissure syndrome 288
Seidel 暗点 80, 268	spherical lens 40, 180	superior rectus 24
senile cataract 272, 276	spherophacia 280	superior transverse ligament 26
senile ectropion 228	sphincter pupillae 4	suppression 44, 138
senile entropion 70, 228	spiral field 198	suprachoroid 4
senile ptosis 70	SPK 256	supraduction 52
sensory fusion 44	splitting of macula 78, 226	supraorbital foramen 26
sepalation difficulty 30	squamous cell carcinoma 233	suprasellar tumor 224
serpent corneal ulcer 252	staphyloma corneae 260	supraversion 54
serpiginous corneal ulcer 252	star figure 304	suture 9
sesile cataract 70	Stargardt 病 318	sweat glands of cilia 16
sex chromosome 72	static perimetry 126	swinging flash light test S-8
sexually transmitted disease 246	static visual field 32	symblepharon 238
short posterior ciliary artery 11	STD 246	sympathetic ophthalmia 299
siderosis bulbi 338	Stellwag 症状 284	sympathizing eye 299
silver-wire artey 304	stereopsis 44, 140	synchisis scintillans corporis vitrei 328
Simmonds 症候群 224	stereoscopic vision 44	syndactylia 286
simple astigmatism 176	steroid cataract 273, 364	synechia iridis anterior 260
simple hemangioma 233	steroid glaucoma 271, 364	synergist 54
simple myopia 172	Stevens-Johnson 症候群 238	systemic lupus erythematosus 357
simple retinopathy 312	Still 病 358	
simulation 198	stimulus deprivation amblyopia 196	〈T〉
simultaneous perception 44	strabismic amblyopia 194	
single unit 146	strabismus 84, 188	
sinus venosus sclerae 10	strabismus convergens 188	Takayasu's disease 358
Sjögren 症候群 238	strabismus deorsumvergens 188	
skiascopy 132	strabismus divergens 188	
skin layer 17		

tapering of vein   304
tarsal gland   18
tarsal muscle   17
tarsus   18
Tay-Sachs 病   352
tear film   18
temporal arteritis   216
temporal crescent   173, 220
Tenon 囊   24
Tenon's capsule   24
tertiary position   54
therapeutic keratoplasty   158
third neuron   14
thrombosis venae retinae   308
thyrotoxic ophthalmopathy   284
thyrotropic hormone   284
thyrotropic ophthalmopathy   284
thyroxine   284
tigroid fundus   173
TMC 表   128
tonic convergence   48
tonic pupil   106
tonography   116
tonometry   115
torsional movement   52
total cataract   278
total hyperopia   174
tower skull   286
toxocara canis   302
toxocaria cati   302
toxocariasis   302
toxoplasma gondii   298
toxoplasmic chorioretinitis   298
toxoplasmosis   298
trabecular meshwork   10
trabeculectomy   268
trabeculotomy   268
trachoma   246
traction detachment   320
transverse optic neuritis   214
traumatic blepharoptosis   110

traumatic cataract   272
traumatic iridocyclitis   334
traumatic macular hole   336
traumatic mydriasis   334
traumatic retinal detachment   336
traumatic retinal hemorrhage   336
traumatic retinopathy   336
Treacher-Collins 症候群   286
trichiasis   231, 232
trichromatic theory   34
tritan   213
tritanomaly   213
tritanopia   212
trochlea   24
trochlear nerve   58
trochlear palsy   206
true image   98
tube vision   198
tuberous sclerosis   348
tunica vasculosa lentis   64
tyrosis ciliaris   231

⟨U⟩

Ullrich 症候群   286
ultrasonic diagnosis   152
Usher 症候群   314
uvea   2, 4
uveitic glaucoma   271
uveitis   289
uveitis diffusa acuta   296
uveo-parotid fever   297

⟨V⟩

valve of Hasner   20
van der Hoeve 症候群   264
varicella zoster virus   362
vascularization   250
vasculo-Behçet's disease   294
vd   122
VDT   91
VECP   142
VEP   142
VER   142
vergence   54

vergence system   56
vernal conjunctivitis   247
vernier acuity   28
version   54
vertebral-basilar arterial occlusion   222
vertex distance   182
vertical gaze palsy   200
vertical movement   52
vertical muscle   24
vertical nystagmus   88
vessel layer   4
vestibular tonic-neck system   56
viral conjunctivitis   242
visual acuity   28
visual agnosia   226
visual alexia   226
visual aplasia   226
visual axis   38
visual cells   6
visual center   14
visual direction   44
visual display terminal   91
visual field   32
visual island   32
visual line   38
visual motor cortex   14
visual pathway   14
visual sensory cortex   14
visual space   44
visual stimulus deprivation   194
visually evoked cortical potential   142
visually evoked potential   142
visually evoked response   142
visually handicapped   162
vitelliform macular degeneration   318
vitiligo   296
vitrectomy   322, 330
vitreous   2, 9
vitreous detachment   328
vitreous hemorrhage   102, 308, 328, 334

vitreous opacity 290, 328
vitreous surgery 322
Vogt-小柳病 296
Vogt-Koyanagi-Harada disease 296
von Recklinghausen 病 348
von Hippel-Lindau 病 348
vortex vein 12
Vossius 輪状混濁 334
Vossius' ring 334
vs 122
VZV 362

〈W〉

Waardenburg 症候群 286
waning 現象 208
Waters 法 148
waxy atrophy 218, 314

Weber 症候群 204
Wegener's granulomatosis 358
Whitnall 靱帯 26
Whitnall's ligament 26
wide angle glaucoma 265
Wilbrand 後脚 223
Wilbrand 前脚 223
Wilson 病 350
Wolfring 腺 20

〈X〉

X 染色体 72
xanthelasma 233
xanthopsia 108
xerophthalmia 249, 356
xerophthalmos 238
xerosis bulbi 238

xerosis conjunctivae 249
X-linked inheritance 73
XP 50
XT 188

〈Y〉

YAG レーザー光凝固 161
yoke muscle 54
Young-Helmholtz 三要素説 34

〈Z〉

Zeis 腺 16
Zinn 小帯 9
Zinn-Haller 動脈輪 11
zonula ciliaris 2, 9
zonule of Zinn 2, 9
zonular cataract 278

【著者略歴】

丸　尾　敏　夫
　　　まる　　お　　とし　　お

1958 年	東京大学医学部卒業
1965 年	東京大学医学部講師
1971 年	帝京大学医学部教授
2000 年	帝京大学医学部長
2003 年	帝京大学医学部名誉教授
2004 年	帝京大学医療技術学部長
2009 年	帝京大学医療技術学部客員教授
	現在に至る

NEW エッセンシャル眼科学（第 8 版）　　ISBN978-4-263-20798-7

1977 年 9 月 16 日	第 1 版第 1 刷発行
1979 年 12 月 15 日	第 2 版第 1 刷発行
1981 年 4 月 10 日	第 3 版第 1 刷発行
1985 年 9 月 10 日	第 4 版第 1 刷発行
1988 年 12 月 15 日	第 5 版第 1 刷発行
1992 年 5 月 20 日	第 6 版第 1 刷発行
2000 年 9 月 25 日	第 7 版第 1 刷発行
2014 年 7 月 20 日	第 8 版第 1 刷発行（改題）
2017 年 1 月 10 日	第 8 版第 2 刷発行

　　　　　　　　　　　　　著　者　丸　尾　敏　夫
　　　　　　　　　　　　　発行者　大　畑　秀　穂
　　　　　　　発行所　医歯薬出版株式会社
〒113-8612　東京都文京区本駒込 1-7-10
TEL.（03）5395―7641（編集）・7616（販売）
FAX.（03）5395―7624（編集）・8563（販売）
https://www.ishiyaku.co.jp/
郵便振替番号 00190-5-13816

乱丁，落丁の際はお取り替えいたします　　　印刷・あづま堂印刷／製本・愛千製本所

© Ishiyaku Publishers, Inc., 1977, 2014. Printed in Japan

本書の複製権・翻訳権・翻案権・上映権・譲渡権・貸与権・公衆送信権（送信可能化権を含む）・口述権は，医歯薬出版（株）が保有します．
本書を無断で複製する行為（コピー，スキャン，デジタルデータ化など）は，「私的使用のための複製」などの著作権法上の限られた例外を除き禁じられています．また私的使用に該当する場合であっても，請負業者等の第三者に依頼し上記の行為を行うことは違法となります．

JCOPY ＜（社）出版者著作権管理機構　委託出版物＞
本書をコピーやスキャン等により複製される場合は，そのつど事前に（社）出版者著作権管理機構（電話 03-3513-6969，FAX 03-3513-6979，e-mail : info@jcopy.or.jp）の許諾を得てください．